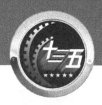

全国医药类高职高专"十三五"规划教材·药学类专业

人体解剖生理学

主　编　米志坚　李海涛

副主编　王　锦　闫　宁　赵宇清

编　者　（以姓氏笔画为序）

王　锦　河西学院医学院

闫　宁　山西职工医学院

米志坚　山西职工医学院

李　芳　河西学院医学院

宋　振　潍坊护理职业学院

李海涛　首都医科大学燕京医学院

李　楠　太原市卫生学校

张吉星　山西职工医学院

罗晓筠　安顺职业技术学院

赵宇清　石家庄人民医学高等专科学校

赵海燕　首都医科大学燕京医学院

喻　俊　安顺职业技术学院

U0282096

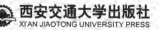

西安交通大学出版社

XI'AN JIAOTONG UNIVERSITY PRESS

图书在版编目(CIP)数据

人体解剖生理学/米志坚,李海涛主编. —西安:西安
交通大学出版社,2017.6(2021.7 重印)
全国医药类高职高专"十三五"规划教材.药学类专业
ISBN 978 - 7 - 5605 - 9780 - 5

Ⅰ.①人… Ⅱ.①米… ②李… Ⅲ.①人体解剖学-
人体生理学-高等职业教育-教材 Ⅳ.①R324

中国版本图书馆 CIP 数据核字(2017)第 144453 号

书　　名	人体解剖生理学	
主　　编	米志坚　李海涛	
责任编辑	宋伟丽　杜玄静	
出版发行	西安交通大学出版社	
	(西安市兴庆南路 1 号　邮政编码 710048)	
网　　址	http://www.xjtupress.com	
电　　话	(029)82668357　82667874(发行中心)	
	(029)82668315(总编办)	
传　　真	(029)82668280	
印　　刷	西安五星印刷有限公司	
开　　本	787mm×1092mm　1/16　印张 30.5　字数 744 千字	
版次印次	2018 年 1 月第 1 版　　2021 年 7 月第 3 次印刷	
书　　号	ISBN 978 - 7 - 5605 - 9780 - 5	
定　　价	79.00 元	

读者购书、书店添货,如发现印装质量问题,请与本社发行中心联系、调换。
订购热线:(029)82665248　(029)82665249
投稿热线:(029)82668803　(029)82668804
读者信箱:med_xjup@163.com

前　言

　　本教材的编写是在国务院及教育部《高等职业学校专业教学标准》等多部相关重要文件的精神指导下，为适应高职高专药学类专业建设和改革的需要，以职业技能培养为核心，注重教学内容与职业准入的有效衔接，为满足学科、教学和社会三方面的需要，由西安交通大学出版社组织，在对全国多个高职高专医药院校、医药企业、基层医药机构进行广泛、深入调研的基础上，邀请多位具备丰富经验的人体解剖学、生理学一线教师参与，精心编写的一部针对性很强的人体解剖生理学教材。

　　人体解剖生理学是药学专业的一门重要基础课。在编写过程中，始终坚持"实用、够用、必需"的原则，做到简而有理、精而有度；以"利学利教"为理念，力争做到人体解剖学和生理学的有效融合；进一步优化了实验、实训、应用等方面的实践内容，尽可能避免与其他课程内容的重复。在保证教材"难度适中、内容合理、篇幅适合"的基础上，力求使本教材有亮点、有特色、有创新，强调对学生"基本概念、基本理论、基本技能"综合素质的培养，对已经淘汰的说法、写法、概念及时进行修正，在专业角度上坚持内容的"思想性、科学性、先进性、启发性、适用性"，在章节中适时插入了"学习目标""知识链接"和"目标检测"等模块，文中加入了大量彩图，在人体解剖学实验中加入了部分彩色填图练习，使得整个教材图文并茂、重点突出、前后呼应，保证了教材的合理性、可读性和趣味性，促进了与其他相关基础课程及专业课程的联系，为后续学习及专业实践奠定了坚实的基础。

　　本教材共分为三篇三十章，基本涵盖高职高专药学类专业人体解剖生理学的全部内容。根据教学大纲的要求，本教材编写共计安排了116学时的教学任务，其中理论教学为86学时，实验教学为30学时。本教材将人体解剖学、生理学、人体解剖生理学实验分篇编写，更有利于在具体教学实践中，各院校、教学机构根据自身教学要求、学生特点及教学时数的变化等因素，进行适当的选择、合并和增减。

　　在本教材编写过程中，西安交通大学出版社在编写要求、编写原则、编写大纲等诸多方面安排和组织了多次讨论、协调和指导，许多专家、学者和老师也提出了很多建设性意见，同时，也得到了山西职工医学院、首都医科大学燕京医学院、河西学院医学院、石家庄人民医学高等专科学校等各参编院校领导和专家的大力支持和帮助，全体编写人员也尽了最大的努力，在此表示深深的感谢。

　　因受时间、能力和学识等限制，教材中的疏漏之处在所难免，恳请广大师生批评指正。

米志坚　李海涛

2017年2月于山西太原

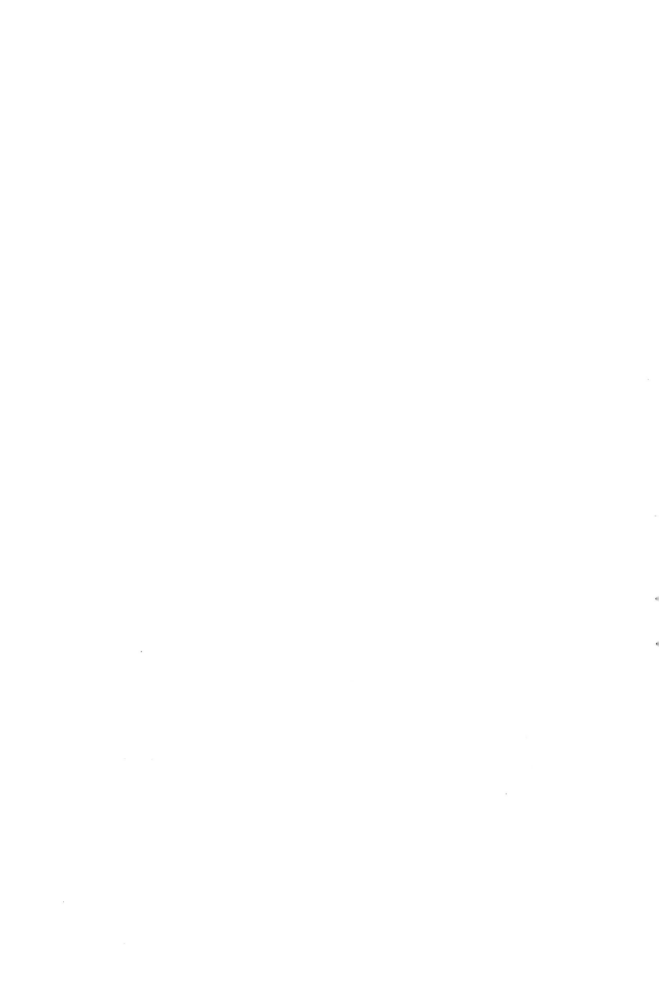

目　录

第一篇　人体解剖学

运动系统

内脏学

脉管系统

感觉器官

内分泌系统

神经系统

第二篇　生理学

第三篇　人体解剖生理学实验

第一篇

人体解剖学

第一章　绪　论

⬥ 学习目标

  1. 掌握：人体解剖学的定义；解剖学姿势及其临床意义；人体解剖学常用术语；人体的组成和系统的划分；细胞的基本结构；上皮组织的种类；疏松结缔组织；神经元和神经纤维。

  2. 熟悉：人体解剖学的分科；肌组织；神经末梢。

  3. 了解：人体解剖学的地位；人体解剖学的基本研究方法；致密结缔组织、脂肪组织、网状组织；神经胶质细胞。

第一节　人体解剖学总论

一、人体解剖学的定义和地位

  人体解剖学是研究正常人体形态和结构的科学。其基本任务是揭示人体各系统器官的形态和结构特征，各器官、结构间的毗邻和联属，为进一步学习后续的医药学基础课程和专业课程奠定基础。

  恩格斯说："没有解剖学就没有医学。"人体解剖学在医药学界具有非常重要的地位。统计资料表明，有 1/3 的医学名词来源于人体解剖学，因此，人体解剖学是医药学各学科的先修课。医药学专业人士的服务和研究对象是人，肩负着治病救人、维护健康的重要使命。只有在充分认识正常人体形态结构的基础上，才能正确理解人的生理功能和病理现象，准确判断人体的正常与异常，进而发现疾病、合理施治、对症下药。因此，人体解剖学也是医药学各学科重要的基础课和必修课。

二、人体解剖学的分科

  根据研究手段的不同，人体解剖学可以分为：以肉眼观察和解剖操作为主，研究正常人体形态结构的巨视解剖学（大体解剖学）和以显微镜及电子显微镜观察正常人体组织结构的微视解剖学（组织学）；还有专门以研究个体发生、发育过程和规律为主的人体胚胎学。

  大体解剖学是用肉眼观察的方法描述正常人体的形态结构。科技的发展、方法的革新、相关学科的发展及医学实践的促进推动了解剖学的不断发展，解剖学的研究范围不断扩大和加深，分科也越来越细，逐渐形成了许多独具特色的解剖学分科。

  系统解剖学是按人体各功能系统阐述各器官形态结构及相关功能的科学。

局部解剖学是在系统解剖学的基础上，按人体的自然分部由浅入深研究局部的器官层次、配布以及位置关系的科学。

断层解剖学是为适应 X 线计算机断层成像（CT）、超声诊断（USG）、磁共振成像（MRI）等的应用，研究人体不同层面上各器官形态结构及毗邻关系的科学。

临床解剖学是结合临床需要，以临床各学科应用为目的进行人体解剖学研究的科学。

此外，还有运动解剖学、艺术解剖学、生长解剖学及美容解剖学等解剖学分科。

三、人体解剖学的研究方法

（一）学习、研究人体解剖学应有的基本观点

1. 进化发展的观点

人类是由低等生物经过长期发展进化、演变而来的，这是种系发生的结果，而人体的个体发生也反映了种系发生的过程，因此，在人体解剖学学习过程中常借助动物实验来验证和加深对人体结构的研究和理解；同时，现代人类仍然在不断地发展和进化中，种族、地域和环境等因素均可引起个体的差异；此外，在胚胎发育的过程中，器官也可以出现变异，严重的甚至造成畸形，影响人体的功能。

2. 形态与功能相互联系的观点

人体的每个器官都有其特定的功能，器官的形态结构是功能的物质基础，功能也会影响器官的形态。例如，人的上、下肢与四足动物的前、后肢是同源器官，功能相似且结构相仿。而人类在劳动和实践过程中，上肢（尤其是手）成为握持工具、从事技巧性劳动的器官，下肢则成为支持体重、维持直立和行走的器官，使得上、下肢的形态和功能出现了明显的差异。因此，在学习的过程中，既要观察形态，又要紧密联系功能，才能更好地帮助理解和记忆，为临床实践服务。

3. 局部和整体统一的观点

人体是一个完整统一的有机整体，任何器官或局部都是整体不可分割的一部分，它们的功能活动在神经体液的调节下相互协调、相互依存、相互影响。在学习、研究人体解剖学时，必须从局部入手，循序渐进地进行，从单一的系统器官来综合认识整体；同时，要注意从整体上观察、研究和学习各个系统、器官的形态结构，做到前后联系、综合分析、系统研究。

4. 理论联系实践的观点

理论的学习是为了实践，探索、研究的目的同样也是要服务于临床实践。解剖学是一门形态学科，实践操作多、名词多、形态描述多。因此，学习和研究人体解剖学，必须坚持理论联系实践。在学习时要图文结合，帮助理解和记忆；要重视实验研究，强化对实物（尸体、标本、模型）的研究和观察，建立具体的概念，形成形象的结论；将理论知识、实践研究与具体临床应用相结合，真正做到服务于临床。

（二）人体解剖学的基本研究方法

"解剖"一词含有切开、剖割的意思，在 2000 多年以前，我国经典医著《内经·灵枢》就已有"解剖"一词的记载，直到现在，"持刀剖割，肉眼观察"的方法仍然是研究人体解剖学的最基本

的方法。

国外对人体解剖学有较早记载的是希波克拉底（公元前 460—前 377 年）；至中世纪，由于受宗教的影响而禁止解剖人的尸体，只能以动物解剖所得结果移用于人体，因此对人体解剖学的记述错误很多；文艺复兴时期（15—16 世纪），科学得到了蓬勃的发展，出现了达·芬奇的人体解剖图谱，堪称伟大的科学巨著；维萨里（1514—1564 年）曾冒着被迫害的危险从事尸体解剖工作，出版了《人体构造》这部解剖学巨著，纠正了许多人体解剖的错误观点，奠定了现代人体解剖学的基础；而达尔文（1809—1882 年）的《物种起源》更是提出了人类起源和进化的理论，为探索人体形态结构的发展规律提供了理论基础。

在我国，早在公元前 500 年的《黄帝内经》中就有了人体解剖学的相关记载；名医华佗（145—200 年）高超的医术正是说明了他同时也是熟悉解剖学的外科专家；宋慈在《洗冤录》（约 1247 年）中绘制了精美的"检骨图"；王清任的《医林改错》也是他亲自解剖尸体，经过细致观察而得到的结果。

20 世纪初，由西方传入我国的解剖学译著促进了我国现代解剖学的形成，大量国外的解剖学成就为我国人体解剖学向现代化发展起到了积极的作用。在发展现代解剖学的工作中，我国有一批优秀的学者做出了令人瞩目的重大贡献。经过了近百年的发展，我国解剖学界在古人类学、今人类学、胚胎生物学、组织化学、免疫组织化学、分子细胞学、神经生物学、中国人体质调查、临床解剖学、显微外科解剖学、组织工程学、解剖生物力学、影像解剖学、运动解剖学、数字化虚拟人体等研究领域均取得了新的、更大的成就。

（三）人体解剖学的具体研究方法

1. 标本研究（尸体研究）

一般将被解剖学研究、学习所利用的，经过解剖学处理的所谓的尸体称大标本。常用的尸体标本分为新鲜冰冻尸体和固定尸体两种，而固定尸体是把甲醛等化合物注入血管，并入池保存，以达到防腐、固定、保存的目的。

剖查法是解剖学研究最常用、最基本、最古老的方法。其是利用解剖刀等器械对尸体进行剖割，做成所需要的标本，进行解剖学研究的方法。利用此方法制作的标本类型主要包括大标本（完整的尸体解剖标本）、浸泡小标本（瓶装局部标本和游离局部手摸标本）等。此外，还有腐蚀法、透明法、干燥法、塑化法等解剖学具体的研究方法。

2. 活体研究

人体解剖学研究的对象是正常的、具有生命活力的人，凡是通过直接或间接从活体得到解剖学研究数据的方法，如活体测量法、仪器探查法、数字化虚拟人研究等，都属于人体解剖学活体研究的范畴。

3. 动物实验

动物实验是人体解剖学研究中标本研究和活体研究的必要补充。通过动物实验，可以获得许多无论是在活体还是在尸体上都无法得到的解剖学研究数据。

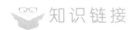知识链接

生物塑化技术

生物塑化技术是目前世界上最先进的人体标本保存技术。1977年,德国解剖学专家哈根斯发明了人体标本"塑化"技术,就是先将尸体进行传统的解剖处理,制作成普通的标本,然后通过各种化学手段将标本中的蛋白质和水分置换出去,并注入可聚合的硅胶,经过固化形成干燥、无味的标本。这样不但有利于标本的保存,而且相对以往泡在甲醛溶液里的标本来说,大大减小了对人体的危害。

四、人体解剖学常用术语

(一)解剖学姿势

解剖学姿势亦称标准姿势(图1-1),即身体直立,两眼平视前方,上肢下垂于躯干的两侧,下肢并拢,手掌和足尖向前。在描述人体结构时,无论人体、尸体、标本或模型处于何种姿势和体位,均应以此姿势为标准进行描述。

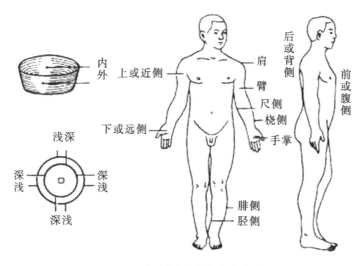

图1-1 解剖学姿势和方位术语

(二)方位术语

以解剖学姿势为标准规定了标准的方位术语(图1-1),用以描述人体结构的相互关系。

(1)上和下:近头者为上;近足者为下。

(2)前和后:近腹者为前;近背者为后。

(3)内和外:是对空腔器官相互位置关系而言的,近内腔者为内,远离内腔者为外。

(4)内侧和外侧:以人体正中矢状面为标准,距正中矢状面近者为内侧,远者为外侧。

(5)近侧和远侧:用于描述四肢方位,距肢体根部近者为近侧,远肢体根部者为远侧。

(6)浅和深:近皮肤或器官表面者为浅,远离皮肤或器官表面者为深。

(三)轴和面的术语

1. 轴的术语

在解剖学姿势的基础上,可给人体设置三个彼此相互垂直的轴(图1-2)。

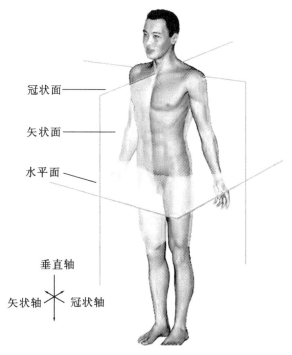

图1-2 人体的轴和面

(1)垂直轴:为上下方向通过人体且垂直于水平面的轴线。

(2)矢状轴:为前后方向通过人体且与水平面平行的轴线,与垂直轴呈直角相交。

(3)冠状轴:为左右方向通过人体且与地平面平行的轴线,也与垂直轴呈直角相交。

2. 面的术语

在解剖学姿势的基础上,人体或局部均可设置三个彼此相互垂直的切面(图1-2)。

(1)矢状面:是指前后方向,将人体分为左、右两部分的纵切面,切面与水平面垂直。经过人体正中的矢状面称正中矢状面,将人体分为左右对称的两半。人体只有1个正中面,就是正中矢状面。

(2)冠状面:也称额状面,是指左右方向,将人体分为前、后两部的纵切面,并与矢状面和水平面互相垂直。

(3)水平面:与矢状面和冠状面相垂直,与地面平行,将人体横断为上、下两部分的切面。

需要注意的是,器官的切面一般不以人体的长轴为准,而是以其本身的长轴为准,即与其长轴平行的切面叫纵切面,而与长轴垂直的切面叫横切面。

📖 知识链接

虚拟中国人

2001 年 11 月 5 日,北京香山科学会议将"数字化虚拟人体若干关键技术"列入了国家"863"项目。"中国数字化虚拟人"研究的主要工作是将健康男性、28 岁、身高 166cm、体重 58kg 的"中国虚拟人 I 号"从头顶至脚跟横切成 16 600 片,每个切片经拍照、扫描分析后,将数据输入计算机整合,在计算机里构建成一个三维立体虚拟人体的过程。在未来,如果将与人体有关的物理学和生理学参数通过计算机数字建模的途径赋加到这个"虚拟人体"上,就会建成具有类似活人性能的虚拟人,可在医学等诸多领域广泛应用。例如,可利用虚拟人代替真人让外科医生打手术"草稿",利用虚拟人进行新药的试用等。

第二节 人体的组成及系统的划分

构成人体的基本结构和功能单位是细胞。许多形态结构相似、功能相近的细胞借细胞间质结合在一起构成组织。人体有上皮组织、结缔组织、肌组织和神经组织等四大类基本组织。几种不同组织构成具有一定形态和功能的结构称器官,如心、脑、肝等。许多功能相关的器官结合在一起共同完成人体某一生理功能的结构称系统。人体有运动系统、消化系统、呼吸系统、泌尿系统、生殖系统、脉管系统、感觉器、内分泌系统和神经系统等九大系统。各器官和系统在神经和体液的调节下共同构成一个统一完整的整体。

其中,消化、呼吸、泌尿和生殖系统的器官大部分位于胸腔、腹腔和盆腔内,并借孔、道直接或间接与外界相通,总称内脏。

一、细胞

(一)细胞的形态

人体内的细胞数以亿计,且形态多样,大小不一。细胞的形态有扁平形、立方形、球形、柱形、星形、梭形等。

(二)细胞的结构

细胞的形态虽然多样,但其结构基本相同。在光学显微镜下细胞的结构可分为细胞膜、细胞质和细胞核三部分(图 1-3)。

1.细胞膜

细胞膜又称质膜,是细胞表面由类脂、蛋白质和糖类等成分构成的一层薄膜。

细胞膜的分子结构目前比较公认的是"液态镶嵌模型"学说,即以液态的类脂双分子层为基架,其中镶嵌着具有不同生理功能的蛋白质(图 1-4)。

细胞膜具有维持细胞的完整性、完成细胞的物质交换、参与细胞的识别免疫及细胞的运动等生理功能。

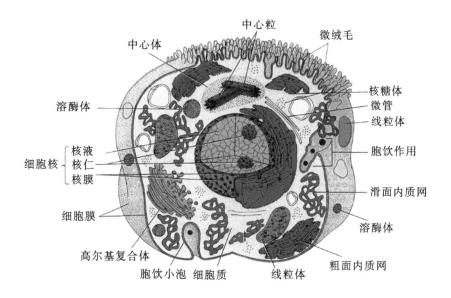

图 1-3　细胞的结构模式图

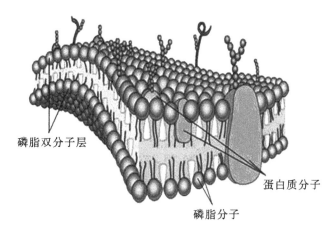

图 1-4　细胞膜液态镶嵌模式图

2.细胞质

细胞质位于细胞膜与细胞核之间,由基质、细胞器和内含物组成。

(1)基质:由水、无机盐、脂质、糖类和蛋白质等成分构成,并含有多种酶,呈无定形胶体状。是细胞内有形成分的生存环境,也是细胞进行物质代谢的场所。

(2)细胞器:是悬浮于基质内具有一定形态结构和功能的有形成分。光镜下只能看到线粒体、高尔基复合体和中心体。电镜下还可看到溶酶体、内质网、核糖体、微体及细胞骨架(微丝、微管和中间丝)等细胞器。

(3)内含物:是细胞质内一些代谢产物或细胞贮存的物质,如脂滴、糖原、吞噬体、吞饮泡等。

3.细胞核

细胞核是细胞遗传和代谢活动的控制中心,也是最大的细胞器。人体除成熟的红细胞无细胞核外其余细胞均有细胞核。细胞核通常位于细胞的中央,结构包括核膜、核仁、染色质和核基质等。

(1)核膜:由内、外两层单位膜构成,两层之间的间隙称核周隙。核膜上有核孔,是细胞核与细胞质之间进行物质交换的通道。外层核膜的表面附有核糖体。

(2)核仁:是细胞核内的细胞器,一般呈球形,常偏于核的一侧,以一个多见。主要化学成分是蛋白质和核糖核酸(RNA)。核仁是合成核糖体的场所。

(3)核基质:又称核液,是充满于细胞核内的一种黏稠的液体。

(4)染色质和染色体:染色质是细胞分裂间期细胞核内容易被碱性染料着色的物质,电镜下呈细丝状,其化学成分主要是 DNA 和蛋白质。细胞进行有丝分裂时,染色质螺旋盘曲,由细丝状变成粗棒状即染色体。因此,染色质和染色体是同一种物质在细胞处于不同时期的两种表现形式。

二、基本组织

(一)上皮组织

上皮组织简称上皮,由大量密集排列的细胞和少量细胞间质构成。根据形态和功能的不同可分为被覆上皮、腺上皮和特殊上皮三大类。上皮组织具有保护、吸收、分泌和排泄等功能。一般所说的上皮是指被覆上皮。

1.被覆上皮

被覆上皮是指被覆于人体体表、实质性器官表面或内衬于体内各管、腔及囊内表面的上皮。上皮组织种类多样,但都具有以下共同特征:①细胞多间质少,细胞排列紧密呈膜状或层状;②上皮细胞呈极性分布,上皮细胞朝向体表或腔面的一面称游离面,与游离面相对的另一面称基底面,基底面借基膜与深部的结缔组织相连接;③上皮组织一般无血管,其营养靠深部的结缔组织供给;④相邻上皮细胞之间常形成特化的细胞连接结构。

被覆上皮主要有保护、分泌和吸收等功能。

(1)单层扁平上皮:又称单层鳞状上皮,由一层扁平细胞紧密排列而成(图 1-5a)。细胞呈多边形锯齿状,相邻细胞之间互相嵌合,核椭圆形,位于细胞中央。内衬于心、血管及淋巴管腔面的单层扁平上皮称内皮。内皮薄而光滑,有利于血液、淋巴的流动及物质透过。被覆于胸膜、腹膜和心包膜表面的单层扁平上皮称间皮。间皮表面湿润、光滑,可减少器官之间的摩擦,有利于器官的活动。

(2)单层立方上皮:由一层立方形细胞紧密排列构成(图 1-5b)。细胞核圆形,居于细胞中央。主要分布于甲状腺滤泡、肾小管等处,具有分泌和吸收的功能。

(3)单层柱状上皮:由一层棱柱状细胞紧密排列构成,有时在柱状细胞间夹有杯状细胞(图 1-5c)。细胞核椭圆形靠近基底部,游离面有微绒毛有利于吸收。主要分布于胃、肠黏膜及子宫内膜等处,具有保护、分泌和吸收等功能。

(4)假复层纤毛柱状上皮:由柱状、杯状、梭形及锥体形等四种细胞构成(图 1-5d)。从侧

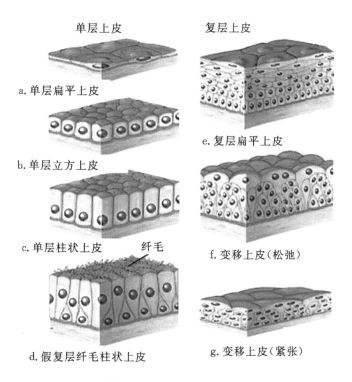

单层上皮　　　　　　复层上皮

a.单层扁平上皮

b.单层立方上皮

c.单层柱状上皮　　　纤毛

d.假复层纤毛柱状上皮

e.复层扁平上皮

f.变移上皮（松弛）

g.变移上皮（紧张）

图 1-5　上皮组织结构模式图

面看很像多层，但所有细胞基底面都与基膜连接，实际为一层。其中，柱状、杯状细胞顶端抵达游离面，且游离面有纤毛，因此称假复层纤毛柱状上皮。假复层纤毛柱状上皮主要分布于呼吸道黏膜，具有保护功能。

（5）复层扁平上皮：又称复层鳞状上皮，由多层细胞紧密排列而成（图 1-5e）。表层细胞扁平，中间数层细胞呈多角形，基底部为一层矮柱状或立方形紧密排列的细胞，且具有分裂增殖能力，新生细胞不断向表层推移，以补充衰老脱落的表层细胞。

分布于皮肤表面的复层扁平上皮，表层细胞的细胞核消失，胞质内无细胞器且含有很多角质蛋白，称角化的复层扁平上皮，具有较强的抗磨损作用。分布于口腔、咽、食管、阴道等处的复层扁平上皮，表层细胞有细胞核和细胞器，角质蛋白很少，称未角化复层扁平上皮。

（6）变移上皮：由多层细胞组成，因其细胞层数和形态可随器官的胀缩发生改变而得名。主要分布于肾盂、输尿管及膀胱等处。当器官内腔空虚（松弛）时，细胞层数增加，细胞体积增大，上皮变厚（图 1-5f）。而当器官内腔充盈（紧张）时，细胞层数减少，表层细胞扁平（图 1-5g）。

2.腺上皮和腺

腺上皮是指机体内以分泌功能为主的上皮。以腺上皮为主要成分构成的器官称腺。根据腺体有无导管及分泌物的运输途径，将腺分为外分泌腺（有管腺）和内分泌腺（无管腺）。外分泌腺有导管与上皮表面相连，分泌物经导管运输到体表或器官腔内，如唾液腺等。内分泌腺无导管，其分泌物（又称激素）直接经毛细血管或淋巴管进入血液循环，如甲状腺。

3.特殊上皮

特殊上皮是具有特殊功能的上皮,包括感受特定刺激的感觉上皮,如嗅觉、味觉、视觉及听觉等上皮细胞;产生生殖细胞的生殖上皮。

4.上皮组织形成的特殊结构

上皮组织为能更好地适应其生理功能,在细胞的游离面、侧面和基底面常特化形成一些特殊结构。

(1)微绒毛:是上皮细胞游离面细胞膜和细胞质形成的细小指状突起,内含微丝。微绒毛排列整齐形成纹状缘。微绒毛增加了细胞的表面积,有利于细胞的吸收。

(2)纤毛:是上皮细胞游离面细胞膜和细胞质向表面伸展形成较长的突起,较微绒毛粗而长,内含微管。纤毛能做定向摆动,以清除异物、细菌等。主要分布于呼吸道等处。

(3)细胞连接:是细胞侧面将上皮细胞紧密连接的一些特殊结构,包括紧密连接、中间连接、桥粒和缝隙连接。细胞连接具有加强细胞间牢固联系、封闭细胞间隙、参与细胞信息传递等多种功能。除上皮组织外,这些结构还可存在于结缔组织、肌组织和神经组织内。

(4)质膜内褶:是上皮细胞基底面的细胞膜向胞质内陷形成的结构,周围常有许多线粒体,内褶增大了细胞的面积,有利于重吸收,线粒体为重吸收提供能量。质膜内褶主要分布于肾小管上皮细胞的基底面。

(5)基膜:是位于上皮细胞基底面与深部结缔组织之间由糖蛋白构成的一层薄膜,具有连接上皮组织和半透膜作用,有利于上皮与结缔组织之间的物质交换。

(二)结缔组织

结缔组织由细胞和大量细胞间质组成,是人体内分布最广泛、形式最多样的一种组织,包括固有结缔组织、软骨组织、骨组织和血液。一般所说的结缔组织是指固有结缔组织,包括疏松结缔组织、致密结缔组织、脂肪组织和网状组织。

结缔组织有以下特点:①细胞少但种类多,细胞间质包括基质和纤维;②无极性;③含有丰富的血管。结缔组织主要起连接、支持、营养和保护作用。

1.疏松结缔组织

疏松结缔组织又称蜂窝组织,主要分布于细胞、组织、器官之间及器官内部。其结构特点是细胞种类多而分散、基质丰富、纤维排列疏松(图1-6)。疏松结缔组织具有连接、营养、保护、防御和创伤修复等功能。

2.致密结缔组织

致密结缔组织的特点是细胞和基质少而纤维多,细胞主要是成纤维细胞,纤维平行紧密排列。致密结缔组织主要分布于肌腱、韧带、真皮、器官被膜、骨膜等处,具有支持、连接和保护作用。

3.脂肪组织

脂肪组织是含有大量脂肪细胞的疏松结缔组织。疏松结缔组织将脂肪细胞群分割成脂肪小叶。脂肪组织主要分布于皮下组织、网膜、肠系膜、肾周围等处,具有贮存脂肪、充填固定、缓冲外力和保温等作用。

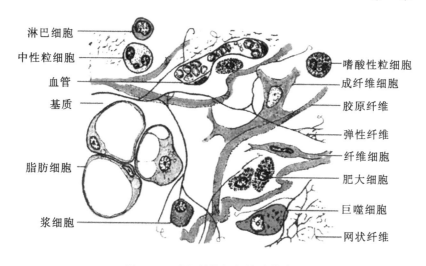

淋巴细胞
中性粒细胞
血管
基质
脂肪细胞
浆细胞

嗜酸性粒细胞
成纤维细胞
胶原纤维
弹性纤维
纤维细胞
肥大细胞
巨噬细胞
网状纤维

图 1-6　疏松结缔组织铺片模式图

4.网状组织

网状组织由网状细胞、网状纤维和基质构成。网状细胞呈多突起星形,细胞核大,着色浅,胞质呈弱嗜碱性。相邻网状细胞的突起互相连接,网状纤维沿网状细胞分布,共同构成淋巴组织、淋巴器官及骨髓的支架。

5.软骨组织与软骨

(1)软骨组织:由软骨细胞和细胞间质构成。间质由软骨基质和纤维构成。基质呈均质状,主要成分为蛋白多糖和水;纤维包埋于基质中。软骨细胞包埋于软骨基质的骨陷窝内,靠近软骨表面的细胞小而扁,常单个分布,为幼稚细胞;靠近中央部的为成熟软骨细胞,细胞大而圆,常聚集成群。

(2)软骨:是一种器官,由软骨组织和软骨膜构成。根据基质中纤维性质不同,分为 3 种类型,即透明软骨、弹性软骨和纤维软骨。

1)透明软骨:软骨基质中的纤维以胶原纤维为主。主要分布于呼吸道、关节软骨和肋软骨等处。

2)弹性软骨:软骨基质中的纤维以弹性纤维为主。主要分布于耳郭、会厌等处。

3)纤维软骨:软骨基质中有大量胶原纤维束,软骨细胞较少,排列于纤维束之间。主要分布于椎间盘、耻骨联合、关节唇等处。

6.骨组织

骨组织由骨细胞和钙化的细胞间质组成。间质又称骨质,由骨胶原纤维和沉积于其上的钙盐组成。骨胶原纤维被黏合在一起,排列成薄板状称骨板;骨板之间或骨板内有许多小腔隙称骨陷窝;骨陷窝之间借骨小管互相连通。骨细胞呈扁椭圆形,胞体位于骨陷窝内,突起伸入骨小管与相邻骨细胞突起相连。

(三)肌组织

肌组织由肌细胞构成,肌细胞间有少量结缔组织、丰富的血管、淋巴管和神经等。肌细胞呈细长纤维状,又称肌纤维。肌细胞的细胞膜称肌膜,胞质称肌浆,肌浆内含有大量肌原纤维,它是肌细胞舒缩活动的结构基础。肌细胞内的粗面内质网又称肌浆网,是储存和释放 Ca^{2+} 的细胞器。

根据肌细胞的形态结构和功能不同,肌组织可分为3类,即骨骼肌、心肌和平滑肌。

1.骨骼肌

骨骼肌通过肌腱附着于骨表面,镜下观察骨骼肌的纵切面,可见许多明暗相间的横纹,故称横纹肌。骨骼肌的活动受意识支配,又称随意肌。骨骼肌细胞呈细长圆柱形,直径为$10\sim100\mu m$。细胞核呈扁椭圆形,位于细胞周缘,靠近肌膜,一个骨骼肌细胞通常有多个甚至几百个细胞核。肌浆内含有许多与细胞长轴平行排列的肌原纤维及大量线粒体、滑面内质网、糖原等(图1-7)。

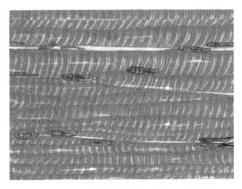

图1-7 骨骼肌纤维光镜结构模式图

(1)肌原纤维:肌原纤维呈细丝状,每条肌原纤维上有许多相间排列的明带和暗带,相邻肌原纤维的明带和暗带整齐地排列在同一水平面上,使整个肌细胞上显示出明暗相间的横纹。明带着色浅称I带,暗带着色深称A带。A带中央还有一较浅的窄带,称H带,H带的中央有一较深的M线。I带中央有一较深的细线,称Z线。相邻两条Z线之间的肌原纤维称肌节,包括1/2 I带+A带+1/2 I带,它是肌原纤维结构和功能的单位(图1-8)。

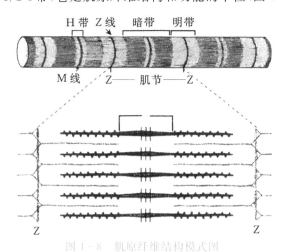

图1-8 肌原纤维结构模式图

肌原纤维由粗、细两种平行排列的肌丝构成。粗肌丝位于A带内,由肌球蛋白构成,一端固定于M线,另一端游离。细肌丝由肌动蛋白、原肌球蛋白和肌钙蛋白构成,一端附着于Z

线,另一端深入粗肌丝之间达 H 带外侧。

(2)肌膜与横小管:肌膜在明带和暗带交界处向肌浆内凹陷形成小管称横小管,又称 T 小管(图 1-9)。同一水平的横小管互相连通环绕在肌原纤维的周围,可将肌膜的兴奋冲动快速传递到细胞内部。

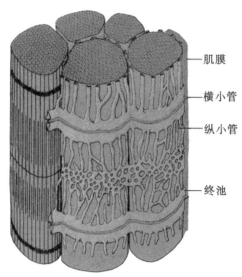

肌膜
横小管
纵小管
终池

图 1-9 骨骼肌纤维结构模式图

(3)肌浆网:是肌细胞内的滑面内质网,沿肌原纤维长轴平行分布于横小管之间,并分支吻合成网状,又称纵小管(L 小管)(图 1-9)。靠近横小管两侧的纵小管末端扩大,互相连接成较粗的管,称终池。横小管与其两侧的终池合称为三联体,具有调节肌浆中 Ca^{2+} 浓度的作用。

2. 心肌

心肌主要分布于心及邻近心的大血管根部。心肌的收缩持久而有节律性,不受意识支配,为不随意肌,肌纤维也有横纹,但不及骨骼肌明显。心肌纤维呈短圆柱状,常有分支互相连接成网,连接处有一染色较深的带状结构称闰盘。心肌纤维一般只有一个细胞核,呈椭圆形,位于细胞中央,有时可见有双核(图 1-10)。

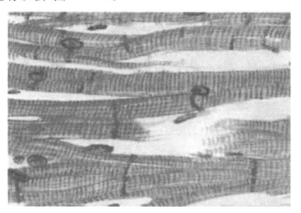

图 1-10 心肌纤维光镜结构模式图

3. 平滑肌

平滑肌主要分布于内脏器官和血管,受交感和副交感神经支配,收缩缓慢而持久。平滑肌纤维呈长梭形,核椭圆形位于细胞中央,肌浆内也有粗细肌丝,但无横纹。电镜下,肌浆网不发达,无横小管,仅有肌膜内陷形成小凹(图1-11)。

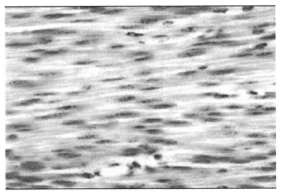

图1-11 平滑肌纤维光镜结构模式图

(四)神经组织

神经组织主要由神经细胞和神经胶质细胞构成。神经细胞又称神经元,具有感受刺激、传导冲动和整合信息的功能,是神经组织结构和功能的单位,有些神经元还具有内分泌的功能。神经胶质细胞起支持、营养和保护神经元的作用。

1. 神经元及其形成的结构

神经元是一种有突起的细胞,形态多样,大小不一,由胞体和突起两部分构成(图1-12)。

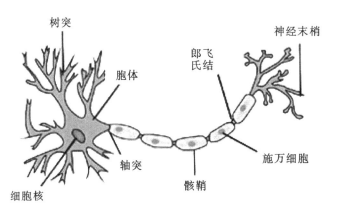

图1-12 神经元结构模式图

(1)胞体:是神经元细胞核所在部位,也是神经元功能活动的中心。胞体形态多样,有圆形、锥体形、梭形及星形等。细胞膜是单位膜结构,具有接受刺激、传导兴奋的作用。核大而圆,位于胞体中央,染色浅,核仁明显。胞质内除一般细胞器外,还含有尼氏小体和神经原纤维两种特殊细胞器。

①尼氏(Nissl)小体:又称嗜染质,是胞体内一种呈小块状或颗粒样嗜碱性物质,电镜下实

为发达的粗面内质网和游离核糖体,说明神经元具有活跃的合成蛋白质的功能(图 1-13)。②神经原纤维:在 HE 切片中不能分辨,经硝酸银染色呈棕黑色、细丝状,在胞体内相互交织成网,并伸入到树突和轴突内。具有支持神经元和参与神经递质及离子等物质的运输作用。

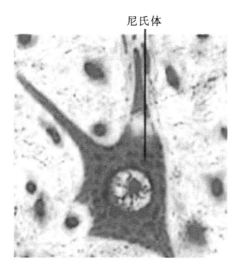

图 1-13 尼氏体

(2)突起:突起由神经元胞体局部胞膜和胞质向表面伸展形成,包括树突和轴突两种。①树突有一个或多个,较短小,呈树枝状分支,分支上有许多颗粒状突起称树突棘,具有接受神经冲动并将冲动传向胞体的功能。②轴突只有一个,细长光滑,轴突起始部呈圆锥形隆起称轴丘。轴突表面的细胞膜称轴膜,轴突内的胞质又称轴浆。轴突末端分支较多,与其他神经元或效应器之间形成突触。轴突的功能是将神经冲动由胞体传向其他神经元或效应器。

(3)神经元的分类:根据神经元突起的数目不同可分为 3 类。①假单极神经元:由胞体先发出一个突起,在离胞体不远处又分为轴突(中枢突)和树突(周围突)。②双极神经元:具有一个轴突和一个树突。③多极神经元:具有一个轴突和多个树突(图 1-14)。

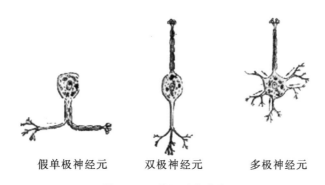

假单极神经元　　双极神经元　　多极神经元

图 1-14 神经元的分类

根据神经元功能不同可分为 3 类。①感觉(传入)神经元:能接受刺激,并将信息向中枢传递。②运动(传出)神经元:将中枢产生的神经冲动传至效应器。③联络(中间)神经元:介于感觉和运动神经元之间,起联络作用。

(4)神经纤维:由神经元轴突或长树突(统称轴索)及包绕在其周围的神经胶质细胞构成。根据有无髓鞘分为有髓神经纤维和无髓神经纤维两种。神经纤维的基本功能是传导神经冲动。

①有髓神经纤维:由轴索、髓鞘和神经膜组成。髓鞘由神经膜细胞的细胞膜呈同心圆状包绕轴突而成,髓鞘呈节段性分布,相邻髓鞘节段之间有一无髓鞘结构称神经节(郎飞节)(图1-12)。相邻两个神经节之间的一段神经纤维称结间体。由于髓鞘具有绝缘作用,故有髓神经纤维的神经冲动只能在郎飞节处发生,即从一个郎飞节到另一相邻郎飞节,呈跳跃式传导,因此其传导速度比无髓神经纤维快。

②无髓神经纤维:轴索外无髓鞘,仅有单层神经膜细胞的细胞膜包绕。神经纤维较细,其神经冲动的传导是连续式的,故传导速度较慢。

(5)神经末梢:是指周围神经纤维的终末部分终止于其他组织形成的结构。按功能不同分为感觉神经末梢和运动神经末梢两种。

①感觉神经末梢是由感觉神经元的周围突末端与其他组织共同形成的结构,又称感受器,它能接受内、外环境的刺激,并将刺激转化为神经冲动。依其结构不同可分为游离神经末梢和有被囊神经末梢。

游离神经末梢是感觉神经元周围突末梢失去髓鞘和神经膜,进入其他组织内分支形成的结构,主要感受冷、热和痛的刺激。

有被囊神经末梢是由感觉神经纤维末梢被结缔组织包裹而形成的结构,主要包括触觉小体、环层小体和肌梭。触觉小体分布于皮肤真皮乳头层,以手指掌侧和足底皮肤最丰富,能感受触觉。环层小体分布于皮肤真皮的深面及胸、腹膜和肠系膜等处,能感受压觉和振动觉。肌梭是分布于骨骼肌内的梭形小体,能感受肌张力的变化和运动的刺激。

②运动神经末梢是由运动神经元轴突末端与肌纤维或腺细胞共同构成的结构,又称效应器,支配肌肉的收缩和腺体的分泌。按功能及分布不同分为躯体运动神经末梢和内脏运动神经末梢两种。

躯体运动神经末梢又称运动终板,是由分布于骨骼肌的运动元轴突末端,失去髓鞘后,呈爪状分支贴附于骨骼肌纤维表面形成的结构。电镜下,与突触结构相同,故又称神经-肌突触或神经-肌接头。

内脏运动神经末梢是分布于心肌、平滑肌及腺细胞的自主神经末端分支,与肌纤维、腺细胞表面之间形成串珠样或膨大小结。

(6)突触:简介如下。

①突触的概念及分类。突触是神经元之间,或神经元与效应细胞之间互相接触并传递信息的特化结构。突触的种类很多,按传递信息的方式不同分为电突触和化学突触;按突触形成的部位不同分为轴树突触、轴轴突触和轴体突触等;按功能不同分为兴奋性突触和抑制性突触。

②突触的结构。电镜下,典型的化学性突触由突触前膜、突触间隙和突触后膜三部分构成(图1-15)。突触前膜是突触前神经元轴突末端形成膨大部分(突触小体)的细胞膜,突触小

体内含有线粒体和大量突触小泡,突触小泡内含有神经递质(如乙酰胆碱、去甲肾上腺素等)。突触后膜,是与突触前膜相对应的突触后神经元的细胞膜,膜上有能与相应神经递质相结合的特异性受体。突触间隙是突触前、后膜之间的狭小间隙,宽20~30mm。

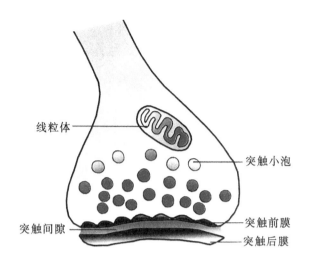

图 1-15 突触结构模式图

③突触传递。当神经冲动沿突触前神经元的轴突传递到突触前膜时,突触前膜上的 Ca^{2+} 通道开放,Ca^{2+} 内流进入突触小体,促使突触囊泡向突触前膜移行,并以出胞的方式将神经递质释放到突触间隙,当递质与突触后膜上特异性受体结合后,引起突触后膜的离子通透性发生改变,从而使突触后神经元产生兴奋或抑制,随后神经递质被相应的酶水解失活,以保证突触传递冲动的正常进行。

2.神经胶质细胞

神经胶质细胞是一种有许多突起的细胞,形态多样,但突起无树突和轴突之分,无传导神经冲动的功能,分布于神经元的周围,对神经元起支持、保护、营养和绝缘作用。

(1)中枢神经系统的神经胶质细胞:包括 3 种。①少突胶质细胞:形成中枢神经系统神经纤维的髓鞘和神经膜。②小胶质细胞:具有吞噬功能。③星形胶质细胞:参与血脑屏障的构成。

(2)周围神经系统的神经胶质细胞:包括神经膜细胞(Schwan cell,施万细胞)和神经节胶质细胞(又称卫星细胞或被囊细胞)两种。神经膜细胞参与构成周围神经系统的神经纤维;神经节胶质细胞参与构成神经节。

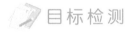 目标检测

一、名词解释

1.内皮　　2.间皮　　3.肌节　　4.运动终板　　5.神经纤维　　6.突触

7.解剖学姿势　　8.正中矢状面

二、简答题

1. 简述上皮组织的结构特点。

2. 简述结缔组织的细胞类型及结构特点。

3. 简述骨骼肌、心肌、平滑肌纤维的区别。

4. 简述突触的结构及传递神经冲动过程。

5. 通过实例理解人体解剖学方位术语及轴和面的术语。

（米志坚　张吉星）

运动系统

运动系统由骨、骨连结和骨骼肌三部分组成。全身骨通过骨连结构成骨骼,形成了人体的支架。肌肉是运动系统的主动动力装置,在神经支配下,牵拉骨,以骨连结为枢纽,产生杠杆运动。运动系统具有运动、支持和保护的功能。

第二章 骨 学

学习目标

1. 掌握:骨的形态和构造;全身骨组成及分部,全身各骨的主要骨性标志;椎骨的一般形态及各部椎骨特点;胸骨的主要形态特点,肋的分类;上、下肢骨的排列;颅的分部,脑颅骨和面颅骨的名称和排列。

2. 熟悉:颅的各面观的主要结构;新生儿颅的特点。

3. 了解:骨的化学成分和物理特性。

第一节 骨学总论

每块骨都是一个器官,是在结缔组织或软骨基础上骨化形成的。成人共有 206 块骨(图 2-1),按部位可分为颅骨(29 块)、躯干骨(51 块)、四肢骨(126 块)。

一、骨的形态

人体的骨按其形态特点可分为下列四种(图 2-2)。

(一)长骨

长骨主要分布于四肢,长管状。分为一体两端。体又叫骨干,中央有容纳骨髓的骨髓腔。两端为膨大的骺。骺的表面有关节面,与相邻骨的关节面构成运动灵活的关节。

(二)短骨

短骨为短立方形,主要分布于手腕、足的后半部等处,能承受较大的压力。

(三)扁骨

扁骨呈板状,主要构成颅腔和胸腔的壁,以保护腔内的脏器。

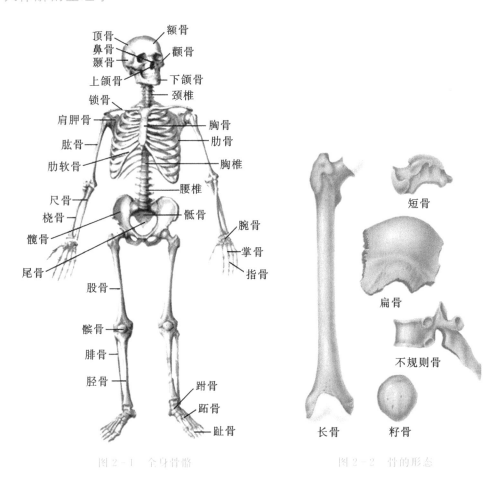

图 2-1 全身骨骼   图 2-2 骨的形态

(四)不规则骨

不规则骨形态不规则,有些骨内有含气的空腔,称为含气骨,如上颌骨等。

此外,某些肌腱内的小骨为籽骨,体积较小,在运动中起减少摩擦的作用,髌骨是人体最大的籽骨。

二、骨的构造

骨以骨质为基础,表面覆以骨膜,内部充以骨髓,分布于骨的血管、神经,先进入骨膜,然后穿入骨质,再进入骨髓(图 2-3)。

(一)骨质

骨质由骨组织构成,分密质和松质两种。密质配布于骨的表面。松质由骨小梁排列而成,配布于骨的内部,骨小梁的排列与骨所承受的压力和张力的方向一致,因而能承受较大的重量。扁骨表层为密质,分别称外板和内板,二板之间的松质,称板障。

(二)骨膜

骨膜由致密结缔组织构成。除关节面外,骨的表面都覆有骨膜。骨膜含有丰富的神经和血管,对骨的营养、生长和感觉等有重要作用。骨膜内有成骨细胞和破骨细胞,分别具有产生

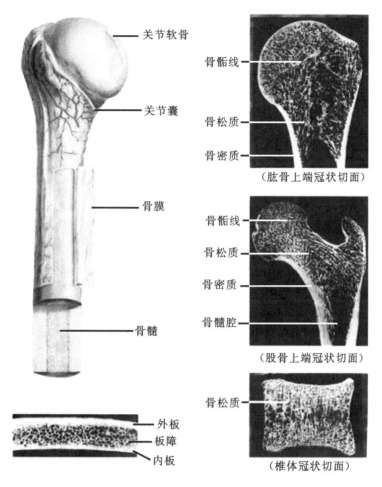

关节软骨

关节囊

骨膜

骨髓

外板
板障
内板

骨骺线
骨松质
骨密质
（肱骨上端冠状切面）

骨骺线
骨松质
骨密质
骨髓腔
（股骨上端冠状切面）

骨松质
（椎体冠状切面）

图 2 - 3　骨的构造

新骨质和破坏骨质的功能,幼年直接参与骨的生长。当发生骨折时,骨膜参与骨折端的修复愈合。

（三）骨髓

骨髓充填于骨髓腔和松质间隙内。胎儿和幼儿的骨髓内含不同发育阶段的红细胞,呈红色,称红骨髓,有造血功能。5 岁以后,长骨的骨髓腔内,红骨髓逐渐被脂肪组织代替,呈黄色,称黄骨髓,失去造血能力。但在慢性失血过多或重度贫血时,黄骨髓可转化为红骨髓,恢复造血功能。松质内终身都是红骨髓,所以临床上常选髂后上棘等处穿刺进行红骨髓的采集、检查。

三、骨的化学成分和物理特征

骨主要由有机物和无机物组成。有机物主要是骨胶原纤维和黏多糖蛋白等,使骨具有弹性和韧性。无机质主要是钙盐,使骨坚硬挺实。两种成分的比例随年龄的增长而发生变化。幼儿骨的有机物和无机物各占一半,故弹性较大,在外力作用下不易骨折,但容易发生变形。

成年人骨有机物和无机物的比例为 3：7，因而骨具有很大硬度和一定的弹性，坚韧而不易骨折。老年人的骨无机物所占比例更大，骨的脆性强，易发生骨折。

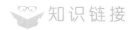 知识链接

骨质疏松

从 50 岁开始，骨内无机物逐渐减少，钙的含量降低，水含量相应增多；有机物中的蛋白多糖明显减少，而胶原蛋白增多，胶原纤维增粗且排列不规则；骨密质萎缩变薄，骨松质中骨小梁减少并变细，以至骨密度降低，骨组织呈多孔、疏松状态；加之骨的弹性减弱，脆性增大，抗压性降低，此时极易发生骨折。对骨密度的检查可早期诊断骨质疏松，预防骨折的发生。

第二节　躯干骨

躯干骨包括 24 块椎骨、1 块骶骨、1 块尾骨、1 块胸骨和 12 对肋骨，参与脊柱和胸廓等部位的构成。

一、椎骨

幼年时有 32 或 33 块，包括颈椎 7 块，胸椎 12 块，腰椎 5 块，骶椎 5 块，尾椎 3～4 块。成年后 5 块骶椎合成 1 块骶骨，3～4 块尾椎合成 1 块尾骨。

(一)椎骨的一般形态

椎骨由前方的椎体和后方的椎弓组成（图 2-4）。椎体是椎骨负重的主要部分，椎体与椎弓共同围成椎孔。各椎孔贯通，构成容纳脊髓的椎管。

椎弓连结椎体的缩窄部分称椎弓根，与相邻椎骨的椎弓根围成椎间孔，有脊神经和血管通过。两侧椎弓根向后形成椎弓板，发出 7 个突起：1 个棘突、1 对横突、1 对上关节突和 1 对下关节突。

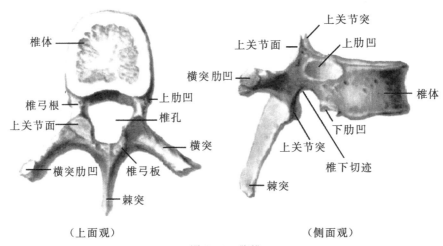

（上面观）　　　　　　　（侧面观）

图 2-4　胸椎

(二)各部椎骨的主要特征

颈椎(图 2-5)椎体较小,横突根部有横突孔,有椎动脉通过,棘突较短,末端分叉。

第 1 颈椎又名寰椎(图 2-6),呈环状,无椎体和棘突。

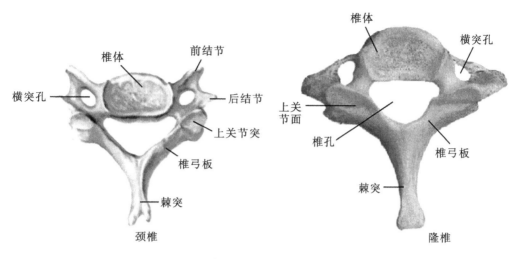

图 2-5　颈椎和隆椎

第 2 颈椎又名枢椎(图 2-6),椎体向上伸出齿突。

第 7 颈椎又名隆椎(图 2-5),棘突较长,末端不分叉,常作为计数椎骨的标志。

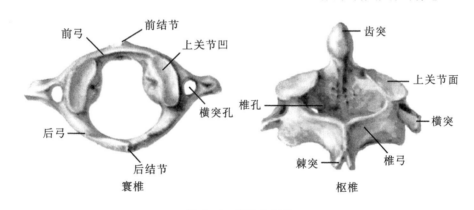

图 2-6　寰椎和枢椎

胸椎(图 2-4)椎体自上而下逐渐增大,在椎体侧面有肋凹。在横突有横突肋凹。棘突较长,伸向后下方。

腰椎(图 2-7)椎体粗大,棘突宽而短,呈板状,水平伸向后方。

骶骨(图 2-8)呈三角形,底朝上,前缘中份向前隆凸称为岬。尖向下,与尾骨相接。前面凹陷光滑,有 4 对骶前孔。后面粗糙隆凸,有 4 对骶后孔。骶管上连椎管,下端开口于骶管裂孔,两侧有向下突出的骶角,体表可摸到。骶骨外侧有耳状面。

尾骨(图 2-8)由 3～4 块退化的尾椎融合而成。

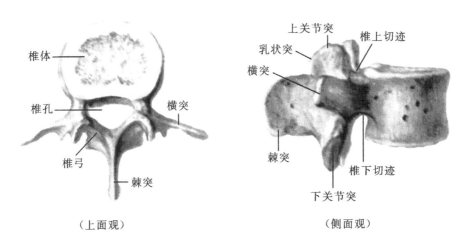

（上面观）　　　　　　　　（侧面观）

图 2-7　腰椎

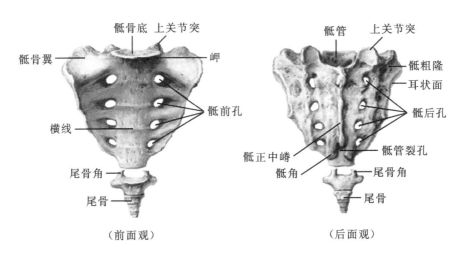

（前面观）　　　　　　　　（后面观）

图 2-8　骶骨和尾骨

二、胸骨

胸骨（图 2-9）位于胸前壁正中,分胸骨柄、胸骨体和剑突三部分。胸骨柄与胸骨体连接处微向前突,称胸骨角,两侧平对第 2 肋,是计数肋的重要标志。

三、肋骨

肋骨与肋软骨组成肋,共 12 对。第 1~7 肋与胸骨连接,称真肋;第 8~10 肋借肋软骨与上位肋软骨连接,形成肋弓,称假肋;第 11、12 肋前端游离,称浮肋。

肋骨（图 2-10）属扁骨,分为体和前、后两端。后端膨大,称肋头;肋体扁薄而弯曲;前端稍宽,与肋软骨相接。肋软骨由透明软骨构成,连于各肋骨的前端。

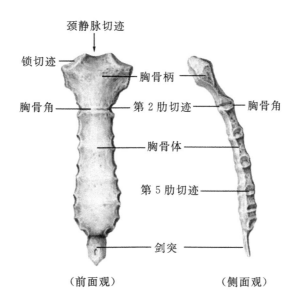

（前面观）　（侧面观）

图 2 - 9　胸骨

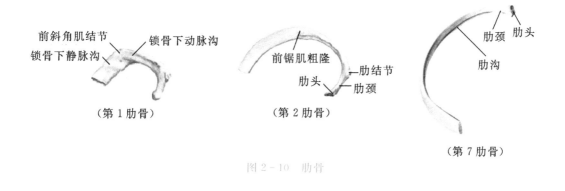

图 2 - 10　肋骨

第三节　颅　骨

一、颅的组成

颅骨共 23 块（不包括 3 对听小骨），分为脑颅骨和面颅骨。

脑颅骨有 8 块。其中不成对的有额骨、筛骨、蝶骨和枕骨，成对的有颞骨和顶骨。面颅骨有 15 块。成对的有上颌骨、腭骨、颧骨、鼻骨、泪骨及下鼻甲，不成对的有犁骨、下颌骨和舌骨。

二、颅的整体观

（一）颅的顶面观

从颅的顶面可以看到，额骨与顶骨连结构成冠状缝，两侧顶骨连结成矢状缝，两侧顶骨与枕骨连结成人字缝。

(二)颅的前面观

颅的前面主要包括眶和骨性鼻腔(图2-11)。

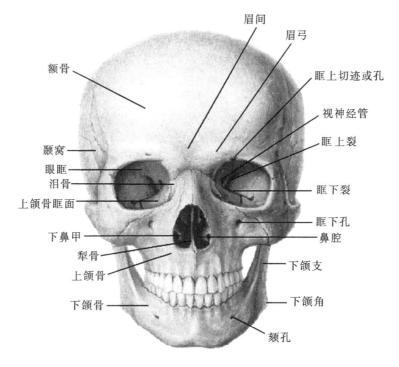

图 2-11 颅的前面观

眶上缘中内1/3交界处有眶上孔或眶上切迹,眶下缘中份下方有眶下孔;眶内有眶上裂、视神经管通入颅腔;眶部前外上份有泪腺窝,前下份有泪囊窝,泪囊窝向下经鼻泪管通鼻腔。眶的下壁有眶下裂(图2-11)。

骨性鼻腔(图2-12)被骨性鼻中隔分为左右两半,外侧壁由上而下有上、中、下鼻甲,每个鼻甲下方为相应的上、中、下鼻道。鼻腔前方开口称梨状孔,后方开口称鼻后孔。

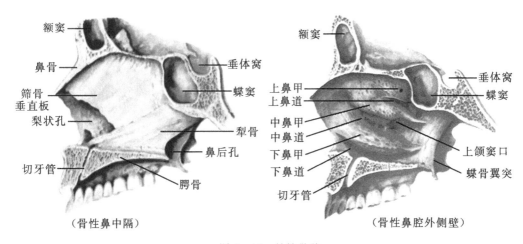

(骨性鼻中隔)   (骨性鼻腔外侧壁)

图 2-12 骨性鼻腔

(三)颅的侧面观

颅的侧面(图 2-13)颧弓上方的浅窝称颞窝,颞窝的上界为颞线。在颞窝的底,额、顶、颞、蝶四骨汇合处构成"H"形缝的区域,此处骨质最为薄弱,称翼点。其深面有脑膜中动脉前支通过。

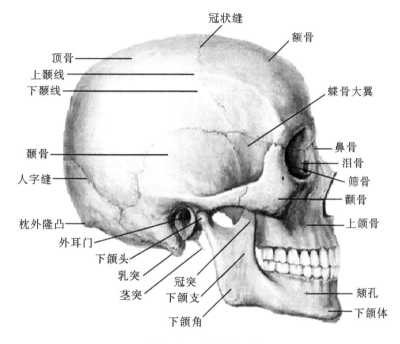

图 2-13 颅的侧面观

(四)颅底内面观

颅底内面(图 2-14)凹凸不平,可分为颅前、中、后窝。颅前窝正中线上有鸡冠。鸡冠两

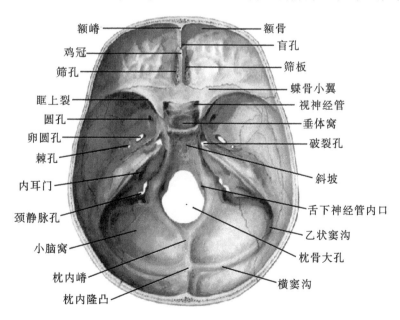

图 2-14 颅底内面观

侧为筛板,筛板上有筛孔,通鼻腔。颅中窝中央有垂体窝,前外侧有视神经管,通眼眶。两侧由前内向后外有圆孔、卵圆孔和棘孔。颅后窝位置最深,窝的中央有枕骨大孔,孔的前外缘上有舌下神经管;外侧有颈静脉孔;颞骨岩部后面的前内有内耳门,通内耳道。

(五)颅底外面观

颅底外面(图2-15)前部可见骨腭,骨腭以上为一对鼻后孔,鼻后孔两侧可见卵圆孔和棘孔。鼻后孔后方中央可见枕骨大孔。外侧有细长的茎突,茎突根部后方有茎乳孔。颧弓根部有下颌窝,下颌窝前隆起称关节结节。枕骨中央最突出部为枕外隆凸,向两侧的弓形骨嵴称上项线。

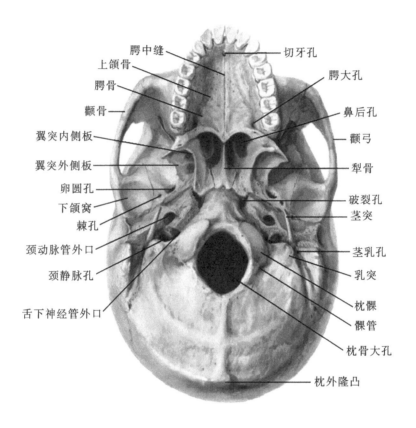

图2-15 颅底外面观

三、新生儿颅的特征

新生儿面颅占全颅的1/8,而成人为1/4。在多骨交接处有较大的间隙,被结缔组织膜封闭形成颅囟。其中前囟最大,大多在1～2岁时闭合(图2-16)。

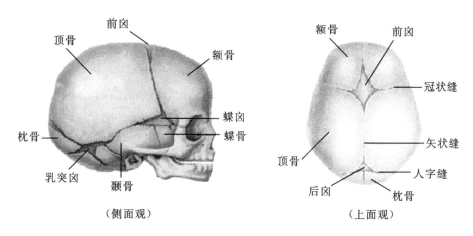

图 2-16 新生儿颅

第四节 四肢骨

一、上肢骨

1.锁骨

锁骨(图 2-17)呈"～"形弯曲,横架于胸廓前上方,全长可在体表扪到。内端粗大,为胸骨端,外端扁平,为肩峰端。

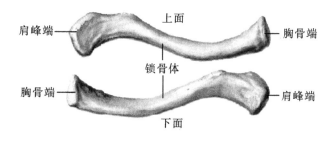

图 2-17 锁骨

2.肩胛骨

肩胛骨(图 2-18)为三角形扁骨,贴于胸廓后外面,可分二面、三角和三缘。背侧面有肩胛冈,其向外侧延伸的扁平突起称肩峰。上缘的外侧形成指状的喙突。外侧缘又称腋缘,内侧缘又称脊柱缘。上角平对第 2 肋,下角平对第 7 肋,外侧角朝外侧的浅窝称关节盂,参与形成肩关节。

3.肱骨

肱骨(图 2-19)分一体两端。上端有半球形的肱骨头,头周围有解剖颈。肱骨体后面有桡神经沟,下端内侧部有肱骨滑车。滑车后面上方有鹰嘴窝。下端两侧分别有外上髁和内上髁,都可在体表扪及。

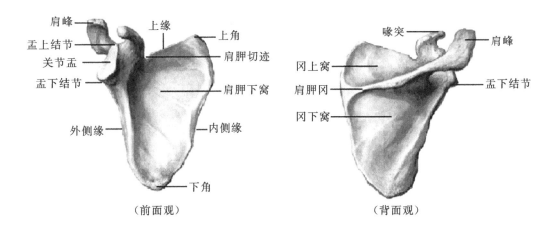

图 2-18 肩胛骨

（前面观）　　　　　　　　（背面观）

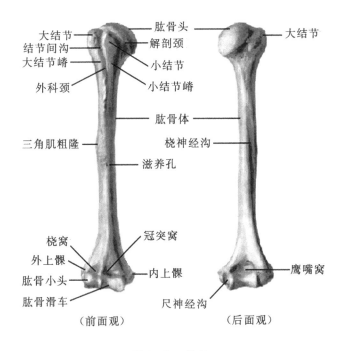

（前面观）　　　（后面观）

图 2-19 肱骨

4.桡骨和尺骨

桡骨和尺骨（图 2-20）分别位于前臂的外侧和内侧，都可分为一体两端。桡骨上端膨大称桡骨头，下端向下外突出形成桡骨茎突，体表可扪到；尺骨上端前面有滑车切迹，切迹后上方的突起称鹰嘴，下端有尺骨头，头后内侧的突起称尺骨茎突，在体表也可扪到。

5.手骨

手骨（图 2-21）包括腕骨、掌骨和指骨，腕骨 8 块，掌骨 5 块，指骨 14 块。

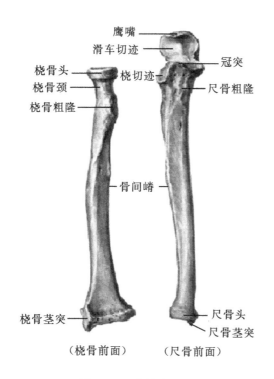

鹰嘴
滑车切迹
桡骨头
桡切迹
冠突
桡骨颈
尺骨粗隆
桡骨粗隆
骨间嵴
桡骨茎突
尺骨头
尺骨茎突

（桡骨前面）　（尺骨前面）

图 2-20　桡骨和尺骨

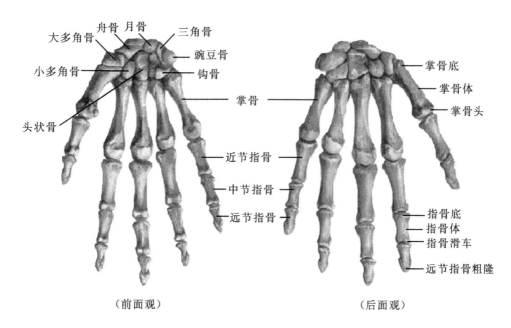

舟骨　月骨
大多角骨　三角骨
豌豆骨
小多角骨　钩骨
掌骨底
掌骨
掌骨体
掌骨头
头状骨
近节指骨
中节指骨
远节指骨
指骨底
指骨体
指骨滑车
远节指骨粗隆

（前面观）　（后面观）

图 2-21　手骨

二、下肢骨

1.髋骨

髋骨(图2-22)由髂骨、坐骨和耻骨三骨融汇于髋臼,16岁左右完全融合。朝向下外的深窝称髋臼,下方大孔称闭孔。髂骨翼上缘有髂嵴,前端为髂前上棘,其后方有髂结节,是重要的体表标志。髂骨翼内面的浅窝称髂窝,后下方有粗糙的耳状面。坐骨体与坐骨支移行处有坐骨结节,体表可摸到。耻骨上支向前终于耻骨结节,是重要体表标志。耻骨上、下支相互移行处有耻骨联合面。

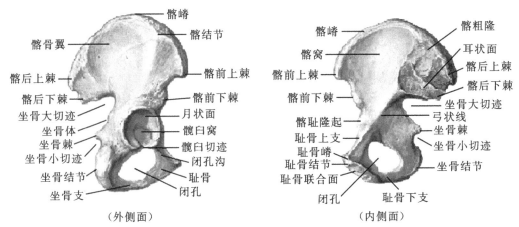

图2-22 髋骨

左图标注(外侧面):髂嵴、髂结节、髂骨翼、髂后上棘、髂后下棘、坐骨大切迹、坐骨体、坐骨棘、坐骨小切迹、坐骨结节、坐骨支、髂前上棘、髂前下棘、月状面、髋臼窝、髋臼切迹、闭孔沟、耻骨、闭孔

右图标注(内侧面):髂嵴、髂窝、髂前上棘、髂前下棘、髂耻隆起、耻骨上支、耻骨嵴、耻骨结节、耻骨联合面、闭孔、髂粗隆、耳状面、髂后上棘、髂后下棘、坐骨大切迹、弓状线、坐骨棘、坐骨小切迹、坐骨结节、耻骨下支

2.股骨

股骨(图2-23)是人体最长的骨,约为身高的1/4,分一体两端。上端有朝向内上的股骨头,头下有股骨颈。下端有内侧髁和外侧髁,两髁侧面最突起处,为内上髁和外上髁,是重要的

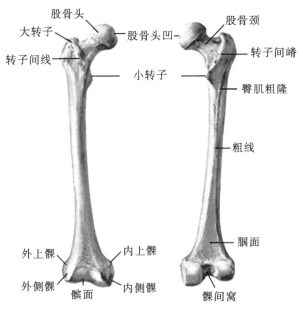

左图标注:股骨头、大转子、转子间线、外上髁、外侧髁、髌面、内上髁、内侧髁、股骨头凹、小转子

右图标注:股骨颈、转子间嵴、臀肌粗隆、粗线、腘面、髁间窝

图2-23 股骨

体表标志。

3.髌骨

髌骨(图2-24)是最大的籽骨,位于股骨下端前面的股四头肌腱内,体表可扪到。

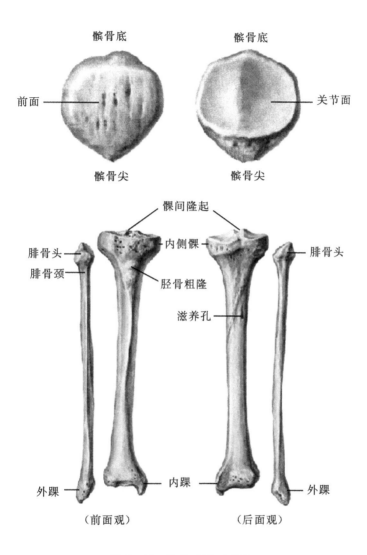

图2-24 髌骨、胫骨和腓骨

4.胫骨和腓骨

胫骨和腓骨(图2-24)分别位于小腿的内侧和外侧,都分为一体两端。胫骨上端有内侧髁和外侧髁,下端朝向内下的突起称内踝。腓骨上端膨大称腓骨头,下端膨大形成外踝。内、外踝都可在体表扪到。

5.足骨

足骨(图2-25)包括7块跗骨,5块跖骨,14块趾骨。

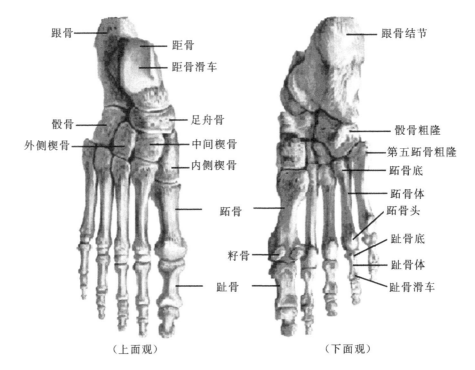

跟骨
距骨
距骨滑车
骰骨
足舟骨
外侧楔骨
中间楔骨
内侧楔骨
跖骨
籽骨
趾骨

（上面观）

跟骨结节
骰骨粗隆
第五跖骨粗隆
跖骨底
跖骨体
跖骨头
趾骨底
趾骨体
趾骨滑车

（下面观）

图 2 - 25 足骨

目标检测

一、名词解释

1.胸骨角　　2.肋弓　　3.翼点

二、简答题

1.骨依据形态可分为哪几类？

2.简述骨的构造特点。

3.躯干骨有哪几块？有哪些主要的体表标志？

4.脑颅骨和面颅骨各有哪几块？

5.四肢骨有哪些？有哪些主要的体表标志？

（米志坚）

第三章　关节学

学习目标

1.掌握:关节的基本结构;脊柱和胸廓的组成、形态特点;肩关节、肘关节、髋关节、膝关节的组成、特点和运动。

2.熟悉:下颌关节、腕关节、踝关节组成、特点和运动;骨盆的组成、形态及分部;足弓的构成。

3.了解:肋的连结;颅骨的连结;手骨和足骨的连结。

第一节　关节学总论

骨与骨之间的连结装置叫骨连结,包括直接连结和间接连结两大类。

一、直接连结

直接连结(图3-1)是指骨与骨之间借纤维结缔组织、软骨及骨直接相连,其连结之间无间隙,运动范围极小或完全不能活动。根据连结组织不同,可分为纤维连结、软骨连结和骨性结合三种类型,如韧带连结、缝、椎间盘、耻骨联合等。

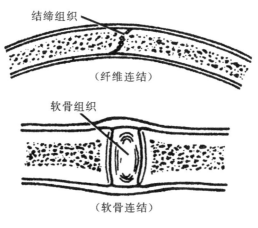

结缔组织

（纤维连结）

软骨组织

（软骨连结）

图3-1　直接连结

二、间接连结

间接连结(图3-2)又称关节,是骨连结的主要形式,具有较大的活动性。

关节的基本构造包括关节面、关节囊和关节腔。关节面是参与组成关节各骨的接触面,一般为一凸一凹,即关节头和关节窝,关节面上被覆有关节软骨,光滑而有弹性,在运动时可以减少磨擦,缓冲震荡和冲击;关节囊是附着于关节周围的纤维结缔组织膜,外层为纤维膜,内层为滑膜,滑膜能产生滑液,具有营养和润滑关节的作用;关节腔是关节囊滑膜层和关节软骨共同围成的密闭腔隙,内含少量滑液,腔内呈负压。

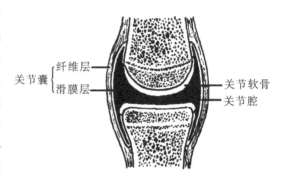

图3-2 间接连结(关节)

除了基本结构外,部分关节还具有韧带、关节盘、关节唇等辅助结构,增强了关节的灵活性和稳固性。

关节主要有屈和伸、收和展、旋转以及环转等运动形式。

第二节 躯干骨的连结

一、脊柱

脊柱由24块椎骨、1块骶骨、1块尾骨通过骨连结组成。

(一)脊柱的连结

脊柱的连结包括椎间盘、韧带及关节等(图3-3,图3-4)。

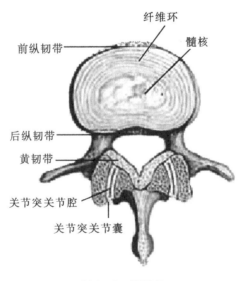

图3-3 椎间盘

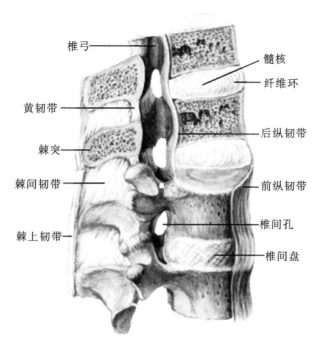

椎弓

髓核

纤维环

黄韧带

后纵韧带

棘突

前纵韧带

棘间韧带

椎间孔

棘上韧带

椎间盘

图 3-4 椎骨间的连结

1.椎间盘

椎间盘是连结相邻两个椎体的纤维软骨盘,中央部为富有弹性的髓核,周围部为同心圆排列的纤维环。椎间盘可缓冲外力对脊柱的震动,增加脊柱的运动幅度。椎间盘的厚薄各不相同,以中胸部较薄,颈部较厚,而腰部最厚,所以颈、腰椎的活动度较大。纤维环破裂时可引起髓核向后外侧膨出,压迫脊髓或脊神经,即临床上的椎间盘突出症。

2.韧带

韧带包括长韧带和短韧带。长韧带主要有前纵韧带、后纵韧带和棘上韧带三条,分别于前、后牢固地附着于脊柱的全长,可限制脊柱的过度运动,防止椎间盘的突出。短韧带连于相邻两个椎骨之间,主要包括黄韧带、棘间韧带和横突间韧带等。

3.关节

关节突关节是由相邻椎骨的上、下关节突的关节面构成。此外,还有寰枕关节和寰枢关节等。

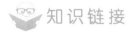 知识链接

颈椎病

颈椎间盘退变突出或颈椎椎骨赘生物的形成,可突向椎管、椎间孔和横突孔,压迫脊髓、脊神经和椎动脉,引起血管神经等一系列症状,临床上称为"颈椎病"。

(二)脊柱的整体观

脊柱的功能是支持躯干和保护脊髓(图 3-5)。从前面观察脊柱,椎体自上而下逐渐变

大,至骶骨以下,由于重力传到下肢,体积也逐渐变小。从后面观察脊柱,可见颈椎棘突短而分开,近水平位,胸椎棘突细长,斜向后下方,呈叠瓦状。腰椎棘突呈板状,水平伸向后方。从侧面观察脊柱,可见成人脊柱有4个生理性弯曲。其中,颈曲和腰曲凸向前,胸曲和骶曲凸向后。这些弯曲增大了脊柱的弹性,对维持人体的重心稳定和减轻震荡有重要意义。

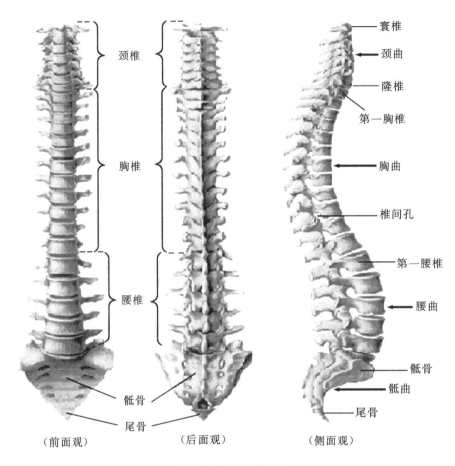

颈椎
胸椎
腰椎
骶骨
尾骨
（前面观）

（后面观）

寰椎
颈曲
隆椎
第一胸椎
胸曲
椎间孔
第一腰椎
腰曲
骶骨
骶曲
尾骨
（侧面观）

图 3-5 脊柱整体观

(三)脊柱的运动

整个脊柱的活动范围较大,可做屈、伸、侧屈、旋转和环转运动。由于颈部和腰部运动灵活,故损伤也较多见。

二、胸廓

胸廓由12块胸椎、12对肋、1块胸骨通过肋椎关节和胸肋关节等连结而成(图3-6)。胸廓近似圆锥形,有上、下两口,上口较小而下口较大。相邻两肋之间的间隙称肋间隙。胸廓除保护、支持功能外,主要参与呼吸运动。

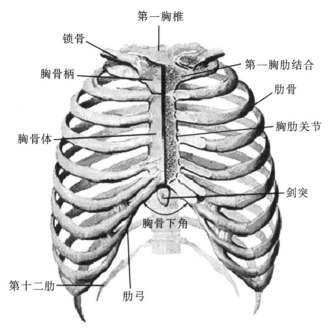

图 3 - 6　胸廓的整体观

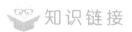 知识链接

"鸡胸"和"桶状胸"

　　佝偻病儿童因缺乏钙盐而骨质疏松,易变形,胸廓前后径增大,胸骨明显突出,形成"鸡胸"。患慢性支气管炎、肺气肿的老年人,因长期咳喘,使胸廓各径增大而成"桶状胸"。

第三节　颅骨的连结

　　各颅骨之间多借缝、软骨或骨性结合相连结,连结极为牢固,不能运动。随着年龄的增长,缝可发生骨化而形成骨性结合。

　　颞下颌关节又称下颌关节(图 3 - 7),由下颌骨与颞骨组成,颞下颌关节属于联合关节,须两侧同时运动,可做开口、闭口及侧方运动。

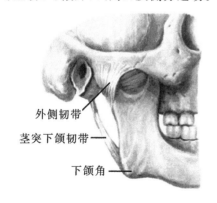
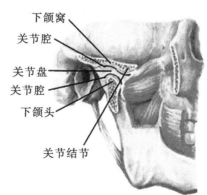

图 3 - 7　颞下颌关节

<h1>第四节　四肢骨的连结</h1>

<h2>一、上肢骨的连结</h2>

<h3>(一)肩关节</h3>

肩关节由肱骨头与肩胛骨关节盂构成(图 3-8)。其特点是:肱骨头大,关节盂浅而小,关节囊松弛。关节囊的上壁、前壁和后壁均有肌腱加入,增加了关节的稳固性,而囊的下壁相对薄弱,故肩关节脱位时易发生前下方脱位。肩关节为全身最灵活的关节,可做屈和伸、收和展、旋内和旋外以及环转运动。

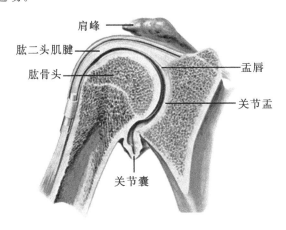

图 3-8　肩关节

知识链接

肩周炎

肩关节周围的肌、肌腱、滑膜囊和关节囊等软组织发生炎症,导致肩关节疼痛、活动受限等临床表现,临床上称肩周炎。

<h3>(二)肘关节</h3>

肘关节由肱骨下端与尺、桡骨上端构成,包括三个关节:肱尺关节、肱桡关节和桡尺近侧关节,三个关节包在同一个关节囊内,关节囊前、后壁薄而松弛,两侧有桡侧副韧带和尺侧副韧带加强。另有桡骨环状韧带防止桡骨头的脱出。肘关节可完成屈、伸运动(图 3-9)。

此外,手的关节包括桡腕关节、腕骨间关节、腕掌关节、掌骨间关节、掌指关节和指骨间关节(图 3-10)。其中,腕关节由手的舟骨、月骨、三角骨和桡骨与尺骨头下方的关节盘而构成。关节囊松弛,周围均有韧带加强。腕关节可做屈伸、收展及环转运动。

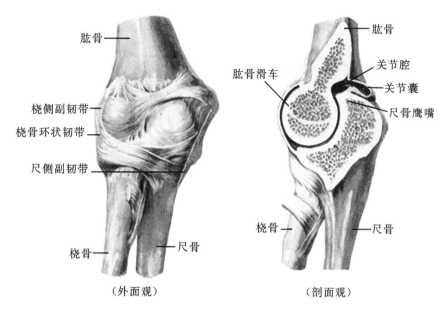

肱骨

桡侧副韧带

桡骨环状韧带

尺侧副韧带

桡骨　尺骨

（外面观）

肱骨

肱骨滑车

关节腔

关节囊

尺骨鹰嘴

桡骨　尺骨

（剖面观）

图3-9　肘关节

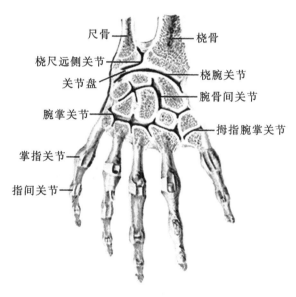

尺骨　桡骨

桡尺远侧关节

关节盘

桡腕关节

腕骨间关节

腕掌关节

拇指腕掌关节

掌指关节

指间关节

图3-10　手的关节

二、下肢骨的连结

（一）髋骨与骶骨的连结

1.骶髂关节

　　骶髂关节由骶骨和髂骨的耳状面构成，彼此结合十分紧密，关节囊紧张并有韧带加强。稳固性很强，妊娠妇女其活动度可稍增大（图3-11）。

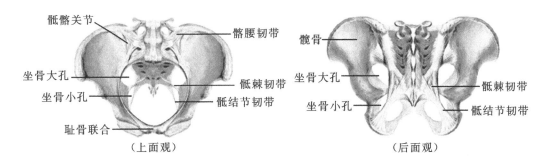

图 3-11 骨盆各骨间的连结

2. 髋骨与脊柱间韧带连结

髋骨与脊柱间韧带连结包括髂腰韧带、骶结节韧带和骶棘韧带。

3. 耻骨联合

耻骨联合由两侧耻骨联合面借耻骨间盘连结构成(图 3-12)。

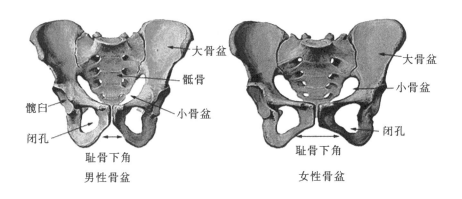

图 3-12 男、女性骨盆及耻骨联合

4. 骨盆

骨盆由左右髋骨和骶、尾骨以及其间的骨连结构成(图 3-12)。骨盆可分为上方的大骨

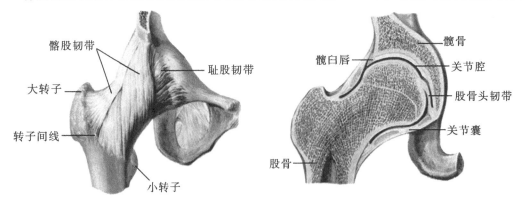

图 3-13 髋关节

盆和下方的小骨盆。小骨盆腔也称为固有盆腔,该腔内有直肠、膀胱和部分生殖器官。

(二)髋关节

髋关节由髋臼与股骨头构成。其特点是:股骨头大,髋臼深,关节囊坚韧致密,关节囊周围有多条韧带加强。髋关节可做屈伸、收展、旋转以及环转运动。其灵活性及运动幅度不及肩关节,而稳固性强于肩关节(图 3 - 13)。

(三)膝关节

膝关节是人体最大最复杂的关节,由股骨下端、胫骨上端和髌骨构成(图 3 - 14)。膝关节囊薄而松弛,囊外有髌韧带、胫侧副韧带、腓侧副韧带等加强;囊内还有前、后交叉韧带以及内、外侧半月板等,增加了膝关节的稳固性。膝关节主要可完成屈、伸运动。

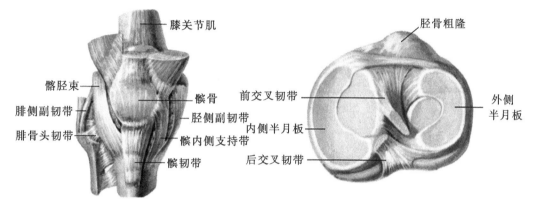

图 3 - 14　膝关节

此外,足骨的连结包括踝关节、跗骨间关节、跗跖关节、跖趾关节和趾骨间关节(图3-15)。踝关节由胫、腓骨的下端与距骨滑车构成。关节囊的前、后壁薄而松弛,两侧有韧带增厚加强。

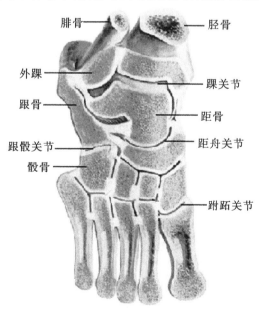

图 3 - 15　足骨的连结

足的内侧缘提起,足底转向内侧称为内翻。足的外侧缘提起,足底转向外侧称为外翻。

踝骨和跖骨借其连结形成凸向上的弓,称为足弓(图3-16)。足弓增加了足的弹性,使足成为具有弹性的"三脚架",具有稳固、弹性、缓冲震荡、保护足底的血管神经免受压迫等作用。足弓塌陷称扁平足。

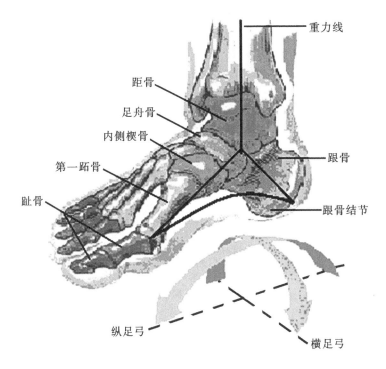

图 3-16 足弓

目标检测

一、名词解释

1.关节   2.肋间隙   3.足弓

二、简答题

1.简述关节的基本结构和辅助结构。

2.脊柱有哪几个生理性弯曲? 有何特点和意义?

3.连结椎骨的韧带有哪些?

4.简述肩关节、肘关节的组成、特点和运动。

5.简述髋关节、膝关节的组成、特点和运动。

(米志坚)

第四章 肌 学

学习目标

1. 掌握:肌的形态和构造;背部、胸部和腹部主要肌的名称、位置和运动,膈的位置、形态和运动;上、下肢主要肌的名称、位置和运动;头、颈部主要肌的名称、位置和运动。

2. 熟悉:肌的起止;上、下肢各部肌的分群、名称。

3. 了解:肌的分布。

第一节 肌学总论

骨骼肌主要分布于关节的周围,提供动力,完成各种随意运动。每块肌都有丰富的血管分布,并接受神经的支配,每块肌都是一个器官。

一、肌的形态和构造

骨骼肌包括肌腹和肌腱两部分。肌腹由肌纤维组成,位于肌的中部,柔软而富有弹性,能进行收缩和舒张;肌腱由平行致密的胶原纤维束构成,强韧而无收缩功能,位于肌腹的两端,并附着于骨骼。扁肌的肌腱呈薄膜状,称腱膜。肌的形态多样,按其外形大致可分为长肌、短肌、扁肌和轮匝肌4种(图4-1)。

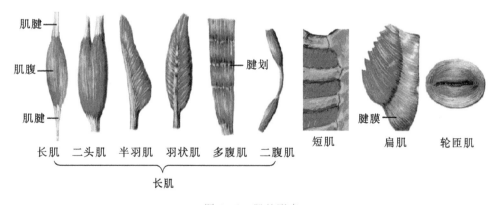

图4-1 肌的形态

二、肌的起止

肌通常以两端附着在两块或两块以上的骨面上。通常把接近身体正中面或四肢部近侧的附着点看作肌起点或定点,把另一端看作止点或动点。肌定点和动点在一定条件下可以相互置换。

三、肌的辅助装置

(一)筋膜

筋膜分浅筋膜和深筋膜两种。

浅筋膜又称皮下筋膜,位于真皮之下,包被全身各部,由疏松结缔组织构成,内含脂肪、浅静脉、皮神经、淋巴管等。

深筋膜又称固有筋膜,由致密结缔组织构成,位于浅筋膜的深面,包被体壁、四肢的肌、血管和神经等。在四肢,深筋膜插入肌群之间,构成肌间隔。深筋膜还包绕血管、神经形成血管神经鞘(图4-2)。

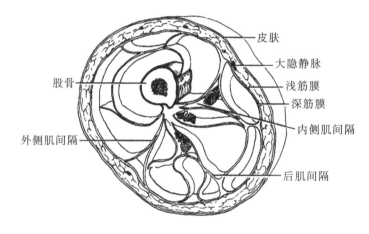

图4-2 大腿筋膜及肌间隔

(二)滑膜囊

滑膜囊为封闭的结缔组织囊,内有滑液,介于腱与骨面之间,可减少两者之间的摩擦。

(三)腱鞘

腱鞘为包围在肌腱外面的鞘管(图4-3),存在于活动性较大的部位,如手、足等处。腱鞘分为纤维层和滑膜层两部分。纤维层又称腱纤维鞘,位于腱鞘外层;滑膜层又称腱滑膜鞘,是位于腱纤维鞘内的双层滑膜鞘,其内层包在肌腱的表面称脏层,外层贴于腱纤维层的内面称壁层。

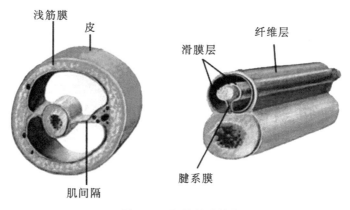

图 4-3 肌的辅助结构

第二节 头颈肌

一、头肌

头肌分为面肌和咀嚼肌。

(一)面肌

面肌位置表浅,起自颅骨,止于皮肤,为皮肌,又称表情肌。包括:枕额肌(前方为额腹,后方为枕腹,中间为帽状腱膜)、眼轮匝肌、口轮匝肌等(图 4-4)。

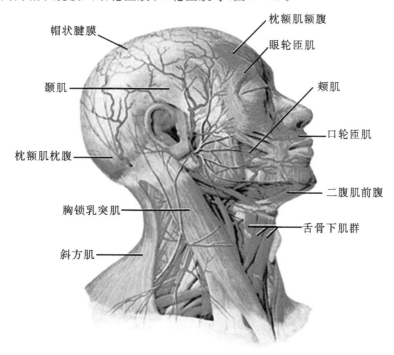

图 4-4 头颈肌(右侧面)

(二)咀嚼肌

咀嚼肌包括咬肌、颞肌、翼外肌和翼内肌,均配布于下颌关节周围,参与咀嚼运动。咬肌和颞肌收缩都可上提下颌骨(图4-5)。翼内肌在上提下颌骨的同时可使其向前运动。一侧翼外肌收缩使下颌骨向对侧方向移动,双侧收缩使下颌骨前移(图4-6)。

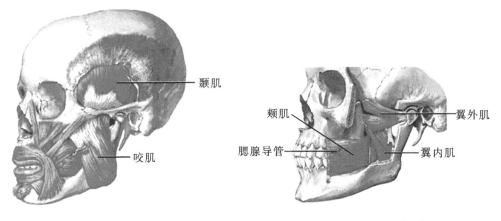

图4-5 咬肌、颞肌 　　图4-6 翼内肌、翼外肌

二、颈肌

(一)颈阔肌和胸锁乳突肌

颈阔肌属皮肌,可拉口角向下;胸锁乳突肌起自胸骨柄上缘和锁骨的胸骨端,止于颞骨的乳突,一侧收缩使头向同侧倾斜,面部转向对侧;两侧收缩可使头后仰(图4-4,图4-7)。

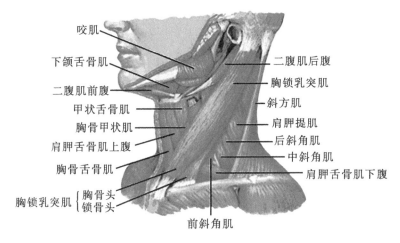

图4-7 颈浅肌群

(二)舌骨上肌群和舌骨下肌群

舌骨上肌群每侧4块,即二腹肌、下颌舌骨肌、茎突舌骨肌和颏舌骨肌。舌骨下肌群每侧也有4块,即胸骨舌骨肌、肩胛舌骨肌、胸骨甲状肌和甲状舌骨肌(图4-7,图4-8)。

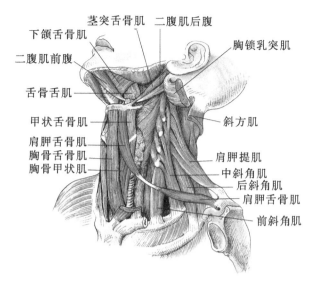

图 4-8　舌骨上、下肌群

此外,深层还有前、中、后斜角肌(图 4-9)。前、中斜角肌与第 1 肋之间的间隙为斜角肌间隙,有锁骨下动脉和臂丛通过。

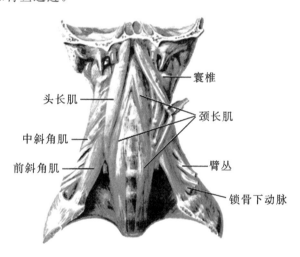

图 4-9　颈深肌群

第三节　躯干肌

躯干肌分为背肌、胸肌、膈、腹肌和会阴肌。

一、背肌

背肌主要包括浅层的斜方肌、背阔肌和深层的竖脊肌等(图 4-10)。

斜方肌位于项部和背上部的浅层。收缩时可使肩胛骨向脊柱靠拢；如果肩胛骨固定，两侧同时收缩可使头后仰。该肌瘫痪时产生"塌肩"。

背阔肌位于背下半部浅层，收缩时可使肱骨内收、旋内和后伸。当上肢上举固定时，可完成引体向上运动。

竖脊肌纵列于脊柱两侧的沟内，两侧同时收缩使脊柱后伸和仰头，一侧收缩使脊柱侧屈。

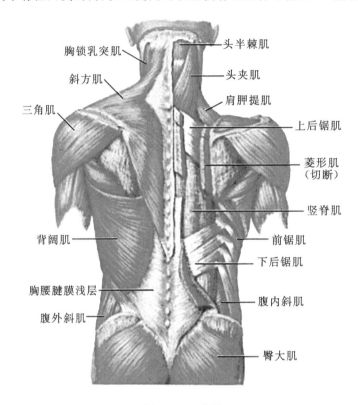

图 4-10 背肌

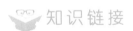 知识链接

肌瓣或肌皮瓣移植

应用显微外科技术，设计带血管、神经的肌瓣或肌皮瓣移植，已广泛应用于组织缺损的修复和器官再造。例如斜方肌、背阔肌位置表浅，面积大，临床常用部分斜方肌皮瓣修复头颈部组织缺损；背阔肌是临床应用最多的肌皮瓣，除用于修复大面积组织缺损外，还可用于肌肉功能重建、心肌成形术。

二、胸肌

胸肌可分为胸上肢肌和胸固有肌。

胸上肢肌主要有胸大肌和前锯肌（图 4-11）。胸大肌覆盖胸廓前壁的大部，收缩时使肩关节内收、旋内和前屈。如上肢固定，可上提躯干，与背阔肌一起完成引体向上的动作。前锯肌位于胸廓侧壁。

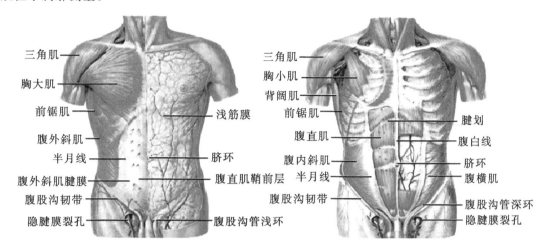

三角肌
胸大肌
前锯肌　　　　　　　　　　　　　　　浅筋膜
腹外斜肌
半月线　　　　　　　　　　　　　　　脐环
腹外斜肌腱膜　　　　　　　　　　　　腹直肌鞘前层
腹股沟韧带
隐腱膜裂孔　　　　　　　　　　　　　腹股沟管浅环

三角肌
胸小肌
背阔肌
前锯肌　　　　　　　　　　　　　　　腱划
腹直肌　　　　　　　　　　　　　　　腹白线
腹内斜肌　　　　　　　　　　　　　　脐环
半月线　　　　　　　　　　　　　　　腹横肌
腹股沟韧带
　　　　　　　　　　　　　　　　　　腹股沟管深环
隐腱膜裂孔

图 4 - 11 胸腹壁的肌肉

胸固有肌即为位于肋间隙的肋间肌(图 4 - 12)。其中,肋间外肌位于各肋间隙的浅层,收缩时提肋,以助吸气。肋间内肌位于肋间外肌的深面,肌束方向与肋间外肌相反,收缩时降肋,助呼气。

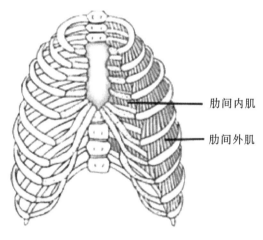

肋间内肌

肋间外肌

图 4 - 12 肋间肌

三、膈

膈位于胸、腹腔之间,为向上膨隆呈穹隆形的扁薄阔肌。膈的肌束起自胸廓下口的周缘和腰椎前面,各部肌束向中央移行于中心腱(图 4 - 13)。

膈上有 3 个孔裂。其中,主动脉裂孔有主动脉和胸导管通过;食管裂孔有食管和迷走神经通过;腔静脉孔有下腔静脉通过。膈也是重要的呼吸肌,收缩时,膈穹隆下降,胸腔容积扩大,以助吸气;舒张时,膈穹隆上升恢复原位,胸腔容积减小,以助呼气。膈与腹肌同时收缩,则能增加腹压,协助排便、呕吐及分娩等活动。

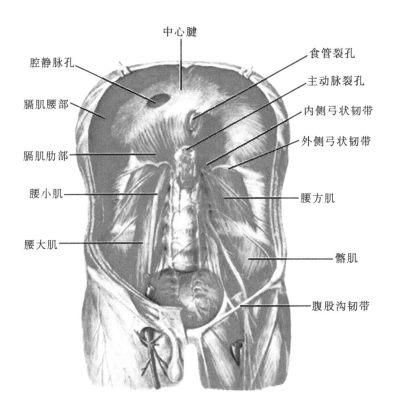

图 4-13 膈和腹肌后群

四、腹肌

腹肌按其部位可分为前外侧群和后群两部分。

(一)前外侧群

前外侧群构成腹腔的前外侧壁,包括腹直肌和 3 块扁肌。3 块扁肌由浅至深依次为腹外斜肌、腹内斜肌和腹横肌(图 4-11,图 4-14,图 4-15)。

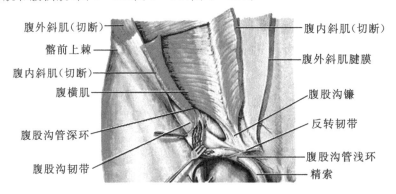

图 4-14 腹肌前外侧群下部

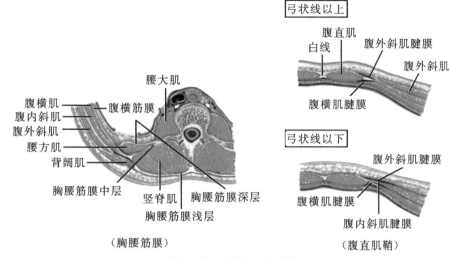

图 4-15 腹肌水平切面

腹外斜肌肌纤维斜向前下。腹外斜肌腱膜的下缘卷曲、增厚,连于髂前上棘与耻骨结节之间,称为腹股沟韧带。在耻骨结节外上方有腹股沟管浅(皮下)环。

腹内斜肌大部分肌束向前上方延为腱膜。腹内斜肌的最下部发出一些细散的肌纤维形成提睾肌,收缩时可上提睾丸。

腹横肌肌束横行向前延为腱膜,腹横肌最下部分亦参与构成提睾肌。

腹直肌位于腹前壁正中线的两旁,纵行肌束。肌的全长有 3~4 条横行的腱划。

腹前外侧群肌可保护腹腔脏器,维持腹内压。腹内压对腹腔脏器位置的固定有重要意义。此外,还参与排便、分娩、呕吐和咳嗽等生理功能。

(二)后群

后群主要有腰方肌。腰方肌位于腹后壁脊柱的两侧。收缩时可使脊柱侧屈(图 4-13)。

(三)腹肌间的结构

1.腹直肌鞘

腹直肌鞘包绕腹直肌,由腹外侧壁 3 层扁肌的腱膜构成。

2.白线

白线位于腹前壁正中线上,由两侧 3 层扁肌腱膜的纤维交织而成,上方起自剑突,下方止于耻骨联合。白线坚韧而少血管,约在白线的中点有脐环。

3.腹股沟管

腹股沟管位于腹股沟韧带内侧半的上方的一条肌和腱之间的裂隙,男性有精索通过,女性有子宫圆韧带通过。管的外口为腹股沟管浅(皮下)环,管的内口称腹股沟管深(腹)环。

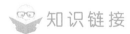 知识链接

腹股沟疝

腹股沟管是腹壁下部的薄弱区。在病理情况下,若腹腔内容物经腹股沟管内环进入腹股

沟管，经浅环突出下降入阴囊，形成腹股沟斜疝；若腹腔内容物不经腹环，而直接膨出，则成为腹股沟直疝。

第四节 四肢肌

一、上肢肌

上肢肌包括肩肌、臂肌、前臂肌和手肌。

(一)肩肌

肩肌配布于肩关节周围，参与肩关节运动，并增强关节的稳固性(图4-16)。

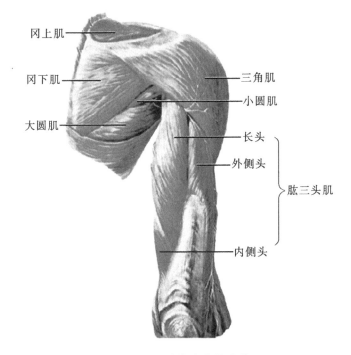

图4-16 肩肌和臂肌后群

肩肌主要包括三角肌、冈上肌、冈下肌和肩胛下肌等。三角肌位于肩部，呈三角形，收缩时使肩关节外展。

(二)臂肌

臂肌包括前群的屈肌和后群的伸肌(图4-16,图4-17)。

1. 前群

前群包括浅层的肱二头肌和深层的肱肌、喙肱肌。肱二头肌有长头和短头两个头，两头在臂的下部合并成1个肌腹，向下移行为肌腱止于桡骨粗隆，收缩时可屈肘关节。

2. 后群

后群为肱三头肌，该肌起端有长头、外侧头和内侧头3个头，3个头向下以一坚韧的肌腱

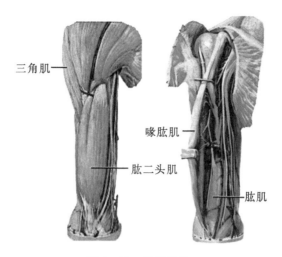

图 4-17 臂肌前群

止于尺骨鹰嘴,收缩时可伸肘关节。

(三)前臂肌

前臂肌位于尺、桡骨的周围,分为前群和后群(图 4-18,图 4-19)。

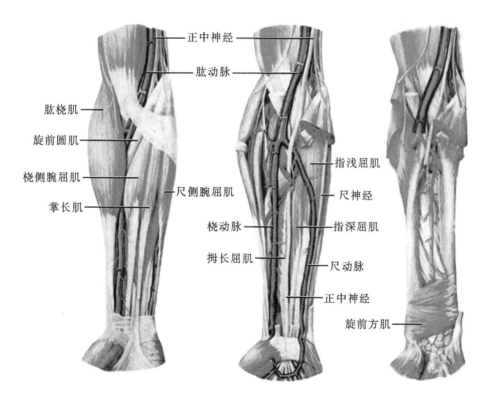

图 4-18 前臂肌前群

前群包括肱桡肌、旋前圆肌、桡侧腕屈肌、掌长肌和尺侧腕屈肌等 9 块肌。收缩时可完成屈腕、屈掌、屈指、使前臂旋前等运动。

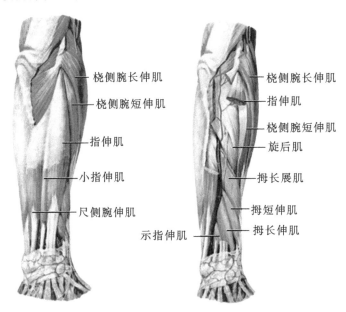

图 4-19 前臂肌后群

后群包括桡侧腕长伸肌、桡侧腕短伸肌、指伸肌、小指伸肌和尺侧腕伸肌等 10 块肌。收缩时完成与前群肌相反的运动。

(四)手肌

手肌分为外侧群、中间群和内侧群(图 4-20)。外侧群在手掌拇指侧形成一隆起,称大鱼际,包括 4 块肌;中间群位于掌心,包括 4 块蚓状肌和 7 块骨间肌;内侧群在手掌小指侧,形成

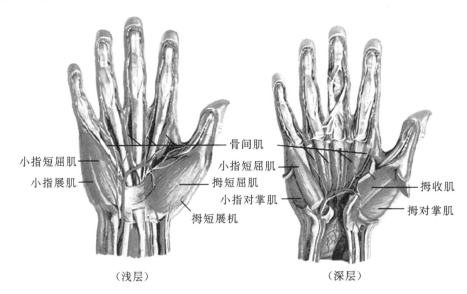

(浅层)　　　　　　　　　(深层)

图 4-20 手肌

小鱼际,包括 3 块肌。

二、下肢肌

下肢肌分为髋肌、大腿肌、小腿肌和足肌。

(一)髋肌

髋肌按所在部位分为前、后两群。前群有髂腰肌、阔筋膜张肌等。后群有臀大肌、臀中肌、臀小肌、梨状肌等(图 4 - 21,图 4 - 22)。臀大肌位于臀部浅层,覆盖臀中肌下半部及其他肌。肌束斜向下外,止于髂胫束和股骨的臀肌粗隆,收缩时使髋关节伸和外旋。下肢固定时能伸直躯干,防止躯干前倾,是维持人体直立的重要肌肉。

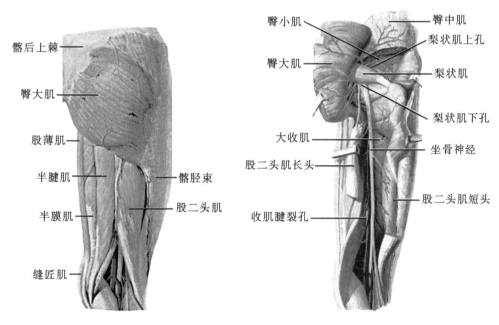

图 4 - 21 髋肌、大腿肌后群(浅层)　　　图 4 - 22 髋肌、大腿肌后群(深层)

(二)大腿肌

大腿肌分前群、后群和内侧群。

1. 前群

①缝匠肌:收缩时可屈髋关节和屈膝关节。②股四头肌:是全身最大的肌,有 4 个头,即股直肌、股内侧肌、股外侧肌和股中间肌。肌腱往下续为髌韧带,止于胫骨粗隆。股四头肌是膝关节强有力的伸肌(图 4 - 23)。

2. 内侧群

从外向内有耻骨肌、长收肌、股薄肌、短收肌和大收肌,主要使髋关节内收(图 4 - 23)。

3. 后群

后群有股二头肌、半腱肌和半膜肌。后群肌可以屈膝关节、伸髋关节(图 4 - 21)。

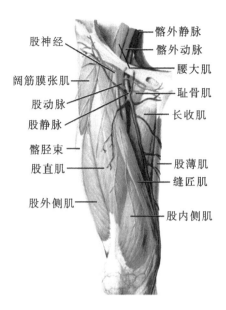

髂外静脉
髂外动脉
腰大肌
股神经
阔筋膜张肌
耻骨肌
股动脉
长收肌
股静脉
髂胫束
股薄肌
股直肌
缝匠肌
股外侧肌
股内侧肌

图 4-23　大腿前群肌及内侧群肌

(三)小腿肌

小腿肌分为前群、后群和外侧群(图 4-24,图 4-25)。前群有胫骨前肌、趾长伸肌等;外侧群有腓骨长肌和腓骨短肌;后群包括浅、深两层,浅层为强大的小腿三头肌,深层有 4 块肌。小腿三头肌浅表的两个头称腓肠肌,较深的一个头是比目鱼肌,肌束向下移行为肌腱,和腓肠肌的腱合成跟腱止于跟骨,收缩时屈踝关节和屈膝关节,在站立时,能固定踝关节和膝关节,以防止身体向前倾斜。

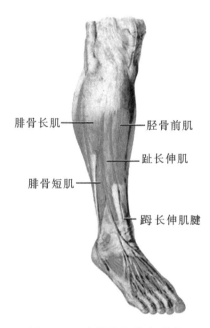

腓骨长肌
胫骨前肌
趾长伸肌
腓骨短肌
踇长伸肌腱

图 4-24　小腿肌前群、外侧群

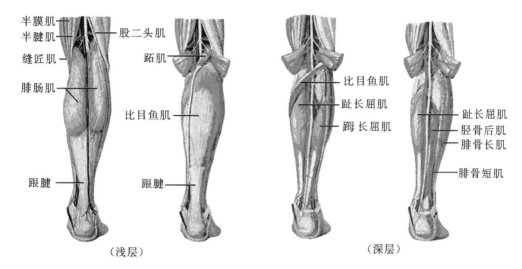

半膜肌
半腱肌
缝匠肌
腓肠肌
跟腱
（浅层）

股二头肌
跖肌
比目鱼肌
跟腱

比目鱼肌
趾长屈肌
姆长屈肌

趾长屈肌
胫骨后肌
腓骨长肌
腓骨短肌
（深层）

图 4 - 25　小腿肌后群

（四）足肌

足肌可分为足背肌和足底肌。足背肌较薄弱,足底肌也分为内侧群、外侧群和中间群,足底肌的主要作用在于维持足弓(图 4 - 26)。

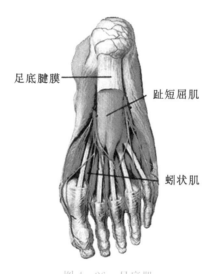

足底腱膜
趾短屈肌
蚓状肌

图 4 - 26　足底肌

目标检测

一、名词解释

1.腱膜　　2.腹股沟管　　3.斜角肌间隙

二、简答题

1. 肌依据形态可分为哪几类？

2. 简述肌的构造特点。

3. 简述胸锁乳突肌的起止点和运动。

4. 简述膈的位置、形态及运动。

5. 简述背阔肌、胸大肌、三角肌、肱二头肌、肱三头肌、臀大肌、股四头肌、小腿三头肌的位置及运动。

（米志坚）

内脏学

第五章　内脏学总论

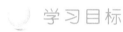

学习目标

1. 掌握：胸部的标志线，腹部的分区。
2. 熟悉：内脏的概念。
3. 了解：内脏的形态区分。

通常将消化、呼吸、泌尿和生殖四个系统所属的器官合称为内脏。内脏器官绝大部分位于胸腔、腹腔和盆腔内，并借孔道直接或间接与外界相通。其主要功能是执行机体与外界的物质交换，以保证机体各部正常的新陈代谢。

一、内脏的一般结构

内脏各器官虽然各有其特征，但从基本构造上来看，可分为中空性器官和实质性器官两大类。

（一）中空性器官

此类器官呈管状或囊状，内部均有空腔，如消化道的胃、空肠，呼吸道的气管、支气管，泌尿道的输尿管、膀胱和生殖管道的输精管、输卵管、子宫等。中空性器官的壁有数层组织构成，其中，消化道各器官的壁均有四层组织构成，而呼吸道、排尿管道和生殖管道各器官的壁由三层组织构成。

（二）实质性器官

此类器官内部没有特定的空腔，多数为腺组织，表面包以结缔组织的被膜或浆膜，如肝、胰、肾及生殖腺等，结缔组织被膜深入器官实质内，将器官的实质分割成若干个小单位，称小叶，如肝小叶。分布于实质性器官的血管、神经、淋巴管，以及该器官的导管等出入器官之处，常为一凹陷，此处称为该器官的门，如肺门和肝门等。

二、胸部的标志线和腹部的分区

内脏各器官在胸、腹腔内均有较恒定的位置，为便于描述各器官的位置和体表投影，通常在胸、腹部表面做若干标志线和分区以便描述。

(一)胸部的标志线

胸部的标志线见图5-1。

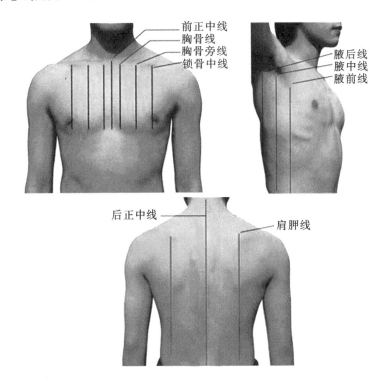

图5-1 胸部标志线

(1)前正中线:沿身体前面正中所做的垂直线。

(2)胸骨线:沿胸骨外侧缘所做的垂直线。

(3)锁骨中线:通过锁骨中点所做的垂直线。

(4)胸骨旁线:通过胸骨线与锁骨中线之间中点所做的垂直线。

(5)腋前线:通过腋前襞所做的垂直线。

(6)腋后线:通过腋后襞所做的垂直线。

(7)腋中线:通过腋前、后线之间中点所做的垂直线。

(8)肩胛线:通过肩胛骨下角所做的垂直线。

(9)后正中线:沿身体后面正中所做的垂直线。

(二)腹部的分区

通常由两条水平线和两条垂直线将腹部分成九个区(九分法)(图5-2)。两条水平线是两侧肋弓最低点的连线和两侧髂结节的连线;两条垂直线是通过两侧腹股沟韧带中点所做的垂直线。

九个区为:上腹部分为中间的腹上区和两侧的左、右季肋区;中腹部分为中间的脐区和两侧的左、右腹外侧区(左、右腰区);下腹部分为中间的腹下区和两侧的左、右髂区(左、右腹股沟

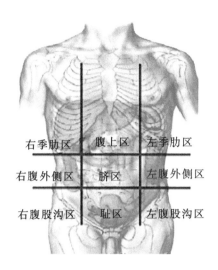

右季肋区　　腹上区　　左季肋区

右腹外侧区　　脐区　　左腹外侧区

右腹股沟区　　耻区　　左腹股沟区

图 5 - 2　腹部的分区

区）。

　　临床上，也常通过脐做一水平线和一垂直线，将腹部分为右上腹、左上腹、右下腹和左下腹（四分法）。

目标检测

一、名词解释

　　内脏

二、简答题

　　1. 简述胸部的标志线及其位置。
　　2. 试述腹部的分区（九分法）名称、位置及其分界线的定位。

（宋　振）

第六章 消化系统

学习目标

　　1.掌握:消化系统的组成,上、下消化道的区分;咽峡的组成;牙的形态、分类、构造、牙式的表示;舌乳头的类型及功能;消化管各段(咽、食管、胃、小肠、大肠)的形态、构造、分部、位置;口腔腺的名称及开口部位;肝的形态、位置、功能;胆囊的形态、位置、功能;胆囊底的体表投影;肝外胆道的组成,胆汁的产生及输送途径。

　　2.熟悉:口腔的形态及构造;胃、小肠和肝的微细结构。

　　3.了解:胰的形态、位置和功能。

　　消化系统由消化管和消化腺两部分组成(图 6-1),主要功能是消化食物、吸收营养和排出食物残渣。

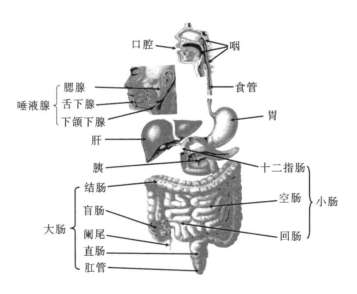

图 6-1　消化系统模式图

　　消化管是一条粗细不等的管道,包括口腔、咽、食管、胃、小肠(十二指肠、空肠、回肠)和大肠(盲肠、阑尾、结肠、直肠、肛管)。临床上通常把口腔到十二指肠的部分称为上消化道;把空肠以下的部分称为下消化道。

　　消化腺有大、小两种消化腺:大消化腺包括大唾液腺、肝和胰;小消化腺是消化管壁内的许多小腺体。

第一节 消化管

一、消化管的微细结构

消化管除口腔与咽外,其管壁结构一般均可分为4层,由内到外为黏膜、黏膜下层、肌层和外膜(图6-2)。

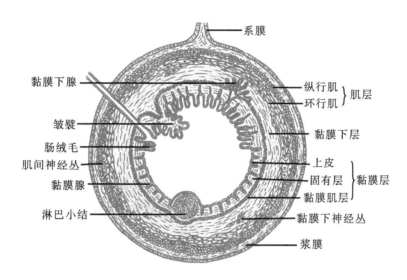

图6-2 消化管微细结构模式图

(一)黏膜

黏膜位于管壁的最内层,是进行消化吸收活动的重要部位。黏膜可分为上皮、固有层和黏膜肌层。

1.上皮

上皮衬在消化管腔的内表面。口腔、咽、食管及肛管的上皮为复层扁平上皮,能耐受食物和残渣的摩擦;胃肠道的上皮均为单层柱状上皮,以消化、吸收功能为主。

2.固有层

固有层由疏松结缔组织构成,内有小腺体、血管、神经、淋巴管和淋巴组织。

3.黏膜肌层

黏膜肌层由薄层平滑肌构成,黏膜肌层收缩时,使黏膜产生微弱的运动,有助于血液运行、腺体分泌物的排出和营养物质的吸收。

(二)黏膜下层

黏膜下层由疏松结缔组织构成,含小血管、淋巴管和黏膜下神经丛。黏膜下层结构疏松,有利于黏膜和肌层的活动。

(三)肌层

除口腔、咽、食管上段和肛门的肌层为骨骼肌外,其余部分均为平滑肌。肌层的收缩与舒张,使消化管产生多种形式的运动,将消化管中的内容物向下推进,并与消化液充分混合,促进消化和吸收。

(四)外膜

咽、食管、直肠下段的外膜由薄层结缔组织构成,称纤维膜。胃、小肠和部分大肠的外膜由薄层结缔组织和间皮共同构成,称浆膜。浆膜表面光滑,可减少器官运动时相互之间的摩擦。

二、口腔

口腔是消化管的起始部,向前经口裂通外界,向后经咽峡与咽相通。口腔前壁为上、下唇,两侧为颊,上壁为腭,下壁为口腔底。口腔内有牙、舌等器官(图6-3)。口腔以上、下牙弓(包括牙槽突和牙列)为界分为口腔前庭和固有口腔两部分。

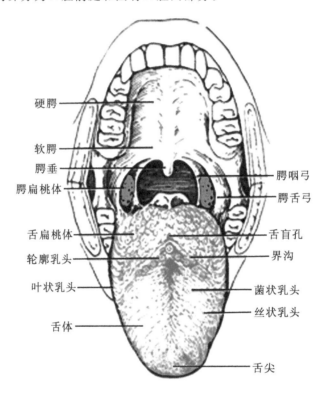

图6-3 口腔与咽峡

(一)口唇和颊

口唇和颊均由皮肤、皮下组织、肌及黏膜组成。上、下唇间的裂隙称口裂,其两侧的结合处称口角。上唇两侧以弧形的鼻唇沟与颊部分界,在上唇外面正中线处有一纵行浅沟称为人中,是人类特有的结构,昏迷患者急救时常在此处进行指压或针刺。在上颌第二磨牙相对的颊黏膜处,有腮腺管的开口(图6-4)。

(二)腭

腭(图6-3)构成口腔的上壁,分隔鼻腔和口腔,腭分为前2/3的硬腭及后1/3的软腭。硬

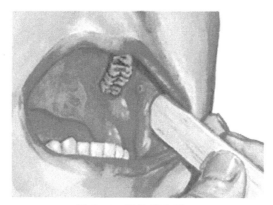

图 6-1　腮腺管的开口

腭以骨腭为基础,表面覆以黏膜,黏膜与骨紧密结合。软腭是硬腭向后延伸的柔软部分,由骨骼肌和黏膜构成。软腭中央有一向下的突起,称腭垂。自腭垂向两侧各形成两条弓形皱襞,前方一对向下延续于舌根,称腭舌弓,后方一对向下延至咽侧壁,称腭咽弓。腭垂、两侧腭舌弓及舌根共同围成咽峡,是口腔通咽的门户。

（三）牙

牙是人体内最坚硬的器官,镶嵌于上、下颌骨的牙槽骨内。

1. 牙的形态

每颗牙在外形上可分为牙冠、牙颈和牙根 3 部分。暴露在口腔内的称牙冠,嵌于牙槽内的称牙根,介于牙冠与牙根交界部分的称牙颈(图 6-5)。每个牙根有牙根尖孔通过牙根管与牙

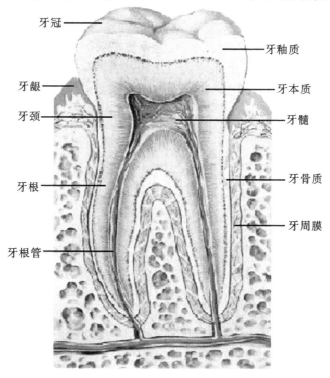

图 6-5　牙的形态和构造

冠内较大的牙冠腔相通。牙根管与牙冠腔合称牙腔或髓腔。

2. 牙的分类与萌出

根据牙的形态和功能，牙可分为切牙、尖牙、前磨牙和磨牙。

人的一生中先后有两套牙萌出。第一套牙称乳牙(图 6 - 6)，一般在出生后 6～7 个月开始萌出，3 岁左右出全，共 20 个。第二套牙称恒牙(图 6 - 7)，6～7 岁时，乳牙开始脱落，恒牙中的第一磨牙首先长出，至 13～14 岁逐步出全并替换全部乳牙。而第三磨牙萌出最迟，称迟牙，到成年后才长出，有的甚至终身不出。因此恒牙数 28～32 个均属正常。

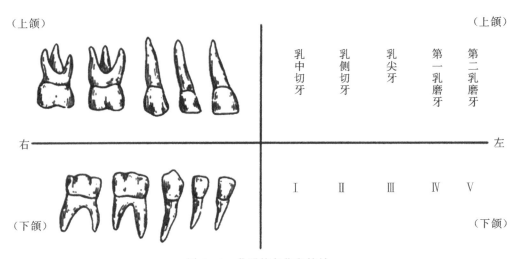

图 6 - 6 乳牙的名称和符号

3. 牙的排列

乳牙上、下颌左右各 5 个，共 20 个。恒牙上、下颌左右各 8 个，共 32 个。临床上为了记录牙的位置，常以人的方位为准，以"十"记号划分为四区表示左、右侧及上、下颌的牙位，并以罗马数字 Ⅰ～Ⅴ 表示乳牙(图 6 - 6)，用阿拉伯数字 1～8 表示恒牙(图 6 - 7)。

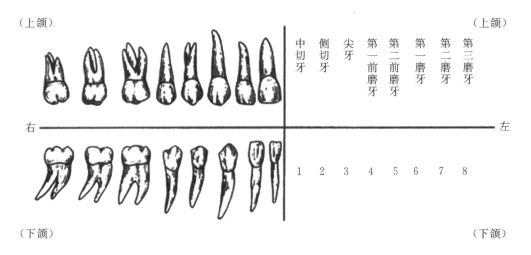

图 6 - 7 恒牙的名称和符号

(四)舌

舌位于口腔底,以骨骼肌为基础,表面覆以黏膜,具有协助咀嚼、感受味觉、搅拌食物和辅助发音的功能。

1. 舌的形态

舌有上、下两面。上面称舌背,其后部可见"∧"形的界沟,将舌分为前 2/3 的舌体和后 1/3 的舌根。舌体的前端称舌尖(图 6-8)。

2. 舌的黏膜

黏膜呈淡红色,覆于舌的表面。在舌背黏膜上有许多小突起,称舌乳头,按形态可分为 4 种:丝状乳头、菌状乳头、轮廓乳头、叶状乳头。除丝状乳头外,其他舌乳头均含有味觉感受器,称味蕾,能感受甜、酸、苦、咸等刺激。在舌背根部的黏膜内,有许多由淋巴组织集聚而成的突起,称舌扁桃体(图 6-8)。

舌下面的黏膜,在舌的中线处有连于口腔底的黏膜皱襞,称舌系带。在舌系带根部的两侧有一对小圆形隆起,称舌下阜,是下颌下腺管和舌下腺大管的开口处。由舌下阜向后外侧延续成舌下襞,舌下腺小管开口于舌下襞(图 6-9)。

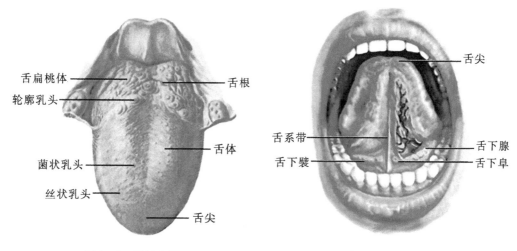

图 6-8 舌的上面   图 6-9 舌的下面

3. 舌肌

舌肌可分为舌内肌和舌外肌,均为骨骼肌。舌内肌起止均在舌内,其肌纤维分纵行、横行和垂直 3 种,收缩时,分别可使舌缩短、变窄或变薄。舌外肌起自舌外止于舌内,收缩时可改变舌的位置,其中颏舌肌两侧收缩拉舌向前下方(伸舌);一侧收缩时使舌尖伸向对侧。如一侧颏舌肌瘫痪,伸舌时舌尖歪向瘫痪侧。

三、咽

咽是一个前后略扁的漏斗形肌性管道,位于 1～6 颈椎的前方,上起颅底,下行至第 6 颈椎下缘,移行于食管。咽的后壁及侧壁完整,其前壁不完整,分别与鼻腔、口腔和喉腔相通。咽腔是消化道与呼吸道的共同通道,以软腭与会厌上缘为界,分为鼻咽、口咽和喉咽(图 6-10)。

(一)鼻咽

鼻咽位于鼻腔的后方,介于颅底与软腭之间,向前经鼻后孔与鼻腔相通。顶壁后部黏膜下有丰富的淋巴组织,称咽扁桃体,在婴幼儿较发达,6～7 岁后开始萎缩,至 10 岁后差不多完全退化。

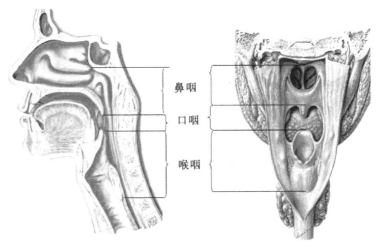

图 6 - 10　咽腔正中矢状切面和咽的后面观

在鼻咽的两侧壁相当于下鼻甲后方 1.5cm 处各有一个咽鼓管咽口,借咽鼓管通中耳鼓室。咽鼓管咽口的后上方有一凹陷,称咽隐窝,是鼻咽癌的好发部位(图 6 - 11)。

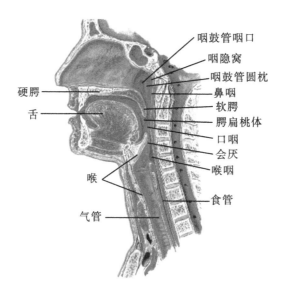

图 6 - 11　鼻咽的正中矢状切面

(二)口咽

口咽位于口腔的后方,介于软腭与会厌上缘之间,向上通鼻咽,向下通喉咽,向前经咽峡通口腔。口咽的前壁主要为舌根后部,口咽外侧壁在腭舌弓与腭咽弓之间的窝内容纳腭扁桃体(图 6-10)。咽扁桃体、腭扁桃体和舌扁桃体等共同围成咽淋巴环,是呼吸道和消化道上端的防御结构。

(三)喉咽

喉咽位于喉的后方,上起会厌上缘,下至第 6 颈椎体下缘平面移行于食管。向前经喉口通喉腔。在喉口两侧各有 1 个深凹,称梨状隐窝,为食物常滞留处。

四、食管

(一)食管的位置和分部

食管(图 6-12)为前后扁窄的肌性管道,上端于第 6 颈椎体下缘平面续于咽,下行穿过膈的食管裂孔,下端约在第 11 胸椎左侧与胃连接,全长约 25cm。

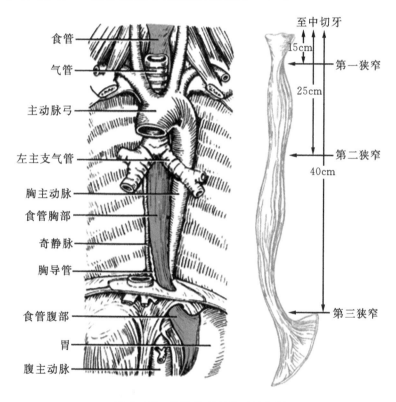

图 6-12　食管前面观及三处狭窄

食管按其行程可分为颈部、胸部和腹部 3 部。颈部较短,长约 5cm,自始端至胸骨颈静脉切迹平面。胸部较长,为 18~20cm,自颈静脉切迹平面至食管裂孔。腹部最短,长 1~2cm,自食管裂孔至贲门。

(二)食管的狭窄

食管全长可见 3 处生理性狭窄(图 6-12):第 1 狭窄在食管的起始处,距上颌中切牙约

15cm。第 2 狭窄在食管与左主支气管交叉处,距上颌中切牙约 25cm。第 3 狭窄为食管穿过膈的食管裂孔处,距上颌中切牙约 40cm。这些狭窄尤其是第 2 处狭窄部常为异物滞留和食管癌的好发部位。当进行食管内插管时,要注意这 3 处狭窄。

五、胃

胃是消化管中最膨大的部分,上接食管,下续十二指肠。胃有容纳食物、分泌胃液和初步消化食物的功能。成人胃的容量约 1500ml,新生儿的胃容量约为 30ml。

(一)胃的形态和分部

胃有前、后两壁,大、小两弯和上、下两口。上缘凹而短,朝向右上,称胃小弯,胃钡餐造影时,在胃小弯的最低处,可明显见到一切迹,称角切迹,它是胃体与幽门部在胃小弯的分界。下缘凸而长,朝向左下,称胃大弯。胃的上口称贲门,接食管。下口称幽门,通十二指肠(图 6-13)。

胃可分为 4 部,位于贲门附近的部分称贲门部;位于贲门平面向左上方凸出的部分称胃底;胃的中间部分称胃体;位于角切迹与幽门之间的部分称幽门部。幽门部又分为右侧呈管状的幽门管和左侧较为扩大的幽门窦。胃溃疡和胃癌多发生于胃的幽门窦近胃小弯处。

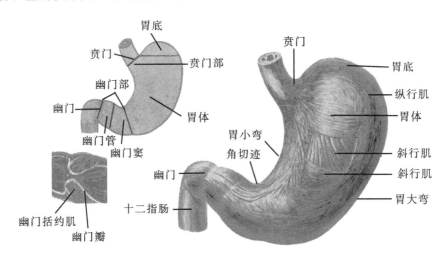

图 6-13 胃的形态与分部

(二)胃的位置

胃常因体型、体位和充盈程度不同,其位置会有较大变化。胃在中等充盈状态下,大部分位于左季肋区,小部分位于腹上区。贲门位于第 11 胸椎体左侧,幽门在第 1 腰椎体右侧。

(三)胃的微细结构

1. 黏膜

胃黏膜表面有许多小窝,称胃小凹,是胃腺的开口处(图 6-14)。

(1)上皮:为单层柱状上皮,能分泌黏液,保护胃黏膜。

(2)固有层:由疏松结缔组织构成,内有许多管状的胃腺,分为贲门腺、幽门腺和胃底腺。胃底腺位于胃底和胃体部,主要由三种细胞组成。

1）主细胞：又称胃酶细胞，数量最多，主要分布于腺底部。主细胞分泌胃蛋白酶原，胃蛋白酶原经盐酸激活转变成有活性的胃蛋白酶，参与蛋白质的分解（图 6 - 14）。

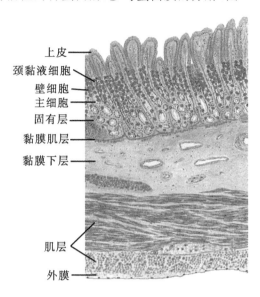

图 6 - 14　胃底部

2）壁细胞：又称盐酸细胞，数量较少。壁细胞能分泌盐酸及内因子。盐酸有激活胃蛋白酶原和杀菌等作用。内因子有助于肠上皮对维生素 B_{12} 的吸收。

3）颈黏液细胞：数量少，位于胃底腺颈部，常呈楔形夹在其他细胞之间，核扁平，位于细胞基底部，核上方胞质内充满黏液。

2.黏膜下层

黏膜下层由疏松结缔组织构成，含有丰富的血管、淋巴管和神经丛。

3.肌层

肌层较厚，由内斜行、中环行、外纵行三层平滑肌构成。环形肌在幽门处增厚形成幽门括约肌，它能调节胃内容物进入小肠的速度，也可防止小肠内容物逆流至胃。

4.外膜

外膜为浆膜。

六、小肠

（一）十二指肠

十二指肠介于胃与空肠之间，成人长约 25cm，呈"C"形包绕胰头，可分为上部、降部、水平部和升部四部（图 6 - 15）。

1.上部

上部起自胃的幽门，行向右后方，至肝门下方急转向下移行为降部，转折处为十二指肠上曲。上部起始段约 2.5cm 的一段肠管，壁较薄，黏膜面较光滑且无环形皱襞，称十二指肠球，是十二指肠溃疡好发部位。

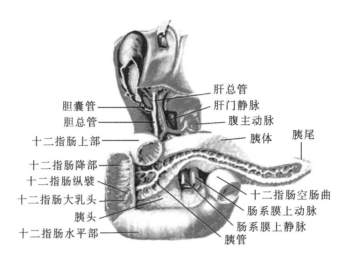

肝总管
肝门静脉
腹主动脉
胰体
胰尾
胆囊管
胆总管
十二指肠上部
十二指肠降部
十二指肠纵襞
十二指肠大乳头
十二指肠空肠曲
肠系膜上动脉
肠系膜上静脉
胰头
十二指肠水平部
胰管

图 6-15 十二指肠与胰

2. 降部

降部起自十二指肠上曲,沿右肾内侧缘下降,至第 3 腰椎水平弯向左侧续水平部,转折处称十二指肠下曲。降部内面黏膜环状皱襞发达,在其后内侧襞上有一纵行皱襞,纵襞下端有一突起,称十二指肠大乳头,是胆总管和胰管的共同开口处。

3. 水平部

水平部又称下部,自十二指肠下曲起始,向左横行达第 3 腰椎左侧续于升部。肠系膜上动脉与肠系膜上静脉紧贴此部前面下行。

4. 升部

升部最短,自第 3 腰椎左侧斜向左上方,达第 2 腰椎左侧急转向前下方,形成十二指肠空肠曲,移行于空肠。十二指肠空肠曲被十二指肠悬肌连于膈右脚。十二指肠悬肌和包绕其表面的腹膜皱襞共同构成十二指肠悬韧带,是确定空肠起始的重要标志。

(二)空肠和回肠

空肠和回肠全部被腹膜包裹。空、回肠在腹腔内迂曲盘旋形成肠袢。空肠和回肠均由肠系膜连于腹后壁,其活动度较大(图 6-1)。

空肠上端起自十二指肠空肠曲,回肠下端接盲肠。空、回肠之间无明显界线,一般空肠占空回肠全长近侧的 2/5,占据腹腔的左上部,空肠管径较粗,肠壁较厚,血管较多,颜色较红,并可见散在的孤立淋巴滤泡。而回肠占空回肠全长的远侧 3/5,位于腹腔右下部,部分位于盆腔内。回肠管径较细,肠壁较薄,血管较少,呈粉灰色,并可见集合淋巴滤泡。

七、大肠

大肠全长约 1.5m,分为盲肠、阑尾、结肠、直肠和肛管五部分。大肠的功能是吸收水分,分泌黏液,使食物残渣形成粪便排出体外(图 6-16)。

大肠口径较粗,除直肠、肛管与阑尾外,结肠和盲肠具有 3 种特征性结构,即结肠带、结肠袋和肠脂垂(图 6-1,图 6-17)。结肠带有 3 条,由肠壁的纵行肌增厚而成,沿肠的纵轴排列,

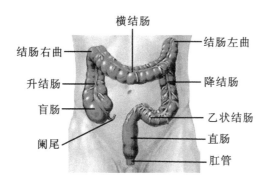

图 6-16 大肠

3 条结肠带均汇集于阑尾根部。结肠袋的形成是由于结肠带较肠管短,使肠管形成许多囊状的突出。肠脂垂为沿结肠带两侧分布的许多脂肪突起。这 3 个形态特点可作为区别大肠和小肠的标志。在结肠内面,相当于结肠袋之间横沟处环行肌增厚,在肠黏膜表面形成结肠半月襞。

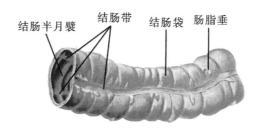

图 6-17 结肠的特征性结构

(一)盲肠

盲肠位于右髂窝内,是大肠的起始部,下端呈盲囊状,左接回肠,长 6～8cm,向上与升结肠相续。回肠末端开口于盲肠,开口处有上、下两片唇样黏膜皱襞,称回盲瓣。此瓣既可控制小肠内容物进入盲肠的速度,使食物在小肠内充分消化吸收,又可防止大肠内容物逆流到回肠。在回盲瓣下方约 2cm 处,有阑尾的开口(图 6-18)。

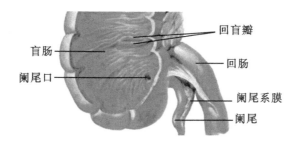

图 6-18 盲肠与阑尾

(二)阑尾

阑尾(图 6-18)为一蚓状突起,根部连于盲肠的后内侧壁,远端游离,一般长 6～8cm。3条结肠带汇集于阑尾根部,临床做阑尾手术时,可沿结肠带向下寻找阑尾。

阑尾根部的体表投影,通常位于脐与右髂前上棘连线的外、中 1/3 交点处,称麦氏点。急性阑尾炎时,此点附近有明显压痛,具有一定的诊断价值。

(三)结肠

结肠围绕在小肠周围,始于盲肠,终于直肠,可分为升结肠、横结肠、降结肠和乙状结肠四部分(图 6-16)。

1. 升结肠

升结肠在右髂窝起于盲肠,沿右侧腹后壁上升,至肝右叶下方,转向左形成结肠右曲或称肝曲,随后移行于横结肠。

2. 横结肠

横结肠起自结肠右曲,向左横行至脾下方转折向下形成结肠左曲或称脾曲,续于降结肠。横结肠由横结肠系膜连于腹后壁,活动度大,常形成一下垂的弓形弯曲。

3. 降结肠

降结肠起自结肠左曲,沿左侧腹后壁向下,至左髂嵴处移行为乙状结肠。

4. 乙状结肠

乙状结肠呈乙字形弯曲,于左髂嵴处上接降结肠,沿左髂窝转入盆腔内,至第 3 骶椎平面续于直肠。乙状结肠借乙状结肠系膜连于骨盆侧壁,系膜较长,易造成乙状结肠扭转。

(四)直肠

直肠长 10～14cm,位于小骨盆腔的后部,骶骨的前方。其上端在第 3 骶椎前方续于乙状结肠,沿骶骨和尾骨前面下行穿过盆膈,移行为肛管。直肠并非笔直,在矢状面上有两个弯曲,即骶曲和会阴曲。骶曲是由于直肠在骶、尾骨前面下降,形成凸向后的弯曲;会阴曲是直肠绕过尾骨尖形成凸向前的弯曲。临床上进行直肠镜或乙状结肠镜检查时,必须注意这些弯曲,以免损伤肠壁。直肠下段肠腔膨大,称直肠壶腹。直肠内面常有 3 个半月形皱襞,称直肠横襞(图 6-19),由黏膜和环行肌构成。其中最大而且恒定的 1 个横襞在壶腹上份,位于直肠右前壁,距肛门约

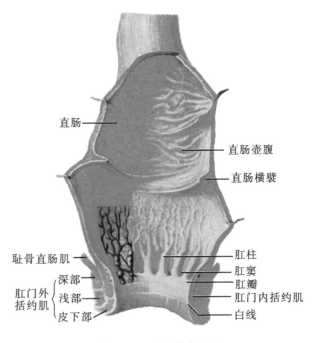

图 6-19 直肠的内面观

7cm,可作为直肠镜检查的定位标志。男女直肠的毗邻不同,男性直肠的前方有膀胱、前列腺、精囊;女性直肠的前方有子宫及阴道。直肠指诊可触到这些器官。

(五)肛管

肛管(图6-20)是盆膈以下的消化管,长约4cm,上续直肠,末端开口于肛门。肛管内面有6～10条纵行的黏膜皱襞,称肛柱。肛柱下端之间有半月形的黏膜皱襞相连,称肛瓣。肛瓣与相邻肛柱下端共同围成的小隐窝,称肛窦,如发生感染可引起肛窦炎。

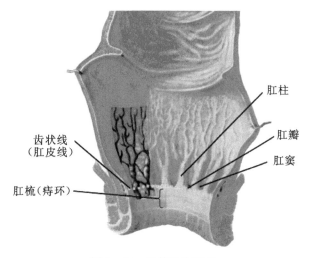

图6-20　肛管的内面观

肛瓣与肛柱下端共同连成锯齿状的环形线,称齿状线,此线以上为黏膜,以下为皮肤。在齿状线的下方,肛管内面由于肛门内括约肌紧缩,形成略微凸起的环形带,称肛梳。在肛门上方1～1.5cm处,活体可见皮肤上有浅蓝色的环形线,称白线,此处恰为肛门内、外括约肌的分界处。在肛管的黏膜下和皮下有丰富的静脉丛,病理情况下,可发生曲张,称为痔。发生在齿状线以上的称内痔,齿状线以下的为外痔。

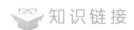知识链接

急性阑尾炎

阑尾管腔阻塞是急性阑尾炎最常见的病因,大多数患者具有典型的转移性右下腹疼痛。右下腹固定的压痛是最常见的重要体征,压痛部位常在麦氏点。大多数急性阑尾炎确诊后应及早行手术切除,非手术治疗仅适用于早期单纯性阑尾炎或有手术禁忌证者。阑尾周围脓肿先使用抗生素控制症状,一般3个月后再行手术切除。手术后嘱咐早期活动,防止发生肠粘连,术后最常见的并发症是切口感染。

第二节 消化腺

一、口腔腺

口腔腺又称唾液腺,可分泌唾液,唾液有清洁口腔和帮助消化食物的功能。唾液腺可分大、小两种:小唾液腺数目多,如唇腺、颊腺、腭腺等;大唾液腺有腮腺、下颌下腺和舌下腺 3 对(图 6 - 21)。

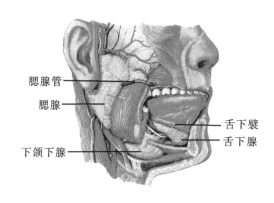

腮腺管 ——
腮腺 ——
—— 舌下襞
—— 舌下腺
下颌下腺 ——

图 6 - 21 口腔腺

(一)腮腺

腮腺是最大的一对口腔腺,呈不规则的三角形,位于耳郭的前下方,上达颧弓,下至下颌角附近。腮腺管自腮腺前缘穿出,在颧弓下方一横指处,横过咬肌表面,穿颊肌,开口于平对上颌第二磨牙的颊黏膜处(图 6 - 21)。

(二)下颌下腺

下颌下腺呈卵圆形,位于下颌骨体内面的下颌下腺凹处,其导管沿腺内侧前行,开口于舌下阜。

(三)舌下腺

舌下腺为最小的一对,位于口底舌下襞深面。腺管分大、小两种,舌下腺小管约 10 条,开口于舌下襞;舌下腺大管 1 条,与下颌下腺管共同开口于舌下阜。

二、肝

肝是人体最大的腺体,血管极为丰富,呈红褐色,质软而脆。肝接受双重的血液供应,即除接受肝动脉外,还接受肝门静脉的注入。肝的功能极为复杂和重要,具有分泌胆汁、参与代谢、贮存糖原、解毒和吞噬防御等功能。此外,肝在胚胎时期还有造血功能。我国成人肝重男性平均为 1300g,女性平均为 1200g,占体重的 1/50～1/40。

(一)肝的形态

肝(图 6-22)呈不规则楔形,可分为膈面、脏面和前、后缘。膈面隆凸,也称上面,贴于膈的下面,膈面的前部由镰状韧带分为大而厚的肝右叶和小而薄的肝左叶。膈面的后部没有腹膜被覆的部分称裸区,裸区的左侧有一较宽的沟称腔静脉沟,有下腔静脉通过。

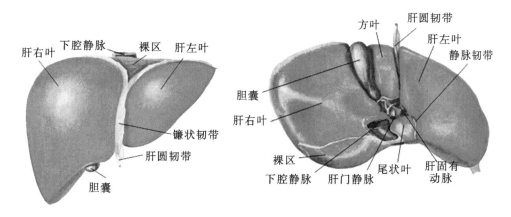

图 6-22 肝

脏面朝向下后方,也称下面,与腹腔器官邻接,凹凸不平。脏面有一近似"H"形的沟,左纵沟的前部有肝圆韧带,是胎儿时期脐静脉闭锁后的遗迹。左纵沟的后部有静脉韧带,是胎儿时期静脉导管的遗迹。右纵沟的前部为一凹窝,称胆囊窝,容纳胆囊;右纵沟的后部为腔静脉沟,有下腔静脉经过。横沟又称为肝门,是肝固有动脉、肝门静脉、肝管以及神经和淋巴管出入之处。肝的脏面借"H"形沟分为四叶,右纵沟右侧为右叶;左纵沟左侧为左叶;左、右纵沟之间在横沟前方为方叶;横沟后方为尾状叶。肝前缘锐利,是肝的膈面与脏面的分界线;后缘钝圆,朝向脊柱。

(二)肝的位置

肝大部分位于右季肋区及腹上区,小部分位于左季肋区。肝的大部分被胸廓所掩盖,仅在腹上区左、右肋弓之间,直接与腹前壁接触。肝的上界与膈穹隆一致,在右侧锁骨中线处平第5肋或第5肋间;在正中线处平胸骨体下端;在左锁骨中线附近平第5肋间。肝下界即肝前缘,在右锁骨中线的右侧与右肋弓一致,但在腹上区左、右肋弓间,肝前缘距剑突下约3cm。因此,正常成人在右肋弓下缘不能触到肝,但在左右肋弓之间、剑突下方约3cm可触及。3岁以下健康幼儿,由于腹腔的容积较小,而肝体积相对较大,肝下缘常低于右肋弓下1～2cm,7岁以上儿童,在右肋弓下不能触及肝。

(三)肝的微细结构

1.肝小叶

肝小叶是肝的基本结构单位(图 6-23),呈多角棱柱体,主要由肝细胞构成,成人肝有50万～100万个肝小叶。人的相邻肝小叶常连成一片,分界不清,有的动物(如猪)的肝小叶周围因结缔组织较多而分界明显。肝小叶中央有一条沿其长轴走行的中央静脉。

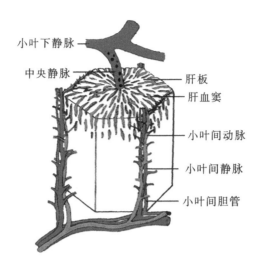

图 6-23 肝小叶

2.门管区

相邻肝小叶之间呈三角形或椭圆形的结缔组织区,称门管区。门管区内可见 3 种伴行的管道,即小叶间动脉、小叶间静脉和小叶间胆管。

(四)肝外胆道

肝外胆道包括肝左管、肝右管、肝总管、胆囊管、胆囊与胆总管等(图 6-24)。

1.肝总管

肝总管长约 3cm,由肝左管和肝右管汇合而成,肝总管下端与胆囊管汇合成胆总管。

2.胆囊

胆囊位于肝的胆囊窝内,近似梨形,为贮存和浓缩胆汁的器官。胆囊分底、体、颈、管四部分:前端钝圆称胆囊底,中间称胆囊体,后端变细的是胆囊颈,移行于胆囊管。胆囊内面衬有黏

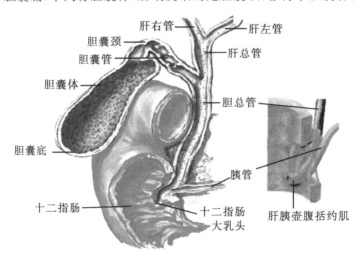

图 6-24 肝外胆道

膜,其中胆囊底和体的黏膜呈蜂窝状,而胆囊颈和胆囊管的黏膜形成螺旋襞,可控制胆汁的进出,胆囊结石易嵌顿于此处(图6-24)。

胆囊底露出于肝下缘,并与腹前壁相贴。胆囊底的体表投影点在右锁骨中线与右肋弓相交处。当胆囊发生病变时,此处常出现明显压痛点。

3.胆总管

胆总管由肝总管与胆囊管汇合而成,长4~8cm,直径0.3~0.6cm。胆总管在肝十二指肠韧带内下降,经十二指肠上部的后方,至胰头与十二指肠降部之间与胰管汇合,汇合处形成略膨大的肝胰壶腹,斜穿十二指肠降部的后内侧壁,开口于十二指肠大乳头。肝胰壶腹周围有增厚的环行平滑肌称肝胰壶腹括约肌。

表6-1 胆汁的排出途径

胆汁→胆小管→小叶间胆管→肝左、右管→肝总管→胆总管→肝胰壶腹→十二指肠大乳头→十二指肠

胆囊管

胆囊

三、胰

(一)胰的形态和位置

胰是人体第二大消化腺,包括有内、外分泌部。内分泌部即胰岛,主要分泌胰岛素,参与调节糖代谢;外分泌部分泌胰液,在消化过程中起重要作用。

胰呈长条形,质软,色灰红,全长14~20cm,重量为80~115g,位置较深,在第1~2腰椎水平横贴于腹后壁,分头、体、尾3部分,各部间无明显界线。胰头较膨大,被十二指肠包绕。胰头后面与胆总管、肝门静脉相邻,因此胰头癌可因肿块压迫胆总管而出现阻塞性黄疸;因肿块压迫肝门静脉,影响其血液回流,可出现腹水、脾大等症状。胰体位于胰头和胰尾之间,占胰的大部分。胰体前面隔网膜囊与胃相邻,故胃后壁的溃疡穿孔或癌肿常与胰粘连。胰尾为伸向左上方较细的部分,紧贴脾门。胰管位于胰的实质内,贯穿胰的全长,它与胆总管汇合成肝胰壶腹,开口于十二指肠大乳头(图6-25)。

(二)胰的微细结构

胰腺实质由外分泌部和内分泌部组成。

(1)外分泌部:为复管泡状腺,由腺泡和导管组成。

(2)内分泌部:由胰岛构成,胰岛是由内分泌细胞组成的球形细胞团,分布于腺泡之间。成人胰腺约有100万个胰岛,较多分布在胰尾部。胰岛大小不等,胰岛细胞呈团索状分布,细胞

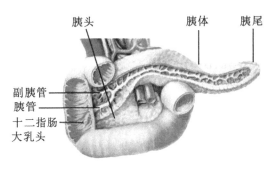

图 6 − 25 胰及其毗邻关系

间有丰富的有孔毛细血管。胰岛主要有 A、B、D 和 PP 四种细胞,其中,A 细胞分泌胰高血糖素升高血糖,B 细胞分泌胰岛素降低血糖。

目标检测

一、名词解释

1.咽峡　　2.咽淋巴环　　3.麦氏点　　4.齿状线　　5.肝门

二、简答题

1.简述消化系统的组成。

2.简述消化管壁的一般结构组成。

3.简述食管的三处狭窄所处的位置以及距离上颌中切牙的距离。

4.试述胃的位置及分部。

5.试述大肠的分部以及临床手术时区分大肠与小肠的主要特点是什么?

6.如何区分内痔、外痔、混合痔?

7.肝脏的膈面和脏面的分叶及分界是什么?

8.简述肝脏的位置及上、下界。

9.简述胆汁排出的途径。

（宋　振）

第七章　呼吸系统

呼吸系统由呼吸道和肺组成。呼吸道是传送气体的通道,包括鼻、咽、喉、气管和左、右主支气管等,临床上常将鼻、咽、喉称为上呼吸道,气管以下称为下呼吸道。肺是进行气体交换的器官(图 7-1)。

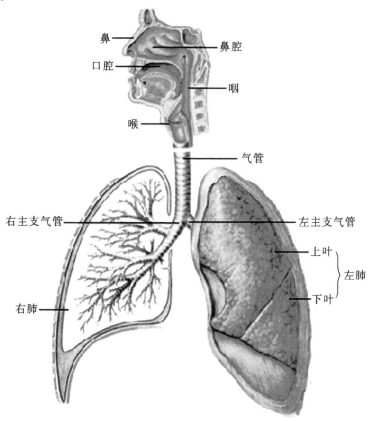

图 7-1　呼吸系统模式图

呼吸系统主要功能是进行气体交换,即从外界吸入氧,同时呼出体内代谢过程中产生的二氧化碳。此外,鼻是嗅觉器官,喉还有发音功能。

第一节 呼吸道

一、鼻

鼻是呼吸道的起始部,也是嗅觉器官。可分为外鼻、鼻腔和鼻旁窦三部分。

(一)外鼻

外鼻由骨和软骨作支架,外覆皮肤。上端狭窄位于两眶之间,称鼻根,鼻根向下延伸为鼻背,下端向前方突出称鼻尖,鼻尖两侧略呈弧形膨大部分称鼻翼。呼吸困难时,患者可出现明显的鼻翼扇动。外鼻下方的一对开口称鼻孔(图7-2)。

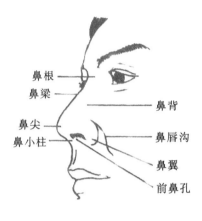

图7-2 外鼻

(二)鼻腔

鼻腔由骨和软骨作支架,内面衬以黏膜和皮肤,顶窄下宽。鼻腔被鼻中隔分为左、右两腔,每侧鼻腔向前经鼻孔通外界,向后经鼻后孔通鼻咽。鼻中隔以骨和软骨作支架,表面覆以黏膜,常偏向一侧可呈"S"偏曲。鼻中隔前下份黏膜内有丰富的血管吻合丛,是鼻出血好发部位,称易出血区(Little区)。每侧鼻腔以鼻阈为界分为前下部的鼻前庭和后上部的固有鼻腔。

1.鼻前庭

鼻前庭位于鼻腔的前下部,由鼻翼围成,内面衬以皮肤,长有粗硬的鼻毛,有过滤灰尘和净化空气的作用。后方弧形隆起为鼻阈,是与固有鼻腔的分界处。

2.固有鼻腔

固有鼻腔位于后上部,由骨性鼻腔内衬黏膜构成。外侧壁自上而下有突向鼻腔的上、中、下三个鼻甲,各鼻甲下方的狭窄间隙为上、中、下三个鼻道(图7-3)。上鼻甲后上方与鼻腔顶壁间有一凹陷称蝶筛隐窝。蝶筛隐窝和上、中鼻道内有鼻旁窦的开口,下鼻道前端有鼻泪管的开口。固有鼻腔的黏膜按其生理功能的不同,分为嗅区和呼吸区两部分。

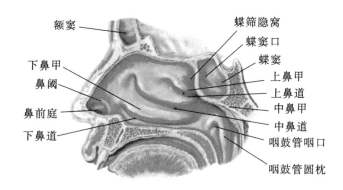

图 7-3　鼻腔外侧壁

（三）鼻旁窦

鼻旁窦又称副鼻窦,共 4 对,包括上颌窦、额窦、筛窦和蝶窦各一对,位于同名的颅骨内。鼻旁窦是由骨性鼻旁窦内衬黏膜构成,黏膜与固有鼻腔的黏膜相延续,因此鼻腔的炎症常可蔓延至鼻旁窦。额窦、上颌窦和筛窦前群、中群开口于中鼻道;筛窦后群开口于上鼻道;蝶窦开口于蝶筛隐窝。上颌窦是鼻旁窦中最大的一对,窦的开口位置高于窦底,炎症时,脓液不易流出,故上颌窦的慢性炎症较多见。鼻旁窦能调节吸入空气的温度和湿度,并对发音起共鸣作用(图7-4)。

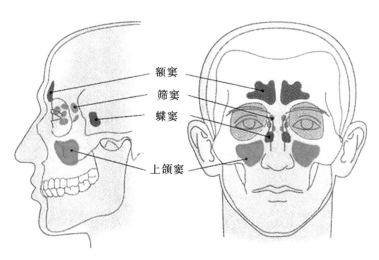

图 7-4　鼻旁窦体表投影

二、咽

参见消化系统。

三、喉

喉既是传送气体的通道,又是发音器官。

(一)喉的位置

喉位于颈前部正中,喉咽部的前方,上借喉口通咽,下续气管,相当于第 3~6 颈椎的高度,可随吞咽或发音而上、下移动。喉的前方被皮肤、筋膜和舌骨下肌群覆盖,两侧与颈部大血管、神经和甲状腺相邻。女性喉的位置略高于男性,小儿喉的位置比成人高。

(二)喉的结构

喉以软骨为支架,借关节、韧带和纤维膜相连接,周围附有喉肌,内面衬以黏膜(图 7-5)。

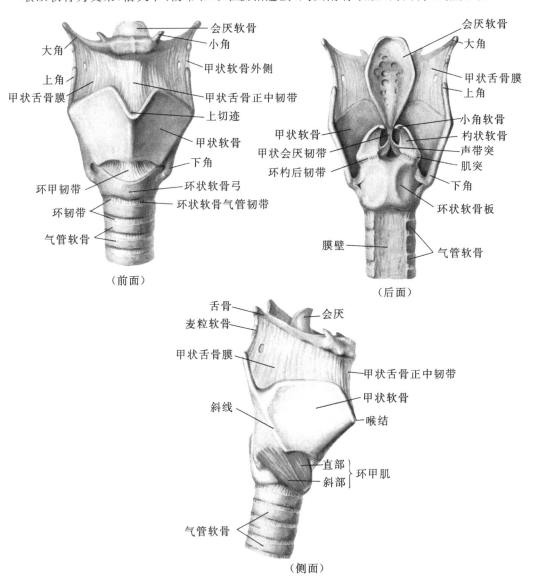

图 7-5 喉软骨及其连结

1.喉软骨及其连结

喉软骨主要包括不成对的甲状软骨、环状软骨、会厌软骨和成对的杓状软骨,借软骨间连结构成喉的支架。

（1）甲状软骨：是最大的喉软骨，位于舌骨的下方，构成喉的前外侧壁。甲状软骨由左、右两块方形软骨板构成，两板前缘愈合向上突出称喉结，成年男性尤为明显，是颈部重要的体表标志。甲状软骨上缘借甲状舌骨膜与舌骨相连，甲状软骨下缘两侧与环状软骨构成环甲关节。

（2）环状软骨：位于甲状软骨下方，形似指环，平对第6颈椎，是颈部重要的标志之一。环状软骨前窄后宽，是呼吸道唯一完整的软骨环，维持呼吸道通畅，损伤后易引起喉阻塞。临床上患者发生急性喉阻塞时，可行环甲膜穿刺。

（3）会厌软骨：位于甲状软骨后上方，形似树叶。下端狭细附于甲状软骨的后面；上端宽阔而游离，外覆黏膜构成会厌，吞咽时，会厌可盖住喉口，以防止食物误入喉腔。

（4）杓状软骨：位于环状软骨板上缘的上方，左、右各一，呈三棱锥体形，其尖向上，底朝下，与环状软骨构成环杓关节。基底部有两个突起，外侧突起有喉肌附着；前方突起与甲状软骨前角之间有一条声韧带相连，声韧带是发音的重要结构。

2.喉肌

喉肌为附着于喉软骨的细小的骨骼肌。分为两组：一组作用于环甲关节，主要为环甲肌，使声韧带紧张或松弛；一组作用于环杓关节，主要为环杓后肌，使声门裂开大或缩小，从而调节音调的高低和声音的强弱（图7-6）。

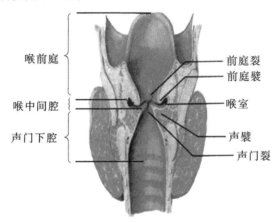

图7-6 喉腔

3.喉腔及喉黏膜

喉腔是以喉软骨为支架，内衬黏膜构成，向上借喉口通咽，向下通气管。喉腔中部的两侧壁上，有上、下两对呈矢状位的黏膜皱襞：上方的一对称前庭襞，两侧前庭襞之间的裂隙称前庭裂，活体呈粉红色；下方的一对称声襞，活体颜色较白，两侧声襞之间的裂隙称声门裂。声门裂是喉腔最狭窄的部位。声带由声襞及其覆盖的声韧带和声带肌共同构成。

喉腔借前庭襞、声襞分为三部分：喉前庭、喉中间腔和声门下腔。声门下腔的黏膜下组织比较疏松，炎症时易引起水肿。幼儿因喉腔较狭小，水肿时易引起阻塞，造成呼吸困难（图7-6）。

四、气管和主支气管

气管和主支气管是连接于喉与肺之间的通气管道，以"C"形透明软骨为支架，相邻软骨间借韧带相连。缺口向后,由结缔组织和平滑肌构成的膜壁封闭。

(一)气管和主支气管的形态和位置

气管是后壁略平的圆形管道,成人长 11～13cm,通常由 14～17 个气管软骨连接而成。上端平第 6 颈椎下缘接环状软骨,沿食管前面降入胸腔,在胸骨角平面分为左、右主支气管,其分叉处称气管杈,在气管杈内面有一向上凸的半月形纵嵴,称气管隆嵴,是支气管镜检查的重要标志(图 7 - 7)。

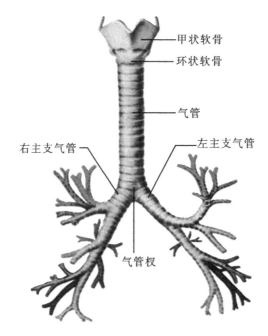

图 7 - 7 气管与主支气管

气管的颈部位置表浅,在颈部正中可以摸到。临床上做气管切开术常在第 3～4 或第 4～5 气管软骨处进行。左主支气管较细长,走行方向接近水平位;右主支气管略粗短,走行方向较垂直,加之气管隆嵴略偏左侧,因此,误入气管的异物常易坠入右主支气管内。

(二)气管和主支气管的微细结构

气管和主支气管管壁由内向外依次为黏膜、黏膜下层和外膜构成(图 7 - 8)。

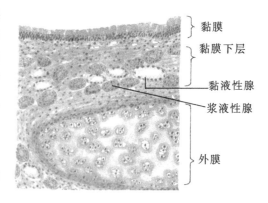

图 7 - 8 气管的微细结构

1.黏膜

黏膜由上皮和固有层构成。

(1)上皮:为假复层纤毛柱状上皮,上皮细胞包括纤毛上皮和杯状细胞等。纤毛细胞数量最多,呈柱状,游离面有密集的纤毛,由于纤毛向咽部不断地摆动,可将黏液及其黏附物排出体外。

（2）固有层：由结缔组织构成，含有较多弹性纤维、血管和散在淋巴组织。

2. 黏膜下层

黏膜下层为疏松结缔组织，含有气管腺、小血管、淋巴管和神经。

3. 外膜

外膜较厚，由"C"形透明软骨环借韧带相连接。后方缺口处由结缔组织和平滑肌束封闭。

第二节 肺

一、肺的位置和形态

肺位于胸腔内，膈的上方，纵隔两侧，左、右各一。肺的质地柔软，似海绵状而富有弹性。幼儿的肺呈淡红色，成人的肺由于吸入空气中的灰尘逐渐沉积，而形成暗红色或蓝黑色。

肺的形态呈半圆锥形，左肺稍狭长，右肺略宽短。肺的上端钝圆，经胸廓上口突入颈根部，称肺尖，肺的下面凹陷称肺底，与膈相贴，故又称膈面。肺的外侧与肋和肋间肌相邻，故称肋面。肺的内侧面朝向纵隔，其近中央处有一凹陷为肺门，是主支气管、肺动脉、肺静脉、支气管血管、淋巴管和神经等出入肺的部位，出入肺门的结构被结缔组织包绕，构成肺根。肺的前缘和下缘薄而锐利，左肺前缘下份有一明显的凹陷，称心切迹。肺的后缘圆钝，紧邻脊柱两侧。

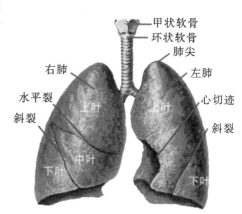

图 7-9 肺的形态

左肺被由后上至前下的斜裂分为上、下两叶；右肺除斜裂外，还有一接近水平位的水平裂将其分为上、中、下三叶（图 7-9，图 7-10）。

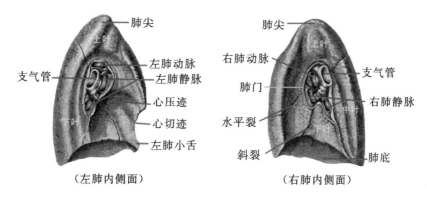

（左肺内侧面） （右肺内侧面）

图 7-10 肺内侧面

二、肺段支气管和支气管肺段

(一)肺段支气管

主支气管进入肺门后,左主支气管分为上、下两支,右主支气管分为上、中、下三支,进入相应的肺叶,构成肺叶支气管。肺叶支气管入肺叶后再分为肺段支气管。支气管在肺内反复分支,形成支气管树。

(二)支气管肺段

每一肺段支气管的反复分支及其所连属的肺组织构成一个支气管肺段,简称肺段。肺段呈椎体形,尖向肺门,底朝肺的表面,通常左、右肺均可分为 10 个肺段(图 7 - 11)。相邻肺段之间有薄层结缔组织相隔,每个肺段均可视为具有一定独立性的单位,故临床上可据此进行病变的诊断定位或做肺段切除术。

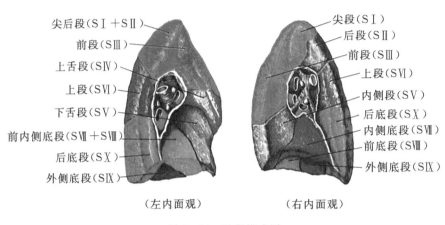

尖后段(SⅠ+SⅡ)
前段(SⅢ)
上舌段(SⅣ)
上段(SⅥ)
下舌段(SⅤ)
前内侧底段(SⅦ+SⅧ)
后底段(SⅩ)
外侧底段(SⅨ)

尖段(SⅠ)
后段(SⅡ)
前段(SⅢ)
上段(SⅥ)
内侧段(SⅤ)
后底段(SⅩ)
内侧底段(SⅦ)
前底段(SⅧ)
外侧底段(SⅨ)

(左内面观)　　　(右内面观)

图 7 - 11　肺段模式图

三、肺的微细结构

肺组织可分为实质和间质两部分。肺实质由支气管树和肺泡构成。肺间质为肺内的结缔组织、血管、淋巴管和神经等。

根据功能不同,肺实质又可分为导气部和呼吸部(图 7 - 12)。

(一)导气部

导气部是主支气管经肺门入肺后反复分支形成的各级支气管,由大到小包括肺叶支气管、肺段支气管、小支气管、细支气管(管径约 1mm)以及终末细支气管(管径约 0.5mm)等。导气部只有传送气体的功能,不能进行气体交换。每根细支气管及其各级分支和其所属的肺泡构成一个肺小叶(图 7 - 12)。每个肺叶内有 50～80 个肺小叶,临床上称仅累及若干肺小叶的炎症为小叶性肺炎。

导气部各级支气管管壁的微细结构与主支气管相似,但随着管腔逐渐变细,管壁逐渐变薄,管壁的组织结构也发生相应的变化,到终末细支气管,只有一层完整的环行平滑肌。平滑

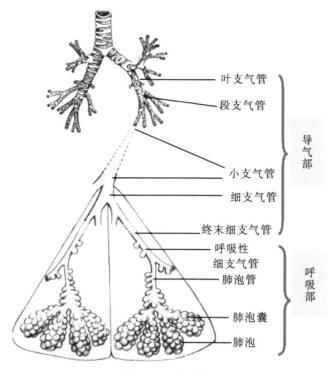

图 7 - 12　肺的实质

肌的收缩或舒张可直接控制进入肺泡的气流量,从而影响出入肺泡的气体量。细支气管平滑肌发生痉挛性收缩,使管腔变窄,导致呼吸困难,称支气管哮喘。

(二)呼吸部

呼吸部是进行气体交换的部位。呼吸部包括呼吸性细支气管、肺泡管、肺泡囊和肺泡等(图 7 - 13)。

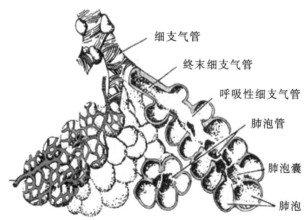

图 7 - 13　呼吸部的微细结构

(1)呼吸性细支气管:是终末细支气管的分支,管壁上有少量肺泡的开口,故管壁不完整。管壁上皮为单层立方上皮,上皮下有少量结缔组织和平滑肌。

(2)肺泡管:肺泡管是呼吸性细支气管的分支,管壁上连有大量肺泡。

(3)肺泡囊:与肺泡管连续,每个肺泡管分支形成 2～3 个肺泡囊。它的结构与肺泡管相似,也由许多肺泡围成,故肺泡囊是许多肺泡共同开口而成的囊腔。相邻的肺泡开口之间无平滑肌,故无结节性膨大。

(4)肺泡:肺泡为多面形囊泡,成人每侧肺有 3 亿～4 亿个,是进行气体交换的场所。肺泡上皮为单层上皮,由两种细胞组成:一种是 Ⅰ 型肺泡细胞,呈扁平形,是肺泡进行气体交换的主要细胞;另一种是 Ⅱ 型肺泡细胞,呈圆形或立方体形,嵌在 Ⅰ 型肺泡细胞之间,能分泌肺泡表面活性物质,具有降低肺泡表面张力,稳定肺泡容积的作用(图 7 - 14)。

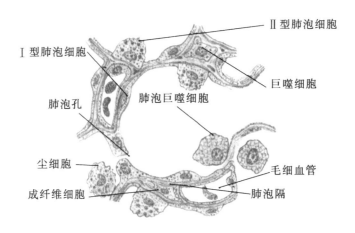

图 7 - 14 肺泡上皮及肺泡隔

气-血屏障是指肺泡与血液之间进行气体交换所通过的结构,也称呼吸膜(图 7 - 15)。呼吸膜由以下结构组成:肺泡表面活性物质层、Ⅰ 型肺泡上皮和上皮基膜、薄层结缔组织、毛细血管基膜及内皮。呼吸膜很薄,总厚度约 $0.5\mu m$,疾病时若呼吸膜的厚度和面积发生改变,均可影响气体交换。

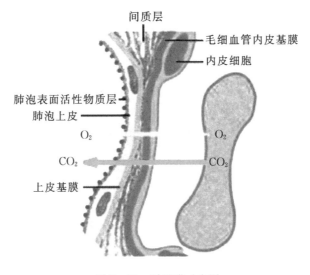

图 7 - 15 呼吸膜示意图

四、肺的体表投影

肺尖的体表投影(图 7-16):锁骨内侧 1/3 部的上方 2～3cm 处。

肺下界的体表投影:锁骨中线与第 6 肋相交处,腋中线与第 8 肋相交处,肩胛线与第 10 肋相交处,近后正中线于第 10 胸椎棘突平面处。

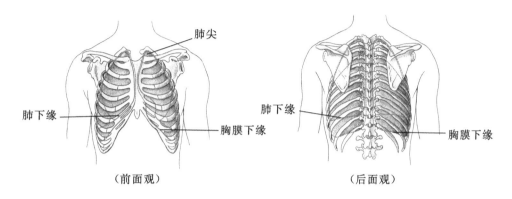

图 7-16　肺的体表投影

五、肺的血管

肺有两套血管系统:肺血管系统和支气管血管系统。肺血管为功能性血管,参与气体交换;支气管血管为营养性血管,供给肺氧气和营养物质。肺动脉与支气管动脉的终末支之间存在吻合。

第三节　胸膜和纵隔

一、胸膜

胸膜为被覆于胸腔内面和肺表面的浆膜。

(一)胸膜的分部

胸膜可分为脏、壁两层,分别称脏胸膜和壁胸膜(图 7-17)。脏胸膜又称肺胸膜,被覆在

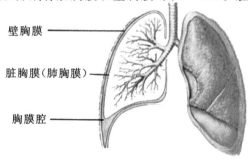

图 7-17　胸膜和胸膜腔模式图

肺表面,与肺实质紧密结合,并伸入斜裂、水平裂内。壁胸膜衬贴在胸壁的内面、膈的上面及纵隔的两侧面,按其贴衬部位的不同,分别称为胸膜顶、肋胸膜、膈胸膜和纵隔胸膜。在肋胸膜与膈胸膜转折处,形成较深的半环形间隙,在深呼吸时,肺的下缘也不能深入其内,此间隙称肋膈隐窝。肋膈隐窝是胸膜腔最低的部位,当胸膜腔积液时,液体首先积聚于此。

(二)胸膜腔

脏胸膜与壁胸膜在肺根处互相移行,围成一个潜在性的密闭腔隙,称胸膜腔。胸膜腔左、右各一,互不相通,腔内呈负压,内含少量浆液。呼吸时,浆液可减少脏胸膜与壁胸膜之间的摩擦。

(三)胸膜的体表投影

两侧胸膜下界的体表投影,比两肺下缘的投影约低2个肋软骨。胸膜下界是肋胸膜与膈胸膜的返折处,较肺下缘约低2个肋(图7-16,表7-1)。

表7-1 肺和胸膜下界的体表投影

	锁骨中线	腋中线	肩胛线	后正中线
肺下界	第6肋	第8肋	第10肋	第10胸椎棘突
胸膜下界	第8肋	第10肋	第11肋	第12胸椎棘突

二、纵隔

(一)纵隔的概念和分界

纵隔是左右纵隔胸膜之间的全部器官、结构和结缔组织的总称。前界为胸骨,后界为脊柱胸段,两侧界为纵隔胸膜,上达胸廓上口,下至膈(图7-18)。

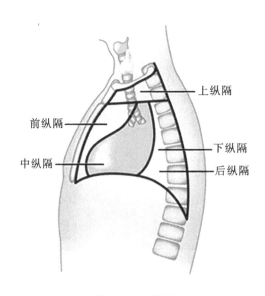

图7-18 纵隔

(二)纵隔的分部和内容

纵隔通常以胸骨角至第 4 胸椎下缘的平面为界,分为上纵隔和下纵隔。下纵隔以胸包为界分为前、中、后 3 部分:胸骨与心包之间的部分称前纵隔;心包、心以及与其相连的大血管根部称中纵隔;心包与脊柱胸部之间的部分称后纵隔。纵隔内有心、出入心的大血管、胸腺、膈神经、气管和主支气管、迷走神经、食管、胸导管、奇静脉、胸主动脉、交感干以及淋巴结等。

目标检测

一、名词解释

1.肺门　　2.呼吸膜　　3.肋膈隐窝　　4.胸膜腔　　5.纵隔

二、简答题

1.简述呼吸系统的组成及功能。

2.简述人体的鼻旁窦有哪几对? 最容易发生炎症的是哪一对?

3.简述喉软骨的组成。

4.试述发生气管异物时更易坠入哪侧的主支气管? 为什么?

5.简述肺下界和胸膜下界的体表投影。

6.简述纵隔的分部及各部分主要分布的结构。

（宋　振）

第八章 泌尿系统

学习目标

1.掌握:泌尿系统的组成;肾的位置、形态、被膜;输尿管的三个狭窄;膀胱的位置、形态、毗邻及膀胱三角;女性尿道的特点。

2.熟悉:肾的剖面结构;肾的微细结构。

3.了解:输尿管的位置、走行、分部。

人体在新陈代谢的过程中要将机体多余的水分以及溶于水的代谢产物以尿液的形式排出体外。参与尿液生成和排出的器官组成泌尿系统。泌尿系统由肾、输尿管、膀胱和尿道四部分组成(图8-1),其中肾是泌尿系统中最重要的器官。血液经过肾动脉的运输进入肾脏,通过肾不断地过滤生成尿液,经输尿管送到膀胱暂时储存,达到一定量时,刺激膀胱壁的神经引起排尿反射,经尿道排出体外。故在泌尿系统中,肾脏为产生尿液的器官,输尿管、膀胱、尿道为排尿管道。泌尿系统的主要功能是将机体新陈代谢过程中所产生多余的水分和溶于水的代谢产物以尿液的形式排出体外,以维持机体内环境的相对稳定。

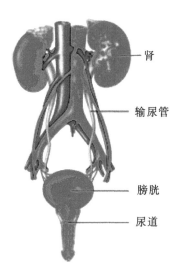

图8-1 男性泌尿系统

第一节　肾

一、肾的形态

肾是成对的实质性器官,形似蚕豆,左右各一,在脊柱的两侧贴于腹后壁,肾的大小因人而异。新鲜的肾呈红褐色,质地柔软、表面光滑。左肾比右肾稍大,长 10～12cm,宽 5～6cm,厚 3～4cm,重 120～150g。肾分为上、下两端,前、后两面,内侧、外侧两缘(图 8－2)。上端宽而薄,下端窄而厚。前面较凸,后面较平。外侧缘隆凸,内侧缘中部凹陷称肾门,是盂肾、肾动脉、肾静脉、神经和淋巴管出入肾的部位。出入肾门的所有结构被结缔组织包绕称肾蒂,其主要结构由前向后依次为肾静脉、肾动脉和肾盂,从上向下则依次为肾动脉、肾静脉和肾盂。右侧肾蒂较左侧短,因此右侧肾的手术难度大于左侧。肾门向肾内凹陷形成的腔,称为肾窦,内含肾动脉的主要分支、肾静脉的属支、肾小盏、肾大盏、肾盂和脂肪组织等。

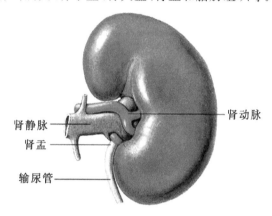

肾静脉 ——
肾盂 ——
输尿管 ——
—— 肾动脉

图 8－2　左肾前面观

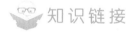 知识链接

肾移植

肾移植就是将健康者的肾脏移植给有肾脏病变并丧失肾脏功能的患者,是目前器官移植中最为成熟的、数量较多和成功率较高的一种脏器移植手术。术后 5 年生存率高达 70％以上。人体有左、右两个肾脏,通常一个肾脏就可以支持正常的代谢需求,当双侧肾脏功能均丧失时,肾移植是最理想的治疗方法,当肾小球肾炎、慢性肾盂肾炎、间质性肾炎、囊性肾病及肾硬化、糖尿病肾病等疾病引起慢性肾功能不全发展至终末期,可用肾移植方法治疗。肾移植后患者的生活质量明显改善,肾移植无疑是治疗慢性肾衰竭的最好方法,但并非所有肾衰竭患者均可很好地耐受移植手术及术后的大剂量激素和免疫抑制剂治疗,在肾移植前必须了解该病例是否适合做肾移植,术后的预期效果将如何。某些患者在一定的情况下术后甚至会出现危及生命的严重并发症。

二、肾的位置和毗邻

肾位于腹膜后间隙内,紧贴腹后壁,脊柱的两侧,属腹膜外位器官。左肾上端约平第11胸椎下缘,下端约平第2腰椎下缘,第12肋骨斜行跨过左肾后方的中部。右肾由于受肝脏影响,较左肾低约半个椎体高度,右肾上端平第12胸椎上缘,下端平第3腰椎上缘。第12肋斜行跨过右肾后方的上部(图8-3)。成人的肾门约平第1腰椎体。肾门在腹后壁的体表投影,一般在竖脊肌的外侧缘与第12肋之间的夹角内,称为肾区(脊肋角),当肾有病变时,叩击或触压此处常有压痛或震痛,是检查肾脏有无疾病的一种简便方法。

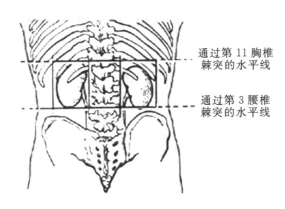

通过第11胸椎棘突的水平线

通过第3腰椎棘突的水平线

图8-3 肾的位置(背面观)

肾的毗邻:肾后面与腰大肌、腰方肌相邻;右肾前面邻十二指肠、肝右叶和结肠右曲,左肾前面邻胃、胰、空肠、脾和结肠左曲。两肾上端均紧邻肾上腺。

三、肾的结构

(一)肾的一般结构

在肾的冠状切面上,肾实质分为浅层的皮质和深层的髓质两部分(图8-4)。肾皮质主要位于浅层,富含血管,新鲜标本为红褐色,肉眼可见密布的细小颗粒(相当于肾小体),肾皮质伸

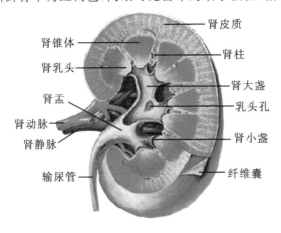

肾锥体
肾乳头
肾盂
肾动脉
肾静脉
输尿管

肾皮质
肾柱
肾大盏
乳头孔
肾小盏
纤维囊

图8-4 肾的冠状切面

入髓质之间的部分称肾柱。肾髓质由 15～20 个肾锥体组成。锥体的基底朝向皮质;尖端圆钝,朝向肾窦,称为肾乳头,其顶端有乳头孔。肾乳头被漏斗状的肾小盏包绕,肾生成的尿液由乳头孔流入肾小盏,相邻 2～3 个肾小盏汇集成一个肾大盏,所有肾大盏再汇集成一个扁漏斗状的肾盂,肾盂出肾门后移行为输尿管。

(二)肾的组织结构

肾实质由大量的泌尿小管组成,其间有少量的结缔组织、血管和神经等构成肾间质。泌尿小管由单层上皮构成,包括肾单位和集合管两部分。

1. 肾单位

肾单位是肾脏结构和功能的基本单位,可分为肾小体和肾小管两部分(图 8-5),每侧肾约有 100 万个以上的肾单位。根据肾单位在皮质中分布位置深浅的不同,可分为浅表肾单位和髓旁肾单位两种。浅表肾单位又称皮质肾单位,其数量多,约占肾单位总数的 85%,其肾小体位于皮质浅部。髓旁肾单位数量较少,约占肾单位总数的 15%,其肾小体位于靠近肾髓质的皮质中,对尿液浓缩具有重要的生理意义。

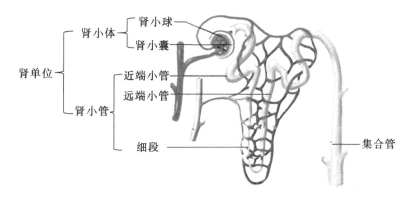

图 8-5　肾单位结构模式图

(1)肾小体:肾小体近似球状,由肾小球和肾小囊构成。肾小体有两极,小动脉出入的一端称为血管极,肾小囊与肾小管相连的一端称为尿极。

肾小球是位于肾小囊内的一团盘曲毛细血管,又称血管球,其管壁由一层内皮细胞及基膜构成。入球小动脉自血管极处进入肾小囊内,发出分支形成许多相互吻合的毛细血管袢,继而再汇合成一条出球小动脉,从血管极处离开肾小体。

肾小囊包绕着肾小球,为肾小管起始端扩大并凹陷而成的杯状双层囊,两层之间的腔隙称为肾小囊腔。外层(壁层)为单层扁平上皮,在尿极处与近端小管相连。内层(脏层)为多突状的足细胞,紧包在血管球毛细血管外面,内皮细胞与足细胞之间有基膜。脏层的足细胞与肾小球毛细血管内皮细胞及基膜构成滤过膜(图 8-6),血液经过肾小球时除大分子以外的成分可经滤过膜滤入肾小囊腔成为原尿。

(2)肾小管:肾小管按形态结构、分布位置和功能的不同可分为近端小管、细段和远端小管。近端小管和远端小管分为曲部(近曲小管、远曲小管)和直部(髓袢降支粗段、髓袢升支粗段)。由近端小管直部、细段和远端小管直部组成的 U 形结构称为髓袢。

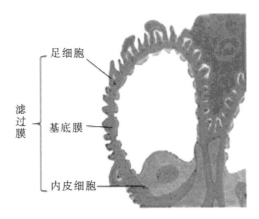

图 8-6 肾小囊滤过膜示意图

2.集合管

集合管是由许多肾单位的远曲小管末端汇合而成的小管。在从皮质行向髓质的过程中，集合管陆续汇合形成乳头管，开口于肾乳头。由肾乳头排入肾小盏的尿液称终尿。

3.肾小球旁器

肾小球旁器又称球旁复合体，主要包括球旁细胞、致密斑和球外系膜细胞（图 8-7）。球旁细胞是入球微动脉的平滑肌细胞分化而成的上皮样细胞，内含分泌颗粒，能合成和分泌肾素。致密斑是由远曲小管靠近肾小体处的管壁上皮细胞变高变窄，且排列紧密而形成的椭圆形斑，可感受小管液中 Na^+ 浓度的变化，并将信息传至球旁细胞，以调节肾素的分泌。球外系膜细胞是分布在入球小动脉、出球小动脉和致密斑之间的一群细胞，具有收缩和吞噬功能。

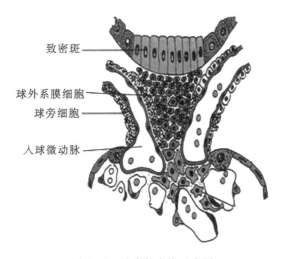

图 8-7 球旁复合体示意图

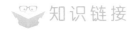 知识链接

滤过膜的意义

肾小球的滤过膜包括三层结构：毛细血管内皮细胞层、基底膜层、肾小囊脏层上皮细胞层。

血液经过肾小球时经过滤过膜的过滤作用形成原尿,滤过膜具有分子屏障作用,仅能允许一定大小的蛋白质分子通过,由于滤过膜带有负电荷,因此可以阻止带负电荷的血浆蛋白(如白蛋白)滤过。在临床上,炎症反应损伤滤过膜时,分子屏障和电荷屏障受到破坏,会在尿液中出现大量的蛋白质,称为蛋白尿。基底膜如果受到破坏断裂,红细胞通过裂缝时受到血管内压力挤出,尿液中出现红细胞称为血尿。临床上可以通过尿常规检测是否有血尿和蛋白尿来判断肾小球的滤过膜是否受到损伤,对疾病的诊断和预后有很大的帮助。

四、肾的被膜

肾外面包有3层被膜,由内向外依次为纤维囊、脂肪囊和肾筋膜(图8-8)。

(1)纤维囊:贴于肾实质的表面,薄而坚韧,正常状态下,易与肾实质剥离,但在某些病理情况下,则与肾实质粘连而不易剥离,修复肾破裂和部分肾切除时要缝合此膜。

(2)脂肪囊:为包被在纤维囊外周的囊状脂肪组织层,对肾起弹性垫样保护作用。临床上做肾囊封闭就是将药液注入肾脂肪囊内。

(3)肾筋膜:位于脂肪囊的外周,包裹肾和肾上腺。

肾被膜是固定肾位置的主要结构。当上述因素不健全时,可造成肾下垂或游走肾。

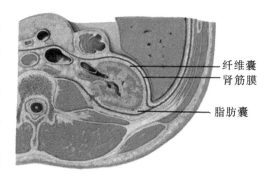

纤维囊
肾筋膜
脂肪囊

图8-8　肾的被膜

五、肾的血液循环特点

肾的血液循环有两种作用:一是营养肾组织,二是参与尿的生成。肾的血液循环特点如下。

(1)肾动脉直接起自腹主动脉,血管粗短,流速快而且流量大。

(2)入球小动脉粗短,出球小动脉细长,使肾小球内形成较高的压力,有利于肾小球的滤过功能,可以及时地清除血液中的有害物质以及代谢产物。

(3)肾的血液循环过程中动脉两次形成毛细血管网,一次是在入球小动脉形成血管球,有利于原尿的形成;一次是在出球小动脉在肾小管的周围形成毛细血管网,有利于肾小管对原尿中的水分、无机盐的重吸收,维持机体内环境的稳定。

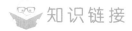 知识链接

过度清瘦可致肾下垂

肾下垂是指肾脏随呼吸活动所移动的位置超出正常范围,正常肾脏一般随着呼吸活动可有3cm之内的活动度。清瘦的人、减肥过度的人的器官易下垂,无论男女都一样。一般来讲,人体的脏器都是依靠脂肪包膜将其固定的,而对于体形瘦小、体重过轻的人来讲,由于其脂肪薄、少,肾周围筋膜松弛,腹压较低就会托负不住肾脏,而且女性肾窝一般比男性宽而浅,腹壁

肌肉本身瘦弱,如果腹部脂肪缺少,就会造成肾脏下坠,引起肾下垂。另外,肥胖女性在较短时间内急剧减重可诱发肾下垂;清瘦女性分娩之后,腹压减低更加易于肾下垂发作;长期咳嗽者亦可诱发肾下垂。

第二节　输尿管

输尿管为细长的肌性管道,左右各一,长 25～30cm,右侧短于左侧约 1cm,管径 0.4～1.0cm,最窄处 0.2～0.3cm。其起自肾盂下端,开口于膀胱底内面的输尿管口。如因结石阻塞可产生痉挛性收缩而产生疼痛,即肾绞痛。

一、起止、行程和分段

输尿管按行径可分为腹段、盆段和壁内段(8-9)。输尿管位于腹膜的后方,输尿管自肾盂下端起始后,在腹后壁腹膜的深面,沿腰大肌前面下降。达小骨盆入口处,左、右输尿管分别跨过左髂总动脉末端和右髂外动脉起始部的前面入盆腔,在盆腔内走行至膀胱后下方斜穿过膀胱壁,以输尿管口开口于膀胱。自肾盂输尿管交界处到跨越髂动脉处的输尿管称为腹段。自髂动脉到膀胱壁的输尿管称为盆段。输尿管斜穿膀胱壁的部分称为壁内段。

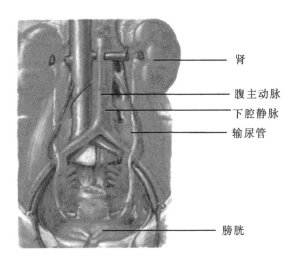

图 8-9　输尿管的走行

二、生理性狭窄

输尿管全长有 3 处生理性狭窄,称为上狭窄、中狭窄、下狭窄,分别位于:①肾盂与输尿管的移行处;②小骨盆入口,跨过髂总动脉分支处;③穿膀胱壁处。狭窄处常是输尿管结石滞留的部位。

三、输尿管的血液供应

输尿管的血液供应情况也与输尿管的损伤有关。输尿管的血液供应是多源分段性的,上

1/3 输尿管由肾动脉分支供应,中 1/3 由腹主动脉、髂总动脉、精索内动脉或子宫动脉供应,下 1/3 由膀胱输尿管下动脉供应。这些分段的血管分支,皆有上行支和下行支走行于输尿管的外膜层,并相互吻合组成丰富的弓形血管网,使整个输尿管以这一方式得到充足的血液供应,所以输尿管壁一般不会因阻断某分支供应的血管而引起坏死。输尿管静脉是随着动脉回流的。静脉通过黏膜下层回到筋膜层后由肾静脉、髂静脉、精索静脉、子宫静脉、膀胱静脉等回流。

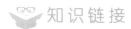 知识链接

输尿管与子宫动脉的关系

在坐骨棘水平,输尿管盆部向前、下、内走行,经子宫阔韧带基底附近的结缔组织至子宫和阴道穹的两侧,在距子宫颈 2cm 处,从子宫动脉的后下方绕至子宫颈阴道上部外侧 2cm 处前行,斜向内侧,经阴道前面至膀胱底,斜行进入膀胱。常以"桥下流水"形容子宫动脉与输尿管的位置关系。在子宫切除结扎子宫动脉时应特别注意这种位置关系,以免误扎输尿管。

第三节 膀 胱

膀胱是贮存尿液的肌性囊状器官,其大小、形态和位置均随尿液的充盈程度、年龄、性别的差异而有所不同。成人膀胱容量 300～500ml,最大容量可达 800ml。新生儿容量约为成人的 1/10。女性的膀胱容量比男性小,老年人由于膀胱肌张力下降而容量增大。

一、膀胱的形态结构特点

空虚时的膀胱呈三棱锥形,可分为尖、底、体、颈 4 部分。膀胱尖较小,朝向前上方;膀胱底呈三角形,朝向后下方;膀胱体是位于尖和底之间的部分;膀胱的最下部与尿道相移行的部分为膀胱颈,其下端有尿道内口与尿道相接。切开膀胱前壁观察膀胱内面时,可见许多黏膜皱襞,当膀胱充盈时,皱襞可全部消失。但在膀胱底的内面,位于两输尿管口与尿道内口之间的三角形区域,因为缺少黏膜下层,无论在膀胱充盈还是空虚时,都保持平滑状态,永不产生皱襞,此区称为膀胱三角(图 8-10),是膀胱炎症、结核、肿瘤的好发部位。两侧输尿管口之间的横行皱襞称为输尿管间襞,是膀胱镜检时寻找输尿管口的标志。

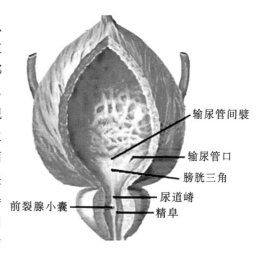

图 8-10 膀胱三角示意图

二、膀胱的位置和毗邻

成人膀胱位于小骨盆腔内,耻骨联合的后方,膀胱空虚时膀胱尖不超过耻骨联合上缘;膀

胱充盈时膀胱尖高于耻骨联合上缘,与腹壁紧贴,其上方的腹膜也随之上移。因此,当膀胱充盈时,在耻骨联合上缘之上进行膀胱穿刺可避免损伤腹膜。

　　男性膀胱后方为精囊、输精管壶腹和直肠,下方邻接前列腺(图 8-11);女性膀胱底后方与子宫下部和阴道上部相邻(图 8-12)。

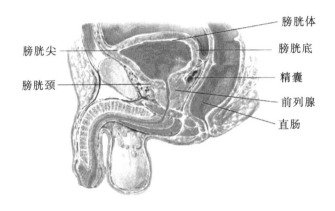

膀胱体
膀胱底
膀胱尖
膀胱颈
精囊
前列腺
直肠

图 8-11　男性膀胱后方的毗邻

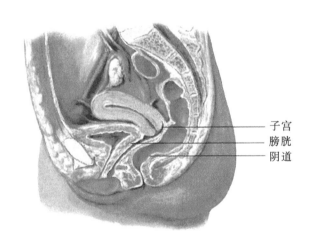

子宫
膀胱
阴道

图 8-12　女性膀胱后方的毗邻

第四节　尿　道

　　男性尿道既是排尿的管道又是排精的管道,详细内容见男性生殖系统。女性尿道长3～5cm,较男性短、宽、直,仅有排尿功能,女性容易引起逆行性尿路感染,故女性应当特别注意外阴卫生。

目标检测

一、名词解释

1.肾门　　2.泌尿小管　　3.膀胱三角　　4.肾单位

二、简答题

1.简述泌尿系统的组成及功能。

2.试述肾的位置及其与椎骨的位置关系。

3.肾脏有疾病时,在何处可有压痛?

4.试述肾产生尿液排出体外的途径。

5.在肾的冠状切面上,可观察到哪些重要结构?

6.简述肾脏的微细结构。

7.输尿管行程中有几个生理性狭窄? 位于何处? 有什么临床意义?

8.膀胱三角位于何处? 有何结构特点和临床意义?

9.肾被膜有几层? 肾正常位置的固定依靠什么?

10.试述急性尿潴留时,为什么可在紧邻耻骨联合上方做膀胱穿刺?

（李　　楠）

第九章　生殖系统

学习目标

1. 掌握：男、女性生殖系统的组成；睾丸的位置和形态；输精管的分部；男性尿道的分部、狭窄及弯曲；卵巢的位置和形态；输卵管以及子宫的形态、位置、分部；子宫的固定装置；阴道的形态。
2. 熟悉：其他输精管道的形态、位置；会阴的概念、分区。
3. 了解：睾丸、卵巢的构造；男、女性外生殖器的构造、形态。

生殖系统分为男性生殖系统和女性生殖系统，主要功能是生育繁殖，保证人类物种的代代相传，分泌性激素，形成并保持第二性征。男性生殖系统和女性生殖系统均包括内生殖器和外生殖器两部分。内生殖器由生殖腺、生殖管道和附属腺体组成；外生殖器显露在体表，以两性交接的器官为主。

第一节　男性生殖系统

男性内生殖器由生殖腺（睾丸）、生殖管道（附睾、输精管、射精管、男性尿道）和附属腺体（精囊、前列腺、尿道球腺）组成（图 9-1）。外生殖器包括阴囊和阴茎。

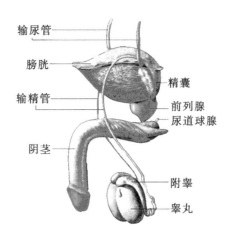

图 9-1　男性生殖系统

一、男性内生殖器

（一）睾丸

睾丸为男性生殖腺，是产生男性生殖细胞精子和分泌男性激素雄激素的器官。

1.位置、形态

睾丸位于阴囊内，左、右各一，呈微扁的椭圆体，表面光滑，分前、后缘，上、下端和内、外侧面。前缘游离，后缘有血管、神经和淋巴管出入，并与附睾体、附睾尾和输精管睾丸部相接触。上端被附睾头遮盖，下端游离。内侧面较平坦，与阴囊中隔相依，外侧面较隆凸，与阴囊壁相贴（图 9-2）。睾丸除后缘外都被覆有鞘膜，鞘膜分为脏、壁两层，两层在睾丸的后缘处相互移行成密闭的腔隙，称为鞘膜腔，内有少量浆液，起到润滑的作用。

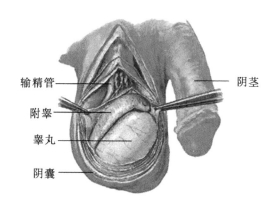

图 9-2　睾丸的位置、形态

2.睾丸的结构

睾丸表面覆以鞘膜的脏层，深部为致密结缔组织形成的白膜。白膜在睾丸后缘增厚，并凸入睾丸内形成睾丸纵隔。从纵隔又发出许多睾丸小隔，呈扇形伸入睾丸实质，将睾丸实质分为约 200 个睾丸小叶。每个小叶内含有 2～4 条盘曲的精曲小管，其上皮能产生精子。精曲小管之间的疏松结缔组织称为睾丸间质，内有分泌男性激素雄激素的间质细胞。精曲小管汇合成精直小管，进入睾丸纵隔后交织成睾丸网。从睾丸网发出 12～15 条睾丸输出小管，出睾丸后缘的上部进入附睾（图 9-3）。

（二）附睾

附睾呈新月形，紧贴睾丸的上端和后缘。分为头、体、尾三部分（图 9-3）。上端膨大为附睾头，中部为附睾体，下端为附睾尾。睾丸输出小管进入附睾后，弯曲盘绕形成膨大的附睾头，末端汇合成一条附睾管。附睾管迂曲盘回而形成附睾体和尾，附睾尾向上弯曲移行为输精管。附睾为储存精子的器官，并分泌附睾液为精子提供营养，促进精子进一步成熟。

（三）输精管和射精管

1.输精管

输精管是附睾管的直接延续，沿睾丸后缘向上经腹股沟管进入腹腔，下行进入盆腔，绕行

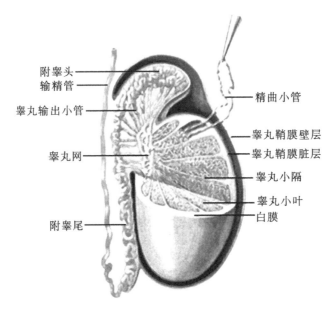

附睾头
输精管
睾丸输出小管
睾丸网
附睾尾

精曲小管
睾丸鞘膜壁层
睾丸鞘膜脏层
睾丸小隔
睾丸小叶
白膜

图 9-3　睾丸、附睾的结构

至膀胱底的后方与精囊的排泄管汇合形成射精管(图 9-1、图 9-4)。按其行程可分为睾丸部、精索部、腹股沟管部、盆部 4 部,其中精索部位于皮下,又称皮下部,易于经皮肤触及,为结扎输精管的最佳部位。

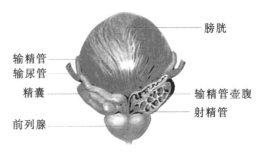

膀胱
输精管
输尿管
精囊
前列腺
输精管壶腹
射精管

图 9-4　前列腺、精囊

2. 射精管

射精管由输精管的末端与精囊的排泄管汇合而成,长约 2cm,向前下穿前列腺实质,开口于尿道的前列腺部(图 9-4)。

精索是睾丸上端至腹股沟管深环的一对柔软的圆索状结构,主要由输精管、睾丸动脉、蔓状静脉丛、神经、淋巴管等结构构成。

(四)精囊

精囊又称精囊腺,为一对长椭圆形的囊状器官,位于膀胱底的后方,输精管末端的外侧,其排泄管与输精管末端汇合成射精(图 9-4)。精囊可分泌液体,参与精液的组成。

(五)前列腺

前列腺是一个实质性器官,位于膀胱与尿生殖膈之间,呈前后稍扁的栗子形(图 9 - 4)。上端宽大称为前列腺底,邻接膀胱颈;下端尖细,称为前列腺尖,位于尿生殖膈上方。底与尖之间的部分为前列腺体。体的后面平坦,中间有一纵行浅沟,称前列腺沟,活体直肠指诊可扪及此沟,患前列腺肥大时,此沟消失。

前列腺一般分为 5 叶:前叶、中叶、后叶和两侧叶。中叶呈楔形,位于尿道前列腺部与射精管之间。左、右侧叶分别位于前叶、尿道前列腺部和中叶的两侧。老年人因性激素平衡失调,前列腺结缔组织增生而引起前列腺肥大,压迫尿道,造成排尿困难甚至尿潴留。

(六)尿道球腺

尿道球腺是一对豌豆大小的球形腺体,位于会阴深横肌内。腺的排泄管细长,开口于尿道球部。尿道球腺的分泌物参与精液的组成,有利于精子的活动。

精液由精子和输精管道各部及附属腺的分泌物组成。精液呈乳白色,弱碱性,适于精子的生存和活动。正常成年男性一次射精 2~5ml,含精子 3 亿~5 亿个。输精管结扎后,射精排出的精液只有附属腺体分泌的白色液体没有精子,从而达到绝育的作用。

二、男性外生殖器

(一)阴囊

阴囊是位于阴茎后下方的囊袋状结构(图 9 - 5)。阴囊的皮肤薄而柔软,可随外界温度的变化而舒缩,以调节阴囊内的温度,利于精子的发育与生存。

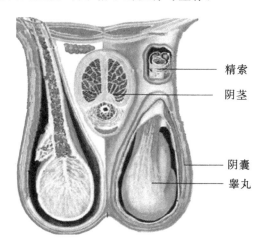

图 9 - 5　阴囊

(二)阴茎

阴茎为男性的性交器官,可分为头、体和根 3 部分(图 9 - 6)。后端为阴茎根,中部为阴茎体,前端膨大,称阴茎头,头的尖端有矢状位的尿道外口。

阴茎主要由两条阴茎海绵体和一条尿道海绵体组成。阴茎的皮肤薄而柔软,富有伸展性。

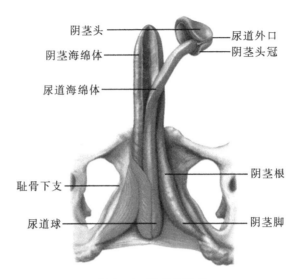

图 9-6 阴茎的形态

在阴茎颈的前方形成双层游离的环形皱襞,包绕阴茎头,称为阴茎包皮。阴茎包皮与阴茎头的腹侧中线处连有一条皮肤皱襞,称包皮系带。行包皮环切术时须注意勿伤及包皮系带,以免术后影响阴茎正常的勃起。

(三)男性尿道兼有排尿和排精的功能

男性尿道起自膀胱的尿道内口,止于阴茎头的尿道外口,根据走行可分前列腺部、膜部、海绵体部 3 部分(图 9-7)。临床上将尿道海绵体部称为前尿道,将前列腺部和膜部合称为后尿道。

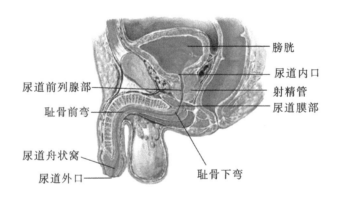

图 9-7 男性盆腔正中矢状切面

男性尿道全长有 3 个狭窄、3 个膨大和 2 个弯曲。3 个狭窄分别位于尿道内口、尿道膜部和尿道外口,尿道结石常易嵌顿在这些部位。3 个膨大分别位于尿道前列腺部、尿道球部和尿道舟状窝。2 个弯曲是凸向下后方的耻骨下弯和凸向上前方的耻骨前弯。耻骨下弯是恒定的。耻骨前弯位于耻骨联合前下方,阴茎勃起或将阴茎向上提起时,此弯曲即可变直而消失。临床上行膀胱镜检查或导尿时将阴茎向上提起与腹前壁成 60°,耻骨前弯可变直而消失。

第二节　女性生殖系统

女性内生殖器包括生殖腺（卵巢）、生殖管道（输卵管、子宫和阴道）以及附属腺体（前庭大腺）（图 9-8、图 9-9）。外生殖器即女阴。

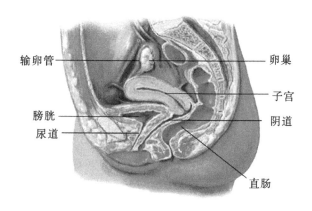

图 9-8　女性盆腔正中矢状切面

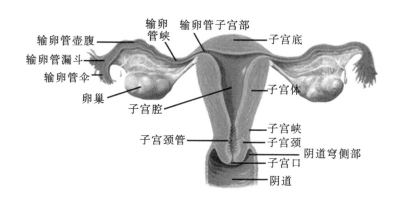

图 9-9　女性内生殖器

一、女性内生殖器

（一）卵巢

卵巢为女性生殖腺，是产生女性生殖细胞卵子和分泌女性激素雌激素、孕激素的器官。

1. 卵巢的位置和形态

卵巢左、右各一，位于盆腔内，子宫的两侧，髂总动脉分叉处。卵巢呈扁卵圆形，分为内、外侧两面，前、后两缘和上、下两端。上端有卵巢悬韧带相连；下端借卵巢固有韧带连于子宫（图 9-9）。

卵巢的大小和形状随年龄而有所差异：幼女的卵巢较小，表面光滑；性成熟期卵巢最大，以后由于多次排卵,卵巢表面出现瘢痕,变得凹凸不平;35~40 岁卵巢开始缩小,约 50 岁以后逐渐萎缩,月经停止。

2.卵巢的微细结构

卵巢的实质分为浅层的皮质和深层的髓质(图 9 - 10)。皮质内含有不同发育阶段的卵泡。髓质位于卵巢的中央部,由疏松结缔组织、血管、淋巴管和神经等组成。

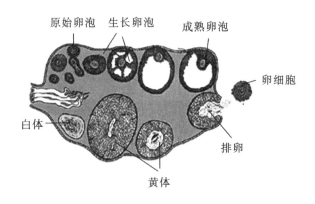

图 9 - 10 卵巢的微细结构

(1)卵泡的发育与成熟:卵泡的发育始于胚胎时期,出生时两侧卵巢共有 100 万~200 万个原始卵泡,至青春期(13~14 岁)仅存 4 万个左右。从青春期开始,卵巢每个月经周期有 15~20 个原始卵泡同时开始生长发育,但通常只有一个可发育成熟排卵,其余卵泡均在不同的发育阶段退化为闭锁卵泡。女性一生中约排卵 400 余个。卵泡的发育过程分为原始卵泡、生长卵泡和成熟卵泡 3 个阶段(图 9 - 10)。

(2)排卵:成熟卵泡破裂,从卵泡壁脱落的次级卵母细胞连同透明带、放射冠与卵泡液一起排出到腹膜腔的过程称为排卵。生育期女性一般每隔 28 天左右排卵一次,一次一般只排一个卵,两侧卵巢交替排卵。正常排卵发生在月经周期的第 14 天左右。

(3)黄体的形成与退化:排卵后,残留在卵巢内的卵泡壁连同血管一起向卵泡腔塌陷,在腺垂体分泌的黄体生成素作用下,逐渐发育成为一个体积较大而又富含有血管的内分泌细胞团,新鲜时呈黄色,故称为黄体。黄体细胞主要分泌孕激素和雌激素。若排出的卵未受精,黄体仅维持 14 天左右即退化,称为月经黄体。若排出的卵已受精,称为妊娠黄体,可维持 6 个月,甚至更长时间。两种黄体最终要退化消失,被增生的结缔组织取代,形成白体。

(二)输卵管

输卵管是输送卵子的肌性管道,左、右各一,位于子宫底的两侧,其内侧端以输卵管子宫口与子宫腔相通,外侧端以输卵管腹腔口开口于腹膜腔,并与卵巢相邻(图 9-9)。

输卵管较为弯曲,由内侧向外侧分为 4 部。

(1)输卵管子宫部:为输卵管穿过子宫壁的部分。

(2)输卵管峡部:短直而狭窄,是输卵管结扎术的常选部位。

(3)输卵管壶腹部:粗而弯曲,卵细胞通常在此部受精。

(4)输卵管漏斗部:为输卵管外侧端呈漏斗状膨大的部分,向后下弯曲覆盖在卵巢后缘和内侧面。漏斗末端的边缘形成许多细长的指状突起,称为输卵管伞,是手术时识别输卵管的标志(图9-9)。

(三)子宫

1.子宫的形态、分部

子宫呈前后略扁的倒置梨形,由上而下分为底、体、颈3部分。位于输卵管上端宽而圆凸的部分称子宫底,下端较窄呈圆柱状的部分称子宫颈,子宫底与子宫颈之间为子宫体(图9-9)。

子宫体与子宫颈相接处较狭细的部分称为子宫峡。非妊娠时,子宫峡不明显,长约1cm。妊娠期,子宫峡逐渐伸展变长至7~11cm,形成"子宫下段",产科常在此处进行剖宫术。

子宫内的腔隙较为狭窄,可分为两部:上部在子宫体内,称子宫腔,呈前后略扁的倒置三角形;下部在子宫颈内,呈梭形,称子宫颈管。其上端通子宫腔,下口通阴道,称子宫口。未产妇的子宫口为圆形,边缘光滑整齐,经产妇的则为横裂状。

2.子宫的位置

子宫位于骨盆中央、膀胱与直肠之间(图9-8)。下端接阴道,两侧有输卵管和卵巢。成人子宫呈轻度的前倾前屈位,前倾指整个子宫向前倾斜,子宫的长轴与阴道的长轴形成一个向前开放的钝角,稍大于90°。前屈指子宫体与子宫颈之间形成的一个向前开放的钝角,约170°。

3.子宫的固定装置

(1)子宫阔韧带:位于子宫两侧,由子宫前、后面的腹膜自子宫侧缘向两侧延伸至盆侧壁和盆底的双层腹膜构成,可限制子宫向两侧移动。

(2)子宫圆韧带:为一对扁索状韧带,起自子宫体前面的上外侧,向前外侧弯行,由腹股沟管腹环进入腹股沟管,出皮下环后分散为纤维束止于阴阜和大阴唇皮下。子宫圆韧带对维持子宫的前倾位有一定作用。

(3)子宫主韧带:位于子宫阔韧带的基部,从子宫颈两侧缘延至盆侧壁,有固定子宫颈,防止子宫下垂的作用。

(4)骶子宫韧带:从子宫颈后面的上外侧向后弯行,绕过直肠的两侧,止于骶骨的前面,与子宫圆韧带协同维持子宫的前屈位。

4.子宫壁的微细结构

子宫壁很厚,由外向内依次分为外膜、肌层和内膜3层。

子宫内膜的周期性变化:从青春期开始,在卵巢分泌的雌激素和孕激素作用下,子宫内膜的功能层发生周期性变化,即每隔28天左右发生一次内膜剥脱、出血、修复和增生,称为月经周期。子宫内膜的周期性变化可分为增生期、分泌期和月经期3个时期。

(四)阴道

阴道为连接子宫和外生殖器的肌性管道,是女性的交接器官,也是排出月经和娩出胎儿的管道(图9-8)。

阴道位于小骨盆中央,前有膀胱和尿道,后邻直肠。阴道下端以阴道口开口于阴道前庭。处女的阴道口周围有处女膜附着。阴道的上端宽阔,包绕子宫颈阴道部,两者之间的环形间隙称阴道穹。阴道穹分为前部、后部和侧部,以阴道穹后部最深,与其后上方的直肠子宫陷凹仅隔以阴道后壁和覆盖其上的腹膜,故临床上可经阴道穹后部穿刺以引流直肠子宫陷凹内的积液或积血,进行诊断和治疗。

(五)前庭大腺

前庭大腺形如豌豆,位于阴道口后外侧的深面,分泌物有润滑阴道口的作用。如因炎症导致导管阻塞,可形成前庭大腺囊肿。

二、女性外生殖器

女性外生殖器,即女阴,包括阴阜、大阴唇、小阴唇、阴道前庭、阴蒂(图9-11)。

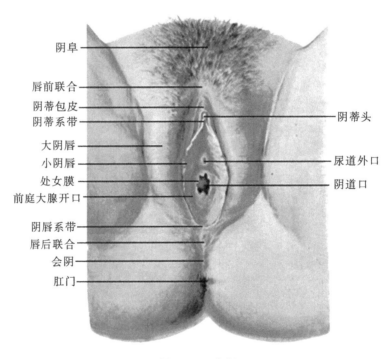

图9-11 女阴

1.阴阜

阴阜为耻骨联合前方的皮肤隆起,皮下富有脂肪。性成熟以后,生有阴毛。

2.大阴唇

大阴唇为一对纵形隆起的较厚皮肤皱襞。大阴唇的前端和后端左右互相连合,形成唇前连合和唇后连合。

3.小阴唇

小阴唇位于大阴唇的内侧,为一对较薄的皮肤皱襞,表面光滑无毛。其前端延伸为阴蒂包皮和阴蒂系带,后端两侧互相会合,形成阴唇系带。

4.阴道前庭

阴道前庭是位于两侧小阴唇之间的裂隙,阴道前庭的前部有尿道外口,后部有阴道口。

5.阴蒂

阴蒂位于两侧小阴唇的前端,有丰富的神经末梢,感觉灵敏。

附:乳房和会阴

一、乳房

乳房为人类和哺乳动物特有的结构。男性乳房不发达,乳头的位置较为稳定,多位于第 4 肋间隙,常作为定位标志,女性乳房于青春期后开始发育生长,妊娠期与哺乳期有分泌活动。

1.位置、形态

乳房位于胸前部,胸大肌和胸肌筋膜的表面,乳房呈半球形,紧张而有弹性(图 9 - 12)。乳房中央有乳头,通常平对第 4 肋间隙或第 5 肋,其顶端有输乳管的开口。乳头周围的皮肤色素较多,形成乳晕,乳头和乳晕的皮肤较薄,易受损伤而感染。

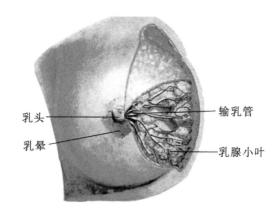

乳头

乳晕

输乳管

乳腺小叶

图 9 - 12　乳房

2.乳房的内部结构

乳房由皮肤、脂肪组织、纤维组织和乳腺构成。结缔组织将乳腺分割成15～20 个乳腺叶,一个乳腺叶有一个输乳管,开口于乳头。乳腺叶和输乳管均以乳头为中心呈放射状排列,故乳腺手术时宜做放射状切口,可减少对乳腺叶和输乳管的损伤。乳腺周围的纤维组织还发出许多小的纤维束,分别向深部连于胸筋膜,向浅部连于皮肤和乳头,对乳房起支持和固定作用,称为乳房悬韧带。乳腺癌病变时乳房悬韧带变短,牵拉皮肤产生凹陷,形成橘皮样外观,是早期乳腺癌的常见体征。

二、会阴

会阴有狭义和广义之分。狭义的会阴指肛门与外生殖器之间狭小区域的软组织。由于分娩时此区承受的压力较大,易发生撕裂,助产时应注意保护此区。广义的会阴指封闭小骨盆下口的所有软组织。以两侧坐骨结节连线为界，可将会阴分为前、后两个三角形的区域，前方是尿生殖区，又称尿生殖三角，男性有尿道通过，女性有尿道和阴道通过；后方的是肛区，又称肛三角，其中央有肛管通过（图9-13）。

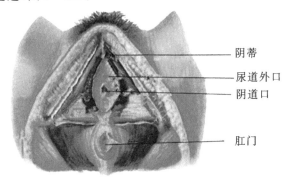

图9-13　女性会阴

目标检测

一、名词解释

　　1.精索　　2.黄体　　3.阴道穹　　3.会阴

二、简答题

　　1.简述男、女性生殖系统的组成。
　　2.试述精子的产生部位及排出途径。
　　3.试述男性尿道的分部。
　　4.试述男性尿道的三个狭窄、两个弯曲。
　　5.试述输卵管的分部、结扎部位和受精部位。
　　6.试述子宫的位置、形态、分部。
　　7.试述固定子宫的装置。

（李　楠）

第十章 腹 膜

学习目标

1. 掌握:腹膜和腹膜腔的概念。
2. 熟悉:腹膜与脏器的关系及腹膜形成的各种结构。
3. 了解:腹膜的移行。

一、腹膜和腹膜腔

腹膜为覆盖于腹、盆腔壁内和腹、盆腔脏器表面的一层薄而光滑的浆膜,分为壁腹膜和脏腹膜,衬于腹、盆腔壁内的腹膜称为壁腹膜,覆盖于腹、盆腔脏器表面的腹膜称为脏腹膜。壁腹膜和脏腹膜互相延续、移行,共同围成不规则的潜在腔隙,称为腹膜腔(图 10-1)。男性腹膜腔为一封闭的腔隙;女性腹膜腔则借输卵管腹腔口,经输卵管、子宫、阴道与外界相通。

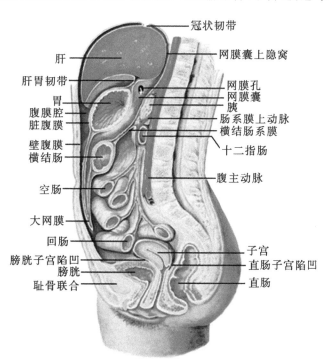

图 10-1 女性正中矢状切面

腹膜具有分泌、吸收、支持、保护、修复等功能。腹膜可分泌少量浆液,润滑和保护脏器,减少摩擦;腹膜有较强的吸收能力,一般认为,上腹部腹膜吸收能力强于下腹部,因此,腹膜炎的患者手术后多采取半卧位,使有害液体流至下腹部,以减缓腹膜对有害物质的吸收;支持和固定脏器;防御功能;腹膜有较强的修复和再生能力。

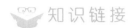 知识链接

腹膜与腹膜腔

腹膜腔和腹腔在解剖学上是两个不同而又相关的概念。腹腔是指膈以下、盆腔以上,腹前壁和腹后壁之间的腔,而腹膜腔则指脏腹膜和壁腹膜之间的潜在腔隙,腔内仅含少量浆液。实际上,腹膜腔套在腹腔内,腹、盆腔脏器均位于腹腔之内、腹膜腔之外。临床应用时,对腹膜腔和腹腔的区分常常并不严格,但有的手术(如对肾和膀胱的手术)常在腹膜外进行,并不需要通过腹膜腔,因此术者应对两腔有明确的概念。

二、腹膜与腹、盆腔脏器的关系

根据脏器被腹膜覆盖的范围大小,可将腹、盆腔脏器分为 3 类:即腹膜内位、间位和外位器官。

1.腹膜内位器官

表面几乎全被腹膜所覆盖的器官为腹膜内位器官,有胃、十二指肠上部、空肠、回肠、盲肠、阑尾、横结肠、乙状结肠、脾、卵巢和输卵管。

2.腹膜间位器官

表面大部分被腹膜覆盖的器官为腹膜间位器官,有肝、胆囊、升结肠、降结肠、子宫、膀胱和直肠上段。

3.腹膜外位器官

仅一面被腹膜覆盖的器官为腹膜外位器官,有肾、肾上腺、输尿管、十二指肠降部、水平部和升部、直肠中、下段及胰。

了解脏器与腹膜的关系,有重要的临床意义。比如肾、输尿管等腹膜外位的器官,经行手术时可以不必打开腹膜腔便可以进行手术,从而避免了对腹膜的损伤以及术后的粘连。

三、腹膜形成的结构

壁腹膜与脏腹膜之间,或脏腹膜之间互相返折移行,形成许多结构。这些结构不仅对器官起着连接和固定的作用,也是血管、神经等进入脏器的途径。

(一)网膜

1.小网膜

小网膜是由肝门向下移行至胃小弯和十二指肠球(上部)的双层腹膜结构。从肝门连于胃小弯的部分称肝胃韧带。从肝门连于十二指肠球(上部)的部分称肝十二指肠韧带(图 10 - 2)。

2.大网膜

大网膜自胃大弯和横结肠向下垂,形似围裙覆盖于空、回肠的前面(图 10 - 2)。大网膜有重要的吸收和防御功能。大网膜通常呈筛状,并含有丰富的脂肪、毛细血管和巨噬细胞,有重

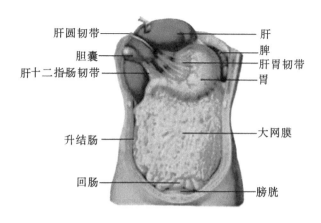

图 10-2　网膜

要的吸收和防御功能。当腹膜腔内有炎症时,大网膜可包围病灶,形成粘连,以防止炎症扩散蔓延并促进炎症消退。大网膜的长度因人而异,短者仅伸展至横结肠下 10cm 左右,长者可达盆腔。小儿的大网膜较短,一般在脐平面以上,因此当阑尾炎或其他下腹部炎症发生时,病灶区不易被大网膜包裹,常导致弥漫性腹膜炎。大网膜有较强的再生能力,容易同其他组织愈着并建立广泛的侧支循环,因此临床上可切取游离或带蒂网膜瓣来充填组织缺损,修复顽固性溃疡、复杂性瘘管和褥疮,以及重建乳房等。大网膜具有粘连、吸收和修复功能,因此手术中常将大网膜铺盖在脏器的创面、缝合处或吻合处。然而,大网膜形成的粘连,有时亦可引起肠粘连。

　　3. 网膜囊和网膜孔

　　网膜囊是小网膜和胃后壁与腹后壁的腹膜之间的一个偏窄而不规则的间隙,又称小腹膜腔,为腹膜腔的一部分。网膜囊的前壁为小网膜的后层、胃后壁及十二指肠近端2cm处的腹膜和大网膜前两层的后层(或胃结肠韧带);后壁为大网膜后两层的前层、横结肠及其系膜,以及覆盖在胰、左肾、左肾上腺等处的腹膜;上壁为肝尾状叶和膈下方的腹膜(肝尾状叶从网膜囊右缘突入囊内,其前、后面均被腹膜覆盖);下壁为大网膜前、后层的愈着处。网膜囊的左侧为脾、胃脾韧带和脾肾韧带;右侧借网膜孔与腹膜腔的其余部分相通(图 10-3)。网膜囊是腹膜腔的一个盲囊,位置较深。当网膜囊积液时,液体可经网膜孔流到腹膜腔的其他部位,引起炎症扩散。但如果网膜孔周缘的腹膜受到刺激发生炎症而封闭了网膜孔,扩散范围不会太大,感染也很局限,故腹膜刺激症状不甚明显,给诊断带来一定困难。

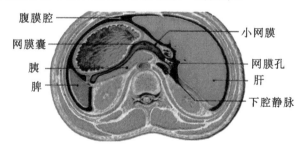

图 10-3　腹腔横切面(平网膜孔)

(二)系膜

由于壁、脏腹膜相互延续移行,形成许多将器官系连固定于腹、盆壁的双层腹膜结构,称为系膜,其内含有出入该器官的血管、神经、淋巴管和淋巴结等。主要的系膜有肠系膜、阑尾系膜、横结肠系膜和乙状结肠系膜等(图10-4)。

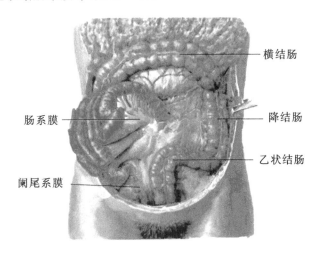

图 10-4 系膜

1.肠系膜

肠系膜是将空肠和回肠系连固定于腹后壁的双层腹膜结构,面积较大,整体呈扇形,其附着于腹后壁的部分称为肠系膜根,由于肠系膜根和肠缘的长度相差悬殊,故有利于空、回肠的活动,对消化和吸收有促进作用,但活动异常时也易发生肠扭转、肠套叠等急腹症。

2.阑尾系膜

阑尾系膜呈三角形,将阑尾系连于肠系膜下方。阑尾的血管走行于系膜的游离缘,故切除阑尾时,应从系膜游离缘进行血管结扎。

3.横结肠系膜

横结肠系膜是将横结肠系连于腹后壁的横位双层腹膜结构,其根部起自结肠右曲,向左跨过右肾中部、十二指肠降部、胰头等器官的前方,沿胰前缘达左肾前方,直至结肠左曲。

4.乙状结肠系膜

乙状结肠系膜是将乙状结肠固定于左下腹的双层腹膜结构,其根部附着于左髂窝和骨盆左后壁。该系膜较长,故乙状结肠活动度较大,易发生肠扭转。

(三)韧带

腹膜形成的韧带指连接腹、盆壁与脏器之间或连接相邻脏器之间的腹膜结构,对脏器有固定作用。

1.肝的韧带

肝的下方有肝胃韧带和肝十二指肠韧带;上方有镰状韧带、冠状韧带;前方有肝圆韧带。

镰状韧带呈矢状位,是上腹前壁和膈下面连于肝上面的双层腹膜结构,位于前正中线右侧,因其侧面观形似镰刀而得名。镰状韧带下缘游离并增厚,内含肝圆韧带。

冠状韧带呈冠状位,由膈下面的壁腹膜返折至肝上面所形成的双层腹膜组成。前层向前与镰状韧带相延续,前、后两层之间无腹膜被覆的肝表面称为肝裸区。

2.脾的韧带

脾的韧带包括胃脾韧带、脾肾韧带。胃脾韧带是连于胃底和胃大弯上份与脾门之间的双层腹膜结构。脾肾韧带为脾门至左肾前面的双层腹膜结构。

(四)陷凹

腹膜在盆腔脏器之间移行返折形成深浅不一的凹陷称为陷凹(图 10-1)。男性在膀胱与直肠之间有直肠膀胱陷凹。女性在膀胱与子宫之间有膀胱子宫陷凹,在直肠与子宫之间有直肠子宫陷凹。站立位变成坐位时,男性的直肠膀胱陷凹和女性的直肠子宫陷凹是腹膜腔的最低部位,故腹膜腔内的积液多积存于此。

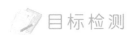 目标检测

一、名词解释

1.腹膜腔　　2.腹膜内位器官　　3.直肠子宫陷凹

二、简答题

1.试述腹膜的功能及为什么腹膜炎术后采取半卧位。

2.腹膜与脏器有哪几种关系？请举例说明。

3.直立时男性和女性腹膜腔的最低点分别在哪儿？

（李　楠）

脉管系统

第十一章 心血管系统

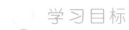 学习目标

1. 掌握：心血管系统的组成；血液循环；心的位置、外形；心腔结构、心的血管；心的传导系统；身体各部动、静脉主干；肝门静脉系的组成、主要属支及与上下腔静脉的吻合途径。
2. 熟悉：心的构造；心包；全身各部动脉分支和静脉属支分布情况。
3. 了解：心的体表投影；血管吻合及侧支循环；动脉搏动点及压迫的血点。

第一节 心血管系统总论

一、心血管系统的组成

心血管系统由心、动脉、毛细血管和静脉组成。

(一)心

心是人体血液循环的动力器官。心被房间隔和室间隔分为左、右两半，每半心又分为心房和心室，同侧心房与心室借房室口相通。左半心内流动有动脉血液，右半心内流动有静脉血液。

(二)动脉

动脉是连接心室，导血离心的血管。动脉自心室发出后反复进行分支，管径逐渐变细，最后移行为毛细血管。动脉管壁较厚，富含弹性纤维，具有较强的弹性。

(三)静脉

静脉由毛细血管汇集而成，是连接心房，导血回心的血管。静脉在向心回流过程中不断接受属支，管径逐渐变粗，最终汇合成大静脉注入心房。静脉管壁较薄，弹性纤维较少，缺乏弹性。

（四）毛细血管

毛细血管是连接在动脉和静脉之间的微细血管，毛细血管彼此吻合成网，人体除被覆上皮、软骨、角膜、晶状体、毛发、指甲和牙釉质外，毛细血管几乎遍布全身各处。毛细血管数量多，管壁薄，通透性大，血流速度缓慢，是血液与组织液进行物质交换的场所。

二、血液循环

血液由心室射出，流经动脉、毛细血管和静脉后返回心房，如此周而复始的循环流动，称为血液循环。根据循环途径不同分为肺循环和体循环。血液由右心室搏出，经肺动脉干、左右肺动脉及分支到达肺泡毛细血管进行气体交换（吸入氧，排出二氧化碳），经肺静脉流回左心房的过程称肺循环（小循环）。血液由左心室搏出，经主动脉及其分支到达全身毛细血管，并与组织、细胞进行物质交换（组织细胞摄取氧和营养物质并释放二氧化碳和代谢产物入血），经各级静脉收集后向心回流，最后汇合成上、下腔静脉及心冠状窦注入右心房的过程称体循环（大循环）。

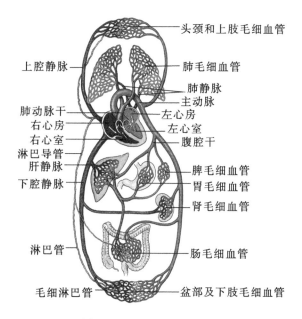

图 11-1　血液循环示意图

三、血管吻合及侧支循环

人体血管之间除基本的经动脉-毛细血管-静脉连通外，还有许多形式多样、分布广泛的吻合情况，如动脉之间、静脉之间甚至动脉与静脉之间可借吻合支或交通支彼此相连，形成血管吻合。有些血管在其行程中发出与主干血管平行的分支称侧副支。由主干同高度发出的侧副支互相吻合，称侧支吻合。

第二节 心

一、心的位置和外形

(一)心的位置

心位于胸腔前下部的中纵隔内,约 2/3 位于身体正中线的左侧,1/3 位于正中线右侧(图 11－2)。

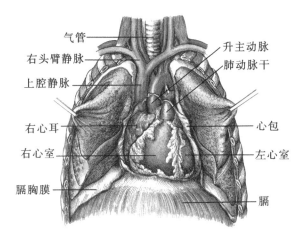

图 11－2 心的位置

(二)心的外形

心的外形呈倒置的圆锥体形,大小与本人拳头相当。心外形包括 1 尖、1 底、2 面和 3 缘,另外表面还有 3 条沟(图 11－3、图 11－4)。

心尖朝向左前下方,由左心室构成,圆钝。在平左侧第 5 肋间隙左锁骨中线内侧 1～2cm 处,活体可看到或扪及心尖搏动。

心底朝向右后上方,大部分由左心房、小部分由右心房构成,连接出入心的大血管。

心的前面又称胸肋面,朝向前上方,光滑隆凸,与胸骨及肋软骨相邻;下面又称膈面,与膈相邻,近水平位,朝向后下。

心右缘主要由右心房形成,垂直而圆钝;心左缘圆钝,绝大部分由左心室构成,仅上方小部分由左心耳构成;心下缘锐利,近水平位,由右心室和心尖构成。

冠状沟环绕在心底周围,近于冠状位,是心房和心室在心表面分界的标志。在心的胸肋面和膈面各有一条从冠状沟走向心尖右侧的浅沟,分别称前室间沟和后室间沟。前、后室间沟是左、右心室在心表面分界的标志,两者在心尖右侧心下缘处汇合形成心尖切迹。后室间沟与冠状沟相交处称房室交点。

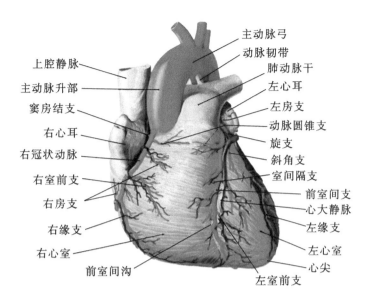

图 11-3 心的前面

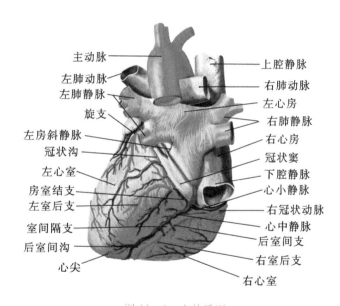

图 11-4 心的后面

二、心的各腔

(一)右心房

右心房位于心的右后上方(图 11-5)。前方有明显突起形似耳状的结构称右心耳,其内面有条状的肌束称为梳状肌;内侧壁前下部有一光滑卵圆形浅窝称卵圆窝。卵圆窝处较薄,是胎儿时期卵圆孔出生后闭锁后的遗迹,一般在出生后 1 岁左右闭合,房间隔缺损多在此处发生,是先天性心脏病的一种。

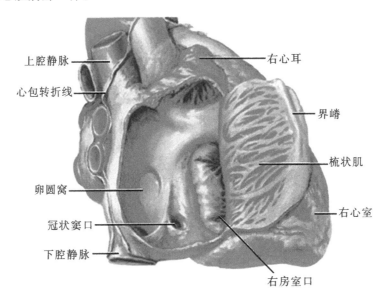

图 11-5 右心房结构

右房房有三个入口和一个出口。入口:上腔静脉口、下腔静脉口及冠状窦口。出口:右房室口。

(二)右心室

右心室位于右心房前下方(图 11-6)。室腔略呈锥体形,室壁上有肌性的隆起称肉柱,其中最大的称隔缘肉柱,其内有心传导系纤维通过。

右心室入口为右房室口,其周缘附有 3 片三角形瓣膜,称三尖瓣。三尖瓣的基底部附着于

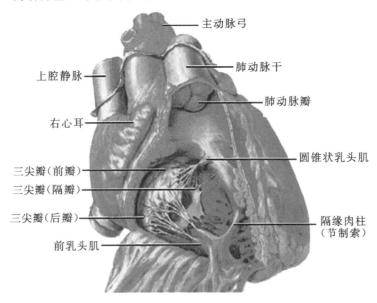

图 11-6 右心室结构

右房室口的纤维环,尖部垂入右心室腔,其游离缘上有腱索向下牵拉连于乳头肌。三尖瓣、腱索、乳头肌和纤维环,在功能上是一个整体,称三尖瓣复合体。

右心室的出口称肺动脉口,与肺动脉干相连,周围有 3 片半月形开口朝向肺动脉干的袋状瓣膜称肺动脉瓣。

三尖瓣、肺动脉瓣有防止血液逆流功能,保证血液只向一个方向流动。

(三)左心房

左心房(图 11-7)构成心底的大部分。前部向右前方突出的部分,称左心耳。左心房后部左、右各有两个肺静脉口,是左心房的入口,出口为左房室口,通向左心室。

(四)左心室

左心室(图 11-7)大部分位于右心室左后下方,构成心尖和心左缘。室腔似圆锥形,其入口称左房室口,周围附有前后 2 片近似三角形的瓣膜,称二尖瓣,瓣膜游离缘有数条腱索连于室壁乳头肌。二尖瓣、腱索、乳头肌与纤维环共同构成二尖瓣复合体,功能同三尖瓣复合体。

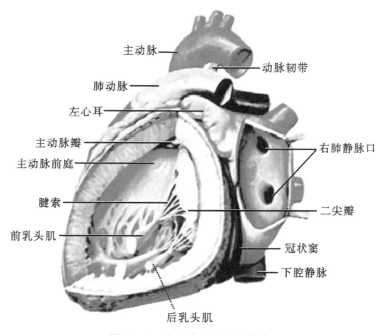

图 11-7　左心房和左心室结构

左心室出口为主动脉口,与主动脉相连,其周围附有 3 个袋口朝向主动脉方向的半月形瓣膜称主动脉瓣。

三、心的构造

(一)心壁的构造

心壁由内向外依次由心内膜、心肌层和心外膜组成。

1. 心内膜

心内膜是衬覆于心腔内面的一层光滑的薄膜,由心内皮、内皮下层和心内膜下层组成,与大血管的内膜相延续。

2.心肌层

心肌层由心肌纤维构成,肌纤维呈螺旋状排列,分为内纵、中环、外斜三层。

3.心外膜

心外膜为被覆于心肌层表面和大血管根部的一层透明而光滑的浆膜,为浆膜心包的脏层。

(二)心间隔

心间隔包括房间隔和室间隔。

1.房间隔

房间隔位于左、右心房之间,由两层心内膜夹以结缔组织和少量肌纤维构成,较薄,卵圆窝是其最薄弱的部位,也是最容易发生穿孔的部位。

2.室间隔

室间隔位于左、右心室之间,分为上方的膜部和下方的肌部。肌部较厚,由心肌和心内膜构成。膜部较薄,缺乏心肌层,室间隔缺损多发生于此部。

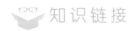 知识链接

房间隔缺损

房间隔缺损是左、右心房之间的间隔发育不全,遗留缺损造成血流可相通的先天性畸形。房间隔缺损根据胚胎发育可分为继发孔型及原发孔型缺损两大类,前者居多数。房间隔缺损是最常见的先天性心脏病,约占先心病的 10%～15%,男女之比为 1：2。

四、心的传导系统

心的传导系统由特殊分化的心肌纤维组成。主要功能是产生兴奋,传导冲动和维持心正常节律性搏动。心的传导系统包括窦房结、房室结、房室束及其分支(图 11-8)。

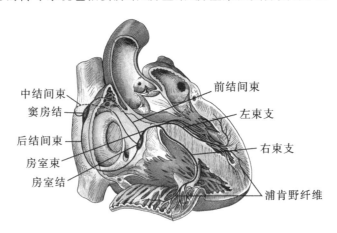

图 11-8 心的传导系统模式图

(一)窦房结

窦房结位于上腔静脉与右心房交界处心外膜深面,呈长椭圆形,是心正常起搏点。

(二)房室结

房室结位于房间隔右侧下部,冠状窦口的前上方心内膜深面,呈扁椭圆形。

(三)房室束及其分支

房室束又称 His(希氏)束,由房室结发出后穿过右纤维三角,下行到达室间隔肌部上缘分左、右两束支,左、右两束支分别沿室间隔两侧心内膜深面下行,再分散成浦肯野纤维网(Purkinje fiber),分布于心室肌纤维。

五、心的血管

(一)心的动脉

1.右冠状动脉

右冠状动脉起自升主动脉根部右侧,经右心耳与肺动脉干之间入冠状沟向右后行,至冠状沟后部分为两支,一支粗大称后室间支,另一支较细小分布于左室后壁称左室后支(图 11-9)。

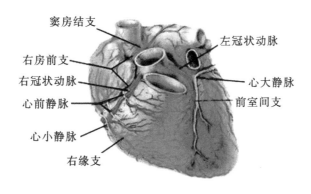

图 11-9 心的血管(胸肋面)

2.左冠状动脉

左冠状动脉起于升主动脉根部左侧,经左心耳与肺动脉干之间向左行,立即分为两支:旋支沿冠状沟向左后行至膈面;前室间支沿前室间沟下行,绕过心尖右侧至膈面,在后室间沟上行一小段而终(图 11-9)。

(二)心的静脉

主干为冠状窦,位于心膈面冠状沟内,借冠状窦口连于右心房(图 11-10)。主要属支有心大静脉、心中静脉和心小静脉。

1.心大静脉

心大静脉起自心尖右侧,上升转向左后方,沿冠状沟注入冠状窦(图 11-9)。

2.心中静脉

心中静脉与后室间支伴行,注入冠状窦(图 11-10)。

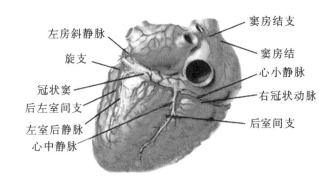

图 11-10 心的血管(膈面)

3.心小静脉

心小静脉位于冠状沟后部的右侧,向左行注入冠状窦(图 11-9、图 11-10)。

六、心包

心包是包裹心及出入心的大血管根部的纤维浆膜囊,分为纤维心包和浆膜心包(图11-11)。

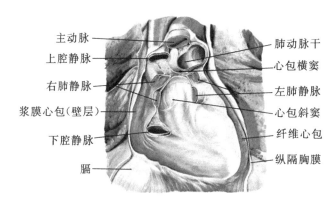

图 11-11 心包

(一)纤维心包

纤维心包由坚韧的结缔组织构成,向上与出入心的大血管外膜移行,向下则附着于膈的中心腱。

(二)浆膜心包

浆膜心包为密闭的浆膜囊,分脏、壁两层。脏层贴于心肌层表面即心外膜;壁层衬于纤维心包的内面与纤维心包紧密相贴;脏、壁两层之间的潜在腔隙,称心包腔,内含少量浆液,以减少心搏动时的摩擦。

心包的主要功能:①可减少心搏动时的摩擦;②可防止心过度扩大并使心固定于正常位置;③作为屏障防止邻近部位的感染蔓延到心。

七、心的体表投影

心在胸前壁的体表投影可用 4 点及其连线表示。①左上点：在左侧第 2 肋软骨的下缘，距胸骨左缘约 1.2cm；②右上点：在右侧第 3 肋软骨上缘，距胸骨右缘约 1cm；③右下点：在右侧第 7 胸肋关节处；④左下点：在左侧第 5 肋间隙，锁骨中线内侧 1～2cm 处。顺次连接以上 4 点，即为心在胸前壁的投影，了解此投影对临床诊断有实用意义。

第三节　肺循环的血管

一、肺循环的动脉

肺动脉干是肺循环主干，为一粗短动脉干，起自右心室，向左后上斜行，至主动脉弓的下方分为左、右肺动脉。左肺动脉较短，水平向左至左肺门，分上下两支进入左肺上、下叶。右肺动脉较长，水平向右至右肺门，分 3 支进入右肺上、中、下叶。

在肺动脉干分叉处稍左侧与主动脉弓的下缘之间有一结缔组织索称动脉韧带（图11-3），是胚胎时期动脉导管闭锁后的遗迹。动脉导管如在出生后 6 个月尚未闭锁，则称动脉导管未闭，是常见先天性心脏病的一种，可结扎予以治疗。

二、肺循环的静脉

肺静脉左、右各两条，分别称左上肺静脉、左下肺静脉、右上肺静脉和右下肺静脉。它们均起自肺门，向内注入左心房后部的两侧。

第四节　体循环的血管

一、体循环的动脉

（一）主动脉

主动脉为体循环动脉的主干，从左心室发出后先斜向右上，再弯向左后，沿脊柱左前方下降，穿膈的主动脉裂孔入腹腔，下降至第 4 腰椎体下缘分为左、右髂总动脉（图 11-12）。

依其行程，将主动脉分为升主动脉、主动脉弓和降主动脉三段。

升主动脉起自左心室，向右前上方斜行至右侧第 2 胸肋关节后方移行为主动脉弓。升主动脉根部发出左、右冠状动脉。

主动脉弓是右侧第 2 胸肋关节与第 4 胸椎体下缘之间凸向上的弓形动脉。主动脉弓的凸侧自右向左发出头臂干、左颈总动脉和左锁骨下动脉。头臂干短而粗，向右上斜行，至右胸锁关节的后方分为右颈总动脉和右锁骨下动脉。

降主动脉从第 4 胸椎下缘沿脊柱左侧下降，至第 12 胸椎水平穿膈的主动脉裂孔入腹腔，下行达第 4 腰椎体下缘分为左、右髂总动脉。其中在胸腔一段称胸主动脉，在腹腔一段称腹主动脉。

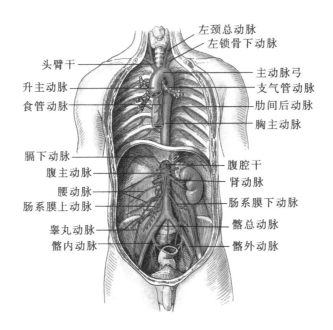

图 11-12 主动脉的行程及其主要分支

(二)头颈部动脉

1. 颈总动脉

颈总动脉是头颈部动脉的主干。右侧发自头臂干,左侧直接起自主动脉弓。两侧均在胸锁关节后方进入颈部,沿食管、气管和喉的外侧上升,至甲状软骨上缘分为颈外动脉和颈内动脉(图 11-13)。

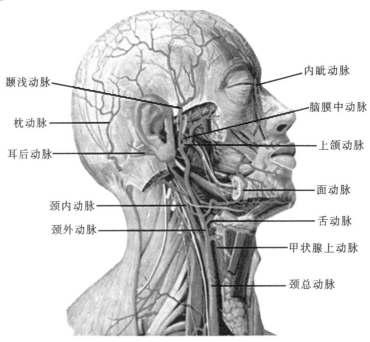

图 11-13 头颈部的动脉

颈总动脉在其分叉处有两个重要结构:颈动脉窦和颈动脉小球。颈动脉窦为颈总动脉末端和颈内动脉起始处的膨大部分,壁内有压力感受器,当血压升高时,反射性地引起心率减慢、血管扩张、血压下降。颈动脉小球为一扁椭圆形小体,借结缔组织连于颈总动脉分叉处后方,属于化学感受器,感受血液中 CO_2 分压、O_2 分压及 H^+ 浓度变化,当 CO_2 浓度升高时,反射性引起呼吸加深加快。

(1)颈外动脉:自颈总动脉发出后,上行穿腮腺实质至下颌颈处分为颞浅动脉和上颌动脉两个终支。

主要分支有:

1)甲状腺上动脉:由颈外动脉起始处发出,行向前下方,分布到甲状腺上部和喉。

2)舌动脉:在甲状腺上动脉的稍上方约平下颌角高度发出,分布于舌、舌下腺和腭扁桃体。

3)面动脉:在舌动脉的稍上方发出,向前经下颌下腺深面,至咬肌止点前缘越过下颌骨下缘至面部,经口角和鼻翼外侧,向上至眼内眦,改称为内眦动脉。

面动脉分布于面部软组织、下颌下腺和腭扁桃体等。在下颌底咬肌止点的前缘处,可摸到面动脉搏动,面部出血时,可在咬肌前缘将面动脉压向下颌骨止血。

4)颞浅动脉:在腮腺内直行上升,经外耳门前方越颧弓根至颞部皮下,分支分布于额、颞、顶部软组织、腮腺及眼轮匝肌等。在外耳门前易扪之其搏动,当头前外侧部出血时,可在此压迫止血。

5)上颌动脉:经下颌颈深面入颞下窝,经翼腭窝达眶下裂入眶,改名为眶下动脉。沿途分支到外耳道、中耳、硬脑膜等处。其中分布于硬脑膜的一支称脑膜中动脉,它由上颌动脉发出后向上穿棘孔入颅中窝,紧贴颅骨内面行走,分前、后支分布于硬脑膜。

(2)颈内动脉:由颈总动脉分出后,垂直上升达颅底,穿过颈动脉管入颅腔,分支分布于脑与视器。颈内动脉在颅外一般无分支,借此可与颈外动脉相鉴别,其颅内分支详见中枢神经系统。

2.锁骨下动脉

左侧起于主动脉弓,右侧起于头臂干,从胸锁关节后方斜向外至颈根部,呈弓状越过胸膜顶前方,穿斜角肌间隙,至第1肋外侧缘移行为腋动脉(图11-14)。

主要分支有:

(1)椎动脉:从斜角肌内侧发出,向上穿第6至第1颈椎横突孔,经枕骨大孔入颅腔,两侧的椎动脉汇合成为一条基底动脉,分支分布于脑和脊髓。

(2)胸廓内动脉:在椎动脉起始处的相对侧发出,向下入胸腔,经第1~7肋软骨后面下降。分为肌膈动脉和腹壁上动脉,后者穿膈肌进入腹直肌鞘内,并与腹壁下动脉吻合。胸廓内动脉沿途分支分布于胸前壁、乳房、心包和膈。

(3)甲状颈干:为一短干,主要分支有甲状腺下动脉和肩胛上动脉,前者分布于甲状腺、咽、喉、气管、食管;后者分布于冈上、下肌。

(三)上肢的动脉

1.腋动脉

腋动脉为上肢动脉主干,在第1肋外侧缘处与锁骨下动脉相延续,行于腋窝深部,至大圆肌下缘,移行为肱动脉(图11-15)。

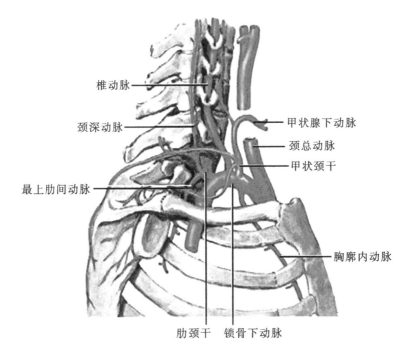

图 11-14 锁骨下动脉及其分支

椎动脉
颈深动脉
最上肋间动脉
甲状腺下动脉
颈总动脉
甲状颈干
胸廓内动脉
肋颈干　锁骨下动脉

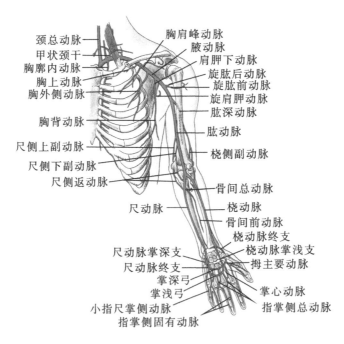

图 11-15 上肢动脉及其分支

颈总动脉
甲状颈干
胸廓内动脉
胸上动脉
胸外侧动脉
胸背动脉
尺侧上副动脉
尺侧下副动脉
尺侧返动脉
尺动脉
尺动脉掌深支
尺动脉终支
掌深弓
掌浅弓
小指尺掌侧动脉
指掌侧固有动脉

胸肩峰动脉
腋动脉
肩胛下动脉
旋肱后动脉
旋肱前动脉
旋肩胛动脉
肱深动脉
肱动脉
桡侧副动脉
骨间总动脉
桡动脉
骨间前动脉
桡动脉终支
桡动脉掌浅支
拇主要动脉
掌心动脉
指掌侧总动脉

　　腋动脉的分支分布于肩肌、胸肌、背阔肌和乳房等。主要分支有肩胛下动脉、胸外侧动脉、旋肱后动脉等。

2.肱动脉

肱动脉是腋动脉的直接延续,与正中神经相伴沿肱二头肌内侧缘下行,至肘窝平桡骨颈处,分为桡动脉和尺动脉(图 11-15)。

在肘窝内上方,肱二头肌腱内侧可触及其搏动,此处是测量血压时听诊的部位。当前臂大出血时,可在肱二头肌内侧向肱骨压迫止血。肱动脉主要分支有肱深动脉,与桡神经伴行,经桡神经沟,分布于肱三头肌。

3.桡动脉

桡动脉在平桡骨颈处发自肱动脉,沿前臂桡侧下行。在桡腕关节行于肱桡肌腱与桡侧腕屈肌腱之间,此处位置表浅,可触到其搏动,是临床诊脉的常用部位。

桡动脉主要分支有:

(1)拇主要动脉:在桡动脉入手掌处发出,立即分为 3 支,即拇指桡、尺和示指桡掌侧动脉,分布于拇指两侧和示指桡侧。

(2)掌浅支:桡动脉在桡腕关节上方分出,沿鱼际肌表面或穿过其浅层下面行至手掌,与尺动脉末端吻合成掌浅弓。

4.尺动脉

尺动脉由肱动脉分出后,在尺侧腕屈肌和指浅屈肌之间沿前臂尺侧下行,经屈肌支持带的浅面,豌豆骨桡侧入手掌。

尺动脉主要分支有:

(1)骨间总动脉:自尺动脉上端发出,在骨间膜上缘分为骨间前动脉和骨间后动脉。分别沿骨间膜前、后面下行,分支分布于前臂诸肌、桡骨、尺骨,并参加肘、腕关节网。

(2)掌深支:在豌豆骨桡侧由尺动脉发出,穿小鱼际达手掌深部。

5.掌浅弓和掌深弓

掌浅弓由尺动脉末端和桡动脉掌浅支吻合而成,位于掌腱膜和屈指肌腱之间。从掌浅弓发出 3 支指掌侧总动脉和 1 支小指尺掌侧动脉。

掌深弓由桡动脉末端与尺动脉掌深支吻合而成,位于屈指肌腱的深面。约平腕掌关节高度由弓的凸缘发出 3 支掌心动脉。

(四)胸部的动脉

胸主动脉是胸部的动脉主干,自第 4 胸椎体下缘左侧续主动脉弓,下行至第 12 胸椎高度穿膈主动脉裂孔入腹腔,移行为腹主动脉。

胸主动脉分支有壁支和脏支。

1.壁支

壁支包括第 3～11 肋间后动脉(第 1、2 对肋间后动脉来自锁骨下动脉)和 1 对肋下动脉,肋间后动脉沿相应的肋沟前行,肋下动脉在 12 肋下缘走行。

2.脏支

脏支主要有支气管支、食管支和心包支,较细小,分布于气管、食管和心包。

(五)腹部的动脉

主干为腹主动脉,上方在膈的主动脉裂孔处续于胸主动脉,沿脊柱左前方下行,达第 4 腰椎体下缘水平分为左、右髂总动脉。

腹主动脉亦发出脏支和壁支。

1. 壁支

壁支较细小,主要有 4 对腰动脉和 1 对膈下动脉。

2. 脏支

脏支数量多且较为粗大,分为成对和不成对两种。

(1)不成对的脏支:包括腹腔干、肠系膜上动脉和肠系膜下动脉。

1)腹腔干:为一粗短的动脉干,在主动脉裂孔的稍下方自腹主动脉前壁发出,立即分为胃左动脉、肝总动脉和脾动脉(图 11 - 16)。①胃左动脉由腹腔干发出后斜向左上,至胃的贲门处转向右下,在小网膜两层之间沿胃小弯向右行,与胃右动脉吻合。②肝总动脉由腹腔干发出后沿胰头上缘向右前行,至十二指肠上部的上方进入肝十二指肠韧带内分为肝固有动脉和胃十二指肠动脉。肝固有动脉行于肝十二指肠韧内,上行到达肝门分左支和右支,分别进入肝的左、右叶。右支在入肝门前,发出胆囊动脉,经胆囊三角上行,分布于胆囊。肝固有动脉起始部附近还发出胃右动脉,沿胃小弯向左行与胃左动脉吻合,分布于十二指肠上部和胃小弯附近的胃前、后壁。胃十二指肠动脉在十二指肠上部后方下行,在幽门下缘分为胃网膜右动脉和胰十二指肠上动脉,前者沿胃大弯向左行并与胃网膜左动脉吻合,分布于胃大弯和大网膜;后者分

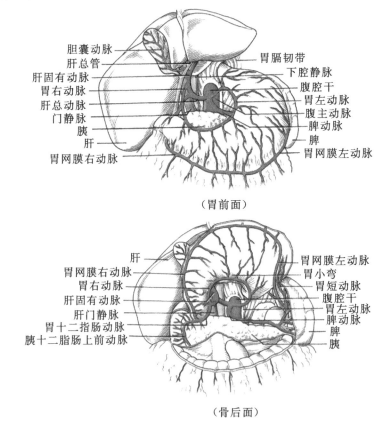

(胃前面)

(骨后面)

图 11 - 16　腹腔干及其分支

前后两支,在胰头与十二指肠降部之间下降,分布于胰头和十二指肠,并与十二指肠下动脉吻合。③脾动脉是腹腔干最粗大的分支,沿胰的上缘向左行,至脾门附近分数支入脾沿途发出胰支、胃短动脉和胃网膜左动脉。胰支有数支,分布于胰体和胰尾;胃短动脉,有 3~5 支,在脾门处发出,经脾胃韧带分布于胃底;胃网膜左动脉,沿胃大弯右行与胃网膜右动脉吻合,分布于胃大弯和大网膜。

　　2)肠系膜上动脉:起自腹腔干起点稍下方腹主动脉前壁,在胰头后方下行,越过十二指肠水平部的前方进入小肠系膜根部,主干向右髂窝方向走行,分支分布于胰和十二指肠至结肠左曲之前的消化管(图 11-17)。其主要分支有:①胰十二指肠下动脉,在胰头与十二指肠之间,分支分布于胰和十二指肠,并与胰十二指肠上动脉吻合。②空肠动脉和回肠动脉,有 12~16条,从肠系膜上动脉左侧壁发出,行于小肠系膜内,在至肠壁前反复分支,其分支彼此吻合成多级动脉弓。由弓上再发出直行的小支进入肠壁,分布于空肠和回肠。③回结肠动脉,为肠系膜上动脉右侧壁最下方的分支,行向回盲部,分布于回肠末段、盲肠、阑尾和升结肠。其中,行于阑尾系膜游离缘内的称阑尾动脉,营养阑尾。④右结肠动脉,在回结肠动脉上方发自肠系膜上动脉,分布于升结肠,其分支和回结肠动脉、中结肠动脉的分支相吻合。⑤中结肠动脉,在胰的下缘发自肠系膜上动脉,进入横结肠系膜内分左、右两支,分别与左、右结肠动脉的分支相吻合,分布于横结肠。

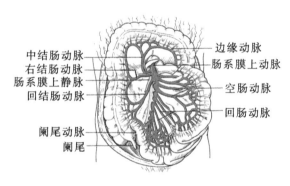

中结肠动脉
右结肠动脉
肠系膜上静脉
回结肠动脉

边缘动脉
肠系膜上动脉
空肠动脉
回肠动脉

阑尾动脉
阑尾

图 11-17　肠系膜上动脉及其分支

　　3)肠系膜下动脉:在平第 3 腰椎高度发自腹主动脉前壁,经腹后壁腹膜深面行向左下方,分支分布于降结肠、乙状结肠和直肠上部(图 11-18)。其主要分支有:①左结肠动脉,沿腹后壁向左行,分升、降两支营养降结肠,并与中结肠动脉和乙状结肠动脉吻合。②乙状结肠动脉,常为 1~3 支,进入乙状结肠系膜内,互相吻合成动脉弓,分支分布于乙状结肠。③直肠上动脉,是肠系膜下动脉的直接延续,行至第 3 骶椎处分为两支,沿直肠上部两侧下降分布于直肠上部,并与直肠下动脉和肛动脉吻合。

　　(2)成对的脏支:包括肾上腺中动脉、肾动脉和睾丸动脉(卵巢动脉)。

　　1)肾上腺中动脉:在平第 1 腰椎处发自腹主动脉侧壁,横行向外,分布于肾上腺中部,并与肾上腺上、下动脉吻合。

　　2)肾动脉:在平第 1、2 腰椎体之间起自腹主动脉侧壁,管径较粗,横行向外至肾门分为前、后干经肾盂前、后方入肾。在入肾前发出 1 支至肾上腺,称肾上腺下动脉。

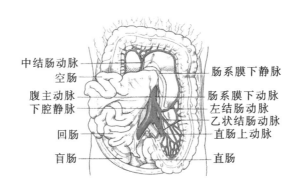

图 11-18 肠系膜下动脉及其分支

3)睾丸动脉:细而长,在肾动脉起始处的稍下方起自腹主动脉前壁,沿腰大肌表面斜向外下方,跨过输尿管前面,经腹股沟管至阴囊,分布于睾丸和附睾。在女性则为卵巢动脉,分布于卵巢和输卵管。

(六)盆部的动脉

1. 髂总动脉

髂总动脉由腹主动脉在第 4 腰椎体下缘发出,左、右各一,沿腰大肌内侧斜向下外至骶髂关节的前方,分为髂内动脉和髂外动脉(图 11-19)。

2. 髂内动脉

髂内动脉为盆部动脉主干,由髂总动脉发出后沿盆腔侧壁下行,发出壁支和脏支,分布于盆腔器官和盆壁(图 11-19)。

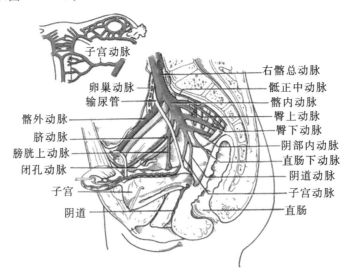

图 11-19 盆部的动脉(女性)

(1)脏支:主要有膀胱下动脉、直肠下动脉、子宫动脉、阴部内动脉等,分布于盆腔脏器和外生殖器。

（2）壁支：主要有闭孔动脉、臀上动脉、臀下动脉等。

3. 髂外动脉

髂外动脉由髂总动脉发出后沿腰大肌内侧缘下降，经腹股沟韧带中点深面至股三角，移行为股动脉，在入股部之前髂外动脉尚发出腹壁下动脉（图 11-20）。

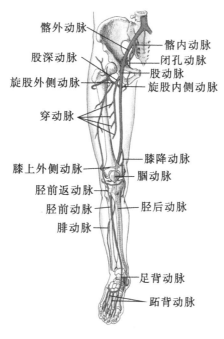

髂外动脉
股深动脉
旋股外侧动脉
穿动脉
髂内动脉
闭孔动脉
股动脉
旋股内侧动脉
膝上外侧动脉
胫前返动脉
胫前动脉
腓动脉
膝降动脉
腘动脉
胫后动脉
足背动脉
跖背动脉

图 11-20　下肢动脉

（七）下肢的动脉

1. 股动脉

股动脉为髂外动脉的延续。在股三角内下行，入收肌管，出收肌腱裂孔至腘窝，移行为腘动脉。主要分支有股深动脉，分布大腿肌前群肌、内侧群肌和后群肌。在股三角内，股动脉位置表浅，在腹股沟韧带中点稍下方可触及其搏动。当下肢出血时可在此处将股动脉压向耻骨上支进行压迫止血（图 11-20）。

2. 腘动脉

在收肌腱裂孔处续于股动脉，经腘窝深部下行至腘肌下缘处分为胫前、胫后动脉。分支分布于膝关节及附近诸肌（图 11-20）。

3. 胫后动脉

胫后动脉是腘动脉的分支，在小腿后面浅、深层肌之间下行，经内踝后方入足底，分为足底内侧动脉和足底外侧动脉（图 11-20）。

4. 胫前动脉

自腘动脉发出后，随即穿过小腿骨间膜上部至小腿前群肌深面，在胫骨前肌与趾长屈肌之间下行至足背，移行为足背动脉，沿途分支分布于小腿前群肌和附近皮肤（图 11-20）。

二、体循环的静脉

与动脉相比,体循环的静脉在结构和配布上有以下几方面特点。

(1)静脉分浅、深两类。浅静脉位于皮下浅筋膜内,又称皮下静脉。深静脉位于深筋膜的深面或体腔内,多与同名动脉伴行,其导血范围、行程、名称和与之伴行的动脉相同。浅静脉最终均汇入深静脉。

(2)静脉的吻合比动脉丰富。浅静脉之间,深静脉之间,浅、深静脉之间均有广泛的吻合。

(3)静脉瓣。静脉管壁内,有半月形向心开放的小袋称静脉瓣(图 11 - 21),其袋口朝向心,是防止静脉内血液逆流的重要装置。

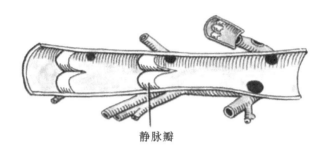

静脉瓣

图 11 - 21　静脉瓣

(4)各种特殊结构的静脉。硬脑膜窦为颅内硬脑膜两层之间形成的导流静脉血的腔隙,窦壁无肌层,管壁破裂出血时,不易止血。板障静脉(图 11 - 22)位于颅顶诸骨板障内,借无瓣的导静脉,与颅内、外的硬脑膜窦和头皮静脉连通。

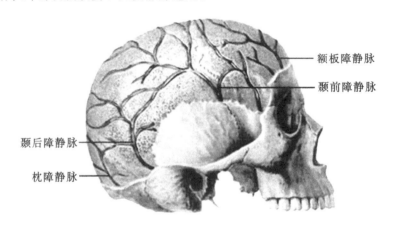

额板障静脉

颞前障静脉

颞后障静脉

枕障静脉

图 11 - 22　板障静脉

体循环的静脉分为上腔静脉系、下腔静脉系和心静脉系。其中,心静脉系在心的血管处已描述,这里主要介绍上腔静脉系和下腔静脉系。

(一)上腔静脉系

上腔静脉系由上腔静脉及其属支组成,收集头颈、上肢、胸壁和部分胸腔器官(心除外)的静脉血。主干为上腔静脉。

上腔静脉由左、右头臂静脉在右侧第 1 胸肋结合处后方汇合而成,沿升主动脉右侧垂直下行,注入右心房。上腔静脉注入心房前尚有奇静脉注入(图 11-23)。

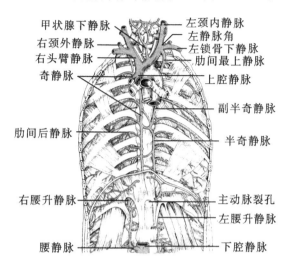

图 11-23 上腔静脉及其属支

头臂静脉又称无名静脉,左、右各一,由同侧的颈内静脉和锁骨下静脉在胸锁关节后方汇合而成,汇合处的夹角称静脉角,是淋巴导管注入的部位。

1. 头颈部的静脉

(1)颈内静脉:是颈部最大的静脉干(图 11-24),上部在颈静脉孔与颅内乙状窦相续,在颈动脉鞘内沿颈内动脉与颈总动脉外侧下行,至胸锁关节后方与锁骨下静脉汇合成头臂静脉。

颈内静脉的属支有颅内支和颅外支两种。其中,颅内支通过颅内静脉及硬脑膜窦收集脑、视器、脑膜及颅骨的血液。颅外支主要汇集面部、颈部等处的静脉血,主要有面静脉和下颌后静脉。

①面静脉:起于内眦静脉,伴面动脉斜向下外至下颌角下方接受下颌后静脉的前支,下端下行至舌骨高度注入颈内静脉(图 11-24)。

面静脉在口角平面以上缺少静脉瓣,并借内眦静脉、眼上静脉与颅内海绵窦相交通,亦可经面深静脉、翼静脉丛、眼下静脉与海绵窦相通。当口角以上面部,尤其是鼻根至两侧口角间的三角区发生感染处理不当时,病菌可经上述途径侵入颅内,引起颅内感染。临床上称此区为危险三角。

②下颌后静脉:由颞浅静脉和上颌静脉在腮腺内汇合而成(图 11-24)。该静脉分前、后两支,分别注入面静脉和颈外静脉。上颌静脉起自翼静脉丛,而翼静脉丛经眼下静脉或卵圆孔及破裂孔的导血管与海绵窦相交通。

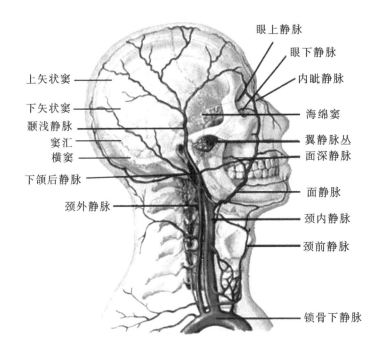

图 11 - 21　头颈部静脉及面静脉与海绵窦交通

（2）颈外静脉：是颈部最大的浅静脉（图 11 - 24）。由下颌后静脉的后支、枕静脉和耳后静脉汇合而成，沿胸锁乳突肌表面下行至其下端后穿颈深筋膜注入锁骨下静脉。颈外静脉位置表浅，临床上常作为穿刺部位。

（3）锁骨下静脉：在第 1 肋外缘处续于腋静脉，伴同名动脉走行，至胸锁关节后方与颈内静脉汇合成头臂静脉（图 11 - 24）。

2. 上肢的静脉

上肢的静脉分为深静脉和浅静脉。

（1）深静脉：均与同名动脉伴行，收集从手部至腋窝同名动脉分布区域的血液。

（2）浅静脉：起于指背浅静脉，汇集成手背部静脉网，向上汇合形成头静脉、贵要静脉和肘正中静脉（图 11 - 25）。

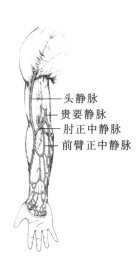

图 11 - 25　上肢的浅静脉

3. 胸部的静脉

奇静脉起自右腰升静脉，穿膈后沿脊柱右侧上行，在第 4 胸椎高度弓形向前跨过右肺根上方注入上腔静脉。沿途接受食管静脉、支气管静脉、右肋间后静脉。在第 8～9 胸椎体间有半奇静脉注入。半奇静脉起自左腰升静脉，沿脊柱左侧上行，收集左侧下部的肋间后静脉及副半奇静脉的血液（图 11 - 23）。椎静脉丛分布于椎管内、外，纵贯脊柱全长，分椎内、外静脉丛，两者间有丰富的吻合，收集脊髓、脊膜、椎骨和邻近肌等处的血液。

(二)下腔静脉系

下腔静脉系由下腔静脉及其属支组成,收集人体下肢、盆部、腹部等部位的静脉血。主干为下腔静脉。

下腔静脉是全身最大的静脉干,由左、右髂总静脉在第 4～5 腰椎右前方汇合而成,沿脊柱右前方、腹主动脉右侧上行,经肝的腔静脉沟,穿膈的腔静脉孔入胸腔注入右心房。

1. 下肢的静脉

下肢的静脉分为浅静脉和深静脉。

(1)深静脉:与同名动脉伴行,收集同名动脉分布区域的静脉血。

(2)浅静脉:主要有大隐静脉与小隐静脉(图 11 - 26)。

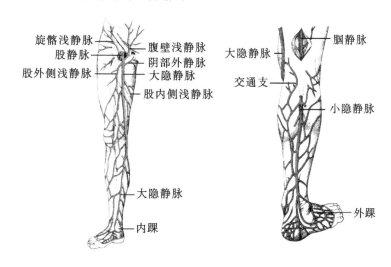

图 11 - 26　下肢的浅静脉

1)大隐静脉:是全身最长的浅静脉。起自足背静脉弓内侧端,经内踝前方,沿小腿内侧面伴隐神经上升,经膝关节后内方、大腿前内侧,在耻骨结节下外方 3～4cm 处,穿隐静脉裂孔注入股静脉。

2)小隐静脉:起自足背静脉弓的外侧,经外踝后方,沿小腿后面中线上升,至腘窝处穿深筋膜入腘静脉。

2. 盆部的静脉

(1)髂内静脉:与髂内动脉伴行(图 11 - 27)。属支分为脏支与壁支,收集同名动脉分布区的静脉血。脏支常在器官周围或壁内形成广泛的静脉丛,如直肠静脉丛、膀胱静脉丛、子宫静脉丛等。

(2)髂外静脉:是股静脉的直接延续,与同名动脉伴行,收集同名动脉分布区的静脉血(图 11 - 27)。

(3)髂总静脉:在骶髂关节的前方,由髂内和髂外静脉汇合而成。双侧髂总静脉斜向内上至第 4～5 腰椎右前方处汇合成下腔静脉(图 11 - 27)。

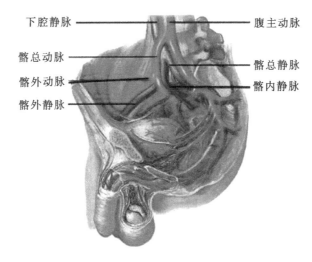

下腔静脉 —— 腹主动脉

髂总动脉 —— 髂总静脉

髂外动脉 —— 髂内静脉

髂外静脉

图 11 - 27　盆部的静脉

3.腹部的静脉

腹部的静脉分为壁支和脏支两种。

(1)壁支:主要有 1 对膈下静脉和 4 对腰静脉,均与同名动脉伴行。

(2)脏支:包括以下静脉。

1)肾上腺静脉:成对,左侧注入左肾静脉,右侧直接注入下腔静脉。

2)肾静脉:起自肾门,横行向内侧注入下腔静脉。左肾静脉长于右肾静脉,并接受左肾上腺静脉和左睾丸(卵巢)静脉。

3)睾丸静脉:起自睾丸和附睾(在女性为卵巢静脉),右睾丸静脉以锐角直接注入下腔静脉,左睾丸静脉以直角注入左肾静脉。故睾丸静脉曲张多见于左侧。

4)肝静脉:有 2~3 支,称为肝右、肝中、肝左静脉,行于肝实质内,在腔静脉沟处注入下腔静脉。

(3)肝门静脉系:由肝门静脉及其属支组成,收集腹腔内除肝外的不成对器官的血液。

1)肝门静脉:是由肠系膜上静脉和脾静脉在胰头后方汇合而成的一条短干,长 6~8cm,向右上进入肝十二指肠韧带向上达肝门,分左、右支入肝左、右叶。

2)肝门静脉系的结构特点:①肝门静脉系收集的血液不像其他静脉直接汇入下腔静脉及其属支,而是先汇入肝脏的肝血窦,然后经肝静脉汇入下腔静脉。②肝门静脉是唯一进入脏器的静脉,富含营养物质。③肝门静脉位于两级毛细血管之间,这两级毛细血管分别在胃肠道、胰腺、脾脏和肝内。④肝门静脉及其属支内一般无静脉瓣,当肝脏疾病导致肝门静脉高压时,血液可出现逆流。

3)肝门静脉的主要属支:肝门静脉的多数属支,收集同名动脉分布区域的血液,包括肠系膜上静脉、脾静脉、肠系膜下静脉、胃左静脉、胃右静脉、胆囊静脉、附脐静脉等。

4)肝门静脉系与上、下腔静脉系的吻合肝门静脉系与上、下腔静脉系之间有丰富的吻合,主要有三处。①经食管静脉丛与上腔静脉系的吻合。②经直肠静脉丛与下腔静脉系的吻合。③通过脐周静脉网分别与上、下腔静脉系的吻合。

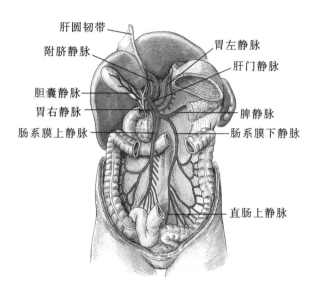

图 11-28 肝门静脉及其属支

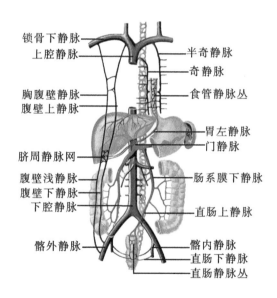

图 11-29 肝门静脉系与上、下腔静脉系的吻合

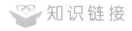 **知识链接**

门静脉高压

门静脉高压是指由肝门静脉系统压力升高所引起的一系列临床表现。凡能造成肝门静脉血流障碍和(或)血流量增加的,均能引起门脉高压。门静脉高压表现有脾大、食管胃底静脉曲张和腹水,常常伴发脾功能亢进、上消化道大出血、门体分流性脑病和自发性细菌性腹膜炎等,而原发病的症状则随疾病的不同而异。

目标检测

一、名词解释

1.血液循环　　2.卵圆窝　　3.颈动脉窦　　4.颈动脉小球　　5.静脉角

二、简答题

1.简述心血管系统的组成及功能。

2.简述体循环和肺循环的途径。

3.简述各心腔的入口和出口。

4.心腔内可防止血液逆流的装置主要有哪些?

5.心的传导系统包括哪些结构?

6.营养心的动脉主要有哪些?

7.简述营养胃的动脉及其来源。

8.人体体表压迫止血点主要有哪些?

9.上、下肢的浅静脉主要有哪些?

10.试述肝门静脉系的组成、主要属支及与上、下腔静脉的吻合。

（张吉星）

第十二章 淋巴系统

第一节 淋巴系统总论

淋巴系统由淋巴管道、淋巴组织和淋巴器官组成(图 12 - 1)。淋巴管道内流动着无色透明液体,称淋巴。淋巴组织分布于消化管和呼吸道等处的黏膜内。淋巴器官是以淋巴组织为主要成分构成的器官,包括淋巴结、脾、胸腺及扁桃体等。

当血液流经毛细血管时,水及营养物质透过毛细血管滤出进入组织间隙,形成组织液。组织液与细胞进行物质交换后,大部分从毛细血管静脉端回流入静脉,小部分含水及大分子物质的组织液进入毛细淋巴管成为淋巴。

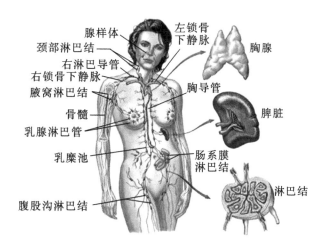

图 12-1 全身淋巴系统模式图

淋巴为无色透明液体,沿各级淋巴管道向心流动,途中经过诸多淋巴结的滤过,最终汇入静脉,故淋巴系统可看作血液回流的辅助部分。

淋巴系统不仅可以协助静脉进行体液回流,淋巴器官和淋巴组织还具有产生淋巴细胞、滤过淋巴液和产生抗体并参与免疫反应等功能。

第二节　淋巴管道

淋巴管道包括毛细淋巴管、淋巴管、淋巴干和淋巴导管。

一、毛细淋巴管

毛细淋巴管是淋巴管道的起始部，以膨大的盲端起始于组织间隙，彼此吻合交织成网。毛细淋巴管管径粗细不等，一般略粗于毛细血管，管壁由内皮构成，无基底膜，比毛细血管具有更大的通透性。

二、淋巴管

淋巴管由毛细淋巴管汇合而成。结构和配布与小静脉类似，但管径较细。淋巴管在向心行程中，通常要经过一个或多个淋巴结。

三、淋巴干

淋巴管经过一系列淋巴结群后，最后一群淋巴结的输出淋巴管汇合成较大的淋巴干。全身共汇集成 9 条淋巴干，每条淋巴干收集一定范围内的淋巴。

左、右颈干主要收集头颈部的淋巴；左、右锁骨下干主要收集上肢及胸壁的部分淋巴；左、右支气管纵隔干主要收集胸腔脏器和胸腹壁的部分淋巴；左、右腰干主要收集下肢、盆部、腹腔内成对脏器及腹壁的部分淋巴；肠干 1 条，主要收集腹腔内不成对脏器的淋巴。

四、淋巴导管

淋巴导管共有两条，即胸导管和右淋巴导管，由全身 9 条淋巴干最后汇合成，分别注入左、右静脉角。

（一）右淋巴导管

右淋巴导管位于右侧颈根部，由右颈干、右锁骨下干和右支气管纵隔干汇合而成，注入右静脉角。右淋巴导管收集右半头颈部、右上肢、右半胸部的淋巴，即人体 1/4 的淋巴回流。

（二）胸导管

胸导管是全身最粗大的淋巴导管，起自第 1 腰椎体前方的乳糜池，经膈的主动脉裂孔入胸腔，沿脊柱右前方上行达第 5 胸椎高度向左侧斜行，再沿脊柱左前方上行，出胸廓上口至颈根部，呈弓状向前下弯曲注入左静脉角。

乳糜池为胸导管起始处的膨大，由左、右腰干和肠干汇合而成。在注入左静脉角之前，还有左颈干、左锁骨下干和左支气管纵隔干汇入胸导管。胸导管收集两下肢、盆部、腹部、左半胸部、左上肢和左半头颈部的淋巴，即人体 3/4 的淋巴回流。

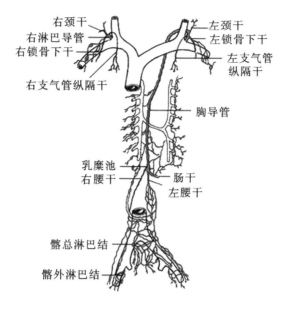

右颈干
右淋巴导管
右锁骨下干
右支气管纵隔干
左颈干
左锁骨下干
左支气管纵隔干
胸导管
乳糜池
右腰干
肠干
左腰干
髂总淋巴结
髂外淋巴结

图 12-2　淋巴导管和淋巴干

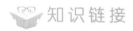 知识链接

淋巴道转移

淋巴道转移是临床恶性肿瘤最常见的转移途径。由于毛细淋巴管的通透性大，恶性肿瘤细胞很容易进入毛细淋巴管，随淋巴转移到局部淋巴结，引起淋巴结肿大，并可继续转移到其他的淋巴结，造成恶性肿瘤转移。

第三节　淋巴器官

淋巴器官包括淋巴结、脾、胸腺和扁桃体等。

一、淋巴结

（一）淋巴结的形态

淋巴结是淋巴管在向心行程中不断经过的淋巴器官，为大小不等的圆形或椭圆形小体，质软色灰红。一侧隆凸，有数条输入淋巴管进入；一侧凹陷称淋巴结门，有 1～2 条输出淋巴管及血管、神经出入。

（二）全身各部的主要淋巴结

1. 头颈部的淋巴结

头颈部淋巴结的输出淋巴管都直接或间接地汇入颈外侧深淋巴结。淋巴结沿颈内静脉排列，收纳头颈部、胸壁上部的淋巴，其输出淋巴管汇合成颈干，左侧注入胸导管，右侧注入右淋巴导管。

2.上肢的淋巴结

上肢淋巴管均直接或间接地汇入腋淋巴结群,腋淋巴结群位于腋窝内腋动、静脉周围,收纳上肢、脐以上胸腹壁浅层和乳房等处淋巴,其输出淋巴管合成锁骨下干,左侧注入胸导管,右侧注入右淋巴导管。

3.胸部的淋巴结

胸部的淋巴结位于胸骨旁、气管和支气管旁、肺门附近以及纵隔等处,收纳脐以上胸腹壁深层、乳房和胸腔脏器的淋巴,输出淋巴管合成支气管纵隔干,注入胸导管和右淋巴导管。临床上,肺癌和肺结核患者常出现肺门淋巴结肿大。

4.腹部的淋巴结

腹部的淋巴结大多沿腹部的动脉排列,主要有腰淋巴结等。腰淋巴结位于腹主动脉和下腔静脉周围,收纳腹后壁和腹腔内成对脏器的淋巴以及盆部、下肢的淋巴,其输出淋巴管合成左、右腰干(图11-9)。

在腹腔干、肠系膜上、下动脉根部周围的淋巴结群,收纳腹腔内不成对脏器的淋巴,输出淋巴管合成肠干。

左、右腰干和肠干最终合成乳糜池汇入胸导管。

5.盆部的淋巴结

盆部的淋巴结沿髂内、外血管及髂总血管排列,分别称髂外淋巴结、髂内淋巴结和髂总淋巴结,收纳骨盆壁、骨盆腔脏器和下肢的淋巴,最后经髂总淋巴结的输出管汇入腰淋巴结。

6.下肢的淋巴结

下肢的淋巴管均直接或间接地汇入腹股沟淋巴结,收纳腹前壁下部、臀区、会阴、外生殖器和下肢的淋巴。其输出淋巴管汇入盆部的淋巴结,最后汇入腰淋巴结。

二、脾

脾是人体最大的淋巴器官,位于左季肋区,胃底与膈之间,第9~11肋的深面,其长轴与第10肋一致,正常脾在左肋弓下不能触及。活体脾为暗红色,形状近似于扁椭圆形,质软而脆,在左季肋区受暴力打击时,易导致脾破裂。

脾分为内、外侧面,上、下两缘和前、后两端。内侧面凹陷称脏面,与脏器邻近。脏面近中央处有脾门,是血管、神经出入的部位。外侧面平滑隆凸,与膈相对。上缘较锐,有2~3个脾切迹,是临床触诊判断脾大的标志。

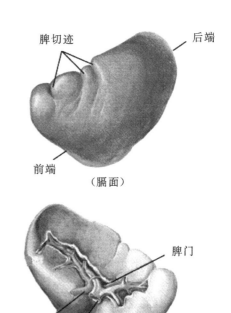

图12-3 脾的形态

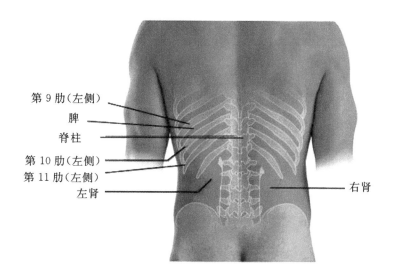

图 12-4 脾的位置

三、胸腺

胸腺位于胸骨柄后方,上纵隔前上部,分为大小不对称的左、右两叶。胸腺有明显的年龄变化,新生儿和幼儿的胸腺相对较大,至青春期后逐渐萎缩退化,成人胸腺腺组织常被脂肪组织所代替。

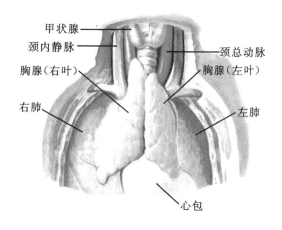

图 12-5 幼儿胸腺

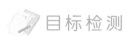 目标检测

一、名词解释

乳糜池

二、简答题

1.简述人体淋巴系统的组成。

2.简述 9 条淋巴干和 2 条淋巴导管的组成。

3.简述胸导管的行程情况。

4.简述脾的位置和形态。

（张吉星）

感觉器官

第十三章　感觉器官

🔵 学习目标

　　1.掌握:眼球壁的构造;眼的屈光系统;鼓膜的形态、位置;中耳的组成、中耳各部的位置及形态;内耳的位置、组成及构造。

　　2.熟悉:眼副器的组成和功能;耳的组成和分部。

　　3.了解:眼的组成;耳各部的组成;耳郭及外耳道的形态和构造。

　　感觉器官也称感觉器,或简称感官,是由感受器及其附属结构共同构成的。

　　感受器是感觉神经末梢的特殊结构,它能接受机体内、外环境的各种刺激,并将其转化为神经冲动,经感觉神经传入中枢神经系统,在大脑皮质感觉中枢产生相应的感觉。

　　感受器的种类繁多,形态和功能各异。一般根据感受器所在的部位和接受刺激的来源将其分为三类。①外感受器:分布在皮肤、黏膜、视器、听器等处,感受来自外界环境的刺激,如触、压、痛、温、嗅、味、光波和声波等物理刺激和化学刺激。②内感受器:分布在内脏器官和心血管等处,接受体内环境的物理刺激和化学刺激,如渗透压、压力、温度、离子和化合物浓度的变化等刺激。分布于嗅黏膜的嗅感觉器及舌的味蕾,虽接受来自外界的刺激,但这两种感受器与内脏活动有关,所以把它们列入内感受器。③本体感受器:分布在肌腱、肌、关节等处,感受机体运动和平衡变化时所产生的刺激。

　　感受器还可根据其特化程度分为以下两类。①一般感受器:广泛分布在人体各部,如分布在皮肤的痛觉、温度觉、粗触觉、压觉和精细触觉感受器,分布在肌、肌腱、关节的运动觉和位置觉感受器,分布在内脏、心血管等的各种感受器。②特殊感受器:仅分布在头部的眼、耳、舌、鼻等的感受器,不仅在结构和功能上高度分化,还具有各种对感受器起保护作用和使感受器的功能充分发挥的辅助装置,如视器、听器、嗅器、味器等。

第一节　视　器

　　视器又称眼,是感受可见光刺激的视觉器官,由眼球和眼副器两部分组成。

一、眼球

眼球位于眼眶内,后面借视神经与脑相连。眼球由眼球壁和眼内容物构成(图 13－1)。

(一)眼球壁

眼球壁由外向内分为眼球纤维膜、眼球血管膜和视网膜三层。

1.眼球纤维膜

眼球纤维膜厚而坚韧,有维持眼球外形和保护眼内容物的作用。前 1/6 为角膜,后 5/6 为巩膜(图 13－1)。

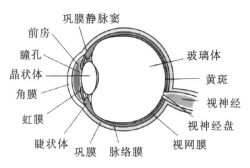

图 13－1　眼球水平断面模式图

(1)角膜:略向前凸,无色透明,有折光作用。无血管,有丰富的感觉神经末梢,感觉灵敏(图 13－1、图 13－2)。

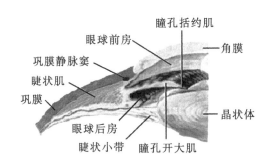

图 13－2　眼球前部的断面

(2)巩膜:由致密的结缔组织构成,乳白色,不透明。巩膜与角膜交界处有一环形小管,称巩膜静脉窦(图 13－1、图 13－2)。

2.眼球血管膜

眼球血管膜含有丰富的血管和色素细胞,呈棕黑色,其色、形略似紫葡萄,称葡萄膜。由前至后分为虹膜、睫状体、脉络膜(图 13－1)。

(1)虹膜:位于角膜的后方,呈圆盘状,中央有一圆孔,称瞳孔。虹膜内有两种平滑肌:在瞳孔周围呈环形排列为瞳孔括约肌,其收缩,瞳孔缩小;在外周排列为瞳孔开大肌,其收缩,瞳孔开大。瞳孔是光线进入眼内的门户,瞳孔大小可调节光线进入眼内的多少(图 13-1～图 13-3)。

(2)睫状体:位于巩膜的后方,是眼球血管的增厚部分。前面后方有许多放射状排列的隆嵴,称睫状突。睫状体内有平滑肌称睫状肌(图 13-1～图 13-3)。

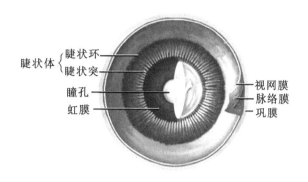

图 13-3 虹膜、睫状体及晶状体(后面观)

(3)脉络膜:衬于巩膜的内面,含有丰富的血管和色素细胞,具有营养眼球壁和吸收眼内散射光线的功能(图 13-1)。

3.视网膜

视网膜位于眼球血管膜的内面(图 13-1)。在视网膜的后部中央稍偏鼻侧处,有一白色的盘状隆起,称视神经盘(视神经乳头)。此处无感光能力,称盲点。在视神经盘的颞侧约 4cm 处,有一黄色的小斑,称黄斑。黄斑的中央略凹,称中央凹,是感光、辨色最敏锐的部位(图 13-4)。

视网膜分两层,外层为色素上皮层,内层为神经部。

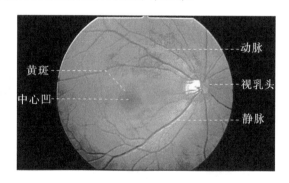

图 13-4 右侧眼底镜所见

(1)色素上皮:为单层上皮,细胞内含黑色素。黑色素可吸收光线,保护感光细胞免受过强光线的刺激。

(2)神经部:内含三层细胞,由外向内为感光细胞、双极细胞、节细胞。感光细胞分为视锥细胞(感受强光和辨色)和视杆细胞(感受弱光)。双极细胞为联络神经元。节细胞为多极神经元,树突与双极细胞形成突触,轴突向神经盘集中,形成视神经。

(二)眼球内容物

眼球内容物包括房水、晶状体、玻璃体,都具有屈光作用,称屈光物质(图13-1)。

1.房水

房水是无色透明的液体,充满眼房内。眼房是角膜与晶状体之间的间隙,被虹膜分隔为前房和后房,前、后房经瞳孔相通。前房的边缘部,角膜与虹膜所形成的夹角,称虹膜角膜角(前房角)。

房水由睫状体产生,其循环途径为:眼后房→瞳孔→眼前房→虹膜角膜角→巩膜静脉窦→眼静脉。房水除有折光作用外,还具有营养角膜、晶状体和维持眼压的功能。

2.晶状体

晶状体位于虹膜的后方,呈双凸透镜状,无色透明,具有弹性,周边借睫状小带与睫状体相连。在眼球的屈光系统中,晶状体是唯一可调节的屈光装置。看近物时,睫状肌收缩,睫状体向前内移位,靠近晶状体,睫状小带松弛,晶状体因本身弹性而变厚,尤其是前面的曲度加大,屈光能力增强。看远物时,睫状肌舒张,睫状体向后外侧移位,睫状小带拉紧,使晶状体变薄,屈光能力减弱。总之,通过睫状肌的收缩和舒张,从而达到对晶状体屈光能力的调节,以便确保远近不同的物体在视网膜上清晰成像(图13-2、图13-3)。

3.玻璃体

玻璃体充填于晶状体与视网膜之间,无色透明的胶状物质,具有折光和支撑视网膜的作用(图13-1)。

光线的传入途径:光线→角膜→房水→晶状体→玻璃体→视网膜→感光细胞→双极细胞→节细胞→视神经→脑。

二、眼副器

眼副器包括眼睑、结膜、泪器和眼球外肌,有保护、支持、运动眼球的功能(图13-5)。

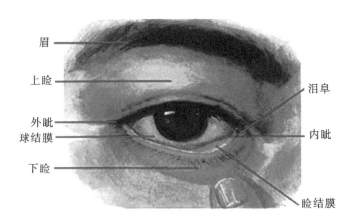

图13-5 右眼前面观

(一)眼睑

眼睑分上睑和下睑,位于眼球的前方,具有保护眼球的功能。眼睑的游离缘称睑缘,有向前生长的睫毛。睫毛根部有皮脂腺称睑缘腺,上、下睑缘之间的裂隙称睑裂。睑裂的内、外侧角称内眦和外眦。上、下睑缘在近内眦处各有一小孔,称泪点,是上、下泪小管的入口。

眼睑由外向内分为五层:①皮肤,薄而柔软,易形成皱褶。②皮下组织,较疏松,易发生水肿。③肌层,主要是眼轮匝肌,其收缩,使眼裂闭合。在上睑还有上睑提肌,收缩时开大睑缘裂。④睑板,呈半月形,由致密的结缔组织构成,内含睑板腺。睑板腺的导管开口于睑缘,其分泌物能润滑睑缘和阻止泪液外溢。⑤睑结膜,贴附于睑板的内面,为薄层黏膜。

(二)结膜

结膜为薄而透明的黏膜,衬贴于眼睑的内面和巩膜前部的表面。其中衬贴在上、下睑内面的部分称睑结膜,富含血管;覆盖在巩膜前部表面的称球结膜,其上皮与角膜的上皮相续。上、下睑结膜与球结膜相互移行处,在其反折处分别形成结膜上穹和结膜下穹。

(三)泪器

泪器包括泪腺和泪道(图 13 - 6)。

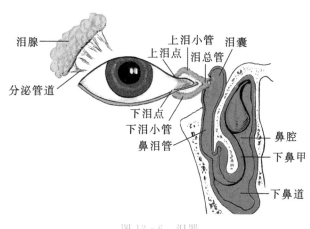

图 13 - 6　泪器

1.泪腺

泪腺位于眼球外上方,其排泄管开口于结膜上穹的外侧部。其分泌的泪液有湿润角膜和冲洗异物等作用。

2.泪道

泪道包括泪小管、泪囊、鼻泪管。泪小管有上、下两条,自泪点分别行向上、下,再转向内侧,末端汇合,通入泪囊。泪囊位于眶内侧壁前部的泪囊窝内,其上端为盲端,下部移行为鼻泪管。鼻泪管位于骨性鼻泪管内,下端开口于下鼻道。

(四)眼球外肌

眼球外肌配布在眼球的周围,为骨骼肌,共 7 块(图 13 - 7)。

(1)1 块上睑提肌:上睑提肌起自视神经管的上方,以宽阔的腱膜止于上睑根部,收缩时提

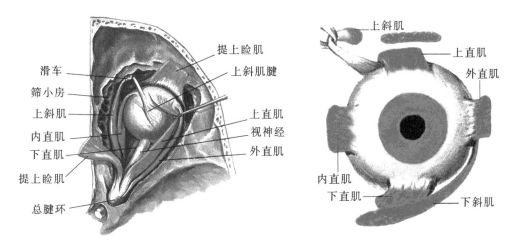

图 13 - 7　眼球外肌

拉上睑和开大睑裂(图 13 - 7)。

(2)6 块运动眼球的肌:上直肌附着在眼球的上方,收缩时使瞳孔转向上内方;下直肌附着在眼球的下方,收缩时使瞳孔转向下内方;内直肌附着在眼球的内侧,收缩时使瞳孔转向内侧;外直肌附着在眼球的外侧,收缩时使瞳孔转向外侧;上斜肌位于上直肌和内直肌之间,收缩时使瞳孔转向下外方;下斜肌起自眶下壁的内侧近前缘处,止于眼球外侧面中纬线的后方,收缩时使瞳孔转向上外方(图 13 - 7)。

运动眼球的眼球外肌收缩时,共同参与协同作用,才能保证眼球的正常运动,使眼球保持正常眼位。例如:仰视时,必须是两侧上直肌和下斜肌同时收缩;侧视时,是一侧的外直肌和另一侧的内直肌同时收缩;两眼聚视中线(聚合)时,为两眼的内直肌同时收缩。

三、眼的血管

(一)动脉

眼球和眼副器的血液供应主要来自眼动脉,它起自于颈内动脉颅内段,与视神经一起经视神经管入眶,在眶内发出分支分布于眼球壁、眼球外肌、泪腺和眼睑等,其终支经眶上缘出眶而到达额部。其中最重要的分支为视网膜中央动脉,它在眼球后方穿入视神经,沿视神经中轴行至视神经盘,从视神经盘处穿出眼底,分为上、下两支,每支再分为两小支,分别称视网膜鼻侧上小动脉、视网膜颞侧上小动脉、视网膜鼻侧下小动脉和视网膜颞侧下小动脉,它们行走的方向各异,除黄斑的中央凹无血管分布外,弥散分布于视网膜,营养视网膜内层(图 13 - 8)。

(二)静脉

眶内的血液主要通过眼静脉回流,其属支的收集范围与眼动脉分支的分布范围一致,其中包括与视网膜中央动脉及其分支伴行的同名静脉。眼的静脉无静脉瓣,向前在内眦处与面静脉相吻合,向后注入海绵窦,故面部感染处理不当时,可通过眼静脉引起眶内或颅内感染(图 13 - 8)。

临床上常用眼底镜观察这些小动脉、小静脉、黄斑和视神经盘等结构,以帮助诊断某些疾病。

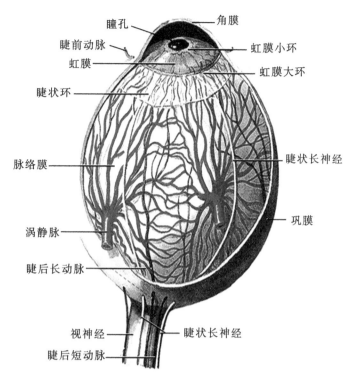

图 13-8 眼球的血管、神经分布模式图

知识链接

散光、老视和白内障

由于眼球各径线(子午线)的屈光力不同,因此,外界的光线不能在视网膜上形成清晰的物像,这种屈光状态称为散光。看近、远物都不清楚,似有重影。应戴圆柱镜矫正。

由于年龄的增长,晶状体的弹性下降、睫状肌功能减弱所致的生理性调节力减弱,称为老视。老视年龄一般在 40～45 岁,主要表现为视近物的困难,需戴凸透镜矫正。

因代谢障碍或创伤等导致晶状体变混浊称白内障。其分类、病因较多,可给予药物、手术治疗。

第二节　前庭蜗器

前庭蜗器又称耳,分外耳、中耳、内耳三部分。外耳、中耳是收集和传导声波的结构,内耳有听觉和位置觉感受器(图 13-9)。

一、外耳

外耳包括耳郭、外耳道和鼓膜。

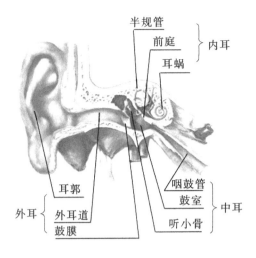

图 13 - 9　右侧前庭蜗器模式图

(一)耳郭

耳郭主要以弹性软骨为支架,外被覆皮肤,下部无软骨的部分称耳垂,是临床常用的采血部位。耳郭外侧面的中部深凹,凹底称外耳门,外耳门前外方的突起称耳屏(图 13 - 9)。

(二)外耳道

外耳道是外耳门与鼓膜之间的管道,长 2～2.5cm。外 1/3 为软骨部,内 2/3 为骨部,呈"S"形弯曲。检查外耳道和鼓膜时,需向后上方牵拉耳郭;检查儿童时耳郭拉向后下方(图 13 - 9)。外耳道的皮肤内有毛囊、皮脂腺、耵聍腺(是一种变态的汗腺,分泌耵聍)。

(三)鼓膜

鼓膜位于外耳道与中耳之间,卵圆形的半透明薄膜,呈倾斜位,与外耳道的下壁构成 45°的角,故下壁较上壁长。呈浅漏斗状,中央向内凹陷,称鼓膜脐。上 1/4 为松弛部(浅红色),下 3/4 为紧张部(灰白色),前下部的三角形为反光区,称光锥(图 13 - 10)。

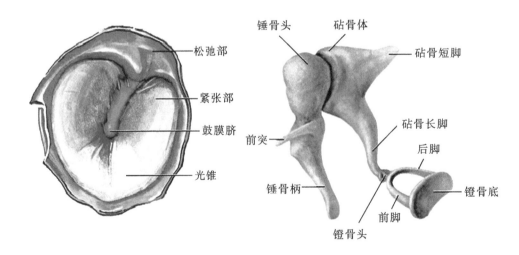

图 13 - 10　右侧鼓膜外侧观及听小骨

二、中耳

中耳包括鼓室、咽鼓管、乳突窦和乳突小房。

(一)鼓室

鼓室位于鼓膜与内耳之间,为颞骨岩部的含气小腔,形态不规则,室壁衬黏膜,室内有听小骨。

1.鼓室壁

鼓室有六个壁。上壁为一薄骨板,称鼓室盖,借此与颅中窝相邻。下壁也是一薄骨板,鼓室与颈内静脉的起始部以此相隔。前壁的上部有咽鼓管的开口。后壁的上部有乳突窦的开口,乳突窦为一小腔,向后通乳突小房。外侧壁由鼓膜构成。内侧壁为内耳的外侧壁。此壁有两孔,后上部的为前庭窗;后下部的为蜗窗,被第二鼓膜封闭(图 13-11)。

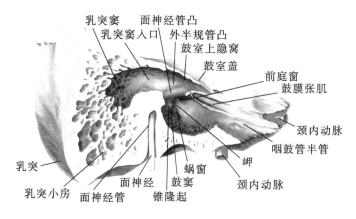

图 13-11　鼓室内侧壁

2.听小骨

听小骨共 3 块,即锤骨、砧骨、镫骨。三者以关节相连,构成一条听骨链(图 13-10)。

(二)咽鼓管

咽鼓管是咽腔通鼓室的通道。小儿的咽鼓管短而平直,咽部感染易蔓延至鼓室(图 13-11)。

(三)乳突窦和乳突小房

乳突窦为一小腔,向后通乳突小房。乳突小房是颞骨乳突内的许多含气小房,前部借乳突窦通鼓室(图 13-11)。

三、内耳

内耳位于颞骨岩部内,构造繁杂称迷路,分为骨迷路(由骨密质构成的管道)和膜迷路(位于骨迷路内,由封闭而相互通连的膜性小管和小囊组成,内含有内淋巴)。骨迷路与膜迷路之间的间隙内含有外淋巴。内、外淋巴互不流通。

(一)骨迷路

骨迷路由后外向前内分为骨半规管、前庭、耳蜗三个部分(图13-12)。

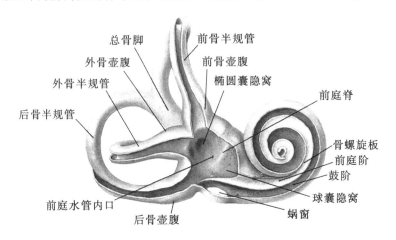

图 13-12 骨迷路

1.骨半规管

骨半规管为三个半环形的小管,垂直排列,称前骨半规管、后骨半规管和外骨半规管。骨半规管以骨脚与前庭相连。每个骨半规管有两个骨脚,其中的一个骨脚在接近前庭处有一膨大称骨壶腹。

2.前庭

前庭位于骨半规管与耳蜗之间,为一球形膨大。外侧壁有前庭窗和蜗窗。

3.耳蜗

耳蜗位于前庭的前内侧,形似蜗牛壳,由一条蜗螺旋管环绕蜗轴螺旋状盘旋 $2\frac{3}{4}$ 圈而成。

(二)膜迷路

膜迷路由后外至前内分为膜半规管、椭圆囊和球囊、蜗管(图13-13)。

1.膜半规管

膜半规管是位于骨半规管内的三个膜性管道。膜壶腹内有隆起的壶腹嵴,壶腹嵴是位置觉感受器,能感受旋转变速运动的刺激。

2.椭圆囊和球囊

椭圆囊和球囊是前庭内两个互相通连的膜性小囊。椭圆囊的一侧与膜半规管相连,球囊的一侧与蜗管相连。椭圆囊和球囊内各有一个斑状隆起,称椭圆囊斑和球囊斑,是位置觉感受器,能感受直线变速运动的刺激。

3.蜗管

蜗管是耳蜗内的膜性管道,套在蜗螺旋管内,尖端为盲端,起端以连合管连于球囊。蜗管的横切面呈三角形,有上、下和外三个壁。其上壁为蜗管前庭壁(前庭膜),将前庭阶和蜗管隔开,外壁较厚,富有血管,与骨蜗管的骨膜相结合,下壁由骨螺旋板和蜗管鼓壁(螺旋膜或基底

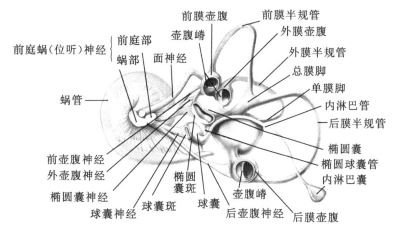

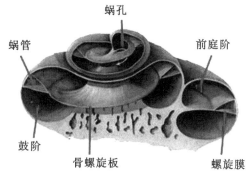

图 13-13 膜迷路及耳蜗

膜)组成,并与鼓阶隔开。螺旋膜又称基底膜,其上有螺旋器,又称 Corti 器,是听觉感受器。

蜗管将蜗螺旋管腔分隔成两条螺旋形管道:蜗管上方的前庭阶,下方的鼓阶,充满外淋巴。在耳蜗的顶部互相通连,另一端分别与前庭窗和蜗窗相接。

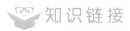 知识链接

声波的传导

空气传导:声波→耳郭→外耳道→鼓膜→听骨链→前庭窗→前庭阶外淋巴的波动→前庭膜→蜗管内淋巴→螺旋器→蜗神经→脑、产生听觉。由于前庭阶外淋巴的波动,鼓阶外淋巴也产生波动,传至封闭蜗窗的第二鼓膜,第二鼓膜亦随之振动。假若第二鼓膜固定不动,镫骨运动时,内、外淋巴只能有压力的改变而不产生波动,此时螺旋器将不产生正常的听觉冲动。在鼓膜和听小骨缺损时,声波可经第二鼓膜传入,产生部分听觉。

骨传导:声波经颅骨传入内耳的途径称骨传导。声波→颅骨(包括骨迷路)→耳蜗内的淋巴液→螺旋器产生神经冲动→蜗神经→脑、产生听觉。

临床工作中,可将击响的音叉的柄直接压置于颅面(如将音叉柄底放在耳后乳突部)以检查骨传导的情况。骨传导的效能与正常空气传导相比,是微不足道的。但是空气传导被严重

破坏时,骨传导对保存部分听力有一定意义。

目标检测

一、名词解释

　　1.巩膜静脉窦　　2.黄斑　　3.视神经盘　　4.螺旋器

二、简答题

　　1.听到一个声音,从声波进入耳到听觉形成,要经过哪些结构?

　　2.外界的光线需经过哪些结构的折射才能投射到视网膜上?

　　3.简述咽鼓管的位置、开口和功能。

　　4.简述小儿咽鼓管的特点及其临床意义。

　　5.简述在活体用眼底镜检查时所能观察到的结构。

　　6.简述房水的产生、功能及循环途径。

(喻　俊)

内分泌系统

第十四章　内分泌系统

⟡ 学习目标

　　1.掌握:内分泌系统的组成;主要内分泌腺的位置、形态。

　　2.熟悉:甲状腺的微细结构;肾上腺的微细结构;垂体的微细结构。

　　3.了解:其他内分泌系统结构。

　　内分泌系统由内分泌腺和分布于其他器官的内分泌组织组成。内分泌腺是指结构上独立存在、肉眼可见的内分泌器官,如甲状腺、甲状旁腺、肾上腺和垂体等。内分泌组织是内分泌细胞团块,散在于其他器官组织中,如胰腺中的胰岛、睾丸中的间质细胞、卵巢中的卵泡和黄体,以及消化管壁内的内分泌细胞等(图 14-1)。

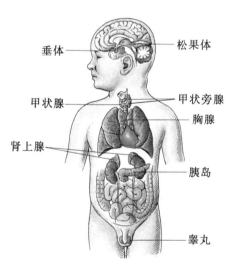

垂体　　　　　松果体

甲状腺　　　　甲状旁腺

　　　　　　　胸腺

肾上腺

　　　　　　　胰岛

　　　　　　　睾丸

图 14-1　内分泌系统

　　内分泌腺的结构特点是:腺细胞排列成索状、团状或围成滤泡状,不具有运送分泌物的导管,周围有丰富的毛细血管和淋巴管。内分泌细胞的分泌物称激素。大多数内分泌细胞分泌的激素通过血液循环作用于远处的特定细胞,少部分内分泌细胞的分泌物可直接作用于邻近的细胞,称此为旁分泌。一种激素作用于特定器官或器官内的某类细胞,称为激素的靶器官或靶细胞。内分泌系统是机体的重要调节系统,内分泌系统的任何器官或组织的功能亢进或低下,均可引起机体的功能紊乱,甚至引起疾病。

内分泌系统与神经系统相辅相成,共同调节机体的生长发育和各种代谢,维持内环境的稳定。一方面,几乎所有的内分泌腺和内分泌组织均直接或间接地受神经系统的调节和控制(神经调节);另一方面内分泌系统也可影响神经系统的功能,如甲状腺分泌的甲状腺素能影响脑的发育和功能(体液调节)。另外,某些神经元具有分泌激素的功能,如下丘脑的视上核及室旁核中的神经元等。这些具有分泌功能的神经元称分泌神经元,所分泌的激素称神经激素(神经-体液调节)。

第一节　甲状腺

一、甲状腺的形态和位置

甲状腺呈"H"形,由左、右侧叶和连接左、右叶的甲状腺峡组成,峡的上缘常有锥状叶向上伸出。甲状腺的左、右侧叶分别贴喉下部和气管上部两侧,上达甲状软骨中部、下达第 6 气管软骨环;峡部居第 2～4 气管软骨环的前方(图 14-2)。甲状腺左、右侧叶的后外方与颈血管

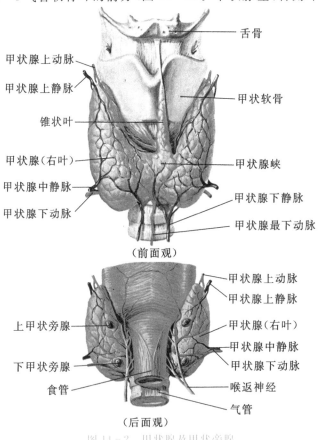

图 14-2　甲状腺及甲状旁腺

相邻，内侧面因与喉、气管、咽、食管、喉返神经等相邻，故当甲状腺肿大时，可压迫以上结构，导致呼吸困难、吞咽困难和声音嘶哑等症状，如压迫颈内静脉，可引起面部水肿。甲状腺表面被纤维囊包裹，囊外有颈筋膜包绕，借筋膜韧带固定于喉软骨上，吞咽时可随喉上下移动。

二、甲状腺的微细结构

(一)被膜

被膜是包于甲状腺外面的薄层结缔组织膜。被膜中的结缔组织伸入甲状腺实质内，将甲状腺分成许多界限不甚明显的小叶，每个小叶内含有甲状腺滤泡。

(二)滤泡的结构

滤泡是由单层腺上皮围成的许多大小不等、圆形或卵圆形的泡状结构，滤泡腔内充满粉红色的胶质(图 14-3)。滤泡的上皮细胞有以下两种。

1.滤泡上皮细胞

滤泡上皮细胞呈立方形，排列成单层，细胞核呈圆形位于中央，滤泡间有少量结缔组织和丰富的毛细血管(图 14-3)。滤泡上皮能合成和分泌甲状腺激素，可促进机体新陈代谢，提高神经兴奋性，促进生长发育，尤其是对骨骼和脑的发育。滤泡腔内充满胶质，胶质是滤泡上皮的分泌物，是甲状腺激素的贮存形式。合成甲状腺激素的主要原料是甲状腺球蛋白和碘。甲状腺球蛋白由滤泡上皮细胞合成，碘来源于食物，长期缺碘，可致甲状腺素的活性降低，成为单纯性甲状腺肿的主要原因，为预防此病的发生，必须服用含碘食盐。

2.滤泡旁细胞

滤泡旁细胞又称亮细胞，位于滤泡上皮细胞间或滤泡间的结缔组织内单个或成群分布。细胞呈卵圆形或多边形，体积较大，胞质多，着色浅，镀银染色标本可见滤泡旁细胞体积大，胞质内含有许多粗大的棕黑色嗜银颗粒(图 14-3)。滤泡旁细胞分泌降钙素，可使血钙浓度降低。

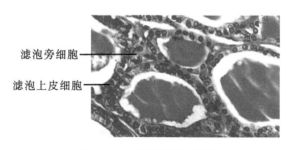

滤泡旁细胞 ——

滤泡上皮细胞 ——

图 14-3　甲状腺微细结构

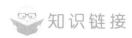知识链接

甲状腺常见异常

甲状腺素分泌不足(甲低)：小儿——呆小症(智力低下)；成人——黏液性水肿。

甲状腺素分泌过多(甲亢)：基础代谢率显著增高，出现喜凉怕热，多汗、失眠多梦、手指震颤等症状;单纯性甲状腺肿大,甲状腺大、功能正常。

第二节 甲状旁腺

一、甲状旁腺的形态和位置

甲状旁腺位于甲状腺左右侧叶的后缘内,呈扁椭圆形、棕黄色,略似黄豆大小,上下两对。上一对多居甲状腺侧叶后面的上中 1/3 交界处,下一对位于甲状腺下动脉附近,有时埋藏于甲状腺实质内,故手术时寻找困难(图 14-2)。

二、甲状旁腺的微细结构

甲状旁腺的表面有结缔组织被膜,细胞排列成索团状,其间富含有孔毛细血管及少量结缔组织,还可见散在脂肪细胞,并随年龄增长而增多。腺实质有主细胞和嗜酸性细胞两种。主细胞是甲状旁腺的主要细胞,呈圆形或多边形,核圆,胞质染色淡(图 14-4)。主细胞分泌的甲状旁腺素作用于骨细胞和破骨细胞,使骨盐溶解,并能促进肠及肾小管吸收钙,抑制对磷的重吸收,从而使血钙升高,血磷降低。在甲状旁腺激素和降钙素共同调节,维持血钙的稳定。嗜酸性细胞数量少,细胞大,常成群或散在于主细胞之间,胞质嗜酸性,核小而色深,功能尚不明确。若甲状腺手术不慎损伤甲状旁腺血管或误将甲状旁腺摘除,可造成低钙抽搐,严重时发生喉肌和膈痉挛,导致窒息死亡。

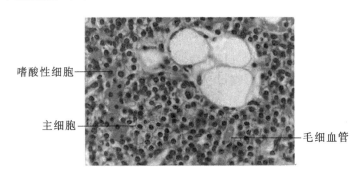

图 14-4 甲状旁腺微细结构

第三节 肾上腺

一、肾上腺的形态和位置

肾上腺为成对实质性器官,深黄色的扁平腺体,左右各一,左呈半月形、右呈三角形。位于腹膜后、两肾的上极肾筋膜内、有独立的纤维囊和脂肪囊,故肾下垂时它并不下降(图 14-5)。

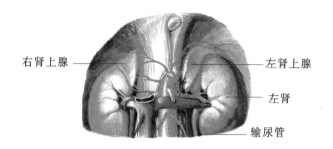

图 14-5 肾上腺

二、肾上腺的微细结构

肾上腺表面包以结缔组织被膜,少量结缔组织伴随血管和神经伸入腺实质内。肾上腺实质由周边的皮质和中央的髓质两部分构成,两者在发生、结构和功能上均不相同,皮质来自中胚层,髓质来自外胚层。

(一)皮质

皮质占肾上腺体积的 80%～90%,根据皮质细胞的形态结构和排列等特征,可将皮质分为三个带,即球状带、束状带和网状带(图 14-6)。

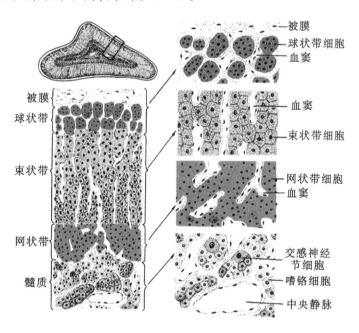

图 14-6 肾上腺的微细结构

1.球状带

球状带位于皮质的浅层、被膜下方,较薄,占皮质总体积的 15%。细胞排列呈球团状分布,细胞较小,呈矮柱状或多边形,核小染色深,胞质内含少量脂滴,略呈嗜碱性。细胞团之间为窦状毛细血管和少量结缔组织(图14-6)。球状带细胞分泌盐皮质激素,如醛固酮,它能调节体内的钠、钾和水的平衡。

2.束状带

束状带是皮质中最厚的部分,位于球状带的深面,占皮质总体积的78%。束状带细胞呈多边形,体积较大,呈空泡状,胞质内脂滴较球状带多,细胞核圆,较大,着色浅(图14-6)。束状带细胞排列成索状,由皮质向髓质呈放射状排列,索间为窦状毛细血管和少量结缔组织。束状带细胞分泌糖皮质激素,主要为皮质醇和皮质酮,其主要作用是调节糖和蛋白质的代谢。糖皮质激素可以改变机体的反应性,降低过敏反应,故临床常用其配合其他药物治疗严重感染和过敏性疾病。

3.网状带

网状带位于皮质的最深层,占皮质总体积的7%。其细胞小呈多边形,排列成索状,细胞索相互吻合成网,网间为窦状毛细血管和少量结缔组织。网状带细胞较束状带细胞小,胞核也小,着色较深(图14-6)。网状带细胞主要分泌雄激素,也分泌少量糖皮质激素,故其也受促肾上腺皮质激素的调节。另外,网状带细胞和束状带细胞可能还分泌少量雌激素。

(二)髓质

髓质位于肾上腺的中央部,主要由排列成索或团并连接成网的髓质细胞组成,其间为窦状毛细血管和少量结缔组织。髓质细胞呈多边形,核大染色浅,胞质内有易被铬盐染成棕褐色的嗜铬颗粒,故又称其为嗜铬细胞。髓质中较大的静脉是中央静脉(图14-6)。根据颗粒内所含物质的差别,髓质细胞分泌两种激素:肾上腺素和去甲肾上腺素,均为儿茶酚胺类物质。肾上腺素作用于心肌,使心率加快加强;去甲肾上腺素使小动脉的平滑肌收缩使血压增高。

第四节 垂 体

一、垂体的形态和位置

垂体呈扁椭圆形、色灰红,居颅中窝蝶骨体的垂体窝内,借漏斗连于下丘脑。其前上方与视交叉相邻,当垂体有肿瘤时,可压迫视交叉的交叉纤维,致双眼颞侧视野偏盲。

垂体由腺垂体和神经垂体两部分组成,表面包以结缔组织被膜。神经垂体分为神经部和漏斗两部分,漏斗与下丘脑相连。腺垂体分为远侧部、中间部及结节部三部分。远侧部最大,中间部位于远侧部和神经部之间,结节部围在漏斗周围。远侧部又称前叶,神经部和中间部合称后叶(图14-7)。

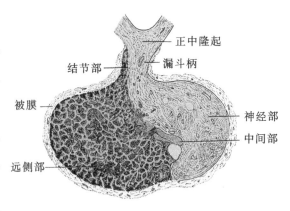

正中隆起
漏斗柄
结节部
被膜
神经部
中间部
远侧部

图14-7 垂体

二、垂体的微细结构

(一)腺垂体

1. 远侧部

远侧部的腺细胞密集排列成团或索状,少数围成小滤泡,细胞间具有丰富的窦状毛细血管和少量结缔组织。腺细胞可分为嗜酸性细胞、嗜碱性细胞和嫌色细胞三类(图 14 - 8)。

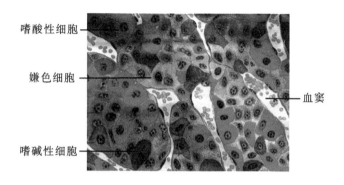

图 14 - 8 垂体的微细结构

(1)嗜酸性细胞:位于远侧部的中央,数量较多,胞体大,呈圆形或椭圆形,轮廓清晰,核圆,胞质内含有粗大的嗜酸性颗粒,染成粉红色(图 14 - 8)。嗜酸性细胞分泌两种激素。①生长激素:可促进体内多种代谢过程,尤能刺激骺软骨生长,使骨增长。在幼年时期,生长激素分泌不足可引起侏儒症,分泌过多引起巨人症,成人则发生肢端肥大症。②催乳激素:能促进乳腺发育,在妊娠晚期和哺乳期可促进乳汁分泌。

(2)嗜碱性细胞:数量较嗜酸性细胞少,胞体大小不等,呈圆形或多边形,轮廓清晰,核圆,胞质内含有嗜碱性颗粒,染成紫蓝色(图 14 - 8)。嗜碱性细胞分泌三种激素。①促甲状腺激素:能促进甲状腺激素的合成和释放。②促性腺激素:包括卵泡刺激素和黄体生成素。卵泡刺激素在女性促进卵泡的发育,在男性则刺激生精小管的支持细胞合成雄激素结合蛋白,以促进精子的发生。黄体生成素在女性促进排卵和黄体形成,在男性则刺激睾丸间质细胞分泌雄激素,故又称间质细胞刺激素。③促肾上腺皮质激素和促脂素:前者促进肾上腺皮质分泌糖皮质激素,后者作用于脂肪细胞,使其产生脂肪酸。

(3)嫌色细胞:细胞数量最多,一般成群存在。体积小,呈圆形或多角形,胞质染色浅,细胞界限不清,细胞核明显(图 14 - 8)。功能不详。

2. 中间部

中间部为位于远侧部与神经部间的狭长部分,可见由较小细胞围成的大小不等的滤泡,滤泡上皮由单层低柱状上皮构成,腔内含有红色胶质,滤泡周围有一些散在的嫌色细胞和嗜碱性细胞。鱼类和两栖类中间部能分泌黑素细胞刺激素,可使皮肤黑素细胞的黑素颗粒向突起内扩散,体色变黑。

3.结节部

结节部包围着神经垂体的漏斗,在漏斗的前方较厚,后方较薄或缺如,此部含有丰富的纵形毛细血管。腺细胞呈索状纵向排列于血管之间,细胞较小,主要是嫌色细胞,其间有少数嗜酸性和嗜碱性细胞。此处的嗜碱性细胞分泌促性腺激素。

4.腺垂体的血管分布

腺垂体主要由大脑基底动脉发出的垂体上动脉供应。垂体上动脉从结节部上端进入神经垂体的漏斗,在该处形成袢样的窦状毛细血管网,称第一级毛细血管网。这些毛细血管网下行到结节部汇集形成数条垂体门微静脉,它们下行进入远侧部,再度形成窦状毛细血管网,称第二级毛细血管网。垂体门微静脉及其两端的毛细血管网共同构成垂体门脉系统。远侧部的毛细血管最后汇集成小静脉注入垂体周围的静脉窦。

5.下丘脑与腺垂体的关系

下丘脑的弓状核等有许多神经内分泌细胞,能产生多种肽类激素,其中对腺细胞分泌起促进作用的激素,称释放激素;反之,称释放抑制激素。

(二)神经垂体

神经垂体由神经部和漏斗(包括正中隆起和漏斗柄)组成,漏斗与下丘脑相连。神经部主要由无髓神经纤维、神经胶质细胞(垂体细胞)和毛细血管组成。在神经胶质细胞内含有棕黄色的色素颗粒,毛细血管丰富,尚可见呈粉红色或紫红色大小不等的均质团块状结构即为赫令体。神经垂体无分泌功能,只是储存和释放由下丘脑运输来的两种激素:①加压素(抗利尿激素),作用于肾,促进对水的重吸收,使尿量减少;可使小动脉的平滑肌收缩,血压升高。②催产素,可引起子宫平滑肌的强力收缩,加速胎儿娩出,也可促进乳腺的分泌。

第五节　松果体

松果体居于背侧丘脑的后方,上丘脑的后上方,以细柄连于第三脑室顶的后部(图14-1)。

松果体为淡红色的椭圆形小体,儿童期较发达,7岁以后开始退化,成年后有钙盐沉着(X线可见),可作为颅片定位标志。

松果体可合成和分泌褪黑素,参与调节生殖系统的发育及动情周期、月经周期的节律。在儿童期,松果体病变引起功能不全时,可出现性早熟或生殖器官过度发育。

目标检测

一、名词解释

1.内分泌腺　　2.内分泌组织

二、简答题

1.试述甲状腺的形态、位置和功能。

2.试述垂体的形态、位置及分部。

3.试述肾上腺位置、形态和功能。

4.列表叙述垂体、甲状腺、甲状旁腺和肾上腺的位置、激素和分泌失调的后果。

（喻　俊）

神经系统

第十五章　神经系统总论

学习目标

1.掌握:神经系统的区分;神经系统常用术语。
2.熟悉:神经系统的基本活动方式。
3.了解:神经系统的组成。

神经系统由脑和脊髓及其与之相连的分布于全身各处的神经组成,其主要功能是接受内、外刺激,通过反射适应外环境的变化,保证生命活动的正常进行;控制和调节其他系统的活动,使它们相互协调成为一个有机的整体;并且具有理解和语言表达能力,通过进行思维意识等高级活动,得以认识并主动改造世界。神经系统是最重要的调控系统。

一、神经系统的区分

神经系统按其所在的位置和功能,分为中枢部和周围部。中枢部称为中枢神经系统,包括位于颅腔的脑和位于椎管的脊髓。周围部即周围神经系统,分为与脑相连的脑神经和与脊髓相连的脊神经(图 15 - 1)。周围神经按分布状况,可分为躯体神经和内脏神经。躯体神经分布于体表、骨、关节和骨骼肌;内脏神经分布于内脏、心血管、平滑肌和腺体。周围神经含有运动和感觉两种纤维,分别称运动神经和感觉神经。感觉纤维或称传入纤维,将神经冲动从周围传向中枢;运动纤维也叫传出纤维,把神经冲动从中枢传向周围。内脏神经的传出神经所支配的平滑肌、心肌和腺体的活动不受主观意识控制,又称自主神经或植物神经。根据功能不同又分为交感神经和副交感神经。

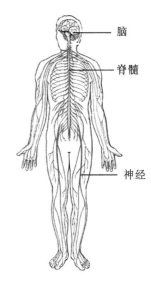

脑

脊髓

神经

图 15 - 1　神经系统概况

二、神经系统的组成

神经系统主要由神经组织构成。神经组织包括神经元和神经胶质细胞。神经元具有感受刺激和传导冲动的功能。神经胶质细胞具有支持、营养和保护作用。

(一)神经元

神经元又称神经细胞,是神经系统的基本结构和功能单位。

1. 神经元的构造

神经元形态和功能多种多样,但在结构上大致可分成胞体和突起两部分(图 15-2)。胞体是细胞含核的部分,其形状大小有很大差别,胞体是神经元的代谢和营养中心。细胞突起是由胞体延伸出来的细长部分,又可分为树突和轴突。每个神经元可以有一或多个树突,可以接受刺激并将兴奋传入细胞体。每个神经元只有一个轴突,轴突自胞体伸出后,有髓鞘包卷,即为有髓神经纤维。轴突末端多呈纤细分支称轴突终末,与其他神经元或效应细胞接触。

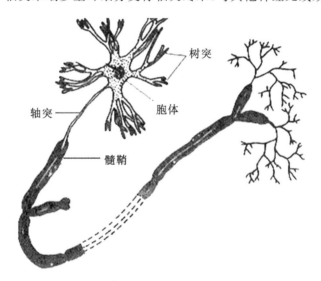

图 15-2　神经元的构造

2. 神经元的分类

根据神经元突起的数目可分为 3 类(图 15-3)。①假单极神经元:从胞体发出一个突起,在离胞体不远处呈 T 型分为两支,其中一支突起细长,结构与轴突相同,伸向周围,称周围突,其功能相当于树突,能感受刺激并将冲动传向胞体;另一分支伸向中枢,称中枢突,将冲动传给另一个神经元,相当于轴突。②双极神经元:从胞体两端各发出一个突起,一个是树突,另一个是轴突。③多极神经元:有一个轴突和多个树突,是人体中数量最多的一种神经元,如脊髓前角运动神经元和大脑皮质的锥体细胞等。

根据神经元的功能,可将其分为三种。①感觉神经元:也称传入神经元,是传导感觉冲动的神经元,胞体在脑、脊神经节内,多为假单极神经元。其突起构成周围神经的传入神经。神经纤维终末在皮肤和肌肉等部位形成感受器。假单极和双极神经元即属此类。②运动神经元:也称传出神经元,是传导运动冲动的神经元,多为多极神经元。胞体位于中枢神经系统的灰质和自主神经节内,其突起构成传出神经纤维。神经纤维终末分布在肌组织和腺体,形成效应器。多极神经元属此类。③中间神经元:也称联络神经元,是在神经元之间起联络、整合作用的神经元,是人类神经系统中最多的神经元,构成中枢神经系统内的复杂网络。胞体位于中

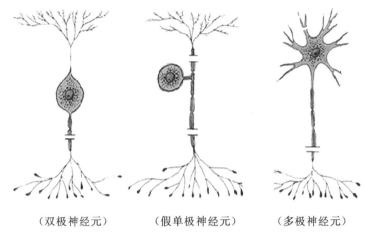

（双极神经元）　　　　（假单极神经元）　　　　（多极神经元）

图 15-3　神经元的分类

枢神经系统的灰质内,其突起一般也位于灰质。

按照释放的递质不同分类:①胆碱能神经元,该神经元的神经末梢能释放乙酰胆碱,如脊髓前角运动神经元等。②胺能神经元,能释放单胺类神经递质,如肾上腺素、去甲肾上腺素、多巴胺、5-羟色胺、组胺等。③氨基酸能神经元,能释放谷氨酸、γ-氨基丁酸等。④肽能神经元,能释放脑啡肽、P物质等肽类物质,如下丘脑和肌间神经丛内的一些神经元等。这类神经元所释放的物质总称为神经肽。

3.神经元间的联系

神经系统有大量的神经元,他们之间主要是通过突触连接,神经元之间互相接触并传递信息的部位,称为突触(图 15-4)。根据神经元的轴突末梢与其他神经元的细胞体或突起互相接触的部位不同,把突触分为轴突-胞体突触、轴突-树突突触、轴突-轴突突触等。

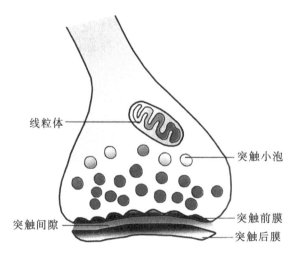

图 15-4　化学突触模式图

(二)神经胶质细胞

神经胶质细胞是神经系统的重要组成部分,不能传导神经冲动,主要对神经元起到支持、营养保护和修复作用。分布于神经元和毛细血管之间,数量很大,在哺乳动物中约占脑总体积的50%。神经胶质细胞均属于多突细胞,但无轴突、树突之分。一般可分为三类,即星状、少突和小胶质细胞。随着研究方法和手段地不断提高,人们对神经胶质细胞的形态和功能的认识越来越深入。

三、神经系统的活动方式

神经系统的功能活动十分复杂,但基本活动方式是反射。所谓反射是神经系统对内、外环境的刺激所做出的反应。反射活动的形态基础是反射弧。最简单的反射弧由感觉和运动两个神经元组成,如膝腱反射。而一般的反射弧都在感觉与运动神经元之间存有不同数目的联络神经元。反射弧的五个基本组成部分:感受器→传入神经→反射中枢→传出神经→效应器(图15-5)。反射弧中任一环节发生障碍,反射活动即减弱或消失,如肌肉瘫痪、皮肤感觉丧失等。临床上常通过一些反射检查协助诊断神经系统疾病。

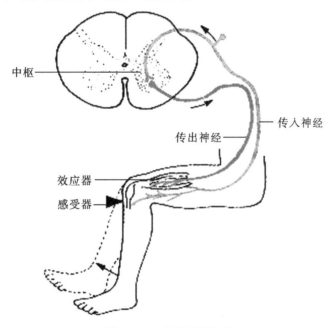

图15-5 反射弧的构成

四、神经系统的常用术语

在中枢神经系统和周围神经系统中,由于神经元的胞体和突起聚集的部位和排列方式的不同而有不同的术语。

1.灰质和白质

在中枢神经内,神经元的胞体及其树突聚集的部位,色泽灰暗,称为灰质;在中枢神经内神经元轴突集中的地方,因多数轴突具有髓鞘,颜色苍白,称为白质。

2.皮质和髓质

位于大脑和小脑表层的灰质,称为大脑皮质和小脑皮质;位于脑深部的白质称为髓质。

3.神经核和神经节

在中枢神经白质内的灰质块,其内聚集有形态和功能相同的神经元胞体,称为神经核;在周围神经内,神经元胞体集聚的地方,形状略膨大,称为神经节,如脑、脊神经节。

4.纤维束和神经

在中枢神经白质内,起止、行程和功能相同的神经纤维集聚成束,称为纤维束或传导束;在周围神经内,神经纤维集合成粗细不等的集束,由不同数目的集束再集合成一条神经。每条纤维、每个集束和整条神经的周围都包有结缔组织被膜。

5.网状结构

在中枢神经系统内,神经纤维交织成网状,网眼内含有分散的神经元或神经核团,这些区域称为网状结构。

目标检测

一、名词解释

1.神经核　　2.纤维束　　3.反射弧　　4.突触

二、简答题

1.神经系统分为哪几个部分?
2.神经元的基本形态结构有哪些?

（赵宇清）

第十六章 中枢神经系统

学习目标

1.掌握:脊髓的位置、外形及内部结构;脑干的外形及内部结构;小脑的外形;间脑的组成、位置及功能;端脑的外形及内部结构。

2.熟悉:脑的组成;脑和脊髓的被膜、血管;脑脊液及其循环。

3.了解:中枢神经的主要传导通路。

第一节 脊 髓

一、脊髓的位置和外形

脊髓位于椎管内,上端平枕骨大孔处与延髓相连,下端在成人平第1腰椎体下缘(新生儿可达第3腰椎下缘平面),全长42~45cm(图16-1)。脊髓呈前、后稍扁的圆柱形,全长粗细不等,有两个梭形的膨大,即颈膨大和腰骶膨大。这两个膨大的形成是因为内部的神经元数量相对较多,与四肢的出现有关。脊髓末端变细,称为脊髓圆锥,自此处向下延为细长的无神经组织的终丝,向上与软脊膜相连,向下在第2骶椎水平以下由硬脊膜包裹,止于尾骨的背面。

脊髓表面可见6条纵行浅沟,前面沟称前正中裂,后面沟称后正中沟,还有两对外侧沟,即前外侧沟和后外侧沟,分别有脊神经前、后根的根丝附着。

每一对脊神经及其前、后根的根丝附着范围的脊髓即构成一个脊髓节段(图16-2),分为31个节段:即8个颈节(C)、12个胸节(T)、5个腰节(L)、5个骶节(S)和1个尾节(Co)。

二、脊髓的内部结构

脊髓由灰质和白质两大部分组成。在脊髓的横切面上,可见中央有一细小的中央管,围绕中央管周围是"H"形的灰质,灰质的外周是白质(图16-3)。

(一)灰质

在纵切面上,灰质纵贯成柱;在横切面上,这些灰质柱呈突起状称为角。每侧的灰质,前部扩大为前角或前柱;后部狭细为后角或后柱;在胸髓和上部腰髓($L_1 \sim L_3$),前、后角之间有向外伸出的侧角或侧柱;前、后角之间的区域为中间带;中央管前、后的灰质分别称为灰质前连合和灰质后连合,连接两侧的灰质。

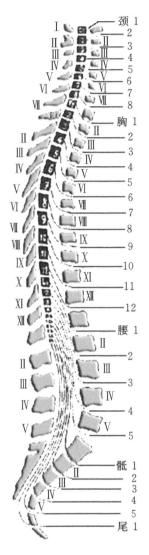

图 16-1 脊髓的外形

1.前角

脊髓前角为多极神经元,通常称为前角运动神经元,运动神经元的轴突出前外侧沟形成前根,末梢形成运动终板支配骨骼肌运动。在颈膨大和腰骶膨大处前角运动神经元可分为内、外侧两大群。内侧群又称前角内侧核,支配躯干的固有肌;外侧群又称前角外侧核,支配四肢肌。

2.侧角

脊髓侧角由中小型细胞组成,称中间外侧柱,位于 $T_1 \sim L_2$(或 L_3)节段的侧角,是交感神经节前神经元胞体所在的部位。在 $S_2 \sim S_4$ 节段外侧部,有骶副交感核,是副交感神经节前神经元胞体所在的部位,即副交感神经的低级中枢(骶部),发出纤维组成盆内脏神经。

3.后角

脊髓后角与感觉有关,内含联络神经元,主要接受后根传入脊髓的各种感觉纤维。

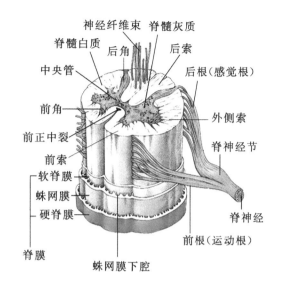

图 16-2 脊髓节段

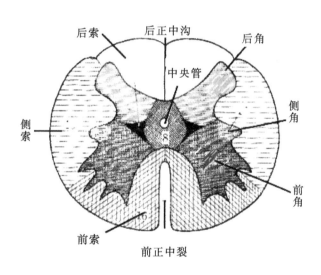

图 16-3 脊髓横断面

(二)白质

每侧白质借脊髓的纵沟分为 3 个索,前正中裂与前外侧沟之间为前索;前、后外侧沟之间为外侧索;后外侧沟与后正中沟之间为后索。在灰质前连合的前方有纤维横越,称白质前连合。脊髓白质主要由许多纤维束组成。纤维束一般是按它的起止命名。纤维束可分为上行纤维束、下行纤维束。上行纤维束将不同的感觉信息上传到脑。下行纤维束从脑的不同部位将神经冲动下传到脊髓。

1. 上行传导束(又称感觉传导束)

(1)薄束与楔束:位于后索。薄束来自同侧第 5 胸节以下的脊神经节细胞的中枢突,楔束来自同侧第4胸节以上的脊神经节细胞的中枢突。这些脊神经节细胞的周围突分别至肌、腱、关节和皮肤的感受器,中枢突经后根内侧部进入脊髓形成薄、楔束,在脊髓后索上行,止于延髓的薄束核和楔束核。薄束和楔束分别传导来自同侧下半身和上半身的肌、腱、关节和皮肤的本体感觉(肌、腱、关节的位置觉、运动觉和震动觉)和精细触觉(如通过触摸辨别物体纹理粗细和两点距离)信息(图16-4)。

(2)脊髓丘脑束:可分为脊髓丘脑侧束和脊髓丘脑前束。脊髓丘脑侧束位于外侧索的前半部,传递由后根细纤维传入的痛、温觉信息。脊髓丘脑前束位于前索,传递由后根粗纤维传入的粗触觉、压觉信息,二者均止于背侧丘脑(图16-4)。

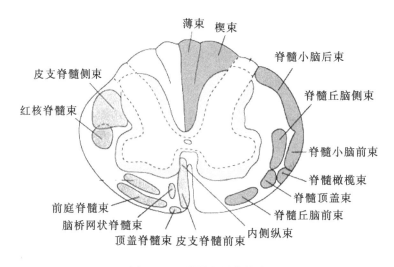

图16-4　脊髓主要传导束

(3)脊髓小脑束:分为脊髓小脑后束和前束。脊髓小脑后束位于外侧索周边的后部,脊髓小脑前束位于脊髓小脑后束的前方,此二束传递下肢和躯干下部的非意识性本体感觉和外感觉信息至小脑(图16-4)。

2.下行传导束

下行传导束又称运动传导束,起自脑的不同部位,直接或间接地止于脊髓前角或侧角。管理骨骼肌的下行纤维束分为锥体系和锥体外系,前者包括皮质脊髓束和皮质核(延髓)束,后者包括红核脊髓束、前庭脊髓束等。

(1)皮质脊髓束:位于脊髓的前索和外侧索,分为皮质脊髓侧束和皮质脊髓前束。大多数纤维交叉终于对侧前角细胞,部分纤维始终不交叉而终止于同侧前角细胞。支配上、下肢的前角运动神经元只接受对侧半球来的纤维,而支配躯干肌的运动神经元接受双侧皮质脊髓束的支配(图16-4)。

(2)红核脊髓束:起自中脑红核,纤维交叉至对侧,在脊髓外侧索内下行。此束对支配屈肌的运动神经元有较强兴奋作用,它与皮质脊髓束一起对肢体远端肌肉运动发挥重要作用。

(3)前庭脊髓束:起于前庭神经外侧核,在同侧前索外侧部下行,止于灰质板层Ⅷ和部分板层Ⅶ。前庭脊髓束主要兴奋躯干和肢体的伸肌,在调节身体平衡中起作用。

三、脊髓的功能

(一)传导功能

脊髓是感觉和运动神经冲动传导的重要通路,其结构基础是脊髓内的上、下行纤维束。除头、面部外,全身的深、浅感觉和大部分内脏感觉冲动都经脊髓白质的上行纤维束才能传到脑,由脑发出的冲动,也要通过脊髓白质的下行纤维束才能调节躯干、四肢骨骼肌以及部分内脏的活动。如果脊髓白质损伤,将导致损伤平面以下出现运动和感觉的功能障碍。

(二)反射功能

脊髓反射是指脊髓固有的反射,其反射弧并不经过脑,但在正常情况下,其反射活动是在脑的控制下进行的。脊髓反射可分为躯体反射和内脏反射,如腱反射、排尿反射等。

第二节　脑

脑位于颅腔内,一般将脑分为端脑、间脑、中脑、脑桥、延髓和小脑 6 个部分。中脑、脑桥和延髓合称为脑干(图 16 - 5)。

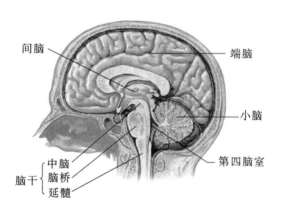

图 16 - 5　大脑半球正中矢状位

一、脑干

脑干向上延续为间脑,向下与脊髓相连,后有小脑。延髓、脑桥和小脑之间的室腔为第四脑室。

(一)脑干的外形

1. 腹侧面(图 16 - 6)

延髓形似倒置的圆锥体,其下界在枕骨大孔处连于脊髓,后上方为小脑。在延髓腹侧面,前正中裂两侧的纵行隆起称为锥体,主要由皮质脊髓束纤维组成。在延髓下端,锥体内的大部分纤维越边到对侧,形成锥体交叉。延髓连有舌下神经、舌咽神经、迷走神经、副神经。脑桥腹面为宽阔膨隆的基底部,其正中有纵行的基底沟,容纳基底动脉。下缘借延髓脑桥沟与延髓分界,上缘为中脑的大脑脚。在延髓脑桥沟中,自内向外有展神经、面神经及前庭蜗神经根。基底部向后外渐变窄,移行为小脑中脚,由脑桥进入小脑的纤维构成。在小脑中脚与脑桥基底部之间有三叉神经根。中脑腹侧面有一对粗大的柱状隆起称大脑脚底,由大脑皮质发出的大量下行纤维束构成。两大脑脚底之间的凹陷为脚间窝,在大脑脚底内侧有动眼神经根出脑。

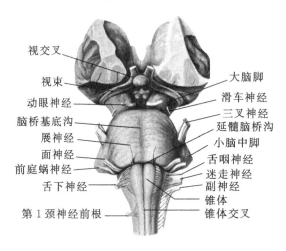

图 16-6 脑干腹侧面

2.背侧面(图 16-7)

延髓下部中央管未敞开,形似脊髓,背侧面后正中沟向上延伸并分别扩展成薄束结节和楔束结节,其内分别有薄束核和楔束核。延髓背面上部与脑桥共同形成菱形窝,构成第四脑室底。中脑背面有两对圆形隆起,上方的一对称上丘,下方的一对称下丘,是视觉反射和听觉反射中枢。下丘脑的下方连有滑车神经。

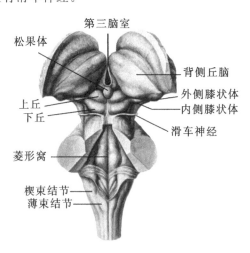

图 16-7 脑干背侧面

3.第四脑室

第四脑室是位于脑桥、延髓与小脑之间的脑室,其顶前部由两侧的小脑上脚及位于两脚之间的上髓帆组成,后部由下髓帆和第四脑室脉络组织构成。底为菱形窝,向下通脊髓中央管,向上通过中脑水管与第三脑室相通,借一个正中孔和两个外侧孔与蛛网膜下隙相通。

(二)脑干的内部结构

脑干的内部结构包括白质、灰质和网状结构。脑干的灰质包括脑神经核和非脑神经核。

1.脑神经核

第Ⅲ~Ⅻ对脑神经相连的脑神经核团都位于脑干内,分为躯体运动核、内脏运动核、内脏感觉核和躯体感觉核。脑神经核的名称和位置多与其相连的脑神经的名称和连于脑的部位大致对应,是脑神经纤维起始或终止的部位(图16-8)。

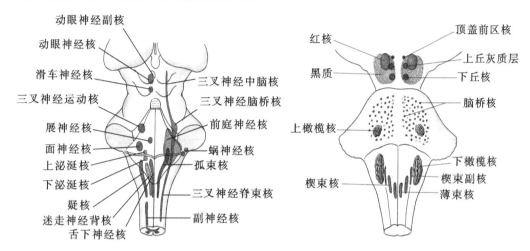

图16-8 脑神经核

2.非脑神经核

非脑神经核是脑干内上、下行传导通路中的中继性核团,这些核通常与各级脑部及脊髓形成联系,一般不与脑神经直接相连,如延髓中的薄束核、楔束核,中脑内的黑质和红核等。

3.上、下行纤维束

(1)上行纤维束:包括内侧丘系、脊髓丘系、三叉丘系以及外侧丘系。

1)内侧丘系:从薄束核和楔束核发出的纤维在延髓中央管腹侧交叉后在脑干内上行,称为内侧丘系。最后止于背侧丘脑的腹后外侧核。该系传导对侧半躯干和肢体的意识性本体感觉和精细触觉。

2)脊髓丘系:脊髓丘脑束在脑干内称为脊髓丘系,最后终止于背侧丘脑腹后外侧核。该系传导对侧躯干和上、下肢的痛、温和触压觉(不包括精细触觉)。

3)三叉丘系:从三叉神经脊束核和脑桥核发出的纤维,交叉越边到对侧上行,组成三叉丘系,靠近内侧丘系的外侧上行,止于背侧丘脑腹后内侧核,传递来自对侧头面部皮肤、口鼻腔黏膜、角膜、牙齿、结膜和脑膜的痛、温、触觉的信息。

4)外侧丘系:从对侧耳蜗核和双侧上橄榄核发出的上行听觉纤维组成外侧丘系,部分纤维在脑桥被盖腹侧处横穿于上行的内侧丘系,并组成斜方体。外侧丘系传导双侧听觉信息。

(2)下行纤维束:锥体束起自大脑半球的额、顶叶皮质,经内囊下行至脑干,在延髓下部,大部分纤维越边到对侧下行,形成皮质脊髓侧束,少部分不交叉的纤维在同侧下行,形成皮质脊髓前束。皮质脊髓侧束和前束合称为皮质脊髓束,管理躯干及对侧肢体骨骼肌的随意运动。锥体束中还有部分纤维止于脑干内躯体运动核和特殊内脏运动核,称为皮质核束,管理头面部骨骼肌、对侧睑裂以下的表情肌和对侧舌肌。

二、小脑

(一)小脑的位置和外形

小脑位于颅后窝,延髓和脑桥的背侧。小脑上面较平坦,其中部较狭窄的部分称小脑蚓,两侧膨隆称小脑半球,下面的中部凹陷,两侧呈半球形隆起。靠近枕骨大孔外上方,小脑蚓两侧的半球向下膨出称小脑扁桃体(图 16-9、图 16-10)。小脑表面有许多大致平行的横行浅沟,将小脑分成许多薄片,称为小脑叶片。小脑深面的白质称为髓体,位于髓体内的灰质团块称为小脑核。小脑核共有四对:中间有栓状核和球状核,二者合称为中间核;其外侧有齿状核,此核最大;第四脑室顶的上方有顶核。

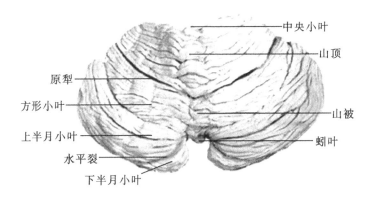

图 16-9　小脑的外形(上面观)

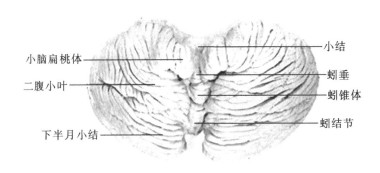

图 16-10　小脑的外形(上面观)

(二)小脑的分叶和分区

1.小脑的分叶

小脑表面有两条深沟,原裂是指小脑上面前 1/3 与后 2/3 交界处的深沟(图 16-9);后外侧裂是位于小脑下面,绒球和绒球脚与小脑扁桃体之间的沟。以这两裂为界,小脑可分为 3 叶:①前叶,原裂以前的半球和小脑蚓;②后叶,原裂和后外侧裂之后的大部小脑;③绒球小结叶,包括小脑半球上的绒球和小脑蚓的小结,向后以后外为界。

2.小脑的功能分区

(1)古小脑:即绒球小结叶,在进化上该部出现最早,主要与前庭神经核和前庭神经相联系,故又称为前庭小脑。其控制躯干肌和眼外肌运动神经元,调节肌紧张和身体平衡等。

(2)旧小脑:由小脑蚓和半球中间部组成,主要接受来自脊髓的信息,又称脊髓小脑。其功能是调节躯干肌和肢带肌的张力和运动协调。

(3)新小脑:小脑半球外侧部,进化上出现最晚,与大脑皮质的发展有关,又称为大脑小脑。其调节大脑对肢体精确运动的起始、计划和协调。

三、间脑

(一)间脑的分部和外形

间脑位于脑干和端脑之间,除腹侧部的视交叉、视束、灰结节、漏斗、垂体和乳头体露于脑底外,间脑的两侧和背面被高度发达的大脑半球所覆盖。间脑可分为背侧丘脑、上丘脑、下丘脑、后丘脑和底丘脑 5 部分(图 16 - 11)。间脑的中间部分是一个矢状狭窄间隙,称第三脑室。

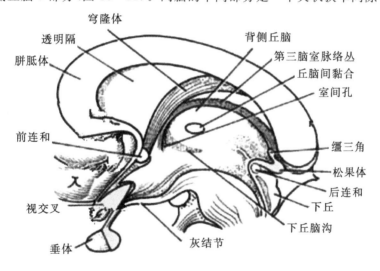

图 16 - 11　脑的矢状面

1.背侧丘脑

背侧丘脑又称丘脑,为一对椭圆形的灰质团块借丘脑间黏合连接而成,之间为第三脑室。背侧丘脑灰质内部有一自外上斜向内下的"Y"形白质板称内髓板,将背侧丘脑分隔为前核群、内侧核群、外侧核群 3 个部分(图 16 - 12)。其中外侧核群分为背腹两层,腹侧核群由前向后分为腹前核、腹外侧核(腹中间核)和腹后核,腹后核又分为腹后内侧核和腹后外侧核。上述众多的背侧丘脑核团,可归纳为非特异性核团、联络性核团、特异性中继核团 3 类。

背侧丘脑的功能:一方面是皮质下感觉的最后中继站;另一方面,通过腹中间核和腹前核,

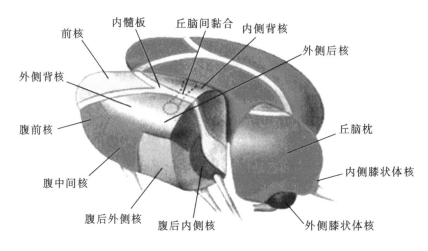

图 16 - 12 丘脑核团

将大脑皮质与小脑、纹状体、黑质连为一体,实现对躯体运动的调节。

2. 后丘脑

后丘脑位于丘脑枕后下方,包括内侧膝状体和外侧膝状体,属特异性中继核。其与听觉冲动、视觉冲动传导有关。

3. 上丘脑

上丘脑位于间脑的背侧部与中脑顶盖前区相移行的部分,包括松果体、缰三角、缰连合、丘脑髓纹和后连合。

4. 底丘脑

底丘脑位于间脑与中脑的过渡区,内含底丘脑核。与黑质、红核、苍白球间有密切的纤维联系,参与锥体外系的功能。

5. 下丘脑

下丘脑位于背侧丘脑的下方,组成第三脑室侧壁的下半和底壁,主要由视交叉、灰结节和乳头体组成。灰结节向下移行为漏斗,其末端连有垂体。

下丘脑是神经内分泌中心,通过下丘脑与垂体之间的联系,将神经调节与体液调节整合在一起,下丘脑是皮质下调节内脏活动的高级中枢,参与对体温、摄食、生殖、水盐平衡和内分泌等活动的调节,涉及功能极为广泛。

6. 第三脑室

第三脑室是两背侧丘脑和下丘脑之间的狭窄腔隙,通过室间孔与端脑内的侧脑室相连,通过中脑水管与第四脑室相通。

四、端脑

端脑又称大脑,被大脑纵裂分为左、右大脑半球,并借胼胝体连接而成。人类大脑半球高度发达,遮盖间脑和中脑,并把小脑推向后方。大脑半球的结构包括大脑皮质、髓质、基底核和侧脑室。

(一)端脑的外形和分叶

大脑半球隆起的部分为脑回,深陷的部分为脑沟。在两侧大脑半球之间为大脑纵裂,大脑纵裂的底为胼胝体。每侧大脑半球有3个面,即上外侧面、内侧面和底面。每侧半球以3条恒定的沟为界分为5叶,分别为额、顶、枕、颞、岛叶。在外侧沟上方和中央沟以前的部分为额叶;中央沟以后,顶枕沟以前的部分为顶叶;外侧沟以下的部分为颞叶;顶枕沟以后的部分为枕叶;在外侧沟深面,被额、顶、颞3叶掩盖的岛状皮质称为岛叶(图16-13)。

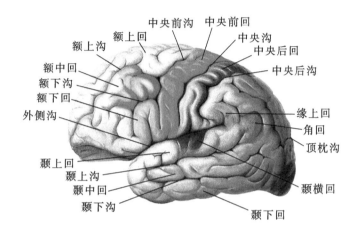

图16-13　大脑半球外侧面

1.大脑半球重要的沟回

(1)上外侧面:包括额叶、顶叶和颞叶。

1)额叶:中央沟前方,有一条与之平行的中央前沟,两沟之间为中央前回;中央沟前方有两条与半球上缘大致平行的沟,称为额上沟和额下沟。额上回、额中回和额下回以此为分界(图16-13)。

2)顶叶:中央沟的后方,也有一条与之平行的中央后沟,两沟之间的脑回称中央后回。在中央沟后方有一条与半球上缘平行的沟称顶内沟(图16-13)。顶内沟的上方为顶上小叶,下方为顶下小叶。顶下小叶又分为包绕外侧沟后端的缘上回和围绕颞上沟末端的角回。

3)颞叶:有两条大致与外侧沟平行的颞上沟和颞下沟(图16-13),两沟将颞叶分为颞上回、颞中回和颞下回;颞上回转入外侧沟底可见2~3条自外上斜向内下的颞横回。

(2)内侧面(图16-14):自中央前、后回背外侧面起延伸到内侧面的部分为中央旁小叶。在中部有前后方向上略呈弓形的巨大纤维束断面,称为胼胝体,胼胝体上方有胼胝体沟,此沟绕过胼胝体后方,再向前下移行于海马沟。在胼胝体沟的上方,有与之平行的扣带沟,两者之间的脑回为扣带回。在胼胝体后下方,有呈弓形的距状沟,向后行至枕叶后端,此沟中部与顶枕沟相连。距状沟与顶枕沟之间称楔叶,距状沟下方为舌回。

(3)底面:额叶靠内侧有纵行的嗅束,其前端膨大为嗅球,并与嗅神经相连,嗅束向后扩展为嗅三角,并分出内、外侧嗅纹。嗅球和嗅束参与嗅觉冲动的传导。颞叶下方有枕颞沟,与枕颞沟相平行的内侧有侧副沟,其内侧为海马旁回,前端弯曲称钩。扣带回、海马旁回及钩等大

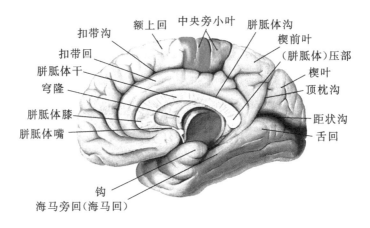

扣带沟　额上回　中央旁小叶　胼胝体沟
扣带回　　　　　　　　　　　　　楔前叶
胼胝体干　　　　　　　　　　　　（胼胝体）压部
穹隆　　　　　　　　　　　　　　楔叶
胼胝体膝　　　　　　　　　　　　顶枕沟
胼胝体嘴　　　　　　　　　　　　距状沟
　　　　　　　　　　　　　　　　舌回
钩
海马旁回(海马回)

图 16-14　大脑半球内侧面

脑回,合称边缘叶。边缘叶与下丘脑、杏仁体、丘脑前核群等皮质下结构密切联系,共同构成边缘系统,与内脏调节、学习和记忆、情绪反映、性活动等功能有关。

(二)端脑的内部结构

大脑半球的表层是灰质结构,称大脑皮质,深面有大量的白质称髓质,在端脑底部的白质中藏有若干灰质团块为基底核,半球内的室腔为侧脑室。

1. 大脑皮质的功能定位

大脑皮质为中枢神经系统发展最为复杂、完善和重要的部分,也是高级神经活动的物质基础。不同的皮质区域有其不同的主要功能,称为大脑皮质的功能定位(图 16-15)。

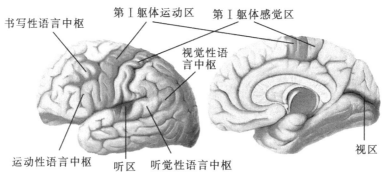

书写性语言中枢　第Ⅰ躯体运动区　第Ⅰ躯体感觉区
　　　　　　　　　视觉性语
　　　　　　　　　言中枢
　　　　　　　　　　　　　　　　视区
运动性语言中枢　听区　听觉性语言中枢

图 16-15　大脑半球皮质功能区

(1)躯体运动区(图 16-15):位于中央前回和中央旁小叶前部。该区管理人体各部骨骼肌收缩的特点有:①上下颠倒,足在上、头在下,但头面部位正立。②左右交叉:即一侧运动区支配对侧肢体的运动,但一些与联合运动有关的肌则受双侧运动区控制。③身体各部投影区的大小取决于其功能的重要性和复杂程度,与各部形体大小无关。

(2)躯体感觉区(图 16-15):位于中央后回和中央旁小叶后部,接受对侧半身体的痛、温、触、压以及位置觉和运动觉信息。身体各部在此区的投射特点是:①上下颠倒,但头部是正的。②左右交叉:一侧躯体感觉区管理对侧半身的感觉。③身体各部在该区投影的大小取决于该部感觉的灵敏程度,与形体的大小无关。

(3)视觉区:位于枕叶内侧面距状沟两侧皮质。一侧视区接受双眼同侧半视网膜来的冲动。损伤一侧视区可引起双眼对侧视野偏盲称同向偏盲。

(4)听觉区:位于大脑外侧沟下壁的颞横回上。两侧听区都接受自内侧膝状体传来的两耳听觉冲动,因此,一侧听区损伤可引起双耳听力下降,但不致全聋。

(5)语言中枢:是人类所特有的皮质区,能进行思维、意识等高级神经活动,并能用语言进行表达,包括说话、听话、书写和阅读 4 个区(图 16-15)。

①运动性语言中枢(说话中枢):位于额下回后部。如果此区受损,患者虽能发音,却不能说出具有意义的语句,称运动性失语症。②书写中枢:在额中回后部。此区受损,虽然手的运动功能仍然保存,但写字、绘图等精细动作发生障碍,称为失写症。③听觉性语言中枢:位于颞上回后部。此中枢受损后,患者能听到别人的讲话声音,但不理解讲话的意思,自己讲的话也同样不能理解,故不能正确回答问题和正常讲话,称感觉性失语症。④视觉性语言中枢:又称阅读中枢,在顶下小叶的角回。此区受损时,视觉没有障碍,但不能理解文字符号的意义,称为失读症。

2.基底核

基底核是大脑半球髓质内灰质团块,包括豆状核、尾状核、屏状核和杏仁核。豆状核和尾状核合称纹状体,在调节躯体运动中起重要作用(图 16-16)。

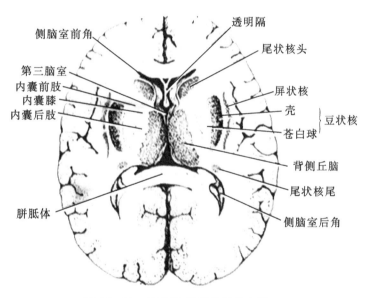

图 16-16 基底核、背侧丘脑和内囊

3.大脑半球的髓质

大脑半球的髓质主要由大量的联系皮质各部和皮质下结构的神经纤维组成,可分为联络纤维、连合纤维、投射纤维三类。

联络纤维是联系同侧半球各部分皮质的纤维。连合纤维是连合左右半球皮质的纤维,包括胼胝体、穹隆连合和前连合。投射纤维是联系大脑皮质和皮质下结构(包括基底核、间脑、脑干、小脑和脊髓)的上、下行纤维,这些纤维大部分较集中地通过内囊。

内囊位于背侧丘脑、尾状核与豆状核之间(图 16-17),在端脑水平切面上,内囊是呈">

<"形的白质板,可分为三部分。①内囊前肢:位于豆状核和尾状核之间,含有的纤维束主要有额桥束和由丘脑背内侧核投射至额叶前部的丘脑前辐射。②内囊后肢:位于豆状核与背侧丘脑之间,通过的纤维有皮质脊髓束、皮质红核束、顶枕颞桥束、丘脑中央辐射、视辐射和听辐射等。③内囊膝:位于前、后肢汇合处,有皮质核束通过。

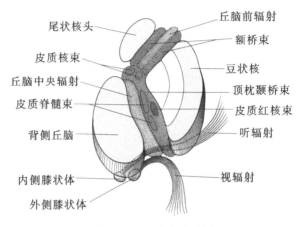

图 16 - 17　内囊模式图

4.侧脑室

侧脑室左右各一,是位于两侧大脑半球内的腔隙(图 16 - 18),内含脑脊液,可分为四部分。①中央(体)部:位于顶叶内,自此向前、后、下发出三个角;②前角:向前伸入额叶;③后角:向后下伸入枕叶;④下角:向前下伸入颞叶。侧脑室经室间孔与第三脑室相通。

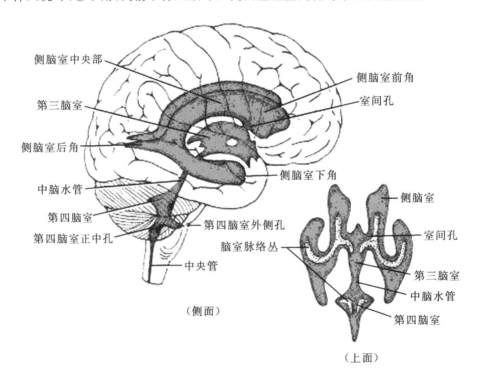

图 16 - 18　侧脑室

知识链接

三偏症

当一侧内囊有广泛的损伤时,患者可出现对侧半身感觉丧失(丘脑中央辐射受损)、对侧半身痉挛性瘫痪(皮质束核、皮质脊髓束受损)及伤侧的鼻侧视野和健侧的颞侧视野偏盲(视辐射受损),即所谓的"三偏症"。

第三节　中枢神经传导通路

人体通过感受器不断地感受内外环境的各种刺激,并将其转变成神经冲动,沿着传入神经纤维传递至中枢神经系统,最后至大脑皮质,产生感觉。其传导途径称为感觉(上行)传导通路。另一方面,大脑皮质将这些感觉信息整合后,发出指令,沿传出纤维,经脑干和脊髓的运动神经元到达躯体和内脏效应器,做出相应的反应所经过的途径,称运动(下行)传导通路。

一、感觉传导通路

(一)躯干和四肢的本体感觉、精细触觉的传导通路

本体觉又称深感觉,此通路由3级神经元组成:第1级神经元的胞体位于脊神经节内,其感觉冲动经脊髓后索的薄束、楔束上行,至延髓的第2级薄束核和楔束核换元后,发出纤维左右交叉形成丘系交叉后上升称内侧丘系,至第3级神经元背侧丘脑换元后发出投射纤维,经内囊后肢投射至大脑皮质中央后回的上2/3和中央旁小叶的后部(图16-19)。

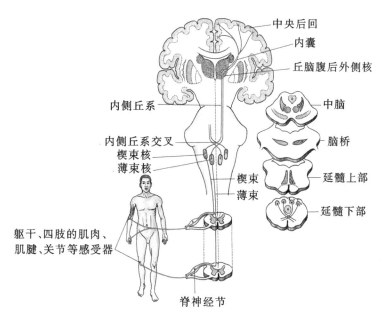

图16-19　躯干、四肢本体觉传导通路

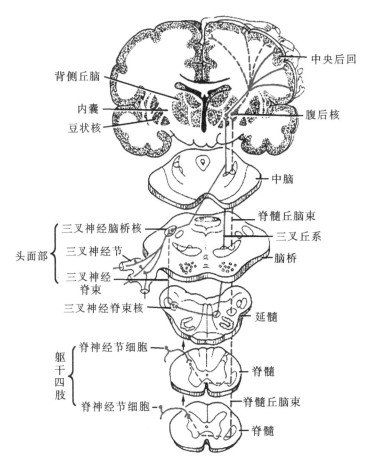

图 16-20 浅感觉传导通路

(二)躯干四肢的痛、温觉和粗触觉压觉传导通路

痛、温、触、压觉又称浅感觉。此通路第 1 级神经元为脊神经节内假单级神经元,其周围突分布于躯干和四肢皮肤内的浅感受器;中枢突经后根进入脊髓。第 2 级神经元胞体主要位于后角固有核的第 I、IV 到 VII 层,它们发出纤维上升 1~2 个节段经白质前连合到对侧的外侧索和前索内上行,组成脊髓丘脑侧束和脊髓丘脑前束(侧束传导痛温觉,前束传导粗触觉、压觉)。脊髓丘脑束上行,经延髓终止于背侧丘脑的腹后外侧核。第 3 级神经元的胞体在背侧丘脑的腹后外侧核,它们发出的纤维称丘脑中央辐射,经内囊后肢投射到中央后回中、上部和中央旁小叶后部。

(三)头面部的痛、温觉和触压觉传导通路

第 1 级神经元为三叉神经节内假单级神经元,其周围突经三叉神经分支分布于头面部皮肤及口鼻黏膜的相关感受器;中枢突经三叉神经根入脑桥,传导痛温觉的纤维再下降为三叉神经脊束,止于三叉神经脊束核;传导触压觉的纤维终止于三叉神经脑桥核。第 2 级神经元的胞体在三叉神经脊束核和三叉神经脑桥核内,它们发出纤维交叉到对侧,组成三叉丘系,止于背侧丘脑的腹后内侧核。第 3 级神经元的胞体在背侧丘脑的腹后内侧核,发出纤维经内囊后肢,

投射到中央后回下部。

(四)视觉传导通路

眼球视网膜神经部视锥细胞和视杆细胞为光感受器细胞,双极细胞为第1级神经元,节细胞为第2级神经元,其轴突在视神经盘处集合成视神经。视神经经视神经管入颅腔,形成视交叉后,延为视束。在视交叉中,来自两眼视网膜鼻侧半的纤维交叉,交叉后加入对侧视束;来自视网膜颞侧半的纤维不交叉,进入同侧视束,终止于外侧膝状体。第3级神经元胞体在外侧膝状体内,由外侧膝状体核发出纤维组成视辐射经内囊后肢投射到端脑距状沟两侧的视区,产生视觉(图16-21)。

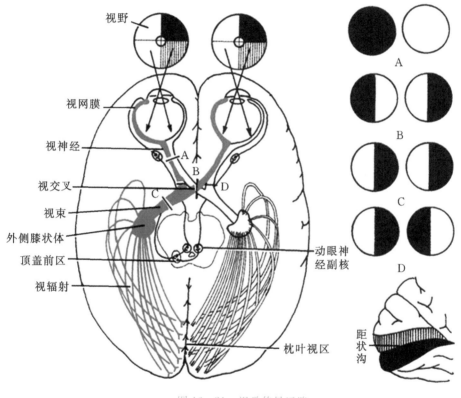

图16-21　视觉传导通路

当视觉传导通路的不同部位受损时,可引起不同的视野缺损:①一侧视神经损伤可致该侧眼视野全盲;②视交叉中交叉纤维损伤可致双眼视野颞侧半偏盲;③一侧视交叉外侧部的不交叉纤维损伤,则患侧视野的鼻侧半偏盲;④一侧视束及以后的部位(视辐射、视区皮质)受损,可致双眼病灶对侧视野同向性偏盲(如右侧受损则右眼视野鼻侧半和左眼视野颞侧半偏盲)。

二、运动传导通路

(一)锥体束

锥体束由上、下运动神经元组成。上运动神经元位于大脑皮质内,其轴突组成下行纤维束,向下通过延髓椎体,称为锥体束。其中,下行到脊髓的纤维称为皮质脊髓束。在锥体下端,大多数的纤维交叉到对侧形成皮质脊髓侧束,下行终止于脊髓各阶段,支配四肢肌。没有交叉的纤维形成皮质脊髓前束,主要支配躯干肌。自大脑皮质下行至脑干内躯体运动核的纤维称为皮质核束,大部分纤维终止于双侧脑神经运动核,小部分纤维完全交叉至对侧,终止于面神经核下部和舌下神经核(图 16-22)。下运动神经元包括脑神经运动核和脊髓前角的运动神经元,所发出的轴突分别参与脑神经和脊神经的组成。锥体系管理骨骼肌的随意运动。

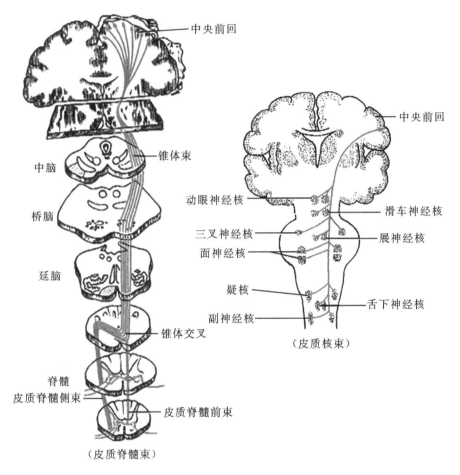

图 16-22 锥体束

(二)锥体外系

锥体外系是指锥体系以外的影响和控制躯体运动的一切传导路径,其结构十分复杂,包括大脑皮质(主要是躯体运动区和躯体感觉区),与纹状体、小脑、红核、黑质、网状结构等发生广泛联系。锥体外系的纤维最后经红核脊髓束、网状脊髓束等中继,下行终止于脑神经运动核和脊髓前角细胞。锥体外系主要是协调锥体系的活动,二者协同完成运动功能。人类锥体外系的主要功能是调节肌张力、协调肌肉活动、维持体态姿势和习惯性动作(例如走路时双臂自然协调地摆动)等,协助锥体系完成一切精确的随意运动。

第四节 脑和脊髓的被膜、血管及脑脊液循环

一、脑和脊髓的被膜

脑和脊髓的表面包有三层被膜,由外向内依次为硬膜、蛛网膜和软膜,对脑和脊髓有保护、支持和营养作用。

(一)硬膜

1.硬脊膜

硬脊膜厚而坚韧,由致密结缔组织构成,呈管状包被脊髓和脊神经。硬脊膜上端附于枕骨大孔边缘,并与硬脑膜延续;下部于第 2 骶椎平面逐渐变细缩窄,包裹终丝,末端附于尾骨背面。硬脊膜与椎管内面的骨膜及黄韧带之间有狭窄间隙,称硬膜外隙,内含疏松结缔组织、脂肪、淋巴管和椎内静脉丛,硬膜外隙略呈负压,有脊神经根通过(图 16-23)。

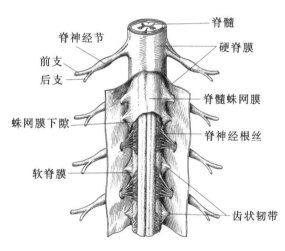

图 16-23 脊髓被膜

2.硬脑膜

硬脑膜由两层构成,两层之间有血管和神经走行,外层为颅骨内面的骨膜,内层折叠,深入脑各部之间起固定和承托作用。硬脑膜与颅盖骨连接疏松,与颅底骨连接紧密,故颅骨外伤时,颅顶部易形成硬膜外血肿;颅底部骨折时,易将硬脑膜和脑蛛网膜同时撕裂,致使脑脊液外漏。硬脑膜形成结构主要有(图 16-24):

(1)大脑镰:呈镰刀形,呈矢状位伸入两侧大脑半球之间的大脑纵裂。

(2)小脑幕:呈半月状皱襞,伸入大脑横裂,前

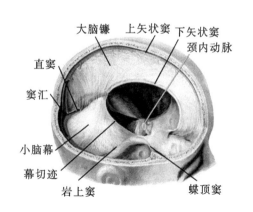

图 16-24 硬脑膜及硬脑膜窦

缘游离称小脑幕切迹。其前方与中脑相邻。

（3）硬脑膜窦：硬脑膜在某些部位内、外两层相互分离，形成一些管道，内面衬以内皮细胞，引流颅内的静脉血，这些管道称为硬脑膜窦。主要的硬脑膜窦有上矢状窦、下矢状窦、直窦、窦汇、横窦、乙状窦和海绵窦。

（二）蛛网膜

蛛网膜是一层半透明的薄膜，位于硬膜与软膜之间。蛛网膜内面与软膜之间的间隙，称蛛网膜下隙，内含脑脊液，此隙在某些部位扩大形成蛛网膜下池。主要的蛛网膜下池有小脑延髓池和终池。脑蛛网膜在硬脑膜窦附近，特别是上矢状窦两侧，形成许多米粒至绿豆大小的颗粒状或绒毛状的突起，突入窦内，分别称为蛛网膜颗粒。脑脊液即通过蛛网膜颗粒渗入硬脑膜窦内，回流入静脉。

（三）软膜

软膜菲薄而富有血管，紧贴于脑和脊髓表面，并深入其沟、裂中。按位置分别称为软脑膜和软脊膜。在脑室的附近，软脑膜及其血管与该部位的室管膜上皮共同突入脑室，形成脉络丛，是产生脑脊液的主要结构。

二、脑和脊髓的血管

（一）脑的血管

1. 脑的动脉

（1）颈内动脉：起自颈总动脉，自颈部向上至颅底，经颞骨岩部的颈动脉管进入颅内。颈内动脉的主要分支有大脑前动脉、大脑中动脉等，主要供应大脑半球的前 2/3 和部分间脑（图16-25、图16-26）。

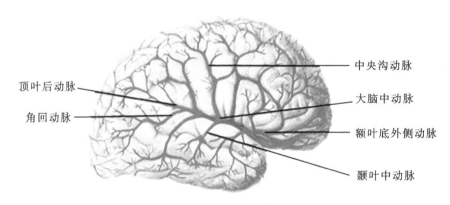

图16-25　大脑半球外侧面动脉

（2）椎动脉：起自锁骨下动脉，穿第6至第1颈椎横突孔，经枕骨大孔进入颅腔后，沿延髓腹侧上行，在脑桥与延髓交界处合成一条基底动脉。基底动脉沿脑桥基底沟上行，至脑桥上缘分为左右大脑后动脉两大终支，主要营养脑干、小脑、间脑后部和大脑半球的后1/3。

（3）大脑动脉环：由前交通动脉、两侧大脑前动脉起始段、两侧颈内动脉末端、两侧后交通动脉和两侧大脑后动脉起始段共同组成，位于脑底下方，蝶鞍上方，环绕视交叉、灰结节及乳

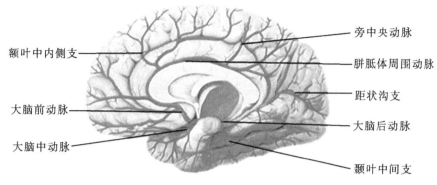

额叶中内侧支

大脑前动脉

大脑中动脉

旁中央动脉

胼胝体周围动脉

距状沟支

大脑后动脉

颞叶中间支

图 16-26　大脑半球内侧面动脉

头体周围,此环使两侧颈内动脉与椎-基底动脉系相交通。当构成此环的某一动脉血流减少或被阻断时,可在一定程度上通过大脑动脉环使血液重新分配和代偿,以维持脑的营养供应和功能活动(图 16-27)。

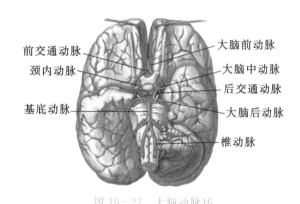

前交通动脉

颈内动脉

基底动脉

大脑前动脉

大脑中动脉

后交通动脉

大脑后动脉

椎动脉

图 16-27　大脑动脉环

2. 脑的静脉

脑的静脉壁薄无瓣膜,不与动脉伴行。脑的静脉可分为两类:一是收集大脑血液的静脉,二是收集脑干和小脑血液的静脉。大脑的静脉可分为脑内、脑外静脉两组,两组之间相互吻合。

(二)脊髓的血管

1. 脊髓的动脉

脊髓的动脉有两个来源,即椎动脉和节段性动脉。椎动脉发出的脊髓前动脉和脊髓后动脉在脊髓表面下降,与节段性动脉分支吻合成网,以保证脊髓足够的血液供应。

2. 脊髓的静脉

脊髓的静脉较动脉数目多而粗,收集了脊髓内的小静脉的静脉血,最后汇合成脊髓前、后静脉,通过前、后根静脉注入硬膜外隙的椎内静脉丛。

三、脑脊液及其循环

(一)脑脊液

脑脊液主要由侧脑室及第三、四脑室的脉络丛产生,成人总量约 150ml,它处于不断地产生、循环和回流的平衡状态,充满于脑室和蛛网膜下隙。脑脊液对中枢神经系统起缓冲、保护、营养、运输代谢产物及调节颅内压的作用。

脑脊液循环途径(图16-28):侧脑室脉络丛产生的脑脊液,经室间孔流入第三脑室;汇同第三脑室脉络丛产生的脑脊液,经中脑水管流入第四脑室;再汇同第四脑室脉络丛产生的脑脊液,经第四脑室正中孔和外侧孔流入蛛网膜下隙,然后经蛛网膜颗粒渗透到上矢状窦,从而回流入血液。

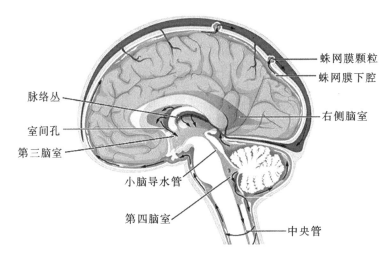

图16-28 脑脊液循环途径

目标检测

一、名词解释

　　1.脊髓圆锥　　2.基底核　　3.内囊　　4.蛛网膜下隙　　5.硬膜外隙　　6.大脑动脉环
7.脊髓节段

二、简答题

　　1.简述脊髓灰质的形态结构。

　　2.脑由哪几部分组成?

　　3.脑干内有哪些躯体运动核、躯体感觉核、内脏感觉核、内脏运动核?

　　4.大脑皮质有哪些重要的中枢? 各位于何处?

　　5.试述脑脊液的产生和循环途径。

　　6.试述躯干和四肢的痛温觉和粗触觉传导通路。

　　7.试述躯干和四肢的意识性本体感觉和精细触觉传导通路。

(赵宇清)

第十七章　周围神经系统

学习目标

1. 掌握:脊神经各丛和胸神经前支的组成,主要分支的走行及主要功能;脑神经的名称、性质、分支及主要功能;内脏神经的区分。
2. 熟悉:胸神经节段性分布特点;重要器官的神经分配。
3. 了解:内脏感觉神经。

第一节　脑神经

脑神经是指与脑相连的周围神经,共 12 对,其排列顺序通常用罗马数字表示(图 17 - 1)。脑神经的成分比脊神经复杂,含有 7 种纤维成分:一般躯体感觉纤维、特殊躯体感觉纤维、一般内脏感觉纤维、特殊内脏感觉纤维、一般躯体运动纤维、一般内脏运动纤维、特殊内脏运动纤维。

一、嗅神经

嗅神经为特殊内脏感觉纤维,由上鼻甲以上和鼻中隔上部黏膜内的嗅细胞中枢突聚集成多条嗅丝(即嗅神经),穿筛孔入颅,进入嗅球传导嗅觉。

二、视神经

视神经为传导视觉冲动的特殊躯体感觉纤维,由视网膜节细胞的轴突,在视神经盘处汇聚穿过巩膜而构成。视神经在眶内行向后内,穿视神经管入颅中窝,于垂体前方连于视交叉,再经视束连于间脑外侧膝状体。

三、动眼神经

动眼神经为运动性神经,含有一般躯体运动和一般内脏运动两种纤维。一般躯体运动纤维起于中脑动眼神经核,一般内脏运动纤维属于副交感节前纤维,起于动眼神经副核。动眼神经自中脑腹侧脚间窝出脑,再经眶上裂入眶,支配上睑提肌、上直肌、下直肌、内直肌和下斜肌。内脏运动纤维进入睫状神经节交换神经元,节后纤维分布于眼球内的睫状肌和瞳孔括约肌,参与调节反射和瞳孔对光反射。

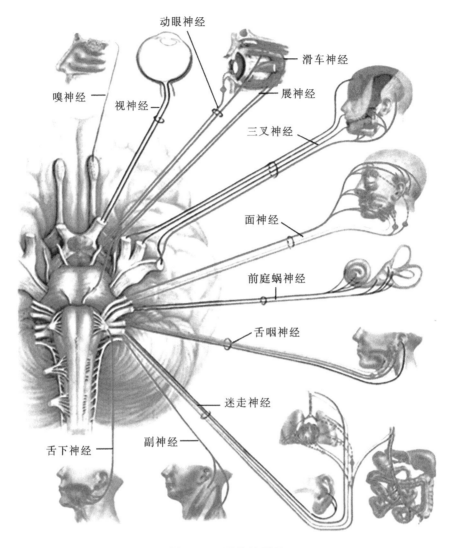

图 17-1 脑神经概况

四、滑车神经

滑车神经为运动性神经。其起于中脑滑车神经核，自中脑的下丘下方出脑后，绕大脑脚外侧前行，穿经海绵窦外侧壁，经眶上裂入眶，越过上直肌和上睑提肌向前内走行，支配上斜肌。

五、三叉神经

三叉神经为混合性神经，含有一般躯体感觉和特殊内脏运动两种纤维（图 17-2）。其分支有眼神经、上颌神经和下颌神经。

（一）眼神经

眼神经为感觉性神经。自三叉神经节发出后，穿经海绵窦外侧壁，在动眼神经和滑车神经下方经眶上裂入眶，分支分布于眶、眼球、泪腺、结膜、硬脑膜和部分鼻黏膜及额顶部、上睑和鼻背的皮肤。

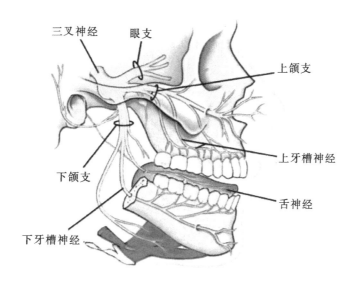

图 17 - 2 三叉神经

（二）上颌神经

上颌神经为感觉性神经。其经圆孔出颅入翼腭窝，再经眶下裂入眶，延续为眶下神经。上颌神经分布于硬脑膜、眼裂和口裂间的皮肤、上颌牙齿以及鼻腔和口腔黏膜。

（三）下颌神经

下颌神经为混合性神经。其自卵圆孔出颅后，在翼外肌深面分为前、后两干。前干细小，除分出肌支支配咀嚼肌、鼓膜张肌和腭帆张肌外，还分出 1 支颊神经。后干粗大，除分布于硬脑膜、下颌牙及牙龈、舌前 2/3 及口腔底的黏膜、耳颞区和口裂以下的皮肤外，尚有分支支配下颌舌骨肌和二腹肌前腹。

六、展神经

展神经属躯体运动神经，起于脑桥展神经核，自延髓脑桥沟中部出脑，前行至颞骨岩部尖端穿入海绵窦，经眶上裂入眶，分布于外直肌。

七、面神经

面神经为混合性脑神经，含有四种纤维成分：①特殊内脏运动纤维；②一般内脏运动纤维；③特殊内脏感觉纤维；④一般躯体感觉纤维。面神经出脑后经内耳门进入面神经管，发出鼓索进入鼓室，分支支配泪腺、下颌下腺、舌下腺等腺体的分泌活动，管理舌前 2/3 的味蕾，传导味觉冲动。经茎乳孔出面神经管，穿腮腺实质向前呈爪状分支，支配面肌（图 17 - 3）。

八、前庭蜗神经

前庭蜗神经由前庭神经和蜗神经组成，属特殊躯体感觉性脑神经。前庭神经传导平衡觉。其双极神经元的胞体在内耳道底聚集成前庭神经节，周围突穿内耳道底分布于内耳椭圆囊斑、

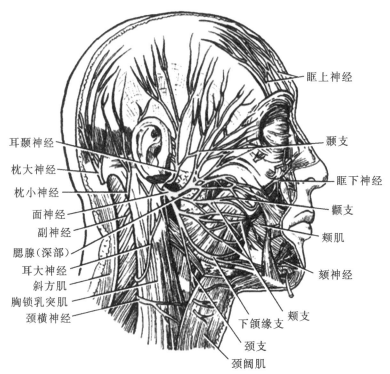

图 17-3 面神经在面部的分布

球囊斑和壶腹嵴中的毛细胞,中枢突组成前庭神经,穿内耳道、内耳门入颅,经脑桥延髓沟外侧端入脑,终于脑干的前庭神经核群和小脑等部。蜗神经传导听觉。其双极神经元的胞体在内耳蜗轴内聚集成蜗神经节(螺旋神经节),其周围突分布于内耳螺旋器上的毛细胞,中枢突组成蜗神经,经内耳门入颅,经脑桥延髓沟入脑,终于脑干的蜗神经腹侧、背侧核。

九、舌咽神经

舌咽神经为混合性神经,含五种纤维成分(图 17-4)。①特殊内脏运动纤维:起于疑核,支配茎突咽肌。②一般内脏运动纤维:属副交感节前纤维,起于下泌涎核,在耳神经节交换神经元后分布于腮腺,控制腺体分泌。③一般内脏感觉纤维:其胞体位于颈静脉孔处的舌咽神经下神经节,中枢突终于脑干孤束核,周围突分布于咽、舌后 1/3、咽鼓管、鼓室等处的黏膜以及颈动脉窦和颈动脉小球。④特殊内脏感觉纤维:胞体也位于下神经节,中枢突终于孤束核上部,周围突分布于舌后 1/3 的味蕾。⑤躯体感觉纤维:胞体位于舌咽神经上神经节内,中枢突止于三叉神经脊束核,周围突分布于耳后皮肤。

十、迷走神经

迷走神经为混合性神经,是行程最长、分布最广的脑神经。含有四种纤维成分:①特殊内脏运动纤维,起于延髓疑核,支配咽喉肌;②副交感节前纤维,起于延髓迷走神经背核,分布于颈、胸和腹部的多种脏器,在器官旁或器官内换元后,节后纤维控制平滑肌、心肌和腺体的活动;③一般内脏感觉纤维,其胞体位于迷走神经下神经节(结状神经节)内,中枢突终于孤束核,

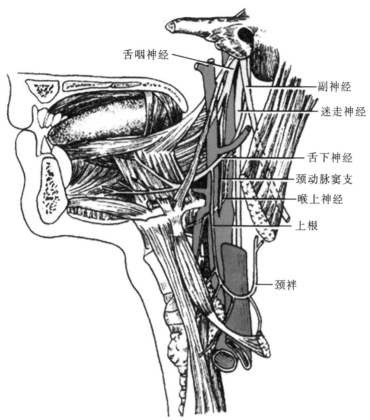

图 17-4 舌咽、舌下神经

周围突分布于颈、胸和腹部的脏器;④一般躯体感觉纤维,其胞体位于迷走神经上神经节内,其中枢突止于三叉神经脊束核,周围突分布于耳郭、外耳道的皮肤和硬脑膜(图 17-5)。

迷走神经的重要分支如下。

(一)颈部的分支

1.喉上神经

喉上神经沿颈内动脉内侧下行,在舌骨大角水平分成内、外两支。分支分布于声门裂以上的喉黏膜、会厌、舌根及喉外肌。

2.颈心支

颈心支有上、下两支,下行入胸腔与交感神经交织构成心丛。上支有一支称主动脉神经或减压神经,分布于主动脉弓壁内,感受血压变化和化学刺激。

(二)胸部的分支

1.喉返神经

左、右侧喉返神经均由迷走神经在胸部发出后返回至颈部,但二者勾绕的结构各不相同。右喉返神经在右迷走神经经右锁骨下动脉前方处发出,并勾绕此动脉,上行返回至颈部。左喉返神经在左迷走神经经过主动脉弓前方处发出,并绕主动脉弓返回至颈部。在颈部,两侧的喉返神经均上行于气管食管间沟内,至甲状腺侧叶深面、环甲关节后方进入喉内,终支称喉下神

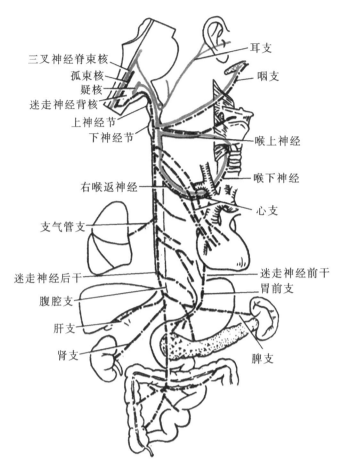

三叉神经脊束核
孤束核
疑核
迷走神经背核
上神经节
下神经节
右喉返神经
支气管支
迷走神经后干
腹腔支
肝支
肾支

耳支
咽支
喉上神经
喉下神经
心支
迷走神经前干
胃前支
脾支

红色:特殊内脏运动纤维;黄色:一般内脏运动纤维;
蓝色:一般躯体感觉纤维;黑色:一般内脏感觉纤维

图 17-5 迷走神经

经,分支分布于喉内肌及声门裂以下的喉黏膜。喉返神经在行程中还发出心支、支气管支和食管支,分别参与心丛、肺丛和食管丛的构成。

2.支气管支和食管支

支气管支和食管支是左、右迷走神经在胸部发出的一些小支,与交感神经的分支共同构成肺丛和食管丛,自丛发出细支至气管、支气管、肺及食管。支气管支和食管支均包含内脏运动和内脏感觉纤维,除支配平滑肌和腺体外,还传导脏器和胸膜的感觉。

3.腹部的分支

(1)胃前支和肝支:为迷走神经前干的两个终支。胃前支沿胃小弯向右,沿途发出 4~6 个小支,分布于胃前壁,其终支以"鸦爪"形的分支分布于幽门部前壁。肝支有 1~3 条,参与构成肝丛,随肝固有动脉分布于肝、胆囊等处。

(2)胃后支和腹腔支:为迷走神经后干的两个终支。胃后支发分支至胃后壁。终支与胃前支同样以"鸦爪"形分支,分布于幽门窦及幽门管后壁。腹腔支伴腹腔干、肠系膜上动脉及肾动脉等分支分布于肝、胆、胰、脾、肾及结肠左曲以上的腹部消化管。

十一、副神经

副神经为运动性神经,含特殊内脏运动纤维,包括颅根和脊髓根两部分(图17-6)。颅根起自延髓疑核,自迷走神经根下方出脑后与脊髓根同行,经颈静脉孔出颅,加入迷走神经内支配咽喉肌。脊髓根也由特殊内脏运动纤维组成,起自脊髓颈部的副神经脊髓核,分支支配胸锁乳突肌和斜方肌。

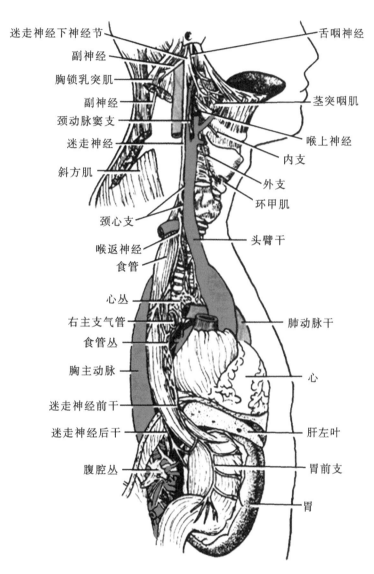

图17-6　副神经、舌咽神经

十二、舌下神经

舌下神经由一般躯体运动纤维组成。舌下神经由延髓舌下神经核发出后,自延髓前外侧沟出脑,经舌下神经管出颅,下行于颈内动、静脉之间,弓形向前达舌骨舌肌浅面,在舌神经和下颌下腺管下方穿颏舌肌入舌,支配全部舌内肌和大部舌外肌。

第二节　脊神经

脊神经发自脊髓,共 31 对,包括 8 对颈神经,12 对胸神经,5 对腰神经,5 对骶神经,1 对尾神经,每对脊神经借前根和后根连于脊髓。前、后根均由许多根丝所构成,前根属运动性,后根属感觉性。后根较前根略粗,两者在椎间孔处合成脊神经,它既含有感觉纤维又含有运动纤维,为混合性的。在椎间孔附近脊神经后根有椭圆形膨大,称脊神经节。脊神经干很短,出椎间孔后主要分为前支、后支。后支细小,分布于躯干背侧的深层肌和皮肤。前支粗大,分布于躯干前外侧和四肢的肌肉和皮肤。在人类,胸神经前支保持着明显的节段性走行和分布,其余各部的前支分别交织成丛,即颈丛、臂丛、腰丛和骶丛等。由丛再发出分支分布于相应的区域(图 17 - 7)。

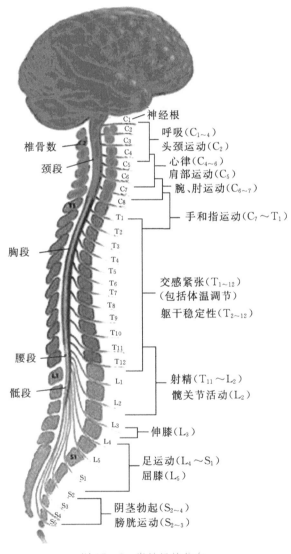

图 17 - 7　脊神经的分布

一、颈丛

颈丛由第 1~4 颈神经的前支和第 5 颈神经前支的一部分构成,位于胸锁乳突肌上部的深面,中斜角肌和肩胛提肌起始处的前方。

(一)皮支

皮支由胸锁乳突肌后缘中点附近穿出后,呈放射状分布于颈前外侧、肩、头的后外侧及耳郭等处的皮肤。其主要分支有枕小神经、耳大神经、颈横神经(图 17-8)。因其浅出部位位置表浅,纤维集中,故临床上常在各皮支集中浅出处进行阻滞麻醉。

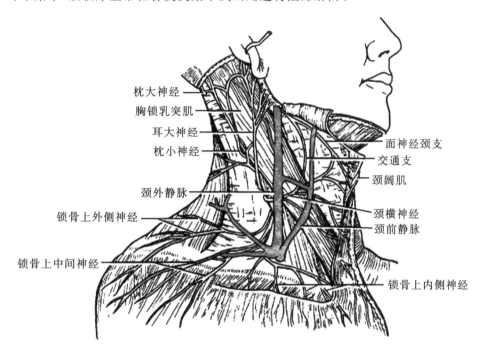

图 17-8　颈丛皮支

(二)膈神经

膈神经是颈丛中最重要的分支。在锁骨下动、静脉之间经胸廓上口进入胸腔,再与心包膈血管伴行,经过肺根前方,在纵隔胸膜与心包之间下行达膈肌。膈神经的运动纤维支配膈肌,感觉纤维分布于胸膜、心包和膈下面的部分腹膜。一般认为,右膈神经的感觉纤维还分布到肝、胆囊和肝外胆道的浆膜等。

二、臂丛

臂丛是由第 5~8 颈神经前支和第 1 胸神经前支的大部分纤维组成(图 17-9),先从斜角肌间隙走出,向下行于锁骨下动脉后方进入腋窝。臂丛在腋窝内包绕着腋动脉,臂丛的分支主要分布于胸上肢肌、上肢带肌、背浅部肌(斜方肌除外)以及上肢的肌、关节、骨和皮肤。其分支有腋神经、肌皮神经、正中神经、尺神经和桡神经。

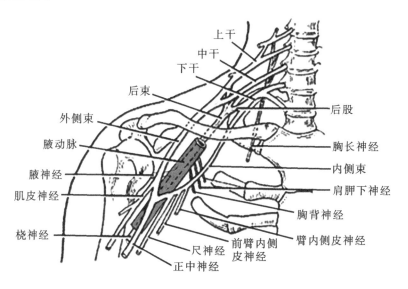

图 17-9 臂丛的组成

(一)腋神经

腋神经穿经腋腔后壁的四边孔,绕肱骨外科颈至三角肌深方。肌支支配三角肌和小圆肌。皮支称臂外侧上皮神经,由三角肌后缘穿出,分布于肩部和臂外侧区上部的皮肤(图 17-10)。

(二)肌皮神经

肌皮神经发出肌支支配喙肱肌、肱二头肌和肱肌这三块肌。其终支在肘关节稍下方穿出深筋膜称为前臂外侧皮神经,分布至前臂外侧的皮肤(图 17-10)。

(三)正中神经

正中神经先沿肱二头肌内侧沟下行,并由外侧向内侧跨过肱动脉的浅面与血管一起下降至肘窝,之后穿旋前圆肌及指浅屈肌腱弓,继而向下行于前臂正中,位于指浅、深屈肌之间达腕部,从桡侧腕屈肌腱和掌长肌腱之间进入腕管,在掌腱膜深面到达手掌。肌支主要支配前臂前群桡侧的屈肌手掌外侧肌群,皮支分布于掌心、鱼际、桡侧三个半指掌面的皮肤(图 17-10)。

(四)尺神经

尺神经在臂部先与肱动脉及正中神经伴行,位于肱动脉内侧,经尺神经沟进入前臂,沿尺动脉的内侧下降达腕部。肌支配尺侧腕屈肌和指深屈肌的尺侧半,小鱼际肌、拇收肌、骨间掌侧肌、骨间背侧肌及第 3、4 蚓状肌;皮支分布于手背尺侧半和小指、环指及中指尺侧半背面的皮肤,小鱼际、小指和环指尺侧半掌面的皮肤(图 17-10)。

(五)桡神经

桡神经沿桡神经沟向外下,经前臂背侧深浅肌群之间下行。肌支支配上肢的伸肌,皮支分布于上肢背面手背桡侧半及桡侧两个半指的皮肤(图 17-10)。

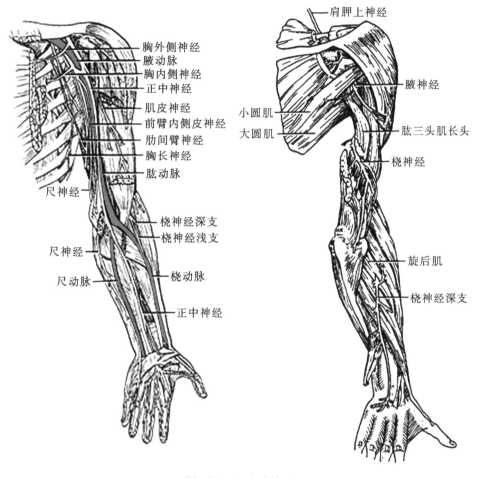

图 17－10　上肢神经

知识链接

颈丛和臂丛的临床应用

　　由于颈丛皮支自胸锁乳突肌后缘中点附近传出,因此临床做颈部表浅手术时,常在此处行阻滞麻醉。右膈神经由颈丛发出下行后,分支管理肝和胆囊感觉,故肝胆疾患引起疼痛时常反射到右肩部。

　　肱骨中段骨折容易损伤桡神经,导致上肢伸肌瘫痪出现"垂腕症"。肱骨下段骨折易损伤尺神经、正中神经,使所支配的肌瘫痪出现"猿掌",尺神经单纯损伤出现"爪形手"。

三、胸神经前支

　　胸神经前支共 12 对。第 1~11 对各自位于相应的肋间隙中,称肋间神经,第 12 对胸神经前支位于第 12 肋下方,故名肋下神经。胸神经前支除第 1 对的大部分参与臂丛组成,第 12 对的少部分参与腰丛组成外,其余不形成神经丛。其肌支支配相应的肋间肌和腹肌的前外侧群,皮支除分布于胸、腹壁的皮肤外还分布到胸、腹膜壁层。

胸神经前支在胸、腹壁皮肤的节段性分布最为明显,按神经顺序由上向下依次排列:T_2 分布区相当于胸骨角平面,T_4 相当于乳头平面,T_6 相当于剑突平面,T_8 相当于肋弓平面,T_{10} 相当于脐平面,T_{12} 则分布于耻骨联合与脐连线中点平面(图 17 - 11)。临床上实施椎管内麻醉时,多据此测定麻醉平面的位置,也可据此检查感觉障碍的平面。

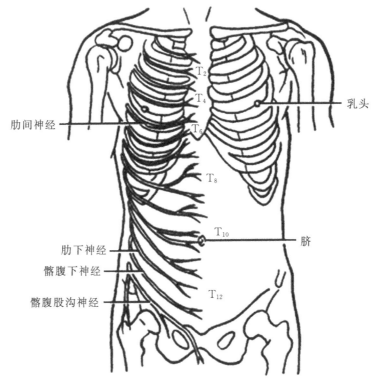

图 17 - 11 胸神经前支

四、腰丛

腰丛由第 12 胸神经前支的一部分、第 1～3 腰神经前支和第 4 腰神经前支的一部分组成(图 17 - 14)。第 4 腰神经前支的其余部分和第 5 腰神经前支合成腰骶干向下加入骶丛。腰丛位于腰大肌深面,腰椎横突前面。其分支有髂腹下神经、生殖股神经、闭孔神经及股神经。

(一)髂腹股沟神经

髂腹股沟神经主要分布于腹股沟区的肌和皮肤,髂腹股沟神经还分布于阴囊或大阴唇皮肤(图 17 - 12)。

(二)生殖股神经

生殖股神经自腰大肌前面穿出后,在该肌浅面下降,在腹股沟韧带上方分成生殖支和股支。生殖支分布于阴囊(大阴唇)和提睾肌,股支则分布于股三角的皮肤(图 17 - 12)。

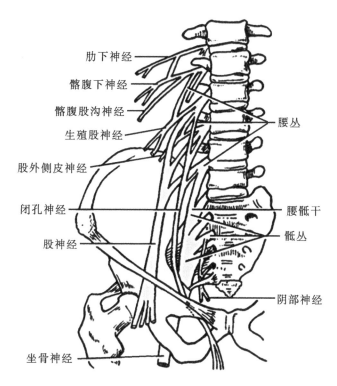

肋下神经

髂腹下神经

髂腹股沟神经

生殖股神经

股外侧皮神经

闭孔神经

股神经

腰丛

腰骶干

骶丛

阴部神经

坐骨神经

图 17-12　腰丛和骶丛

（三）闭孔神经

闭孔神经穿闭膜管出小骨盆，分前、后两支，其皮支分布于大腿内侧面的皮肤，肌支支配闭孔外肌、大腿内收肌群。闭孔神经也发出细支分布于髋、膝关节。

（四）股神经

股神经是腰丛中最大的分支，自腰丛发出后，先在腰大肌与髂肌之间下行，在腹股沟韧带中点稍外侧，经腹股沟韧带深面、股动脉外侧到达股三角。肌支支配大腿肌前群，皮支分布于大腿和膝关节前面的皮肤；最长的皮支称隐神经，伴随股动脉入收肌管下行，至膝关节内侧浅出至皮下后，伴随大隐静脉沿小腿内侧面下行达足内侧缘，沿途分布于髌下、小腿内侧面和足内侧缘的皮肤（图 17-12）。

五、骶丛

骶丛由全部骶神经和尾神经的前支组成，是全身最大的神经丛。其位于盆腔内，在骶骨及梨状肌的前面，髂血管的后方。其主要分支有臀上神经、臀下神经、阴部神经以及坐骨神经。

（一）臀上神经

臀上神经从骶丛发出后伴臀上动、静脉经梨状肌上孔出盆腔，行于臀中、小肌间，支配臀中、小肌和阔筋膜张肌。

(二)臀下神经

臀下神经从骶丛发出后伴臀下动、静脉经梨状肌下孔出盆腔,行于臀大肌深面,支配臀大肌。

(三)阴部神经

阴部神经从骶丛发出后伴阴部内动、静脉出梨状肌下孔,分布于会阴部和外生殖器的肌和皮肤。

(四)坐骨神经

坐骨神经是全身最粗大的脊神经,穿梨状肌下孔出盆腔,在臀大肌深面,股方肌浅面,经坐骨结节与股骨大转子之间(稍内侧)入股后区,沿中线经股二头肌长头深面,在股二头肌和大收肌之间下降,一般在腘窝上角处分为胫神经和腓总神经(图 17 - 13)。在股后部发出肌支支配大腿后群肌。自坐骨结节与大转子之间的中点稍内侧到股骨内、外侧髁之间中点的连线的上

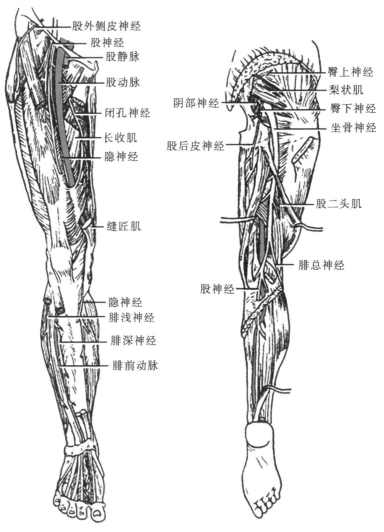

股外侧皮神经
股神经
股静脉
股动脉
闭孔神经
长收肌
隐神经

缝匠肌

隐神经
腓浅神经
腓深神经
腓前动脉

臀上神经
梨状肌
阴部神经
臀下神经
坐骨神经
股后皮神经

股二头肌

腓总神经
股神经

图 17 - 13 下肢神经

2/3 段为坐骨神经在股部的体表投影。坐骨神经痛时，常在此投影线上出现压痛。

1. 胫神经

胫神经是坐骨神经本干的直接延续。在小腿后区比目鱼肌深面伴胫后血管下降，经内踝后方，在屈肌支持带深面分为足底内、外侧神经两终支行向足底。肌支支配小腿肌后群及足底肌，皮支分布于小腿后面及足底皮肤（图 17-13）。

2. 腓总神经

腓总神经与胫神经分离后沿股二头肌内侧缘行向下外，绕腓骨头后方至腓骨颈外侧向前，穿腓骨长肌分为腓浅和腓深神经。腓总神经的分布范围包括小腿前、外侧群肌和小腿外侧、足背和趾背的皮肤。在腘窝，腓总神经还发出关节支分布于膝关节（图 17-13）。

第三节　内脏神经

内脏神经是神经系统中分布于内脏、心血管和腺体的部分，分为内脏运动神经和内脏感觉神经。

一、内脏运动神经

（一）内脏运动神经

内脏运动神经作为内脏神经系统周围部的一部分，无论在形态还是在结构上，与躯体运动神经都有着许多不同之处（图 17-14）。

1. 支配的器官不同

躯体运动神经支配骨骼肌，而内脏运动神经支配的则是平滑肌、心肌和腺体。

2. 纤维成分不同

躯体运动神经为单一纤维成分，而内脏运动神经则包括两种纤维成分，即交感与副交感纤维，并且多数内脏器官同时接受这两者的共同支配。

3. 从低级中枢到支配器官间所须经过的神经元数目不同

躯体运动神经在到达骨骼肌前只需经过一个神经元，而内脏运动神经在到达效应器前则须经过两个神经元（肾上腺髓质例外，只需一个神经元）。第一个神经元，胞体位于脑干和脊髓内，称为节前神经元，其轴突称为节前纤维；第二个神经元，胞体位于周围部的自主性神经节内，称为节后神经元，其轴突称为节后纤维。

4. 分布形式不同

躯体运动神经以神经干的形式分布于效应器，而内脏运动神经的节后纤维则通常是先在效应器周围形成神经丛，再由神经丛分支至器官，节后神经元的数目较多，一个节前神经元可以和多个节后神经元构成突触。

内脏运动神经可分为交感神经和副交感神经。

1. 交感神经

低级中枢位于脊髓胸1（或颈8）节段至腰2（或腰3）节段，并由此发出节前纤维，故交感部也称为胸腰部。交感神经的周围部由交感干、交感神经节以及由节发出的分支和交感神经丛

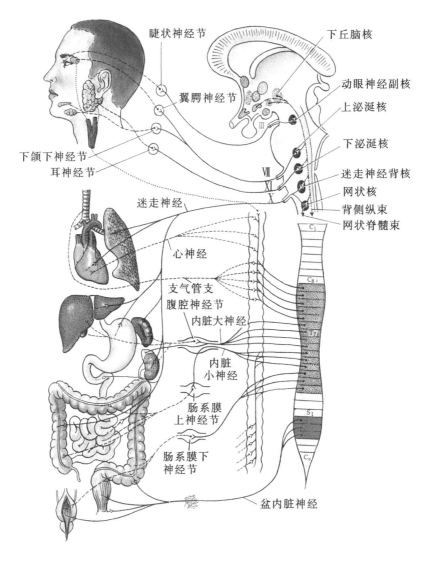

下丘脑核

动眼神经副核

上泌涎核

下泌涎核

迷走神经背核

网状核

背侧纵束

网状脊髓束

睫状神经节

翼腭神经节

下颌下神经节

耳神经节

迷走神经

心神经

支气管支

腹腔神经节

内脏大神经

内脏小神经

肠系膜上神经节

肠系膜下神经节

盆内脏神经

图 17-11 内脏运动神经

等组成。

（1）交感神经节：分为椎旁节和椎前节两大类。椎旁节位于脊柱两旁，由多极神经元组成，同侧相邻椎旁神经节之间借节间支相连成上至颅底、下至尾骨的交感干。椎前节位于脊柱前方，腹主动脉脏支的根部，呈不规则的节状团块，包括腹腔神经节、主动脉肾节、肠系膜上神经节及肠系膜下神经节等。在椎旁神经节与相应的脊神经之间借交通支相连。交通支按形态可分为白交通支和灰交通支。

交感神经节前纤维经白交通支进入交感干后，通常有 3 种去向：①终止于相应的椎旁节换元。②在交感干内上升或下降，然后终止上方或下方的椎旁节换元。③穿经椎旁节，至椎前节换神经元。

交感神经的节后纤维的分布也有 3 种去向：①经灰交通支返回脊神经，随脊神经分布至头颈部、躯干和四肢的血管、汗腺和竖毛肌等。②攀附动脉走行，在动脉外膜处形成相应的神经丛，并随动脉分布到所支配的器官。③由交感神经节直接发出分支到所支配的脏器。

（2）交感神经的分布概况：节后纤维可按其在人体中的分布分为颈、胸、腰、盆4部分。

1）颈部：交感神经随8对颈神经走行，分布至头颈和上肢的血管、汗腺、竖毛肌等；攀附邻近的动脉，分布至头颈部的腺体（泪腺、唾液腺、口腔和鼻腔黏膜内腺体，甲状腺等）、竖毛肌、血管、瞳孔开大肌；发出分支组成咽丛、心丛等。

2）胸部：随12对胸神经走行，分布于胸腹壁的血管、汗腺和立毛肌；形成胸主动脉丛、食管丛、肺丛及心丛等分布于相应器官；穿经第5或第6～9胸交感干神经节的节前纤维组成内脏大神经，向下合成一干，沿椎体前面倾斜下降，穿膈脚，主要终于腹腔节。穿经第10～12胸交感干神经节的节前纤维组成内脏小神经，向下穿膈脚，主要终于主动脉肾节。再由腹腔节、主动脉肾节等发出节后纤维，分布至肝、脾、肾等实质性脏器和结肠左曲以上的消化管。

3）腰部：腰部交感神经随5对腰神经分布至结肠左曲以下的消化管及盆腔脏器，部分纤维随血管分布至下肢。

4）盆部：交感神经随骶尾神经分布于下肢及会阴部的血管、汗腺和立毛肌。一些小支加入盆丛，分布于盆腔器官。

2. 副交感神经

低级中枢由脑干的副交感神经核和脊髓骶部第2～4节段灰质的骶副交感核组成，这些核的细胞发出节前纤维，节前纤维至周围部的副交感神经节交换神经元，节后纤维到达所支配的器官。副交感神经节多位于脏器附近或脏器壁内，分别称为器官旁节和器官内节。脑干的副交感神经核，参与组成Ⅲ、Ⅶ、Ⅸ、Ⅹ对脑神经；由脊髓骶部第2～4节段的骶副交感核发出节前纤维，先随骶神经出骶前孔，继而从骶神经中分出，组成盆内脏神经加入盆丛，随盆丛分支分布到盆部脏器附近或脏器壁内的副交感神经节交换神经元，节后纤维支配结肠左曲以下的消化管和盆腔脏器。

3. 交感神经与副交感神经的主要区别

（1）低级中枢不同：交感神经低级中枢由脊髓胸、腰部灰质的中间带外侧核组成；副交感神经的低级中枢则由脑干和脊髓骶部的副交感核组成。

（2）周围部神经节的位置不同：交感神经节包括椎旁节和椎前节，位于脊柱两旁和脊柱前方；副交感神经节为器官旁节和器官内节，位于所支配的器官附近或器官壁内。因此副交感神经节前纤维比交感神经长，而其节后纤维则较短。

（3）节前神经元与节后神经元的比例不同：一个交感节前神经元的轴突可与许多节后神经元组成突触，而一个副交感节前神经元的轴突则与较少的节后神经元组成突触。所以交感神经的作用范围较广泛，而副交感神经则较局限。

（4）分布范围不同：交感神经除分布至头颈部、胸、腹腔脏器外，尚遍及全身血管、腺体、竖毛肌等，故其分布范围较广。而副交感神经，一般认为大部分血管、汗腺、竖毛肌、肾上腺髓质不受其支配，故其分布不如交感神经广泛。

（5）对同一器官所起的作用不同：交感与副交感神经对同一器官的作用既是互相拮抗又是互相统一的。

二、内脏感觉神经

内脏感觉神经分布于内脏及心血管,参与完成排尿排便等内脏反射,其感觉冲动经脑干传至大脑皮质,产生内脏感觉。

内脏感觉的特点:①内脏一般性活动不引起感觉,只有强烈的活动时才引起感觉,且缓慢持久。②对冷热、膨胀、牵拉、缺血痉挛及炎症等刺激敏感,对切割、烧灼等刺激不敏感。③定位模糊,分辨力差。

三、牵涉痛

牵涉痛是指当某些内脏器官发生病变时,常在体表一定区域产生感觉过敏或疼痛感觉的现象。牵涉性痛可发生在患病内脏邻近的皮肤区,也可以发生在距患病内脏较远的皮肤区。疼痛区域内皮肤常有感觉过敏、血管运动障碍、汗腺分泌及立毛肌运动障碍或反射性肌肉痉挛。临床上称这一体表过敏区域为海德带(Head's zones),根据海德带可协助内脏疾病的诊断。例如心绞痛时则常在胸前区及左臂内侧皮肤感到疼痛,肝胆疾患时常在右肩部感到疼痛,胃溃疡时出现腹上部皮肤有疼痛。

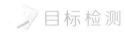 目标检测

一、名词解释

1. 神经丛   2. 皮神经   3. 牵涉痛

二、简答题

1. 试述躯体运动神经和内脏神经的区别。
2. 上下肢神经损伤后出现的症状是什么?
3. 试述脑神经的顺序、名称和分布范围。
4. 试述颈丛、臂丛、腰丛和骶丛的组成和主要分支。
5. 试述交感神经和副交感神经的不同点。

(赵宇清)

第二篇

生理学

第十八章 绪 论

学习目标

1. 掌握：兴奋性；内环境；机体功能的调节方式；负反馈。
2. 熟悉：体液；稳态。
3. 了解：生理学的研究内容和方法；自身调节；反馈。

第一节 概 述

一、生理学的概念和任务

生理学是研究正常机体及其各组成部分的功能活动及其规律的科学，是以正常人体为研究对象的一门学科。人体生理学的任务是阐明机体整体、系统和器官的功能活动规律及其发生机制，以及环境变化对这些功能活动的影响和机体为此所做出的适应性调节。

二、生理学的研究方法

英国医生 Harvey 将科学实验应用到生理学研究中，使生理学成为真正的科学。生理学所有的理论知识均来自于科学实验。生理学实验包括人体实验和动物实验。

人体实验大多是统计调查人群数据，由于实验对象为人体，要求对人体无伤害或微伤害，需要征求实验者同意或志愿者参与。如统计分析国人不同年龄段动脉血压、红细胞的正常值等，观察人体在高温、低温、高空等特殊环境下的生理活动变化。

动物实验根据实验研究过程分为急性动物实验和慢性动物实验。急性动物实验又分为离体实验和在体实验两种。离体实验是将动物的器官、组织、细胞与整体分离，保持正常活性，观察其生理活动，如观察离体小肠平滑肌的生理特性，离体实验条件容易控制，但脱离了整体，实验结果与整体生理活动略有不同；在体实验是先对动物麻醉，再手术分离和暴露实验部位，观察和记录某些生理功能。如麻醉动物，分离膈神经，观察膈神经放电。在体实验易受其他因素的干扰，实验条件不容易控制。慢性动物实验是以清醒的动物整体为研究对象，长期观察和记录某些生理活动变化。如经手术在胃部造瘘，引流胃液，待动物恢复正常后，清醒状态下，观察胃液分泌的神经体液调节。慢性动物实验的干扰因素很多，实验条件很难受到控制。必须指出，利用动物实验结果推断人体功能活动规律时，应考虑人体和动物结构和功能的差异，不能机械地将动物实验结果直接套用到人体，动物实验结果需要进一步的临床验证。

三、生理学的研究水平

生理学从三个不同水平对机体生理功能进行研究,即细胞分子水平、器官系统水平和整体水平。细胞分子水平的研究是针对细胞、细胞器和生物大分子活动特性的研究。例如,研究细胞膜钠泵的分子结构、生理功能、生理意义,以及哇巴因、洋地黄相关因素对其的影响等。器官和系统水平主要是探索各器官和系统的生命现象、规律、机制及内外环境的变化对其的影响,如研究心脏如何泵血、动脉血压如何形成,当人体动脉血压升高时心血管如何产生适应性的变化等。整体水平研究的是各器官、系统之间如何相互联系与协调,以适应各种环境的变化。整体生理功能不等于机体各组成部分功能的简单总和,而是各器官和系统功能相互影响、相互协调、相互制约的综合结果。

第二节　生命的基本特征

新陈代谢、兴奋性、适应性和生殖是生命活动的四大基本特征,而新陈代谢又是生命体最基本的特征,认识这些特征,将有助于深刻理解生命现象。

一、新陈代谢

新陈代谢是指机体与环境之间所进行的物质和能量交换以实现自我更新的过程。新陈代谢包括物质代谢和能量代谢。机体不断地从外环境中摄取营养物质,经加工改造成自身结构的过程称为合成代谢,所伴随着能量的吸收过程称为同化作用;同时,机体将自身结构分解的过程称为分解代谢,所伴随的能量释放过程称为异化作用。物质代谢和能量代谢是新陈代谢不可分割的两个方面。新陈代谢是生命活动的基础,新陈代谢终止意味着生命的结束。

二、兴奋性

机体对刺激产生反应的能力或特性称为兴奋性。刺激是指能够被机体所感受的内、外环境的变化,包含物理性变化、化学性变化、生物性变化和社会心理性变化等。刺激引起反应的三个基本条件分别是刺激强度、刺激作用的时间和刺激强度-时间变化率。

反应是指机体功能状态的变化,有兴奋和抑制两种基本表现形式。当内外环境变化作用到机体时,机体状态由静止转变为活动,或活动状态增强为兴奋;而由活动状态转入静止状态,或活动状态变弱为抑制。细胞的兴奋就是指动作电位产生,而兴奋性是指细胞产生动作电位的能力和特性。兴奋性是组织细胞产生兴奋的必要条件。

刺激必须达到一定的强度才能引起组织或细胞的兴奋。但是如果刺激作用的时间太短,即使刺激强度再大也不能引起组织或细胞的兴奋。如果把刺激作用的时间和刺激强度-时间变化率固定,逐渐递增作用到组织或细胞的刺激强度,把刚刚引起组织或细胞产生反应的最小刺激强度称为阈强度,简称阈值。其强度为阈值的刺激称为阈刺激;小于阈值的刺激称为阈下刺激;大于阈值的刺激称为阈上刺激,阈刺激和阈上刺激均能引起组织或细胞产生反应,故称有效刺激。阈值是衡量组织兴奋性大小的常用指标,组织兴奋性与阈值呈反比,阈值越低,兴奋性越高;阈值越高,兴奋性越低。不同组织的兴奋性存在差异,神经、肌肉和腺体兴奋性高于其他组织,受刺激容易产生反应,故称为可兴奋组织。

同一组织在产生兴奋的过程中,兴奋性发生周期性的变化,即绝对不应期、相对不应期、超常期和低常期。详细内容见第十九章。

三、适应性

当内外环境变化时,机体应对性的改变其功能活动,以获得自身生存的能力或特性称为适应性。适应性分为行为性适应和生理性适应两种情况。行为性适应普遍存在,通过改变躯体的活动来适应环境的变化。生理性适应是指身体内部的协调性反应,通过体内各器官、系统的协调活动和功能变化实现对环境改变的适应,如压力感受性反射、化学感受性反射等。

适应有一定的相对性。适应的相对性表现在它是一种暂时的现象。当环境条件出现较大的变化时,适应就变成了不适应,有时还成为有害的,甚至成为致死的因素。因此,机体对环境的适应既有普遍性,又有相对性。适应性是多种多样的,是由遗传物质决定的,不能随着环境条件的变化而迅速改变。

四、生殖

发育成熟的生物体产生子代个体的过程称为生殖。人体生殖是成年男性和女性发育成熟的生殖细胞相结合,产生子代个体的过程。生殖是人类繁衍后代、种族延续的基本生命特征之一。但现在的克隆技术同样能够延续生命,传统的生殖理论和观念受到了挑战。

第三节　机体的内环境与稳态

一、外环境与内环境

将机体生存的环境称为外环境,对于生活在海洋里的单细胞生物体如草履虫,海水既是外环境也是内环境,对于高度进化的人体,地表环境为外环境,人体生存的外环境包括自然环境和社会环境。温度、气压、光照、湿度、空气以及水等属于自然环境。社会环境是指人与社会的关系。无论是自然环境还是社会环境突变,都可以影响人体的身心健康。近年来发现,心脑血管疾病、恶性肿瘤、消化性溃疡、内分泌功能紊乱也与社会环境变化有关。

与整个机体所处的外环境不同,机体内绝大多数细胞被细胞外液所包绕。这种细胞直接接触的细胞外液称为机体的内环境。内环境是细胞赖以生存的环境。内环境是细胞新陈代谢的场所,它不断为细胞新陈代谢提供 O_2、营养物质,接收 CO_2、代谢产物;同时内环境也是细胞发挥生理功能的场所。膀胱内的尿液、消化道中的唾液、胃液、胰液、胆汁都不属于内环境的范畴,但脑脊液和房水归属于内环境。

机体生存在两个环境中,一个是不断变化的外环境,另一个是比较稳定的内环境,机体能够在不断变化的外环境求得生存,主要依赖于机体能够维持内环境和体液的稳定。

二、内环境与体液

内环境是体液的一部分,体液是机体内所含液体的总称,正常成年人占体重的 60%,其中 2/3 是细胞内液,1/3 为细胞外液。细胞外液包括细胞间隙中的组织液、血管中流动的血浆,少量的淋巴液、脑脊液、房水和体腔液(图 18-1)。体液不是静止的,而是流动的,彼此不断地进行物质交换。如细胞膜两侧的细胞内液与组织液之间、毛细血管壁两侧的组织液与血浆之间的物质交换。血浆通过血液循环来沟通机体各部分体液,是内环境中最活跃的部分。血浆通过流动获得在小肠吸收的营养物质,血浆流经肾脏排出代谢产物。因此,血浆是内环境与外界进行物质交换的重要媒介,当组织细胞的代谢、物质交换发生变化时,均可导致血浆理化性质发生改变,故血浆是临床上窥视体内细胞生理功能的窗口。

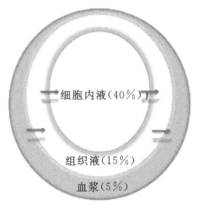

细胞内液(40%)

组织液(15%)

血浆(5%)

图 18-1 内环境与体液的示意图

三、稳态

维持稳态是细胞进行正常生命活动的必要条件。生理学中把内环境的理化性质保持相对稳定的状态称为稳态。内环境的理化性质是指内环境的温度、渗透压、pH 和各种物质成分浓度等要素。稳态不是绝对恒定,是相当稳定,是在一定的范围上下波动的动态平衡。

机体代谢过程中不断消耗氧和营养物质,同时产生 CO_2、H^+ 及其他代谢产物,不断地破坏稳态,但机体可通过调整自身的生理活动,重新使内环境理化性质恢复到正常范围,如人体摄取的营养物质中的淀粉、脂肪和蛋白质,在体内代谢过程中产生大量的 H^+,使内环境 pH 偏离正常值范围,机体通过肺排出 CO_2、肾的保碱排酸功能,使偏离的 pH 值又恢复到正常范围。同样,外环境变化也在时时干扰稳态,机体需时时改变其生理功能,维持内环境的稳态。如炎热气候使体温升高,机体通过减少产热过程、增强出汗等散热过程,将体温维持在 37℃ 左右。

细胞生命活动依赖稳态,而稳态的维持需要对人体的生理功能进行不断地调节,使各系统、器官、组织和细胞的各种生理活动适应内外环境的变化。人体生理功能的调节主要有神经调节、体液调节和自身调节。

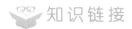知识链接

稳态理论的提出

在高温、干燥环境下,新鲜的牛肉短时间内就可变成牛肉干,活体实验动物却可耐受很长时间,因为实验动物能够维持稳态。早在 1932 年,科学家坎农在《人体的智慧》一书中就明确提出了稳态理论。坎农认为内环境的稳定不是靠把生物与环境隔开,而是靠不断地调节体内的各种生理过程。稳态是个非常优美的生理学概念,各个组成部分不断地改变,而整个系统却保持稳定,而这种稳定是人体生理功能调节的结果。稳态理论是现代生理学建立的标志。

第四节　机体功能的调节

一、人体生理功能的调节方式

(一)神经调节

神经调节是通过反射进行的。在中枢神经系统的参与下,机体对刺激产生的规律性应答反应称为反射。反射活动的结构基础称为反射弧。反射弧由感受器、传入神经纤维、中枢、传出神经纤维和效应器组成。感受器可感受内、外环境变化,并能产生电信号,进一步转变为神经冲动,经传入神经纤维传向中枢,传入的信息经中枢分析、处理、综合后,由中枢发出传出信号,通过传出神经纤维,改变效应器的功能状态(图 18-2)。实验中,制备蛙坐骨神经-腓肠肌标本,然后刺激坐骨神经引起腓肠肌的收缩,没有反射中枢的参与,不属于神经反射范畴,而放置蛙腹壁稀硫酸滤纸引起蛙的搔扒动作确是神经反射。

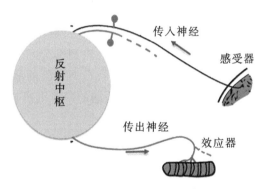

图 18-2　反射途径的示意图

反射又分为条件反射和非条件反射两种。非条件反射是与生俱来的、反射弧固定的神经反射,如性反射、膝跳反射、压力感受性反射。条件反射是通过后天学习产生的,范围广泛,如读文字"酸梅"可引起唾液的分泌。神经调节的特点是迅速、精确、短暂。神经调节是人体生理功能的主导调节方式。

(二)体液调节

体液调节是人体生理功能的辅助调节方式。通过体液中某些化学物质对人体功能活动的调节称为体液调节。参与体液调节的化学物质主要是内分泌细胞分泌的激素和人体组织、细胞产生的活性物质、细胞因子和代谢产物,如生长素激素、组胺、CO_2、NO、内皮素、腺苷等。体液调节的方式可分为经血液循环发挥广泛作用的远距分泌,经组织液扩散作用到相邻细胞的旁分泌,分泌后作用到自身的自分泌和神经分泌。由于人体的内分泌腺体大多受神经系统的支配和调节,可以认为体液调节是神经调节的延续,是神经调节的一个传出环节或反射传出通路的延伸,这种以神经调节为主,有体液调节参与的复合调节方式称为神经-体液调节。体液调节的特点是作用缓慢、广泛、持久。

(三)自身调节

除了神经调节、体液调节外,机体还存在着自身调节。实验中,在一定范围内改变肾灌流压,而肾血流量维持相对稳定,缘于肾血流量存在着自身调节机制。肾灌流压升高时肾动脉收缩,灌流压降低时肾动脉舒张,肾血流量始终保持不变,这种肾动脉对肾灌流压的适应性变化,与神经体液调节无关。机体组织细胞不依赖于神经调节和体液调节,对刺激产生适应性反应的过程称为自身调节。前负荷对心脏泵血功能的调节也属于自身调节的范畴。自身调节在机体分布较少,但在维持某些器官和组织的功能稳定中具有一定的生理学意义。自身调节的特点是强度小,范围局限,不精密。

二、反馈

人体生理功能的调节不仅仅是单向的反射活动,而是双向的环路调节模式,用控制理论来认识人体功能的调节,可将中枢神经系统和内分泌腺看作控制部分,把效应器或靶细胞看作受控部分,控制部分发出指令,驱动受控部分产生效应,但控制部分和受控部分之间并不是单向的信息联系,受控部分也发出信息,又称为反馈信息,调节控制部分的活动,这种受控部分反过来影响控制部分的活动称为反馈。如脊髓(中枢——控制部分)传出冲动引起骨骼肌(效应器——受控部分)的收缩,骨骼肌的肌梭兴奋传入又会影响脊髓的活动。这样,控制部分与受控部分形成双向性闭环式的控制系统,使人体生理功能的调节更精确(图 18-3)。

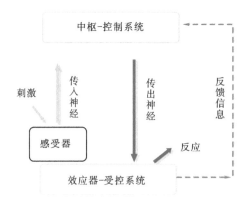

图 18-3 反射与反馈环路调节的示意图

如果反馈的作用与原效应的作用相反,称为负反馈。负反馈是最常见的反馈形式,人体稳态的维持主要是通过负反馈调节实现的。内环境的水、电解质平衡、酸碱平衡、激素水平稳定、等渗状态都是在负反馈的调节下得以实现的。内外因素的变化引起人体动脉血压或高或低时,也是通过负反馈调节作用(压力感受性反射)维持血压稳定。

若反馈作用与原效应的作用一致,使原效应加强,称为正反馈。正反馈在体内是比较少见的,如血液凝固、排尿反射、分娩过程和动作电位的去极化过程都是正反馈调节。

在正常人体生理功能的调节过程中,除了常见的反馈控制系统外,前馈是另一种形式的调节方式。即通过一快捷的通路向控制部分发出前馈信号,及时调节受控部分,使受控部分的活动更加准确、适时和适度。前馈控制更为迅速。如当我们将要"冬泳",但并没有受到寒冷刺激时,"寒冷信息"直接作用到控制和受控部位,提前增加机体的产热过程。前馈可使机体的反应具有超前性和预见性,机体的条件反射大多属于前馈调节。

目标检测

一、名词解释

1.兴奋性　　2.阈强度　　3.反射　　4.反馈　　5.内环境　　6.稳态

二、简答题

1.简述生命的基本特征。

2.人体生理功能的调节方式有哪些? 各有什么特点?

3.举例说明何为负反馈。

(李海涛)

第十九章　细胞的基本功能

学习目标

1. 掌握：细胞膜的物质转运方式；静息电位和动作电位的概念。
2. 熟悉：静息电位和动作电位的产生原理；刺激引起兴奋的条件；细胞兴奋的引起和传导；骨骼肌的兴奋-收缩偶联。
3. 了解：细胞的跨膜信号转导；骨骼肌的收缩机制和形式。

细胞是人体结构和功能的基本单位。要了解整个人体和各器官系统生命现象的根本道理，应该从了解细胞的基本功能开始。人体细胞有 200 余种。虽然分布于不同部位的各种类型的细胞各自具有其独特的作用，但他们也表现出一些共同的活动规律。本章主要介绍细胞膜的跨膜物质转运、细胞的信号转导、细胞膜的生物电等这些细胞共有的基本功能以及骨骼肌细胞的收缩功能。

第一节　细胞膜的基本结构和功能

细胞由细胞膜、细胞质和细胞核三部分组成。细胞膜又称质膜，它把细胞内容物与细胞周围环境（主要是细胞外液）分隔开来，使细胞能相对地独立于环境而存在。通过细胞膜，细胞可与周围环境间进行物质、能量及信息的交换。此外，细胞的免疫识别、分裂分化等功能也与细胞膜有关。

一、细胞膜的分子结构

细胞膜由脂类、蛋白质及少量的糖类构成。关于细胞膜的结构，有许多模型学说。目前受到普遍公认的学说是"液态镶嵌模型学说"（图 19-1）。该学说认为：细胞膜以液态脂质双分子层为基架，其中镶嵌有不同分子结构、不同生理功能的蛋白质。脂质双分子层中磷脂分子具有双极性，其一端为亲水极，朝向细胞膜的外表面或内表面；另一端为疏水极，朝向双分子层内部而相对排列。脂质膜的这种结构使它具有较好的稳定性和流动性。镶嵌于脂质膜上的蛋白质主要以 α-螺旋或球形蛋白质的形式存在，有的附着在膜的表面，有的则可以一次或反复多次贯穿整个脂质双分子层，两端露出在膜的两侧。膜结构中的蛋白质，具有不同的分子结构和功能。生物膜所具有的各种功能，在很大程度上取决于膜所含的蛋白质。细胞和周围环境之间的物质、能量和信息交换，大都与细胞膜上的蛋白质分子有关，如与物质的跨膜转运有关的膜蛋白有载体蛋白、通道蛋白和离子泵等，与跨膜信号转导有关的膜蛋白有受体蛋白、G 蛋白、效应器酶等。细胞膜所含的糖类主要是寡糖和多糖,它们以共价键的形式和膜脂质或蛋白质结合形成糖脂或糖蛋白;糖脂和糖蛋白上的糖链绝大多数裸露在膜外侧。这些具有特异性结构的化学物质,可作为细胞的"标记",参与细胞的信息传递和免疫识别过程。

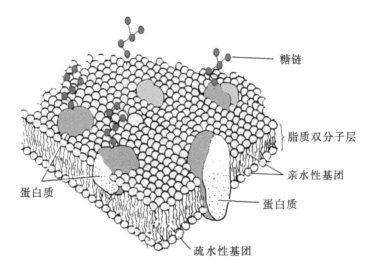

图 19-1 细胞膜的液态镶嵌模型

二、物质的跨膜转运

一个正在进行新陈代谢的活细胞,需要多种物质进出细胞,包括各种营养物质、代谢中间产物和终产物,以及细胞与内、外环境之间进行信息沟通所需的各种离子和信号分子。这些物质大多数是水溶性的,很少能直接通过细胞膜的脂质双分子层,所以大多数物质进出细胞都需要膜上特定的蛋白质的参与。常见的物质跨膜转运形式有以下几种。

(一)单纯扩散

单纯扩散又称简单扩散,是指物质从细胞膜的高浓度一侧向低浓度一侧移动的过程。由于细胞膜是以脂质双分子层为基架,所以只有脂溶性的小分子物质才有可能完成由高浓度侧向低浓度侧的跨膜扩散。单纯扩散是一种单纯的物理过程(图 19-2)。其扩散动力是该物质在细胞膜两侧的浓度差(或称浓度梯度,又称化学驱动力)。扩散速率除与化学驱动力大小有关外,还与细胞膜对该物质的通透性有关。以单纯扩散的方式进行跨膜转运的物质较少,较肯定的有 CO_2、O_2、N_2、NH_3、乙醇和尿素等。尽管水分子是极性分子,但因其分子小,且不带电荷,因而也可以单纯扩散的方式通过细胞膜。

(二)易化扩散

非脂溶性或脂溶性很小的小分子物质,在膜上特殊蛋白质的帮助下,顺着浓度差或电位差(或称电位梯度,又称电驱动力)进行的跨膜转运过程称为易化扩散。通过易化扩散的方式完成跨膜转运的物质有葡萄糖、氨基酸、K^+、Na^+、Ca^{2+}、Cl^- 等。易化扩散所借助的膜蛋白主要有载体蛋白和通道蛋白两种,因而易化扩散可分为以下两种形式。

1．载体蛋白介导的易化扩散

这种易化扩散的特点是膜结构中具有可称为载体的蛋白质分子，它们有一个或数个能与某种被转运物相结合的位点或结构域（图 19‑2）。在高浓度一侧载体蛋白与底物选择性地结合，并因此而引起载体蛋白质的变构作用，在低浓度一侧，底物与载体分离，完成底物由高浓度一侧向低浓度一侧的转运，而载体也恢复了原有的构型，进行新一轮的转运，最终的结果是膜两侧底物浓度趋于平衡。通过这种方式完成跨膜转运的物质有葡萄糖、氨基酸等。

载体蛋白介导的易化扩散有以下特点：①特异性高。载体具有高度的特异性，通常一种载体只转运一种特定的物质。②饱和现象。在浓度差较小的范围内载体蛋白质转运某一物质的量与该物质的浓度差成正比。但是当浓度差增加到某一限度时，载体蛋白转运该物质的能力不再增加，即出现饱和现象。这是因为载体蛋白的量以及载体上能与该物质结合的位点数都相对固定，使得载体转运该物质的量有一定的限度，超过该限度后，再增加该物质的浓度，载体转运该物质的量也不会增加。③竞争性抑制。假设某一载体蛋白对 A、B 两种结构相似的物质都具有转运能力，那么增加 A 物质的浓度会降低载体蛋白对 B 物质的转运量。这是因为 A 物质占据了一定数量的结合位点的缘故。

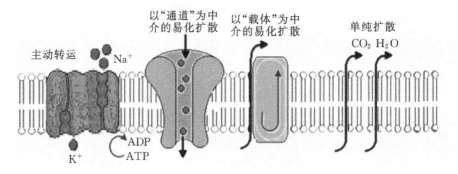

图 19‑2　单纯扩散、易化扩散及钠泵的主动转运的示意图

2．通道蛋白介导的易化扩散

通道蛋白是贯穿细胞膜全层的蛋白质分子。组成这种膜蛋白的若干亚单位围成一个水性孔道，当通道开放时，允许某种水溶性离子，如 Na^+、K^+、Ca^{2+}、Cl^- 等穿过水性孔道进出细胞（图 19‑2）。通道也有特异性，但不如载体那么严格。不同的离子，一般由不同的通道转运，如 K^+ 通道、Na^+ 通道等；一种离子也可通过结构和功能不同的多种通道，如 Ca^{2+} 就可通过三种以上的不同通道。通道有备用、激活和失活等不同的功能状态。如果通道处于激活状态，有关离子即可顺浓度差或电位差快速经通道进出细胞；如果通道处于备用或失活状态，则有关离子就不能通透。根据通道激活的方式，通道又可被分为电压门控通道、化学门控通道以及机械门控通道等。

无论是单纯扩散还是易化扩散，物质分子或离子都是顺着浓度差或电位差移动的，这些分子或离子移动时所消耗的能量来自浓度差或电位差所包含的势能。细胞并不消耗自身代谢产生的能量（ATP）。因此，单纯扩散和易化扩散属于被动转运。

(三)主动转运

需要细胞消耗能量才能进行的物质跨膜转运称为主动转运。这种转运方式能将物质(通常是离子)进行逆浓度差或逆电位差的跨膜转运。主动转运可分为原发性主动转运和继发性主动转运两种形式。

1.原发性主动转运

转运所消耗的能量直接来源于细胞代谢产生的 ATP 的分解,这种主动转运方式称为原发性主动转运。在细胞膜的原发性主动转运中最重要,研究最为充分的是对 Na^+ 和 K^+ 的转运。正常情况下,细胞膜两侧的 Na^+ 和 K^+ 浓度有很大的差异,如神经细胞,细胞内 K^+ 浓度约为细胞外的 30 倍,而细胞外的 Na^+ 浓度约为细胞内的 12 倍。这种浓度差的形成和维持主要依靠细胞膜上钠-钾泵的活动。钠-钾泵简称钠泵,是镶嵌在膜的脂质双分子层中具有 ATP 酶活性的一种特殊蛋白质,它可分解 ATP 释放能量,并利用这个能量逆浓度梯度完成 Na^+ 和 K^+ 的转运(图 19-2)。因此,钠泵又称为 Na^+-K^+ 依赖式 ATP 酶。一般情况下,钠泵每分解一个 ATP 分子,可将 3 个 Na^+ 泵出细胞,同时将 2 个 K^+ 泵入细胞。钠泵的启动和活动增强与细胞内 Na^+ 浓度增加和细胞外 K^+ 浓度升高有关。

钠泵的活动具有重要的生理意义。钠泵活动造成的细胞内高 K^+ 是许多代谢过程的必需条件;细胞内高 K^+、低 Na^+ 可阻止细胞外水分大量进入细胞内,防止细胞水肿,对维持细胞一定结构、功能具有重要意义;钠泵活动还建立起一种势能储备,可用于细胞的其他耗能过程,如产生生物电或完成一些物质的继发性主动转运等。主动转运是人体内最重要的物质转运形式。除上述钠泵外,还有钙泵、氢泵等。这些泵蛋白在分子结构和功能上有很大的相似性。

2.继发性主动转运

继发性主动转运是间接利用细胞代谢释放的生物能来实现的一种物质的主动转运方式。多见于非离子物质的转运。例如,肠上皮细胞和肾小管上皮细胞对葡萄糖、氨基酸等的吸收过程。这些上皮细胞的基底侧面膜(基侧膜)上存在着钠泵,钠泵不断地把上皮细胞内的 Na^+ 泵入组织间液,并被血液带走,造成细胞内的 Na^+ 浓度经常低于肠腔液和肾小管液,于是肠腔液或肾小管液中的 Na^+ 不断地顺浓度差进入上皮细胞内;而葡萄糖、氨基酸则与 Na^+ 一起结合于腔面膜上的同向转运体,跟随着 Na^+ 同步转运入上皮细胞(图 19-3)。由此可见,提供葡萄糖、氨基酸转运的能量并不直接来源于 ATP 的分解,而是来源于基侧膜上钠泵活动所建立的一种势能。

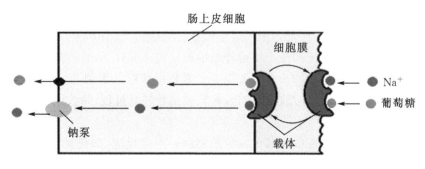

图 19-3 肠上皮细胞继发动转运葡萄糖的示意图

（四）出胞过程和入胞过程

一些大分子物质或物质团块被细胞排出或摄入的过程，分别称为出胞或入胞。通常，固体物质入胞的过程称为吞噬，而液体物质入胞的过程则称为吞饮。

1. 出胞过程

出胞是指细胞内的大分子由细胞排出的过程。主要见于细胞的分泌活动，如内分泌细胞分泌激素，腺细胞分泌酶原颗粒等。分泌物多在粗面内质网内形成，然后在高尔基复合体包被上单位膜形成囊泡。出胞时，囊泡和细胞膜内侧面靠近、融合，并在融合处向胞外开口，然后将囊泡内容物排出（图 19 - 4）。

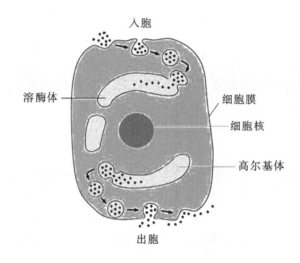

图 19 - 4　出胞和入胞示意图

2. 入胞过程

入胞是指细胞外某些物质团块，如大分子蛋白、细菌、病毒、异物等进入细胞的过程（图 19 - 4）。入胞时，首先是细胞膜对某些异物（如细菌等）进行识别，然后伸出伪足或细胞膜内陷包被吞噬物，再出现膜结构融合、断裂，最后将吞噬物连同包被它的这部分细胞膜摄入细胞，形成吞噬体进入胞内。

三、细胞膜的信号转导功能

构成机体的每一个细胞，并不是完全独立的，在它们的生命过程中，会不断受到来自外部环境的各种理化因素的影响。出现在内环境中的各种化学分子，如激素或其他体液性调节因子，是它们常常能感受到的外来刺激。细胞外液中的这些化学分子，并不需要自身进入它们的靶细胞才能起作用（一些脂溶性的小分子类固醇激素和甲状腺激素例外），它们大多数是选择性地同靶细胞膜上特异性的受体结构相结合，再通过信号转导过程，间接地引起靶细胞的电变化或其他细胞功能的改变。

除化学信号外，细胞也可能受到其他性质的刺激并产生反应，如机械、电和一定波长电磁波等刺激；在动物进化的过程中，这些刺激信号大都由一些在结构和功能上高度分化了的特殊的感受器细胞来感受，并引起相应的感受器细胞出现某种电反应，如耳蜗毛细胞接受声波振动和视网膜光感受细胞接受光刺激等,就是刺激信号先作用于膜结构中的感受性结构,最终引起感受器细胞的电变化和随后的传入神经冲动。

由此,我们看到,不论是化学信号分子还是其他形式的外界刺激信号,当它们作用于相应的靶细胞时,都是通过为数不多、作用形式也较为类似的途径来完成跨膜信号转导的。

(一)由通道蛋白完成的跨膜信号转导

1.化学门控通道

化学门控通道是能特异性结合外来化学刺激的信号分子,引起通道蛋白质的变构作用而使通道开放,然后依靠相应离子的易化扩散完成跨膜信号传递的膜通道蛋白。如运动神经纤维末梢释放的乙酰胆碱(ACh)引起它所支配的骨骼肌细胞兴奋。当神经冲动到达神经末梢处时,末梢会释放一定数量的 ACh 分子,后者再同终板膜的"受体"相结合,引起终板膜产生电变化,最后引起整个肌细胞的兴奋并触发肌细胞的收缩。目前已经发现这种被称为 N 型 ACh 受体的结构是由四种不同的亚单位组成的五聚体蛋白质,形成一个结构为 $\alpha_2\beta\gamma\delta$ 的梅花状通道样结构,而其中的两个 α 亚单位正是同两分子 ACh 相结合的部位,这种结合可引起通道结构的开放,导致终板膜外高浓度的 Na^+ 内流,产生终板电位,于是完成了 ACh 这种化学信号的跨膜传递。

2.电压门控通道

控制这类通道开放与否的因素,是这类通道所在膜两侧的跨膜电位的改变。在体内有很多细胞,如神经细胞和各种肌细胞,在它们的细胞膜中具有多种电压门控通道蛋白质,它们可由于膜电位改变而出现通道的开放,并随之出现跨膜离子流以及膜电位改变。例如,终板膜由 ACh 门控通道开放而出现终板电位时,这个电位改变可使相邻的肌细胞膜的电压门控式 Na^+ 通道和 K^+ 通道相继激活并开放,出现肌细胞的动作电位;当动作电位在神经纤维膜和肌细胞膜上传导时,也是由于一些电压门控通道被邻近已兴奋的膜的电变化所激活,结果使这些通道所在的膜也相继出现特有的电变化。由此可见,电压门控通道所起的功能也是一种跨膜信号转换,只不过它们接受的外来刺激信号是电位变化,经过电压门控通道的开闭,再引起细胞膜出现新的电变化或其他细胞功能变化。

3.机械门控通道

体内存在不少能感受机械性刺激并引起细胞功能改变的细胞。如内耳毛细胞顶部的听毛在受到剪切力的作用产生弯曲时,毛细胞会出现短暂的感受器电位。目前认为,这种感受器电位可能是膜的局部变形或牵引,直接激活了附近膜中的机械门控通道而产生的。可见通过这种机械门控的离子通道,可将细胞所感受到的机械刺激转变为电变化。

(二)由特异 G 蛋白偶联受体介导的跨膜信号转导

对这种形式的跨膜信号转导模式的认识起始于上世纪 50 年代,Earl W. Sutherland 在研究肾上腺素引起肝细胞中糖原分解为葡萄糖的作用机制时,发现如果使肾上腺素单独和分离出的细胞膜碎片相互作用,可以生成一种相对分子质量小、能耐热的物质,当把这种物质同肝细胞的胞质单独作用时,也能引起其中糖原的分解,同肾上腺素作用于完整的肝细胞时有类似的效应。实验提示,在肾上腺素正常起作用时,它只是作用于肝细胞的膜表面,通过某种在膜结构中的过程,先在胞质中生成一种小分子物质,后者再实现肾上腺素分解糖原的作用。这种小分子物质不久被证明是环磷酸腺苷。之后又进一步证实许多肽类激素都通过影响靶细胞中cAMP 的浓度,实现激素对细胞内功能的影响。因此 cAMP 被称作第二信使,这是相对于把激素分子这类外来化学信号看作第一信使而言的。在 20 世纪 70 年代初提出激素作用的第二信使学说:胞外化学物质(第一信使)不能进入细胞,它作用于细胞膜表面受体,导致胞内产生第二信使,从而激发一系列生化反应,最后产生一定的生理效应,目前已经明确了这些激素导致 cAMP 浓度发生变化与以下结构有关。

1. 特异 G 蛋白偶联受体与 G 蛋白

目前已经确定的存在于细胞膜上的 G 蛋白偶联受体有 100 多种,都具有类似的分子结构。即它们都由 300～400 个氨基酸残基组成,肽链 7 次跨膜,有一个较长的细胞外 N-末端,存在与特定外来化学信号结合的部位。当 G 蛋白偶联受体与外来化学信号结合后会发生构象变化而被活化,进而作用于膜中另一类被称为 G 蛋白的结构,将细胞外的信号传递至细胞内。G 蛋白是鸟苷酸结合蛋白的简称,通常由 α、β 和 γ 三个亚单位组成。α 亚单位通常起催化亚单位的作用,当 G 蛋白未被激活时,它结合了一分子的 GDP(二磷酸鸟苷);当 G 蛋白与激活了的受体蛋白在膜中相遇时,α 亚单位与 GDP 分离而又与一分子的 GTP(三磷酸鸟苷)结合,这时 α 亚单位同其他两个亚单位分离,并对膜结构中(位置靠近膜的内侧面)的第三类称为膜的效应器酶的蛋白质起作用,后者的激活(或被抑制)可以引起胞浆中第二信使物质的生成增加(或减少)。G 蛋白根据 α 亚单位和活性分为 G_s、G_i、G_q 等多个家族,G_s 为激活性 G 蛋白,对效应器蛋白有激活作用;G_i 为抑制性 G 蛋白;G_q 激活后可使磷脂酶 C 被激活。而上述肾上腺素的作用,就是先由激素激活膜上相应的受体后,通过 G_s 激活了作为效应器酶的腺苷酸环化酶(图 19-5 箭头 1),使胞浆中的 ATP 生成了起第二信使作用的 cAMP(图 19-5 中箭头 2)。

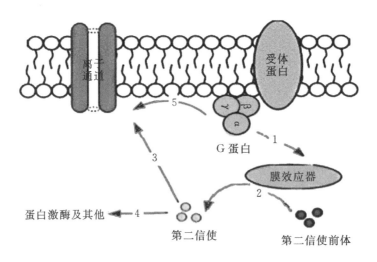

图 19-5 由膜受体-G 蛋白-膜效应器酶组成的跨膜信号转导系统

2.G 蛋白效应器与第二信使

如前所述,G 蛋白被激活后,可以作用于内侧面膜的效应器酶的蛋白质,后者的激活(或被抑制)可以引起胞浆中第二信使物质的生成增加(或减少)。目前发现膜的效应器酶主要有 AC、磷脂酶 C、磷酸二酯酶和磷脂酶 A_2 等,分别催化"第二信使"的产生或分解一些酶。因而第二信使物质也不只有 cAMP 一种。目前,已知的"第二信使"分子除了 cAMP 外,还有三磷酸肌醇、二酰甘油、环鸟苷酸(cGMP)和 Ca^{2+} 等。

近年研究发现,G 蛋白效应器不仅有上述中提的各种酶类,它还可以直接作用于膜结构中的通道(图 19-5 中的箭头 5),如上述 G_s 激活时可以直接打开 Ca^{2+} 通道。G 蛋白也可间接地通过第二信使调节电压门控通道或化学门控通道蛋白质的功能状态,完成跨膜信号传递过程。比如在视网膜信号转换过程中,光量子被作为受体的视色素如视紫红质(也具有 7 个跨膜 α-螺旋的结构特点)吸收后,也是先激活称为 G_t(转换蛋白)的 G 蛋白,再激活作为效应器的磷酸二酯酶,使视杆细胞外段中 cGMP 的分解加强,最后使光刺激转变为外段膜的电变化。

(三)由酪氨酸激酶受体完成的跨膜信号转导

1.酪氨酸激酶受体完成的跨膜信号转导

一些肽类激素,如胰岛素和一些与机体发育、生长、修复、增生、甚至细胞癌变有关的因子,如胰岛素样生长因子-1、神经生长因子、表皮生长因子、血小板源生长因子、纤维母细胞生长因子以及与细胞生成有关的集落刺激因子等,都是通过靶细胞表面一类称为酪氨酸激酶受体的蛋白质起作用的,这类受体结构简单,只有一个跨膜 α 螺旋,当位于膜外侧的较长的肽链部分同特定的化学信号结合后,可以直接引起受体肽链的膜内段激活,使之具有磷酸激酶活性,通过使自身肽链和膜内蛋白质底物中的酪氨酸残基发生磷酸化,因而产生细胞内效应。

2.鸟苷酸环化酶受体介导的跨膜信号转导

与酪氨酸激酶受体相似,鸟苷酸环化酶受体分子也只有一个跨膜 α 螺旋,膜内段有鸟苷酸环化酶(GC)结构域。当配体与受体结合后,可激活 GC,使胞质内的 GTP 环化生成 cGMP,后者可激活蛋白激酶,通过对底物磷酸化实现信号转导。

第二节　细胞的生物电现象

机体在进行生命活动时都伴有的电现象,称为生物电。一切生物电现象的发生都是以细胞水平的电现象为基础的。细胞水平的生物电主要表现在细胞膜的两侧,因而也称跨膜电位,简称膜电位。细胞的跨膜电位主要有两种形式,即安静状态下的静息电位和受刺激时迅速发生的动作电位。临床常用的心电图、脑电图、肌电图、胃电图和视网膜电图等是在器官水平上记录到的生物电,它们是在单个细胞生物电活动基础上发生总和的结果,对一些疾病的诊断具有重要的参考价值。

一、静息电位

(一)静息电位的概念及特点

实验中,应用细胞内微电极记录法可以测得静息电位,如图 19-6 所示,两个电极通过放大器与示波器相连接,其中一个电极作为参考电极置于细胞膜表面,另一个由玻璃管制成的充有导电液体的尖端很细的微型电极作为记录电极。当参考电极和记录电极都置于细胞膜的外表面时,示波器光点在 0mV 水平,表明在细胞膜外表面任意两点间没有电位差;如果记录电极被慢慢地推进,当其尖端刚刚突破膜而进入细胞膜内的瞬间,在示波器上显示的电位会突然出现一个向下的降落,之后稳定在这一水平不再发生变化,说明细胞膜内外存在着一个电位差,且膜内电位低于膜外电位。这种在安静状态(未受刺激)下,存在于细胞膜内外两侧的电位差被称为静息电位,也称跨膜静息电位。

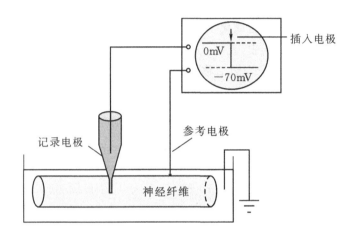

图 19-6 细胞内微电极记录法测定神经纤维静息电位示意图

正如上述实验显示,细胞的静息电位都表现为膜内电位低于膜外,如果规定细胞膜外表面的电位为零(实验中可采用膜外接地的方法),则细胞内的电位为负值,呈内负外正的状态。通常将细胞在安静状态下,膜两侧存在的内负外正的状态称为极化状态。当静息电位数值向膜内负值加大的方向变化时称为超极化;如果膜电位数值向膜内负值减小的方向变化时称为去极化或除极化;细胞先发生去极化,然后又向最初的极化状态恢复称为复极化。

不同细胞的静息电位数值不同,一般以细胞内的电位值来表示静息电位。例如,哺乳类动物神经纤维和骨骼肌细胞的静息电位为 $-70 \sim -90mV$,人类红细胞的静息电位为 $-6 \sim -10mV$。只要细胞维持正常的新陈代谢,而未受外来刺激,静息电位是一种比较稳定存在的直流电位。

(二)静息电位的产生机制

静息电位的产生有两个基本条件:一是静息状态下,细胞膜内、外离子不均匀分布。由于钠泵的活动,细胞膜两侧各种离子的分布很不均匀,细胞外有较多的 Na^+ 和 Cl^-,而细胞内则含高浓度的 K^+ 和带负电荷的蛋白质大分子,在此情况下,如果细胞膜允许离子通过,离子必然产生顺浓度差的扩散,即 K^+ 由细胞内流向细胞外,Na^+ 由细胞外流向细胞内。而静息电位产生的另外一个条件是细胞膜在安静状态下,对不同离子的通透性存在差异。对 K^+ 的通透性大(K^+ 通道处于开放状态),对 Na^+ 的通透性小(Na^+ 通道处于关闭状态),仅为 K^+ 的 $1/100 \sim 1/50$,而对蛋白质大分子则几乎不通透。细胞膜两侧各种离子的不均匀分布和细胞膜对离子的选择性通透是产生静息电位的基本条件。

由于细胞内 K^+ 浓度高于细胞外,且在安静状态下细胞膜对 K^+ 具有较大的通透性。所以,细胞内的 K^+ 将在浓度差的推动下,由细胞内流向细胞外。同时,细胞内带负荷的蛋白质大分子也有顺着浓度差外流的趋势,但因其不能透过细胞膜而被阻留在细胞膜内侧。由于 K^+ 本身带正电荷,所以 K^+ 的外流将使细胞膜两侧产生膜内为负、膜外为正的电位差,即内负外正的电场力,其作用是阻止 K^+ 外流。随着 K^+ 的不断外流,这种内负外正的电场力将越来越大。当促使 K^+ 外流的动力(即浓度差)和阻挡 K^+ 外流的阻力(即电场力)达到平衡时,K^+ 的跨膜净移动为零,此时,由 K^+ 外流所造成的膜两侧电位差也稳定于某一数值,即 K^+ 平衡电位。K^+ 平衡电位(E_K)的数值可根据 Nernst 公式计算出来:

$$E_K = \frac{RT}{ZF} \cdot \ln \frac{[K^+]_o}{[K^+]_i} (V)$$

上式中 R 是气体常数,T 是绝对温度,Z 是离子价,F 是法拉第常数,$[K^+]_o$ 和 $[K^+]_i$ 分别代表细胞外和细胞内的 K^+ 浓度,当室温为 27℃时,则:

$$E_K = 59.5 \log \frac{[K^+]_o}{[K^+]_i} (mV)$$

将以 Nernst 公式算出的 E_K 绝对值与实际测得的静息电位绝对值相对比,后者接近于前者,但略小于前者,表明静息电位主要由 K^+ 外流引起。除此之外,静息电位的产生还有其他原因。静息时的 Na^+ 内流可能是导致静息电位数值小于 E_K 的原因之一。尽管细胞膜在安静时对 Na^+ 的通透性很小,但仍有少量 Na^+ 内流,部分抵消 K^+ 外流引起的膜内负电位。

静息电位的产生机制可归纳如下:静息状态下,细胞膜对 K^+ 通透性大,K^+ 顺浓度差外流,形成细胞内负外正状态。随着 K^+ 外流,细胞膜两侧形成内负外正的电场力阻止 K^+ 继续外流。当扩散力与阻力相等时,K^+ 净移动为 0 时,膜电位达到 K^+ 平衡电位。另外,由于 Na^+ 顺浓度差和电位差的内移,使静息电位水平较 K^+ 平衡电位略高。由此可见。静息电位的形成实际上是安静情况下以钾外流为主的多种离子转运的综合结果。

正常情况下,静息电位数值相对稳定。但是,某些情况下,静息电位的水平会受到影响,主要包括以下因素:①细胞内、外 K^+ 浓度差变化。如果细胞外 K^+ 浓度升高,例如,给患者补液时,若 KCl 输入浓度过高,速度过快,将导致静息电位减小。②膜对 K^+ 和 Na^+ 的相对通透性改变。如果膜对 K^+ 的通透性相对增大,静息电位也将增大;如果膜对 Na^+ 的通透性相对增大,则静息电位将减小。③钠-钾泵的活动水平对静息电位也有一定程度的影响。

二、动作电位

(一)动作电位的概念

可兴奋细胞接受有效刺激后,在静息电位的基础上,膜两侧会发生一次快速、可逆、可在膜上不衰减扩布的电位波动,称为动作电位。动作电位是细胞兴奋的标志。尽管细胞兴奋时的表现各不相同,如神经细胞兴奋时表现为神经纤维上有冲动传导,肌细胞兴奋时可产生收缩现象,而腺细胞兴奋时则可出现分泌活动等,但在出现这些功能性活动之前,它们都有一个共同的表现,那就是产生动作电位。在动作电位的触发下肌细胞才产生机械收缩活动、腺细胞才表现出分泌活动。由此可见,多数可兴奋细胞在受到有效刺激后,产生动作电位是细胞产生兴奋的标志,在近代生理学中,兴奋性被理解为细胞在受刺激时产生动作电位的能力,而兴奋一词就成为产生动作电位的过程或动作电位的同义语了。

(二)动作电位的变化过程及产生机制

1.动作电位的变化过程

采用细胞内微电极记录法可以测定单个细胞的动作电位。以神经细胞为例(图19-7),当神经细胞受到有效刺激时,其膜电位从-70mV逐渐去极化到达阈电位(见后文)水平,此后迅速上升达到+30mV水平,由原来的内负外正的极化状态转变成内正外负的反极化状态,形成动作电位的上升支(去极化时相)。其中,上升支超过0mV的正电位部分,称为超射。上升支达+30mV后,膜电位又快速复极化至接近静息电位水平,构成动作电位下降支(复极化时相)。上升支和下降支持续时间都很短,形成一个尖峰状的电位变化,称为锋电位。锋电位是动作电位的主要部分,被视为动作电位的标志。锋电位后膜电位的缓慢电位波动,称为后电位。后电位又分为两部分,其中静息电位水平以上的部分称为去极化后电位或负后电位;静息电位水平以下的部分称为超极化后电位或正后电位。后电位持续时间较长,最终膜电位恢复到稳定的静息电位水平。

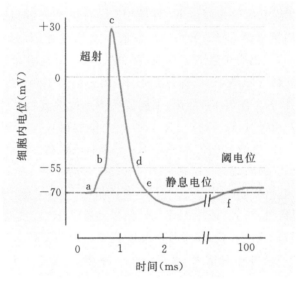

图19-7 神经纤维动作电位模式图
ab:膜电位逐步去极化达到阈电位水平;bc:动作电位上升支;
cd:动作电位下降支;bcd:锋电位;de:负后电位;ef:正后电位

2.动作电位的产生机制

在安静状态下,细胞外Na^+浓度高于细胞内,Na^+具有由细胞外向细胞内扩散的趋势,但此时,细胞膜对Na^+的通透性很小,Na^+内流很少。当细胞受到一次有效刺激后,膜上的部分电压门控性Na^+通道开放,少量Na^+在其浓度差推动下流入细胞内,使膜电位升高,达一定数值(即阈电位)后(见后文),即引起大量电压门控性Na^+通道快速开放,Na^+在浓度差和内负外正电场力的作用下快速大量内流,使膜内负电位因正电荷的增加而迅速消失;而此时,细胞膜外高 Na^+ 的浓度差依然存在,Na^+ 继续内流,使膜内出现正电位。当膜内正电位增大到足以对抗由浓度差所推动的 Na^+ 内流时,Na^+ 内流停止,膜电位达 $+30mV$,形成动作电位的上升支。上升支的顶点即 Na^+ 的平衡电位。细胞膜停留在 Na^+ 平衡电位的时间十分短暂,Na^+ 通道很快失活而关闭,Na^+ 内流停止,膜对 K^+ 的通透性增加,K^+ 借助于浓度差和电位差快速外流,使膜内电位快速恢复到原来的静息电位水平,形成动作电位的下降支,即动作电位的复极化时相。

复极后,虽然膜电位已恢复到静息电位水平,但细胞内、外的离子分布状态尚未恢复,细胞内 Na^+ 浓度和细胞外 K^+ 浓度都有所增加,这种变化将激活细胞膜上钠泵,将动作电位形成过程中内流的 Na^+ 泵出,同时将外流的 K^+ 泵入,从而恢复静息时细胞内外 Na^+、K^+ 的正常分布。

简而言之,动作电位的上升支主要是由于 Na^+ 大量、迅速内流,形成 Na^+ 平衡电位的结果;动作电位下降支主要是由于 K^+ 大量迅速外流所致。膜电位基本恢复后主要依靠钠泵的转运来恢复细胞内外 Na^+、K^+ 的不均衡分布。

在钠泵活动过程中,泵出的 Na^+ 量超过泵入的 K^+ 量,这就使膜内负电荷相对增多,使膜两侧电位向超极化的方向变化;这时的钠泵,称为生电性钠泵。有人认为,锋电位以后出现的正后电位,是由于生电性钠泵作用的结果。负后电位,则一般认为是在复极时迅速外流的 K^+ 蓄积在膜外侧附近,因而暂时阻碍了 K^+ 外流的结果。

(三)动作电位的引起

1.阈刺激与阈电位

在保持刺激作用时间、强度-时间变化率不变的前提下,刺激强度必须达到阈值,方能引起动作电位的产生。阈下刺激作用于组织,通常不能触发动作电位,只有当刺激强度达到阈值,引起细胞膜发生去极化并达到某一临界值时,细胞膜上的 Na^+ 通道才会大量开放而触发动作电位。这个能使 Na^+ 通道大量开放进而引发动作电位的临界膜电位值称为阈电位(图 19-7)。可兴奋细胞的阈电位通常比静息电位的绝对值小 $10\sim20mV$。一般来讲,细胞兴奋性的高低与静息电位和阈电位的差值呈反变关系,即阈电位越接近静息电位(差值变小),要使膜去极化达到阈电位所需的刺激强度就越小,故兴奋性就越高。反之,差值越大,兴奋性就越低。阈刺激就是其强度刚好引起细胞的静息电位去极化达到阈电位水平的刺激。

2.局部电位、阈电位和动作电位

阈下刺激虽不能引起动作电位,但也可引起一定数目的 Na^+ 通道开放,只是此时膜对 K^+ 的通透性仍大于 Na^+,因而少量的 Na^+ 内流及其对膜内电位的影响随即被 K^+ 的外流所抵消,因而去极化不能继续发展下去,不能形成动作电位。只有当外来刺激引起的去极化达到阈电位水平时,由于大量 Na^+ 通道的开放造成了膜内电位较大的去极化,而此去极化已不再能被 K^+ 外流所抵消,因而能进一步加大膜中 Na^+ 通道开放的机率,结果又使更多 Na^+ 内流增加而造成膜内进一步的去极化,如此反复促进,就形成一种正反馈的过程,称为再生性循环,其结果是使膜内去极化迅速发展,形成动作电位陡峭的升支,直至膜内电位上升到近于 Na^+ 平衡电位的水平。由此可见,阈电位是能使膜上 Na^+ 通道开放的数目足以引起再生性循环出现的膜

内去极化的临界水平。由此也不难理解,只要刺激大于能引起再生性循环的水平,膜内去极化速度就不再决定于原刺激的大小;整个动作电位上升支的幅度也只决定于原来静息电位的值和膜内外的 Na^+ 浓度差,而与引起此次动作电位的刺激大小无关。

动作电位具有如下特点:①具有"全或无"现象。细胞要产生动作电位,刺激强度和刺激持续时间必须达到一定的阈值。如果刺激没有达到阈值,动作电位就不会产生,此即"无";当刺激达到阈值时,动作电位就会立刻产生,其幅值达到最大值,不会随着刺激强度的增强而增大,此即"全"。②不衰减传导。细胞膜的某一部位产生的动作电位,可沿着细胞膜迅速传导,使整个细胞膜都经历一次电变化,其幅度和波形在传导过程中保持不变,不因传导距离的增加而衰减。③脉冲式发放。由于不应期的存在(见后文),连续刺激所产生的多个动作电位总是有一定的间隔,不会产生融合,形成脉冲式发放。

如前所述,阈下刺激虽不能使膜电位去极化达到阈电位水平,也能引起膜上 Na^+ 通道的少量开放,少量 Na^+ 内流,在受刺激的膜局部出现一个较小的去极化反应,称为局部电位或局部兴奋(图 19 - 8)。局部电位由于强度较弱,且很快被外流的 K^+ 所抵消,因而不能引起再生性循环而发展成真正的兴奋或动作电位。

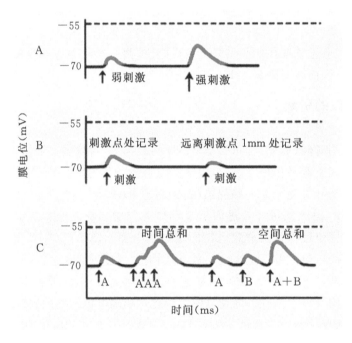

图 19 - 8 局部电位及其特点
A. 等级性电位;B. 衰减性传导;C. 没有不应期,可以叠加总和

与动作电位相比,局部电位具有以下特点:①等级性电位。局部反应的去极化幅度与刺激强度有关,随着阈下刺激强度的增大而增大(图 19 - 8A),而不具有"全或无"的特点。②衰减性传导。局部反应以电紧张的方式向周围扩布,随距离加大而迅速减小以至消失,扩布范围一般不超过 1mm 半径(图 19 - 8B)。③没有不应期,可以叠加总和。其中细胞膜上相距较近的不同部位同时受到多个阈下刺激产生的多个局部反应之间的叠加称为空间总和;细胞膜同一

部位先后产生的多个局部反应之间的叠加称为时间总和(图 19-8C)。如果总和的结果使细胞膜去极化达到阈电位水平,则会爆发一次动作电位。

由此可见,给予一次阈刺激或阈上刺激,可使膜电位去极化达阈电位水平而爆发动作电位;给予多次阈下刺激,使局部反应发生总和,也可使膜电位去极化到阈电位水平,从而使局部兴奋转化为动作电位。

(四)兴奋在同一细胞上的传导

细胞膜上任何一处受刺激而兴奋产生的动作电位将沿细胞膜不衰减地传遍整个细胞,从而完成兴奋在同一细胞上的传导。动作电位的传导原理可用局部电流学说来解释(图 19-9)。

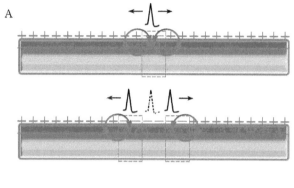

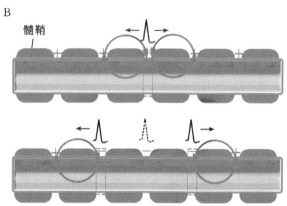

图 19-9 动作电位的传导示意图
A. 动作电位在无髓神经纤维上的传导(局部电流);
B. 动作电位在有髓神经纤维上的传导(跳跃式传导)

在动作电位的发生部位,膜两侧电位呈内正外负的反极化状态,而邻近的未兴奋区则仍处于内负外正的极化状态。在兴奋区与未兴奋区之间存在电位差,由此产生由正电位区流向负电位区的电流,即局部电流。局部电流的方向在细胞膜内侧由兴奋区经细胞内液流向邻近的未兴奋区,然后向外穿过细胞膜,又经过细胞外液返回兴奋区,形成电流回路。局部电流使邻近未兴奋区细胞膜两侧的电位差减小,发生去极化,当未兴奋区细胞膜去极化达到阈电位水平时,则在该处爆发新的动作电位,从而产生新的兴奋区。这样,新兴奋区与未兴奋区之间又形成新的局部电流,使动作电位由近及远传播开来。由此可见,动作电位在同一细胞上的传导,是由兴奋区和未兴奋区之间的局部电流对未兴奋区的有效刺激所引起的。由于兴奋区和未兴奋区之间的电位差高达100mV(即动作电位的去极化幅度),是邻近的未兴奋区去极化达到阈电位所需幅度(10～20mV)的数倍,因此局部电流的刺激强度远大于细胞兴奋所需的阈值,所以以局部电流为基础的兴奋传导是"安全"的,不会因局部电流小,不足以使邻近细胞膜兴奋而出现传导阻滞的现象。也正是这一原因使得动作电位在沿着细胞膜传导过程中,其幅度和波形保持不变,不因传导距离的增加而衰减。

在骨骼肌、心肌和无髓神经纤维,兴奋传导过程中局部电流使细胞膜上相邻的部位顺序爆发动作电位。而在有髓神经纤维,由于其轴突的外面包有绝缘的髓鞘,髓鞘不是连续的,每隔一段便有一个轴突裸露的部位,即郎飞结。在有髓神经纤维,只有在郎飞结处才能爆发动作电位,局部电流也只能在兴奋的郎飞结和邻近未兴奋的郎飞结之间产生,从而形成动作电位从一个郎飞结跨越结间区"跳跃"到下一个郎飞结的传导方式,称为跳跃式传导。有髓神经纤维的兴奋传导速度要比无髓神经纤维快得多。在跳跃式传导时,单位长度内每传导一次兴奋,所涉及的跨膜离子运动的总数要少得多,因此是一种"节能"的传导方式。

(五)组织兴奋后其兴奋性的变化

对于神经、肌肉、腺体这些可兴奋组织,动作电位的产生是它们兴奋的标志。可兴奋细胞或组织接受刺激发生兴奋后是否还能接受新的刺激产生新的动作电位,要看其兴奋性处于什么状态。实验证明,可兴奋细胞在每一次兴奋后,兴奋性将出现一系列周期性的变化(图19-10)。

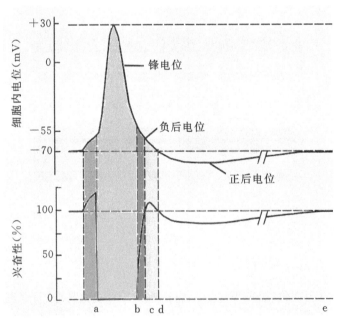

图19-10 兴奋性变化与动作电位的时间关系
ab:绝对不应期;bc:相对不应期;cd:超常期;de:低常期

1. 绝对不应期

在组织细胞受到刺激发生动作电位后的一个较短的时间内，无论施加多强的刺激，都不能产生新的动作电位，这段时间称为绝对不应期。在这一时期内，细胞膜上的 Na^+ 通道处于失活状态，不能被新刺激激活，组织细胞的兴奋性降低到零。

2. 相对不应期

绝对不应期之后的一段时间内，如果用较强的刺激，组织细胞有可能产生新的兴奋，这一时期称为相对不应期。此时细胞膜上的 Na^+ 通道开始复活，需要给予较强的阈上刺激才能引发动作电位，细胞的兴奋性逐渐恢复，但仍小于正常。

3. 超常期

在相对不应期后，组织细胞的兴奋性稍高于正常水平，此期称为超常期。此时细胞膜上的 Na^+ 通道基本复活，膜电位尚未恢复到静息电位水平，距离阈电位较近，只要给予阈下刺激，即能使膜去极化达到阈电位而产生新的兴奋。

4. 低常期

超常期后，组织细胞又进入兴奋性低于正常的时期，称为低常期。此时细胞膜上的 Na^+ 通道已经完全复活，但是膜电位处于轻度超极化的状态，与阈电位的距离增大，需要较强的刺激才能引起细胞再次兴奋。

不同的组织细胞兴奋后的兴奋性变化规律大致相同，但各期长短略有差异。神经和骨骼肌细胞的绝对不应期只有 $0.5 \sim 2.0 ms$；而心肌细胞的绝对不应期可长达 $200 \sim 400 ms$。在多数细胞，绝对不应期的长短，相当于或略短于锋电位的持续时间。绝对不应期的存在使细胞在兴奋时，不可能接受新的刺激而产生新的兴奋。所以，动作电位总是一个一个分离的，不会发生融合叠加，表现为"脉冲式发放"的特点。

第三节　肌细胞的收缩功能

在骨骼和关节的配合下，骨骼肌通过收缩和舒张完成各种躯体运动。骨骼肌由大量的肌纤维组成，每条肌纤维都是一个独立的结构和功能单位，他们至少接受一个运动神经末梢的支配，在体的骨骼肌纤维只有在支配它们的神经纤维有神经冲动传来时才能产生兴奋，发生收缩。

一、骨骼肌神经-肌接头处的兴奋传递

运动神经纤维末梢和骨骼肌细胞膜相接触的部位称为骨骼肌神经-肌接头，这是神经细胞和骨骼肌细胞之间实现兴奋传递的结构基础。

（一）骨骼肌神经-肌接头的结构

如图 19-11 所示，运动神经纤维在到达神经末梢处时失去髓鞘，以裸露的神经末梢嵌入肌细胞表面的凹陷中，形成神经-肌接头。神经-肌接头是神经系统将运动指令传递给骨骼肌的关键结构。该神经-肌接头靠近肌细胞膜的轴突末梢膜称为接头前膜，而与接头前膜相对应的肌细胞膜则称为接头后膜，或称为终板膜。接头前膜和终板膜之间隔以约 20nm 宽的接头

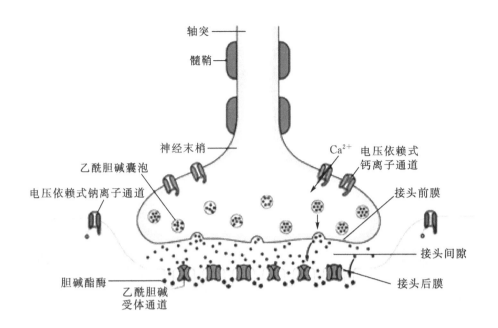

图 19-11　骨骼肌神经-肌接头处的超微结构示意图

间隙,间隙内充满细胞外液。终板膜上有特殊的化学门控通道,能与乙酰胆碱发生特异性结合引起通道开放。终板膜表面还存在大量能分解乙酰胆碱的胆碱酯酶。在轴突末梢的轴浆中,存在许多线粒体和大量无特殊结构的囊泡,囊泡内含有乙酰胆碱。神经末梢处于安静状态时,只有少数囊泡随机地释放递质,不会对肌细胞产生明显影响。

(二)骨骼肌神经-肌接头的兴奋传递过程

当运动神经纤维上有动作电位传来时,神经末梢膜发生去极化,膜上的电压门控 Ca^{2+} 通道开放, Ca^{2+} 顺浓度差由细胞外液进入轴突末梢,使轴突末梢轴浆中的大量囊泡向接头前膜内侧面靠近,并与前膜融合,最后通过出胞的方式,将囊泡中的乙酰胆碱释放入接头间隙。这种乙酰胆碱以囊泡为单位"倾囊"释放的方式,称为量子式释放。据测算,一次动作电位到达运动神经末梢时,释放的囊泡有 $200\sim300$ 个,约有 10^7 个乙酰胆碱分子进入接头间隙。轴突末梢 Ca^{2+} 内流的量决定了接头前膜乙酰胆碱释放的数量。

当乙酰胆碱通过接头间隙到达终板膜表面时,立即与终板膜上化学门控通道的结合位点相结合。与乙酰胆碱结合的通道蛋白构象随即发生改变而使通道开放,出现以 Na^+ 内流为主的正离子跨膜移动。这些离子跨膜移动的综合效应是使终板膜发生一次缓慢的去极化过程,称为终板电位。终板电位是一种局部兴奋,具有局部电位的特征。终板电位以电紧张的形式传播至邻旁的肌细胞膜,使邻旁的肌细胞膜上的电压门控 Na^+ 通道开放, Na^+ 发生内流,细胞膜去极化,当去极化达到阈电位时,爆发动作电位并传遍整个肌细胞,完成一次神经细胞和肌细胞之间的兴奋传递。正常情况下,乙酰胆碱与终板膜上的通道蛋白结合引起肌肉收缩后,乙酰胆碱能迅速被接头间隙内的胆碱酯酶水解而消除,从而使肌肉在一次收缩后出现舒张。有机磷农药和新斯的明等胆碱酯酶抑制剂能灭活胆碱酯酶的生物活性,使乙酰胆碱不能及时被水解,造成乙酰胆碱在接头间隙大量堆积,并持续作用于终板膜通道蛋白,导致出现肌肉颤动等一系列中毒症状。

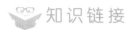 知识链接

神经-肌肉接头处兴奋的传递与重症肌无力

重症肌无力(myasthenia gravis,MG)是一种表现为神经-肌肉接头处传递功能障碍的自身免疫性疾病,临床主要表现为部分或全身骨骼肌无力和易疲劳,活动后症状加重,经休息后症状减轻。大量的研究发现,肌无力的发病机制与自身抗体介导的乙酰胆碱受体(AChR)的损害有关,在细胞免疫和补体参与下突触后膜的 AChR 被大量破坏,患者神经肌肉接头处突触后膜上的 AChR 数目减少,不能产生足够的终板电位,导致突触后膜传递功能障碍而发生受累肌肉收缩无力。

二、骨骼肌细胞的收缩机制

(一)骨骼肌细胞的微细结构

骨骼肌细胞内含有大量肌原纤维和丰富的肌管系统(图 19 - 12),这些结构是骨骼肌进行机械收缩活动的基础。

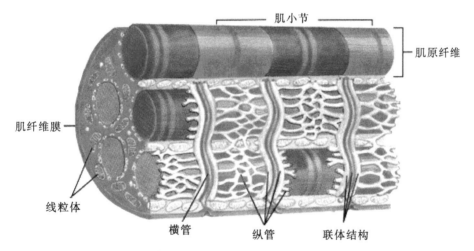

图 19 - 12　骨骼肌细胞的微细结构

1.肌原纤维和肌小节

一个肌细胞中的肌原纤维可有上千条之多。这些肌原纤维平行排列,纵贯肌纤维全长。每条肌原纤维全长呈现出明暗交替的规则条纹,分别称为明带和暗带。明带中央有一条横向的暗线,称为 Z 线。每两条相邻 Z 线之间的区域称为肌小节,是肌肉收缩和舒张的最基本单位(图 19 - 13)。安静时,肌小节的长度为 $2.0 \sim 2.5 \mu m$。每个肌小节的中间为暗带,长度比较固定。暗带中央有一段相对透明的区域,称为 H 带,H 带中央又有一条横向的暗线,称为 M 线。暗带两侧各有 1/2 明带,并与相邻肌小节的 1/2 明带组成一个完整的明带。明带的长度随肌肉的收缩或舒张状态不同而缩短或变长。

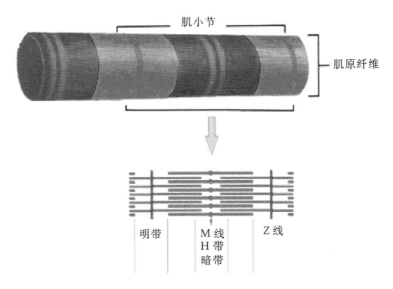

图 19-13 肌原纤维和肌小节结构示意图

肌小节内含有粗、细两种不同的肌丝。粗肌丝是形成暗带的主要成分。它由肌球蛋白(或称肌凝蛋白)分子组成。肌球蛋白由一个球状的头部和一个长长的尾部组成。在组成粗肌丝时,肌球蛋白尾部的排列朝向暗带中央的 M 线,聚合成束,形成粗肌丝的主干;头部有规律地突出于粗肌丝主干的外表面而形成横桥(图 19-14)。细肌丝由肌动蛋白(又称肌纤蛋白)、原肌球蛋白(又称原肌凝蛋白)和肌钙蛋白组成。肌动蛋白分子单体呈球状,它们在细肌丝中聚合成一个双螺旋结构,成为细肌丝的主干;原肌球蛋白分子呈细长丝状,也是由两条肽链形成的双螺旋分子,与肌动蛋白的双螺旋结构平行。肌肉处于安静状态时,原肌球蛋白分子正好位于肌动蛋白和横桥之间,阻碍两者的相互作用。肌钙蛋白分子呈小球状,间隔出现在原肌球蛋白的双螺旋结构上,由三个亚单位组成:亚单位 T 的作用是将整个肌钙蛋白分子结合于原肌

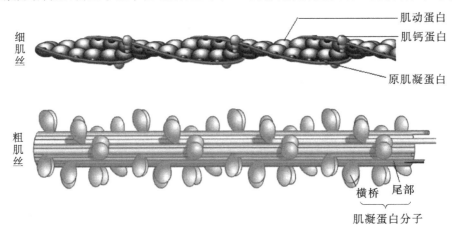

图 19-14 肌丝的分子结构和排列示意图

球蛋白,亚单位 C 含有 Ca^{2+} 的结合位点,亚单位 I 则是调控原肌球蛋白和肌动蛋白相互作用(图 19-14)。

2.肌管系统

骨骼肌细胞有两套独立的肌管系统。

(1)横管系统:横管由肌细胞膜向内凹入胞质而形成(图 19-12)。横管的走行方向与肌原纤维相垂直,它们穿行在肌原纤维之间,并在 Z 线水平形成环绕肌原纤维的管道,相互交通。管腔通过肌膜凹入处有小孔,与细胞外液相通。横管系统能快速将肌细胞膜上的动作电位传到所有肌原纤维的近旁。

(2)纵管系统:纵管即肌浆网,其走行方向与肌小节平行(图 19-12)。纵管是相互沟通的管道,在接近肌小节两端的横管时管腔变膨大,称为终末池。终末池使纵管以较大的面积与横管靠近。每一横管和来自两侧肌小节的纵管终池构成三联管(图 19-12)。肌细胞通过调节肌浆网和终末池内 Ca^{2+} 的储存、释放和再聚集过程,触发肌小节的收缩和舒张过程。

(二)骨骼肌收缩的机制

关于骨骼肌收缩的机制,上世纪 50 年代,Huxley 等提出的滑行学说已为大家所公认。该学说认为,骨骼肌的收缩是因肌细胞内的肌原纤维缩短所致。而肌原纤维的缩短,则由于每个肌小节中自 Z 线发出的细肌丝向暗带中央(M 线)移动,导致相邻 Z 线相互靠近,即肌小节缩短,因而表现为整个肌细胞和整块肌肉的收缩。

肌浆中 Ca^{2+} 浓度的变化是肌肉收缩的关键调节点。当肌浆中 Ca^{2+} 浓度升高时,Ca^{2+} 与肌钙蛋白亚单位 C 结合,随即引起肌钙蛋白的构象改变;通过肌钙蛋白亚单位 I 的调控作用,使原肌球蛋白的构象也发生改变,引起原肌球蛋白侧向移位,从而暴露出肌动蛋白上能与肌球蛋白横桥结合的位点,使横桥和肌动蛋白相结合(图 19-15B)。横桥具有 ATP 酶的活性,能水解 ATP 而获能;当与肌动蛋白结合时,横桥便利用水解 ATP 释放的能量,拖曳肌动蛋白向 M 线方向摆动(图 19-15C)。当完成一次摆动后,横桥即与肌动蛋白脱离,再与肌动蛋白链上下一个结合位点结合(图 19-15)。如此重复进行结合、摆动、脱离的过程,使肌小节逐渐缩短。上述横桥与肌动蛋白结合、摆动、复位和再结合的过程,称为横桥周期。周期的长短决定肌肉的缩短速度。

当胞质中 Ca^{2+} 浓度降低时,Ca^{2+} 与肌钙蛋白的结合解除,肌钙蛋白和原肌球蛋白的构象恢复,原肌球蛋白又重新掩盖肌动蛋白上的结合位点,阻止横桥与肌动蛋白的结合,结果使细肌丝回到原来位置,从而出现肌肉舒张。

(三)骨骼肌细胞的兴奋-收缩偶联

如前文所述,肌浆中 Ca^{2+} 浓度的变化是肌肉收缩的关键调节点。那么,胞浆中的 Ca^{2+} 浓度是怎样变化的呢? 显然,从骨骼肌细胞兴奋到肌丝滑行之间,还存在着一个将这两个过程联系起来的中间过程,这个中间过程称为兴奋-收缩偶联。目前认为,兴奋-收缩偶联过程是这样的:当肌细胞兴奋时,动作电位可沿横管膜传到细胞深处,通过三联管处的信息传递,使终末池膜上钙通道开放,终池内的 Ca^{2+} 释放入胞浆,胞浆中的 Ca^{2+} 浓度升高。于是就引发了上述的肌肉收缩。同时胞质内 Ca^{2+} 浓度的升高可激活终池膜上的钙泵,后者是一种 Ca^{2+} 依赖式

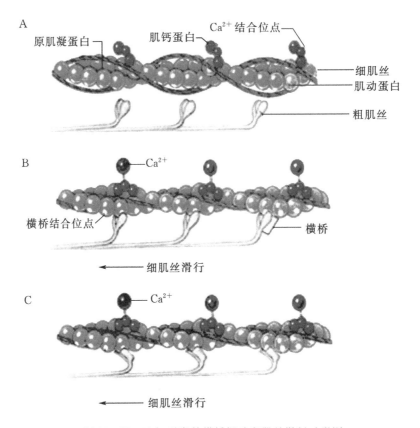

图 19 – 15　Ca²⁺ 引发的横桥摆动和肌丝滑行示意图

ATP 酶,可分解 ATP 而获能,逆浓度梯度将 Ca^{2+} 泵回肌浆网内,胞浆中的 Ca^{2+} 浓度下降,横桥与肌动蛋白不能结合,肌肉舒张。

由此可见,三联管和 Ca^{2+} 在兴奋-收缩偶联过程中具有重要作用。三联管是把肌细胞膜的电活动和细胞的收缩过程偶联起来的关键部位。通常将三联管看作是兴奋-收缩偶联的结构基础,而把 Ca^{2+} 视为兴奋-收缩偶联的偶联因子。

三、骨骼肌收缩的外部表现

(一)等长收缩和等张收缩

肌肉收缩表现为长度和张力的变化。等长收缩是指只有肌肉张力增加而无肌肉长度缩短的肌肉收缩。而等张收缩只有肌肉长度缩短而肌肉张力保持不变。例如,当人们移动一个重物时,在肌肉刚开始收缩后且重物还没有发生位移时,肌肉的收缩仅表现为肌肉张力的增加,而肌肉长度并不缩短,这时肌肉收缩形式即为等长收缩;当肌肉张力增加到足以移动该重物时,肌肉开始缩短,但肌肉张力却不再增加,肌肉的张力等于被移动的重物的重量,此时肌肉的收缩形式就是等张收缩。

(二)单收缩和强直收缩

在实验室中,如果给予肌肉一次短促的电刺激,可出现一次动作电位,然后出现一次肌肉收缩和舒张,这种肌肉收缩形式称为单收缩。所记录到的单收缩曲线包括三个时期:潜伏期、收缩期和舒张期。

如果给予肌肉连续的电脉冲刺激,记录到的肌肉收缩曲线可随刺激频率不同而不同。当刺激频率较低时,如果每次刺激都在前一次刺激引起的单收缩结束后出现,记录到的将是多个独立的单收缩。适当增加刺激频率,使后一次收缩落在前一次收缩的舒张期,便可观察到收缩波的融合,即收缩反应发生总和,此时记录到的曲线呈锯齿状,这种肌肉收缩形式称为不完全强直收缩。如果继续增加刺激频率,当两次刺激的间隔时间逐渐缩短到使后一次收缩总是落在前一次收缩的收缩期,则记录到的收缩波形变成平滑的曲线,其幅度将明显增大。这种肌肉收缩形式称为完全强直收缩(图 19-16)。完全强直收缩时产生的肌张力可达单收缩时的 4 倍左右。体内骨骼肌的收缩几乎全是完全强直收缩。

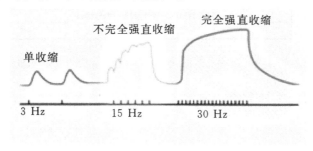

图 19-16 肌肉的单收缩和强直收缩

四、影响骨骼肌收缩的因素

(一)前负荷

前负荷是指在肌肉收缩前就加到肌肉上的负荷。它使肌肉的收缩在一定的初长度情况下进行。实验观察到,如果增加肌肉收缩的前负荷,肌肉的初长度将随之增加,肌肉收缩所产生的张力也逐渐增大,当前负荷达到某一程度时,肌肉收缩张力达到最大;若继续增加前负荷,肌肉收缩张力则随前负荷的增加而逐渐减小。能使肌肉产生最大张力的前负荷,称为最适前负荷。最适前负荷时的肌肉初长度,称为最适初长度。

研究表明,当肌肉处于最适初长度时,肌小节的长度是 2.0~2.2μm。这样的长度正好使粗肌丝和细肌丝处于最理想的重叠状态,肌肉收缩时能发挥作用的横桥数目最多,从而产生最有效的收缩。肌小节的长度大于或小于 2.0~2.2μm 时,都将使发挥作用的横桥数目减少,收缩张力减小(图 19-17)。骨骼肌在体内的自然长度,相当于它们的最适初长度。

(二)后负荷

后负荷是指肌肉开始收缩时才遇到的负荷,可以理解为肌肉收缩时遇到的阻力。后负荷存在时,肌肉在收缩的最初阶段长度不变,张力增加,即处于等长收缩的状态。只有在肌肉的张力增加至与后负荷相等时的瞬间,肌肉的长度才能缩短。所以,后负荷的大小主要影响肌肉缩短的速度和长度。实验表明,当肌肉等长收缩时逐渐增加其后负荷,肌肉收缩时产生的张力将随之增大,而肌肉开始缩短的时间却逐渐推迟,缩短的速度和长度也逐渐减小。当后负荷增

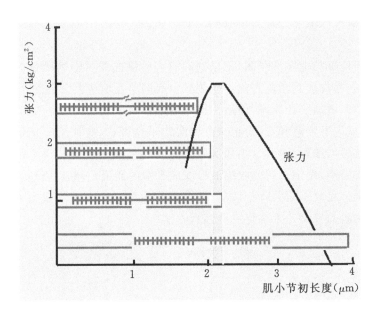

图 19-17 前负荷对肌肉收缩的影响

加到一定数值时,肌肉缩短的长度和速度均为零,产生的张力却达到最大值。反之,如果逐渐减小其后负荷,则肌肉收缩时所产生的张力逐渐减小,但肌肉开始缩短的时间愈来愈早,缩短的速度和长度也愈来愈大。从理论上讲,假如后负荷减小到零,肌肉的缩短速度将达到最大值。

(三)肌肉收缩能力

肌肉收缩能力是指与前、后负荷都无关的肌肉本身的功能状态和内在能力。体内有许多因素能影响肌肉收缩能力。例如,缺氧、酸中毒、低 Ca^{2+}、能源物质缺乏等,可使肌肉收缩能力减弱;而 Ca^{2+} 和肾上腺素等体液因素,则能使肌肉收缩能力加强。肌肉收缩能力也受神经系统功能的影响。体育锻炼能增强肌肉收缩能力。

目标检测

一、名词解释

1. 主动转运　2. 通道　3. 极化　4. 阈电位　5. 阈强度　6. 兴奋性　7. 兴奋
8. 局部电位　9. 兴奋-收缩偶联　10. 等长收缩

二、简答题

1. 试述钠泵及其生理意义。
2. 试述静息电位及其形成机制。
3. 试述动作电位及其形成机制。
4. 简述骨骼肌神经-肌接头兴奋的传递过程。

5.试比较局部电位与动作电位的特点。

6.试述神经纤维产生一次兴奋后其兴奋性的周期性变化。

7.简述前负荷对肌肉收缩有何影响。

（赵海燕）

第二十章 血 液

学习目标

1.掌握:血量;血浆渗透压;血液凝固的基本过程及 ABO 血型的分型及鉴定。
2.熟悉:血液的组成;血液的生理功能;各类血细胞的正常值及生理特性;各类血细胞的生理功能。
3.了解:红细胞的生成与调节;抗凝与纤溶;Rh 血型及交叉配血试验。

血液是一种流体组织,充满于心血管系统中,在心脏的推动下不断循环流动,是内环境中最为活跃的部分。血液具有物质运输、调节机体内环境相对稳定、防御和保护功能。人体大量失血或血液循环严重障碍将危及生命。

第一节 血液的组成和理化特性

一、血量和血液的组成

人体内血液的总量称为血量,约占体重的 7%～8%。血液绝大部分在心血管内迅速流动,称为循环血量;小部分血液滞留于肝、肺和皮下静脉丛等处,流动比较缓慢,称为贮存血量。血液由血浆和血细胞组成(图 20-1)。血细胞在全血中所占的容积百分比,称血细胞比容。

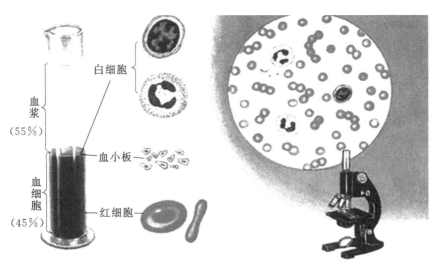

图 20-1 血液的组成

成年男性血细胞比容为 40%～50%,女性为 37%～48%。贫血患者的血细胞比容减小,严重脱水的患者血细胞比容增大。

二、血液的理化特性

(一)颜色

血液的颜色决定于红细胞内的血红蛋白的含氧量。动脉血含氧多,呈鲜红色;静脉血含氧少,呈暗红色;皮肤毛细血管的血液近似鲜红色。血浆和血清因含胆红质,故呈淡黄色。

(二)比重

正常人全血的比重为 1.050～1.060,全血液的比重主要取决于红细胞的数量,而血浆的比重则取决于血浆蛋白的含量。

(三)黏滞性

血液在血管内流动时,由于血液内部各种物质的分子或颗粒之间的摩擦而产生阻力,使血液具有一定的黏滞性。正常人血液的黏滞度是水的 4～5 倍。

(四)酸碱度

正常人血浆的 pH 值为 7.35～7.45。当血浆 pH 低于 7.35 时,称为酸中毒,高于 7.45 则为碱中毒。血浆 pH 低于 6.9 或者高于 7.8 都将危及生命。

(五)渗透压

渗透压是指溶液中溶质微粒对水的吸引力。溶液渗透压的大小取决于单位体积溶液中溶质微粒的数目,溶质微粒越多,溶液浓度越高,对水的吸引力越大,溶液渗透压越高,反之则越低。血浆渗透压由溶解在血浆中的溶质形成,其中绝大部分为晶体物质(电解质)形成的晶体渗透压,小部分为血浆蛋白形成的胶体渗透压。晶体渗透压对保持细胞内、外水平衡和红细胞的正常形态极为重要;而胶体渗透压作用在于调节血管内、外水平衡和维持正常的血浆容量。通常将与血浆渗透压相等的溶液称为等渗溶液,低于或高于的称为低渗溶液或高渗溶液,0.85%氯化钠溶液是等渗溶液,又称生理盐水。

三、血浆的主要成分及其作用

(一)水

水在血浆中占 90%～92%。血浆中的营养物质、代谢产物均是溶解在水中被运输的,水还能调节体温。

(二)血浆蛋白

血浆蛋白是血浆中多种蛋白质的总称。其正常含量为 65～85g/L。主要包括白蛋白(40～48g/L)、球蛋白(15～30g/L)和纤维蛋白原(2～4g/L)。血浆蛋白的功能主要有以下方面:①形成血浆胶体渗透压,参与保持机体水平衡;②起到运输某些激素、脂类物质的作用;③具有免疫作用;④参与血液凝固。

（三）无机盐

血浆中的无机盐约占血浆总量的 0.9%，主要以离子状态存在，如 Na^+、K^+、HCO_3^- 和 Cl^-。它们在形成血浆晶体渗透压、维持酸碱平衡和神经肌肉兴奋性等方面具有重要作用。

（四）非蛋白含氮化合物

血浆中除蛋白质以外的含氮化合物总称为非蛋白含氮化合物。如尿素、尿酸、肌酸、肌酐、氨基酸、氨和胆红素等，把这些物质中所含的氮称为非蛋白氮（简称 NPN）。血液中的 NPN 是蛋白质和核酸的代谢产物，主要通过肾脏排泄，因此，测定血液中的 NPN 或尿素氮的含量，有助于了解体内蛋白质代谢状况和肾的功能。

（五）其他

血浆中还有如葡萄糖、脂类、酶、激素、维生素、氧和二氧化碳等物质溶解在其中进行运输。

第二节　血细胞

一、红细胞

（一）红细胞的数量、形态和功能

红细胞是血液中数量最多的一种血细胞，正常成熟红细胞无核，呈双凹圆碟形，直径 $7\sim8\mu m$，周边最厚处约 $2.5\mu m$，中央最薄处约 $1\mu m$（图 20-2）。我国正常男性红细胞的数量为 $(4.0\sim5.5)\times10^{12}/L$，女性为 $(3.5\sim5.0)\times10^{12}/L$。红细胞内容物主要是血红蛋白，我国成年男性血红蛋白浓度为 $120\sim160g/L$，女性为 $110\sim150g/L$。正常人红细胞数量和血红蛋白浓度不仅有性别差异，还可因年龄、生活环境和机体功能状态不同而有差异。红细胞的生理功能是运输氧气和二氧化碳，并对血液酸碱度的变化起缓冲作用。

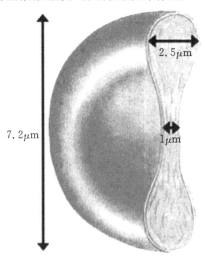

图 20-2　红细胞示意图

(二)红细胞的生理特性

1. 可塑变形性

正常红细胞在外力作用下具有变形的能力,称为可塑变形性。红细胞在全身血管中循环运行,常要挤过口径比它小的毛细血管和血窦间隙,这时红细胞将发生卷曲变形,在通过后又恢复原状。遗传性球形红细胞增多症患者红细胞变形能力减弱。

2. 悬浮稳定性

红细胞在血浆中能保持悬浮状态而不易下沉的特性称为红细胞的悬浮稳定性。通常以红细胞在第一小时末下沉的距离来表示红细胞的沉降速度,称为红细胞沉降率(ESR)。正常成年男性红细胞沉降率为 0～15mm/h,成年女性为 0～20mm/h。沉降率越快表示红细胞悬浮稳定性越小。在某些疾病,如活动性肺结核、风湿热等,患者红细胞沉降率会加快。

3. 渗透脆性

红细胞在低渗盐溶液中发生膨胀破裂的特性,称为红细胞渗透脆性,简称脆性。红细胞对低渗溶液具有一定的抵抗力。红细胞的这种抵抗力越强,脆性越小;抵抗力越弱,脆性越大。有些疾病可影响红细胞脆性,如遗传性球形红细胞增多症、先天性溶血性黄疸可使红细胞脆性增大,巨幼红细胞性贫血患者的红细胞脆性减小。

(三)红细胞的生成与调节

1. 红细胞的生成

胚胎发育的早期,是在卵黄囊造血,从胚胎第二个月开始,由肝、脾造血;胚胎发育到第五个月以后,肝、脾的造血活动逐渐减少,骨髓开始造血并逐渐增强;到婴儿出生时,几乎完全依靠骨髓造血。到 18 岁左右,只有脊椎骨、肋骨、胸骨、颅骨和长骨近端骨骺处的骨髓才具有造血功能。若骨髓造血功能受到放射线、药物等理化因素的抑制,使三种血细胞的生成和血红蛋白均减少,称为再生障碍性贫血。

铁和蛋白质是红细胞生成过程中合成血红蛋白所必须的原料。正常膳食能保障蛋白质的供给,若因某种原因引起蛋白质的缺乏从而导致红细胞的数量和质量均减低,称为营养不良性贫血。正常成人每天需要 20～30mg 铁用于红细胞生成,但每天仅需从食物中吸收 1mg 以补充排泄的铁,其余 95% 来自于体内铁的再利用。当铁长期摄入不足、吸收障碍或慢性失血以致机体缺铁时,可导致血红蛋白合成减少,引起小细胞低色素性贫血,即缺铁性贫血。

叶酸和维生素 B_{12} 是红细胞发育成熟过程中 DNA 合成所需辅酶。当缺乏叶酸和维生素 B_{12} 时,可导致红细胞内 DNA 合成障碍,细胞分裂延缓甚至停滞,形成巨幼红细胞性贫血。正常情况下,食物中的叶酸和维生素 B_{12} 的含量能满足红细胞生长所需,但维生素 B_{12} 的吸收需要内因子的参与。内因子由胃黏膜壁细胞分泌,若某些原因使内因子分泌减少,会使维生素 B_{12} 吸收障碍,引起巨幼红细胞性贫血。

2. 红细胞生成的调节

红细胞的生成主要受促红细胞生成素(EPO)和雄激素的调节。促红细胞生成素是一种由肾脏产生的糖蛋白,严重肾脏疾患,促红细胞生成素合成减少,引起肾性贫血。

雄激素主要通过刺激肾脏产生和释放 EPO,进而促进红细胞生成;雄激素也能直接刺激骨髓增强造血功能,使红细胞增加。因此,青春期后男性红细胞数量多于女性。

3. 红细胞的破坏

正常人红细胞的平均寿命为 120 天。衰老红细胞可被骨髓和脾中的巨噬细胞吞噬,如果脾功能亢进,可使红细胞清除量增加,导致脾性贫血。

二、白细胞

(一)白细胞的数量及分类

白细胞是有核血细胞,在血液中呈球形,进入组织后可有不同程度的变形。正常成人外周血白细胞总数为$(4.0\sim10.0)\times10^9/L$。根据胞质有无嗜色颗粒,可将白细胞分为粒细胞和无粒细胞两大类。粒细胞根据嗜色颗粒的性质不同,分为中性粒细胞、嗜酸性粒细胞和嗜碱性粒细胞,其中中性粒细胞占 $50\%\sim70\%$,嗜酸性粒细胞占 $0.5\%\sim5\%$,嗜碱性粒细胞占 $0\sim1\%$;无粒细胞包括单核细胞和淋巴细胞,其中单核细胞占 $3\%\sim8\%$,淋巴细胞占 $20\%\sim40\%$。

(二)白细胞的生理功能

1. 中性粒细胞

中性粒细胞是血液中最主要的吞噬细胞,具有很强的变形运动能力,在急性化脓性炎症时,其数量常明显增加。当体内中性粒细胞数量减少到 $1.0\times10^9/L$ 时,机体抵抗力将明显下降,极易引发感染。

2. 嗜酸性粒细胞

嗜酸性粒细胞变形和吞噬能力较弱,缺乏溶菌酶,故基本上无杀菌作用,其主要作用有:①限制嗜碱性粒细胞在速发型过敏反应中的作用。②参与对蠕虫的免疫反应,在有寄生虫感染、过敏反应等情况时,常伴有嗜酸性粒细胞增多。

3. 嗜碱性粒细胞

嗜碱性粒细胞的胞质中存在较大的碱性染色颗粒,颗粒中含有肝素、组胺、过敏性慢反应物质、嗜酸性粒细胞趋化因子等,故嗜碱性粒细胞在速发型过敏反应中起重要作用。

4. 单核细胞

单核细胞体积较大,在血液中停留 $2\sim3$ 天后迁移到周围组织,继续发育成吞噬能力很强的巨噬细胞,形成单核-巨噬细胞系统。其功能为:①非特异免疫防御。当外来病原体(细菌、病毒、寄生虫和真菌)进入机体后,在激发免疫应答前就可被单核-巨噬细胞吞噬清除。②能合成、释放多种细胞因子参与体内的防御机制,激活淋巴细胞的特异性免疫功能。③识别和清除衰老的红细胞和血小板。④识别并杀伤肿瘤细胞及病毒细胞。

5. 淋巴细胞

淋巴细胞在机体的特异性免疫应答过程中起核心作用。按其发生和功能可分为三大类:T 淋巴细胞、B 淋巴细胞和自然杀伤细胞(NK 细胞)。T 淋巴细胞主要参与细胞免疫,B 淋巴细胞主要参与体液免疫,自然杀伤细胞具有抗肿瘤、抗感染和免疫调节作用。

三、血小板

(一)血小板的形态和数量

血小板是从骨髓成熟的巨核细胞脱落下来的具有生物活性的细胞质碎片,体积小,呈梭形或椭圆形,平均寿命为 $7\sim14$ 天。我国健康成年人血小板数量为 $(100\sim300)\times10^9/L$,血小板数量可随季节、昼夜、运动和缺氧而发生变化。

(二)血小板的生理特性

1.黏附

血小板与非血小板表面黏着在一起的现象称为血小板黏附。黏附是血小板发挥作用的开始,当血管内皮受损暴露出内膜下的胶原组织时,血小板便黏着于胶原组织上。

2.聚集

血小板彼此黏着、聚合在一起的现象称为血小板聚集。血小板聚集可明显促进血小板血栓的形成。

3.释放

血小板受刺激后,将贮存在颗粒中的生物活性物质(5-羟色胺、ADP 和儿茶酚胺等)排出的过程称血小板释放。血小板的生理功能与其所释放的物质有密切关系,如 ADP 可使血小板聚集,形成血小板血栓;5-羟色胺和儿茶酚胺可使小动脉收缩,参与生理学止血和凝血过程。

4.吸附

血管破裂受损时,血小板黏附、聚集可吸附大量凝血因子,使破损部位凝血因子浓度增高,加快凝血过程。

5.收缩

在血小板收缩蛋白的参与下,可使血凝块回缩,有利于止血。

(三)血小板的生理功能

1.参与生理性止血

小血管损伤后血液从血管流出,但在正常人,数分钟后出血将自行停止,称为生理性止血。用一个采血针刺破耳垂或指尖使血液流出,然后测定出血延续的时间,这一段时间称为出血时间。正常出血时间为 $1\sim3$ 分钟。血小板减少,出血时间即相应延长。

2.促进血液凝固

血小板含有多种与凝血有关的凝血因子,统称血小板因子。其中最重要的是血小板第三因子 (PF_3),能将凝血因子Ⅸ、Ⅷ、Ⅹ、Ⅴ、Ⅱ和 Ca^{2+} 吸附于其表面,参与凝血过程。

3.维持毛细血管内皮的完整性

血小板可随时沉着在毛细血管壁上,填补血管内皮脱落留下的间隙,及时修复毛细血管壁,维持毛细血管壁的正常通透性。当血液中血小板数量减少到 $50\times10^9/L$ 以下时,毛细血管脆性增加,微小创伤或血管内压力稍有升高,可使皮肤、黏膜下出现淤点,甚至出现大片的紫癜或淤斑,称为血小板减少性紫癜。

第三节 血液凝固与纤维蛋白溶解

一、血液凝固

血液凝固简称血凝,是指血液由流体状态变成不流动的凝胶状态的过程。其实质是血浆中可溶性纤维蛋白原转变成不溶性的纤维蛋白,纤维蛋白交织成网,将血细胞网罗其中形成血凝块的过程。此过程为由一系列凝血因子参与的复杂酶促反应。

(一)凝血因子

血浆与组织中参与凝血的物质,统称为凝血因子,其中已按国际命名法用罗马数字编了号的有 12 种(表 20-1)。

凝血因子具有如下特征:①除因子Ⅳ为 Ca^{2+} 外,其余都是蛋白质。②于该因子代号的右下角加一"a"字来表示活化型。③除因子Ⅲ存在于组织中,其余均存在于血浆中。④其中因子Ⅱ、Ⅶ、Ⅸ、Ⅹ的生成需要维生素 K 的参与,又称依赖维生素 K 的凝血因子。

表 20-1 按 WHO 命名编号的凝血因子

因子	同义名	合成部位
Ⅰ	纤维蛋白原	肝细胞
Ⅱ	凝血酶原	肝细胞
Ⅲ	组织凝血激酶	内皮细胞和其他细胞
Ⅳ	Ca^{2+}	—
Ⅴ	前加速素	内皮细胞和血小板
Ⅶ	前转变素	肝细胞
Ⅷ	抗血友病因子	肝细胞
Ⅸ	血浆凝血激酶	肝细胞
Ⅹ	Stuart-Prower 因子	肝细胞
Ⅺ	血浆凝血激酶前质	肝细胞
Ⅻ	接触因子	肝细胞
ⅩⅢ	纤维蛋白稳定因子	肝细胞和血小板

(二)凝血过程

凝血过程基本上是一系列蛋白质有序水解的过程,凝血过程一旦开始,各个凝血因子便一个激活另一个,形成一个"瀑布"样的反应链直至血液凝固。可包括凝血酶原激活物的形成、凝血酶形成、纤维蛋白形成三个基本步骤(图 20-3)。

根据凝血酶原激活物形成的途径不同,可将凝血分为内源性凝血途径和外源性凝血途径。两条途径的主要区别在于启动方式和参与的凝血因子有所不同,这两条途径并不是完全独立

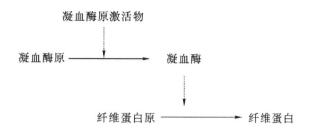

图 20-3　血液凝固的基本过程

的,而是通过某些凝血因子的相互激活而相互联系的。

1.凝血酶原激活物的形成

(1)内源性凝血途径:内源性凝血途径是指参与凝血的因子全部来自血液,通常因血液与带负电荷的异物表面接触而启动。

一般从因子Ⅻ的激活开始(图 20-4)。血管内膜下组织,特别是胶原纤维,与因子Ⅻ接触,可使因子Ⅻ激活成Ⅻa。Ⅻa 可激活前激肽释放酶使之成为激肽释放酶;后者反过来又能激活因子Ⅻ,这是一种正反馈,可使因子Ⅻa 大量生成。Ⅻa 又激活因子Ⅺ成为Ⅺa。由因子Ⅻ激活到Ⅺa 形成为止的步骤,称为表面激活。表面激活过程还需有高分子激肽原参与,但其作用机制尚不清楚。表面激活所形成的Ⅺa 再激活因子Ⅸ生成Ⅸa,这一步需要有 Ca^{2+}(即因子Ⅳ)存在。Ⅸa 再与因子Ⅷ和血小板第三因子(PF_3)及 Ca^{2+}组成因子Ⅷ复合物,即可激活因子

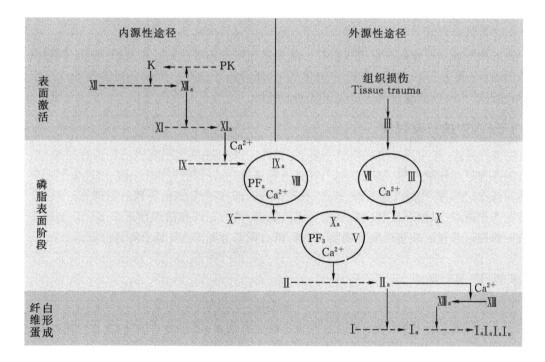

图 20-4　凝血过程示意图

X生成Xa。当因子Xa生成后,可与因子Va、PF₃和Ca²⁺形成凝血酶原激活物。

（2）外源性凝血途径：外源性凝血途径是指参加的凝血因子并非全部存在于血液中,还有外来的凝血因子参与止血（图20-4）。这一过程是从组织因子暴露于血液而启动,到因子X被激活的过程。当组织损伤时,因子Ⅲ释放到血液,与Ca²⁺、因子Ⅶ共同组成复合物,并激活因子X为因子Xa。因子Ⅲ能使因子Ⅶ的催化效率提高1000倍,生成的因子Xa又能激活因子Ⅶ从而生成更多的因子Xa,形成外源性激活途径的正反馈效应。生成的Xa与因子Va、PF₃和Ca²⁺形成凝血酶原激活物。

2.凝血酶的形成

在凝血酶原激活物的作用下,凝血酶原（因子Ⅱ）被迅速激活成凝血酶（因子Ⅱa）（图20-5）。凝血酶除可催化纤维蛋白原外,还可激活多种凝血因子,如因子Ⅴ、Ⅶ、Ⅷ、Ⅺ、ⅩⅢ,使凝血过程不断加快。

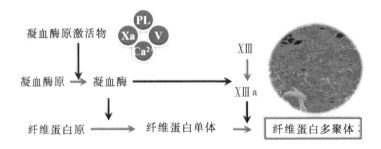

图20-5　凝血酶及纤维蛋白形成

3.纤维蛋白形成

凝血酶形成后可催化血浆中可溶性纤维蛋白原转变为可溶性纤维蛋白单体。同时凝血酶可激活因子ⅩⅢ为ⅩⅢa,ⅩⅢa在Ca²⁺的作用下,使纤维蛋白单体形成不可溶性的纤维蛋白多聚体（血纤维）,并网罗血细胞形成凝胶状的血凝块。

（三）体内的抗凝因素

生理情况下,由于血管内皮保持光滑完整,因子Ⅻ不易与异物表面接触而被激活,同时因子Ⅲ也无与血液接触的机会,故一般不会启动凝血过程。即使组织有损伤,由此引发的凝血过程通常仅限于局部,不致于扩散至全身,因为正常人的血液中存在多种抗凝因素,与促凝因素保持动态平衡,使血液在血管内始终处于流体状态,从而保证血液循环正常运行。血液中的主要抗凝物质包括丝氨酸蛋白酶抑制物、肝素、蛋白质C系统、组织因子抑制物等。

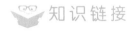 知识链接

血友病

血友病为遗传性疾病,表现为活性凝血活酶生成困难,凝血功能障碍,凝血时间延长,轻微创伤后有出血倾向,重症患者即使没有明显外伤也可发生"自发性"出血。血友病分为甲、乙、丙三型,甲型血友病因缺乏凝血因子Ⅷ,导致凝血功能障碍,可用人工合成的凝血因子Ⅷ治疗。血友病为X连锁隐性遗传,男性发病率高于女性,大约每5000～10 000个男性中就有一个血

友病甲患者。

1.丝氨酸蛋白酶抑制物

抗凝血酶Ⅲ是血浆中最重要的一种丝氨酸蛋白酶抑制物,其由肝细胞和血管内皮细胞合成。因子Ⅱa、Ⅶ、Ⅸa、Ⅹa、Ⅻa的活性中心均含有丝氨酸残基,都属于丝氨酸蛋白酶。抗凝血酶Ⅲ分子上的精氨酸残基,可以与这些酶活性中心的丝氨酸残基结合,使之失活。

2.肝素

肝素是一种酸性黏多糖,主要由肥大细胞和嗜碱性粒细胞产生,存在于大多数组织中,在肝、肺、心和肌组织中更为丰富。肝素的主要抗凝作用为:增强抗凝血酶作用,肝素与抗凝血酶结合后,可使其抗凝作用增强 2000 倍。在临床及实验工作中,肝素常作为一种强的抗凝物质,广泛应用于体内、外抗凝。

3.蛋白质 C

蛋白质 C 是由肝脏合成的具有抗凝作用的血浆蛋白,其作用有:①灭活凝血因子Ⅴ和Ⅷ。②限制因子Ⅹa 与血小板结合。③促进纤维蛋白溶解。

4.组织因子抑制物

组织因子抑制物主要有血管内皮细胞产生的一种糖蛋白,是外源性凝血途径的特异性抑制物。

(四)血液凝固的加速与延缓

1.加速凝血

外科手术时,常用温盐水纱布压迫止血,一方面利用其粗糙表面加速因子Ⅻ的激活,促进血小板黏附、聚集;另一方面适当加温可提高凝血酶的活性,使凝血酶反应加速,促进血液凝固。此外,术前注射维生素 K,可促进肝脏合成凝血因子,起到加速血液凝固的作用。

2.延缓或抑制凝血

低温可抑制酶的活性,减慢凝血速度;将血液置于光滑容器内,可减少因子Ⅻ的激活和血小板反应而延缓凝血过程;输血或贮存血液时,可用体外抗凝剂如枸橼酸钠去除血浆中的钙离子达到抗凝的目的。

三、纤维蛋白溶解

在生理止血过程中,小血管内的血凝块常可成为血栓,填塞了这一段血管。出血停止、血管创伤愈合后,构成血栓的血纤维可逐渐溶解,先形成一些穿过血栓的通道,最后可以达到基本畅通。血纤维溶解的过程,称为纤维蛋白溶解(简称纤溶)(图 20-6)。

纤维蛋白溶解(纤溶)系统包括四种成分,即纤维蛋白溶解酶原(纤溶酶原)、纤维蛋白溶解酶(纤溶酶)、纤溶酶原激活物与纤溶抑制物。纤溶的基本过程可分为两个阶段,即纤溶酶原的激活与纤维蛋白(或纤维蛋白原)的降解。

(一)纤溶酶原激活

纤溶酶原主要在肝、骨髓、嗜酸性粒细胞和肾内合成,其激活过程分为内源性和外源性两条途径。内源性激活途径是通过内源性凝血系统中的有关凝血因子如Ⅻa、激肽释放酶等激活

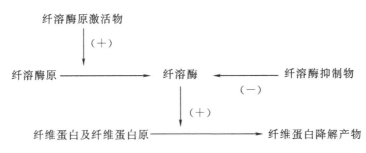

图 20-6　纤维蛋白降解系统示意图

纤溶酶原;外源性激活途径是通过来自各种组织,如由肾合成的激酶和血管内皮细胞所合成的组织型纤溶酶原激活物激活纤溶酶原。通过内源性激活途径使凝血与纤溶互相配合保持平衡,通过外源性激活途径可防止血栓的形成,并在组织的修复和愈合中发挥作用。

(二)纤维蛋白的降解

纤溶酶原被激活成纤溶酶后,可作用于纤维蛋白或纤维蛋白原分子中的赖氨酸-精氨酸肽键,使纤维蛋白或纤维蛋白原水解为可溶性的小肽,称为纤维蛋白降解产物,该产物一般不再发生凝固,其中一部分还具有抗凝作用。

(三)纤溶抑制物及其作用

体内纤溶的抑制物有两类:一类为抗纤溶酶,可抑制纤溶酶、凝血酶、激肽释放酶等多种酶的活性;另一类为纤溶酶原激活物的抑制物,能抑制纤溶酶原的激活。

第四节　血型与输血

一、血型

血型是指红细胞膜上特异性抗原的类型。根据红细胞膜上抗原的不同,1995 年国际输血协会认可红细胞血型系统有 23 个,其中与临床关系密切的是 ABO 血型和 Rh 血型系统。

(一)ABO 血型系统

1. ABO 血型的分型

根据红细胞膜上是否存在凝集原 A(A 抗原)与凝集原 B(B 抗原)将血型分为 4 种,每种血型血清中存在相对应的天然凝集素(抗体),具体见表 20-2。

表 20-2　ABO 血型系统分型

血型	红细胞上的凝集原	血清中的凝集素
A 型	A	抗 B
B 型	B	抗 A
AB 型	B	无
O 型	无	抗 A、抗 B

2.ABO 血型的鉴定

鉴定血型是保证输血安全的基础。鉴定 ABO 血型的原理是用已知标准血清(含凝集素),检测未知的凝集原。当红细胞上的凝集原与相应的凝集素相遇时,红细胞彼此聚集在一起,形成一簇簇不规则的细胞团,称为红细胞凝集反应。通过观察凝集现象来判断被检查者红细胞膜上是否含有某种凝集原。A 型红细胞与抗 A 血清相遇或 B 型红细胞与抗 B 血清相遇均可发生凝集现象(图 20-7)。

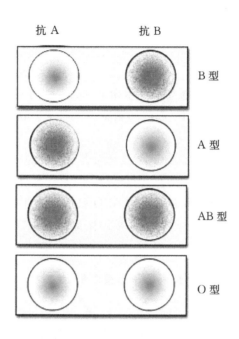

图 20-7　ABO 血型鉴定

(二)Rh 血型系统

1.Rh 血型系统的分型

Rh 抗原是人类红细胞膜上存在的另一类抗原,其抗原中以 D 抗原的抗原性最强,因此,通常将红细胞膜上含有 D 抗原者称为 Rh 阳性;而红细胞膜上缺乏 D 抗原者称为 Rh 阴性。Rh 血型有明显的种族差异,我国汉族人群中,Rh 阳性者约占 99%,Rh 阴性者只占 1%左右。但在某些少数民族中,Rh 阴性者较多,如苗族为 12.3%,塔塔尔族为 15.8%。

2.Rh 血型的特点与临床

Rh 血型的特点是不存在抗 Rh 抗原的天然抗体,只有当 Rh 阴性者接受 Rh 阳性的血液后,通过体液免疫才产生抗 Rh 的免疫性抗体。所以 Rh 血型在输血和妊娠方面有着重要的临床意义。

(1)在输血方面:Rh 阴性的受血者首次接受 Rh 阳性的血液后一般不会产生明显的输血反应。但再次或多次输入 Rh 阳性的血液时,由于机体已存在抗 Rh 的抗体,即可发生抗原-抗体反应,导致红细胞凝集而溶血。因此在临床上第二次输血时,即使是同一供血者的血液,也应在输血前做交叉配血试验,避免由 Rh 血型不合引起的严重后果。

(2)在妊娠方面的意义:Rh 血型系统的抗体(抗 D 凝集素)分子量较小,能透过胎盘。因此,当 Rh 阴性的母亲怀有 Rh 阳性的胎儿时,Rh 阳性胎儿的红细胞或 D 抗原有可能进入母体,通过免疫反应,在母体的血液中产生免疫抗体,主要是抗 D 抗体。这种抗体可以透过胎盘进入胎儿的血液,可使胎儿的红细胞发生凝集,造成胎儿死亡或新生儿溶血性贫血。但一般第一胎时抗体浓度较低,一般不发生严重反应。如果 Rh 阴性的母亲再次怀有 Rh 阳性胎儿时(或孕前输过 Rh 阳性血液的母亲在怀第一胎时),母体血液中高浓度的 Rh 抗体将会透过胎盘,引起胎儿溶血,且怀孕的次数越多症状越严重。

二、输血

输血已经成为治疗某些疾病、抢救患者生命和保证一些手术得以顺利进行的重要手段。输血前应避免输入的血血型不合,而引起红细胞凝集进而发生溶血。为了保证输血安全,必须遵守输血原则。

输血的基本原则是保证输入的红细胞不被受血者血浆中的凝集素所凝集。在输血前首先必须进行血型鉴定,保证供血者与受血者血型相合。一般情况下,ABO 血型系统中,只有相同血型的人才能互相输血,为避免同型血亚型和 ABO 血型系统外的其他因素引起的凝集反应,临床工作中,无论是同型输血还是异型输血都必须做交叉配血试验。交叉配血试验的方法见图 20 - 8。

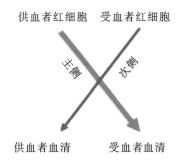

供血者红细胞　　受血者红细胞

主侧　　　次侧

供血者血清　　　受血者血清

图 20 - 8　交叉配血试验示意图

观察主侧和次侧有无凝集反应发生。主侧、次侧均不凝为配血相合,可以输血。若主侧凝集为配血不合,禁止输血;主侧不凝,次侧凝集,为基本相合,在紧急情况下,可少量、缓慢地进行输血。

目标检测

一、名词解释

1.血细胞比容　　2.血液凝固　　3.血型

二、简答题

1. 血浆渗透压是如何形成的？有什么生理意义？
2. 简述 ABO 血型的分型及鉴定方法。

（罗晓筠）

第二十一章 血液循环

学习目标

1. 掌握:心动周期与心率;心脏泵血过程及其机制;影响心输出量的因素;心肌的生物电现象;动脉血压的概念、正常值、形成及影响动脉血压的因素;心血管活动调节中的减压反射、肾上腺素与去甲肾上腺素、血管紧张素。

2. 熟悉:心脏泵血功能的评价;心肌生理特性及其影响因素;微循环的组成及血流通路、微循环的调节;心脏和血管的神经支配及其作用。

3. 了解:心力储备;心电图各波的意义;心音的组成及意义;各类血管的功能特点;动脉脉搏;淋巴液的生成和回流;静脉血压及影响静脉回心血量的因素;器官循环。

  心脏和血管形成密闭管道,血液在其中周而复始的流动称为血液循环。心脏是动力器官,不断地泵出血液,并赋予血液以能量;动脉将血液分流到各个器官,静脉又将血液引流至心脏。血液循环主要功能为物质运输,将新陈代谢所需要的营养物质和 O_2 运输到各组织器官,同时将代谢产物和 CO_2 运到排泄器官并排出体外,进而维持机体的稳态。人体的体液调节、免疫防卫功能也依赖于血液循环。血液循环一旦停止,生命也将随之终止。

第一节 心的生理

  心房和心室不停歇地有序地收缩和舒张,来驱动血液循环,以实现心脏泵血功能。

一、心脏的泵血功能

(一)心动周期

  心脏一次收缩和舒张形成的机械活动周期称为心动周期,包括心房的收缩期、舒张期和心室的收缩期、舒张期。由于心脏泵血功能主要由心室完成,故生理学中心动周期常指心室的心动周期。

  心动周期与心率成反比。心率就是每分钟心脏搏动的次数,正常成人安静时心率为 $60\sim$ 90 次/分。当心率为 75 次/分时,每个心动周期持续 0.8s,在这个心动周期中,心房首先收缩,持续 0.1s,继而心房舒张,持续 0.7s;心房进入舒张期后不久,心室开始收缩,持续 0.3s,随后心室进入舒张期,占时 0.5s(图 21-1)。心房和心室同时舒张称为全心舒张期,无论心房还是心室舒张期持续时间大于收缩期,这都有利于心脏充分休息。如果心率增快,心动周期将缩短,收缩期和舒张期均缩短,但舒张期缩短的比例较大。因此,心率增快时,舒张期明显缩短,心脏充盈时间减少。

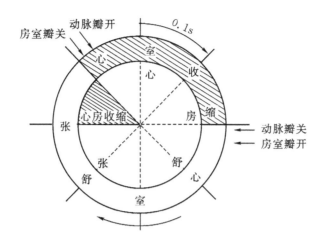

图 21-1 心动周期的示意图

(二)心脏的泵血过程

在心脏的泵血过程中,心室起主要作用,在一个心动周期中,左、右两侧心室的活动是同步的,故通常以左心为例来讨论一个心动周期的心室内压力、瓣膜开闭、血流方向及容积的动态变化过程。

1.心室收缩期

心室收缩期包括等容收缩期和射血期,射血期又分为快速射血期和减慢射血期。

(1)等容收缩期:心室开始收缩,心室内压力快速升高,当室内压超过房内压时,推动并关闭房室瓣,血液因而不会倒流回心房。此时,室内压低于主动脉压,动脉瓣仍处于关闭状态,心室暂时成为一个封闭腔。心室收缩,不能改变心室容积,室内压急剧升高。从心室开始收缩到主动脉瓣开启之前的这段时期称等容收缩期,占时 0.05s。当动脉血压升高或心肌收缩力减弱,等容收缩期会明显延长。

(2)快速射血期:当心室收缩使室内压升高超过主动脉压时,动脉瓣被冲开,血液迅速射入主动脉,心室射入主动脉的血液量较多,约占总射血量的 2/3,血流速度也很快。虽然大量血液射出,心室容积明显减少,但心室收缩强烈,使心室内压和主动脉压都上升达峰值。此期历时约 0.10s。

(3)减慢射血期:快速射血期后,心室内血液减少,心室收缩力度减弱,射血速度逐渐减慢,心室内压和主动脉压逐步下降,减慢射血期历时约 0.15s。虽然减慢射血期心室内压已经低于主动脉压,但心室收缩赋予血液较高的动能,血液可以逆压力梯度继续射入到主动脉。

2.心室舒张期

心室舒张期包括等容舒张期、快速充盈期、减慢充盈期和心房收缩期。

(1)等容舒张期:射血后,心室开始舒张,室内压下降,当低于主动脉压时,主动脉内血液向心室方向反流,推动半月瓣关闭;但此时室内压仍高于房内压,房室瓣仍然处于关闭状态,心室又成为封闭腔。从半月瓣关闭到房室瓣开启时这段时间,室内压快速下降,但容积不变,故称为等容舒张期,此期持续 0.06~0.08s。

(2)快速充盈期:随着心室舒张,室内压继续下降,当室内压降到低于房内压时,静脉、心房的血液顺房-室压力梯度,冲开房室瓣快速进入心室,心室容积增大。此期心室充盈的血液量约为总充盈量的 2/3,历时 0.11s 左右。

(3)减慢充盈期:快速充盈期后,心室已有部分血液,心室内压回升,充盈速度减慢,心室容积进一步增大,心室进入减慢充盈,此期持续 0.22s(图 21-2)。

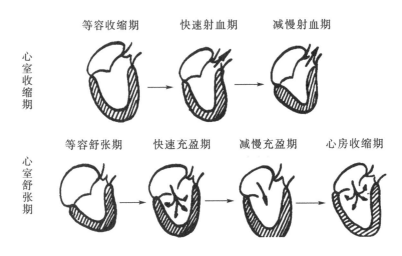

图 21-2 心脏泵血过程的模式图

(4)心房收缩期:在心室收缩前 0.1s,全心舒张期结束,心房开始收缩,房内压升高,将其中的血液压入心室,可增加 25% 心室充盈量,进一步增加了心室舒张末容积(前负荷),提高了心脏的泵血功能,因此,心房作用不仅限于接纳、储存静脉回流的血液,还可以调节心脏的泵血功能。

总之,心室收缩和舒张,造成心室内压力升与降,产生心室-主动脉以及心房-心室压力梯度,血液顺着压力梯度,经动脉瓣由心室射入动脉,经房室瓣由心房充盈到心室。因此,无论心脏收缩射血,还是舒张充盈,心室均发挥着主要作用。

右心室与左心室泵血活动的过程基本相同,但因肺动脉压较低,射血过程中右心室内压变化幅度也小于左心室。

(三)心脏泵血功能的评定

实际工作中,心脏泵血功能常从心室容积、压力和容积-压力的变化来评定。

1.每搏输出量和射血分数

一侧心室每次收缩射出的血液量称为每搏输出量,简称搏出量(SV),为 60~80ml,平均 70ml。心肌收缩力增强,搏出量增加,心肌收缩力减弱,搏出量减少。在心室异常扩大的患者,其搏出量与正常人相比并无明显差异,但心室舒张末容积异常增大,故采用射血分数来评估这类人群的心脏泵血功能较为合理。所谓的射血分数是指搏出量占心室舒张末期容积的百分比。正常成年人的心室射血分数为 55%~65%,而心室异常扩大的患者射血分数明显降低。

2. 每分心输出量和心指数

一侧心室每分钟射出的血量称每分心输出量,简称心输出量(CO),心输出量等于心率与搏出量的乘积,成年男性静息时的心输出量平均为 5L/min,男性的心输出量高于女性;运动时心输出量高于安静状态。不同个体、不同身材,代谢不同,心输出量也不一样,因此,用心输出量来比较不同个体的心脏泵血功能是不全面的。研究发现静息心指数较为适宜。静息心指数为人体空腹、安静时单位体表面积(m^2)的心输出量。心指数也随机体的年龄、机体状态而变化。如 10 岁时人体的静息心指数可达 $4L/(min \cdot m^2)$,以后随年龄增长而逐渐下降,到 80 岁时接近于 $2L/(min \cdot m^2)$。运动、妊娠、情绪激动和进食时心指数增高。

3. 心脏做功量

用心脏做功来评定心脏泵血功能,不仅评估了心脏射出的血量,而且还考虑了心脏射血时克服阻力的情况。如当动脉血压升高时,若要搏出量保持不变,心肌必须增加收缩强度克服增强的射血阻力,因而心脏做功量必定增加。在动脉血压水平不同的个体之间,或在同一个体动脉血压发生改变前后,用心脏做功来比较心脏泵血功能更为全面、准确。心脏做功可分为每搏功和每分功。

(1)每搏功:心室一次收缩所做的功为每搏功,简称搏功。左心室每搏功(J)=搏出量(L)×(射血期左心室内压-舒张期左心室内压)(mmHg)。在实际工作中,可以用平均主动脉压代替射血期左心室内压,用平均左心房压代替舒张期左心室内压。因此,每搏功应为:

左心室每搏功(J)=搏出量(L)×(平均主动脉压-平均左心房压)(mmHg)×血液比重×13.6×9.807×(1/1000),按搏出量为 70ml,平均主动脉压为 92mmHg,平均左心房压为 6mmHg,血液比重为 1.055 计算,左心室每搏功为 0.847J。

(2)每分功:每搏功与心率的乘积为每分功,按心率 75 次/分计算,左心室每分功为 63.5J。右心室搏出量与左心室相等,但肺动脉平均压仅为主动脉平均压的 1/6 左右,故右心室做功量也只有左心室的 1/6。

(四)影响心输出量的因素

心输出量为搏出量与心率之积,凡是影响搏出量和心率的因素,都可对心脏的泵血功能进行调节。

1. 前负荷

对于中空的心脏来说,前负荷就是心室舒张末期的容积或压力,前负荷决定了心室肌的初长度。静息时心室舒张末的压力为 5~6mmHg,若增高,心室做功随之增加,当增至 12~15mmHg,心室肌细胞的初长度达到最适初长度(2.0~2.2μm),心肌产生最大收缩力,心脏做功最强(图 21-3)。相比骨骼肌,心肌有足够大的初长度储备。通常改变心肌初长度来调节收缩力的过程称为异长自身调节。在心脏,即使心室舒张末期的充盈压超过最适前负荷,心肌肌小节初长度一般也不会过长,因为肌小节内含有连接蛋白和肌纤维间存在着大量的胶原纤维,以及心脏外心包的限制作用,使心肌细胞具备抗过度延伸的特性,故心脏在前负荷过度增加时,不会出现搏功随之下降的现象。

在体位发生改变或动脉血压突然升高时,或左、右心室搏出量不等情况下,心室充盈与搏

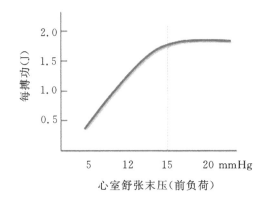

图 21-3 心室功能曲线

出量发生差异,可通过异长自身调节进行精确地调控,使心室射血量与静脉回心血量保持平衡。前负荷大小取决于静脉回心血量和心室射血后的余血量。静脉回心血量又受到心室充盈时间、静脉回流速度和心室顺应性等因素的影响。

2.后负荷

动脉血压就是心脏的后负荷。动脉压在 80~170mmHg 内变动时,机体可通过异长自身调节,维持心输出量稳定。其过程为:动脉血压↑→等容收缩期↑、射血期↓、射血速度↓→搏出量↓→心室内剩余血量↑→心室舒张末期容积↑(如果静脉回心血量不变)→异长自身调节→心肌收缩力↑→搏出量逐步恢复正常。这样,由动脉压增高所致的搏出量减少现象得到纠正。若动脉血压持续升高,心室长期加强收缩,将会出现心室肥厚、心功能不全等表现。

当机体活动增强时,心脏仅仅依靠异长自身调节,不足以满足机体的需要,心脏需要调节心肌收缩力,来进一步加强心脏泵血功能。

3.心肌收缩力

心肌收缩力是指心肌不依赖于前、后负荷而改变其力学活动(包括收缩活动的强度和速度)的一种内在特性。心肌收缩力增强,心脏泵血功能增强,这种通过收缩力的改变来实现心脏泵血功能的调节,称等长调节,此过程需要神经体液调节的参与,因此其不属于自身调节。心肌收缩能力受多种因素的影响,如活化横桥数、肌凝蛋白的 ATP 酶活性和肌浆中 Ca^{2+} 浓度等。运动时,交感神经兴奋,末梢释放神经递质去甲肾上腺素与心肌细胞的 β 受体结合,使肌浆 Ca^{2+} 浓度升高,心肌收缩力增强。

4.心率

心输出量等于搏出量与心率的乘积,因此,在一定范围内,心率加快,心输出量增加。但心率增加超过 160~180 次/分,心室充盈时间明显缩短,充盈量减少,搏出量也明显减少,心输出量亦开始下降。

(五)心功能储备

心输出量随机体代谢需要而增加的能力,称为心功能储备。成年人静息心输出量为 5L/min 左右,强体力劳动时,可达 25~30L/min,增加 5~6 倍,训练有素的运动员可增强 7~8

倍左右。心功能储备分为心率储备和搏出量储备。动用心率储备，使心率增加至 $160\sim180$ 次/分，可使心输出量增加 $2\sim2.5$ 倍。搏出量储备分为舒张期储备和收缩期储备。心室做最大扩张，可多容纳 15ml 血液，而当心室最大程度收缩时，可多射出 $35\sim40$ml 血液，可见收缩期储备大于舒张期储备，但舒张期储备可通过异长自身调节机制，动员收缩期储备。

（六）心音

心脏泵血时，心肌收缩、瓣膜启闭、血液流动冲击心血管壁引起机械振动，当机械振动传递到胸壁时，用听诊器在胸壁可以听到心音，用换能器便可记录到心音图。正常心脏可有第一心音、第二心音、第三心音和第四心音，但多数情况下只能听到第一心音和第二心音。

第一心音音调低，持续较长，其发生与心室射血引起大血管扩张及产生的涡流发出的低频振动、房室瓣突然关闭所引起的振动有关，第一心音是心室开始收缩的标志。第二心音发生在心脏舒张期，音调较高，持续时间较短。其发生与半月瓣的关闭有关，是心室开始舒张的标志。

第二节　心肌细胞的生物电现象

心脏规律性的收缩与舒张，基于心肌细胞的周期性电活动。根据心肌细胞生理特性，可将其分为两大类：一类是工作细胞，包括心房肌细胞和心室肌细胞，它们含有丰富的肌原纤维，具备收缩功能；另一类是一些特殊分化的细胞，主要包括窦房结细胞、房室交界细胞、房室束细胞和浦肯野细胞，收缩功能已基本丧失，但具有自动产生节律性兴奋的能力（结区细胞除外），故称为自律细胞。根据心肌细胞动作电位的 0 期去极化速度，把心肌细胞分为两类：快反应细胞和慢反应细胞。快反应细胞包括心房肌细胞、心室肌细胞、房室束细胞和浦肯野细胞，慢反应细胞包括窦房结细胞和房室交界区细胞。

一、心肌细胞的生物电现象

（一）心室肌细胞的动作电位及其形成机制

1. 静息电位

心室肌细胞的静息电位约为 -90mV，其离子机制就是 K^+ 外流形成的电-化学平衡电位。

2. 动作电位

心室肌细胞动作电位的波形复杂，由去极化和复极化两个过程或 0、1、2、3、4 五个时期组成（图 21-4）。

（1）0 期：心室肌细胞受刺激，膜电位发生去极化，当去极化到阈电位水平时，膜上 Na^+ 通道大量开放，Na^+ 顺其浓度梯度和电位梯度快速进入膜内，使膜进一步去极化，膜内电位由静息状态下的 -90mV 迅速上升到 $+30$mV 左右，幅度达 120mV，最大除极速度为 $200\sim400$V/s，0 期仅持续 $1\sim2$ms，Na^+ 通道可被河豚毒素阻断。

（2）1 期（快速复极初期）：膜内电位由 $+30$mV 迅速下降到 0mV 左右，占时约 10ms。0 期和 1 期的膜电位快速变化，形成锋电位。1 期离子流就是 K^+ 通道开放形成的 K^+ 外流，此期的 K^+ 通道可被 4-氨基吡啶阻断。

（3）2 期：当 1 期膜电位复极化到 0mV 左右之后，复极过程就变得非常缓慢，膜电位基本

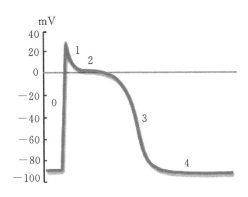

图 21-4　心室肌细胞的动作电位

停滞于 0mV 左右,形成比较平坦的复极波形,故 2 期又称为平台期,平台期持续 100~150ms,平台期是心室肌细胞动作电位持续时间较长的主要原因,也是不同于骨骼肌细胞、神经细胞动作电位的区别所在。2 期复极过程中,存在着持续而缓慢的 Ca^{2+} 内流和 K^+ 外流,两种离子流引起膜电位变化方向相反,相互抵消,使心室肌细胞膜电位稳定在 0mV 左右。

（4）3 期:2 期延续为 3 期,细胞膜复极速度加快,膜电位由 0mV 左右较快地下降到 −90mV,完成复极化过程,故 3 期复极又称为快速复极末期,历时 100~150ms。形成 3 期的离子机制: Ca^{2+} 通道逐渐失活, K^+ 外流逐渐增加,且形成 K^+ 外流与膜电位复极化之间的正反馈,使膜电位快速地恢复到静息电位水平。

（5）4 期:膜电位基本上稳定于静息电位水平,故又称静息期。4 期膜电位虽然稳定,但离子的跨膜转运非常活跃。动作电位期间少量进入细胞的 Na^+、Ca^{2+} 和少量流出细胞的 K^+,激活了细胞膜钠泵,钠泵分解 ATP,将 Na^+ 泵出、K^+ 泵入,恢复正常离子水平。进入细胞的 Ca^{2+},通过 Na^+-Ca^{2+} 协同逆向转运作用,3 个 Na^+ 与 1 个 Ca^{2+} 交换,将细胞内 Ca^{2+} 转运到细胞外;或通过钙泵,将 Ca^{2+} 转运到细胞外或肌织网中。需要强调的是,离子跨膜转运不单单在 4 期进行,动作电位的各时期均存在。

(二)窦房结 P 细胞的动作电位及其形成机制

当自律细胞动作电位复极化达到最大值（称为最大复极电位）之后,膜电位并不稳定于 4 期,而是出现 4 期自动去极化,去极化达阈电位后引起兴奋,出现另一个动作电位,这种现象周而复始的进行,动作电位就不断地产生。

（1）动作电位的形态:P 细胞是窦房结中自律细胞,其动作电位形态不同于心室肌细胞:①窦房结 P 细胞的最大复极电位为 −70mV,阈电位为 −40mV;②0 期去极化速度慢、幅度小,0 期去极化结束时,膜内电位为 0mV 左右,不出现明显的反极化现象;③复极过程没有 1 期和 2 期,仅表现为 3、4 期（图 21-5）;④4 期膜电位不稳定,由最大复极电位开始自动去极化,当去极化到阈电位水平时,爆发一次新的动作电位。

（2）离子机制:①0 期去极化主要是由 Ca^{2+} 内流引起的。当膜电位由最大复极电位去极化达到阈电位时,P 细胞膜上 Ca^{2+} 通道被激活,Ca^{2+} 内流形成 0 期去极化。②3 期复极化形成

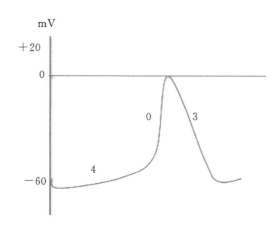

图 21-5　窦房结 P 细胞的动作电位

是由于 Ca^{2+} 内流停止，K^+ 通道被激活，K^+ 顺电-化学梯度外流，K^+ 外流使膜电位复极化到最大复极电位水平。③4 期的形成涉及到三种离子流，即 K^+ 外流的进行性衰减，Na^+ 内流逐渐增强，少量 Ca^{2+} 内流，其中 K^+ 外流的进行性衰减最为重要。心迷走神经兴奋，促进 K^+ 外流，减少 Ca^{2+} 内流，减慢 4 期去极化速度，降低心率。

二、心肌的生理特性

心肌的生理特性包括兴奋性、自律性、传导性和收缩性。心肌的收缩性是心肌的一种机械特性，而兴奋性、自律性和传导性为电生理特性。

(一)兴奋性

心肌细胞兴奋性是指心肌细胞受到刺激时产生动作电位的能力或特性，也是用阈值衡量兴奋性大小。

1.影响兴奋性的因素

静息电位水平、阈电位水平以及离子通道状态与兴奋性有关。

(1)静息电位水平：静息电位(在自律细胞则为最大复极电位)增大时，距离阈电位的差距加大，引起兴奋所需的刺激阈值增大，表现为兴奋性降低。反之，静息电位减小时，距阈电位的差距缩小，所需的刺激阈值减小，兴奋性增高。

(2)阈电位水平：阈电位水平上移，和静息电位之间的差距增大，引起兴奋所需的刺激阈值增大，兴奋性降低；反之亦然。静息电位水平和(或)阈电位水平的改变，都能影响兴奋性，但在心脏，以静息电位水平改变为常见的原因。如当细胞外 K^+ 轻度升高时，膜电位轻度去极化，膜电位靠近阈电位，细胞兴奋性升高，当细胞外 K^+ 明显升高时，静息电位显著减小，钠通道失活，阈电位水平上移，兴奋性反而降低。

(3)Na^+ 通道的状态：心室肌细胞兴奋性取决于 Na^+ 通道状态，Na^+ 通道表现为静息、激活和失活三种功能状态，Na^+ 通道处于静息状态时兴奋性正常，而表现为激活、失活状态时兴奋性缺失。Na^+ 通道处于何种状态取决于当时的膜电位水平和时间进程，即通道状态为电压依赖性和时间依赖性。当膜电位处于静息电位水平时，钠通道处于静息状态，当膜电位去极化达到阈电位水平时,大量的钠通道激活,随后迅速地失活,而失活状态的 Na^+ 通道,不能马上再次激活,只有当膜电位恢复到静息电位水平时,钠通道才能恢复到静息状态。

2.心肌细胞兴奋性的周期性变化

心肌细胞每产生一次兴奋,其兴奋性将发生一系列规律变化,兴奋性的这种周期性变化,影响着心肌细胞兴奋的传导和收缩过程。在心室肌细胞一次兴奋过程中,其兴奋性的变化可分以下几个时期。

(1)有效不应期:从 0 期开始,历经 1、2 期,直至 3 期膜电位复极化达到 $-55mV$ 这一段时期内,Na^+ 通道完全失活,细胞的兴奋性完全丧失,不论刺激强度有多大,心肌细胞膜都不会发生任何反应,这个时期称为绝对不应期。3 期膜电位由 $-55mV$ 继续恢复到 $-60mV$ 这一段时间内,Na^+ 通道刚开始少量复活,给予强刺激,心肌细胞可发生局部的去极化反应,但仍不能引起动作电位,这一时期称为局部反应期。心肌细胞一次兴奋过程中,由 0 期开始到 3 期膜电位恢复到 $-60mV$ 这一段时间,不能再产生新的动作电位,称为有效不应期(图 20-6)。其原因是这段时间内 Na^+ 通道完全失活,或刚开始少量复活,但还远远没有恢复到可以被激活的静息状态。

(2)相对不应期:3 期膜电位由 $-60mV$ 复极化到 $-80mV$ 的这段期间内,心肌细胞接受阈上刺激时,则可产生动作电位,这段时间称为相对不应期(图 21-6)。出现相对不应期的原因是:这一时期大部分 Na^+ 通道已逐渐复活,心肌细胞的兴奋性有所恢复,但仍然低于正常,所产生的动作电位 0 期的幅度和速度都比正常小,兴奋传导也比较慢。

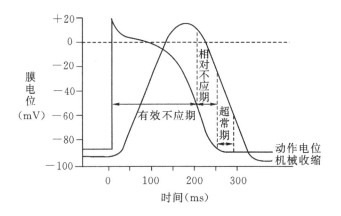

图 21-6 心肌细胞兴奋性的周期性变化

(3)超常期:心肌细胞膜电位由 $-80mV$ 恢复到 $-90mV$ 这一段时期内,由于 Na^+ 通道基本上恢复到静息状态,且膜电位与阈电位接近,因此,用阈下刺激就可诱发动作电位产生,表明兴奋性高于正常,故称为超常期(图 21-6)。但此时,Na^+ 通道开放能力仍然没有完全恢复正常,动作电位 0 期去极化的幅度和速度,以及兴奋传导的速度都低于正常。

3.兴奋性周期性变化与收缩活动的关系

(1)有效不应期内不发生强直收缩:不同于骨骼肌细胞,心肌细胞的有效不应期特别长,约250ms,相当于心肌收缩期和舒张早期,因此,心肌细胞只有等到舒张早期之后,在相对不应期或超常期,才有可能接受刺激产生兴奋和收缩(图 21-6)。施加在心肌收缩期的刺激,因落在有效不应期内,心肌细胞不会产生兴奋和收缩,因此,心肌不会像骨骼肌那样产生完全强直收缩,而始终进行着收缩和舒张相交替的活动,从而使心脏有舒张充盈的时间,实现其泵血功能。

(2)有效不应期后可产生期前收缩:正常情况下,整个心脏能够按照窦房结的节律而活动。窦房结传来的冲动引起心脏的窦性兴奋和窦性收缩。若在窦性兴奋的有效不应期之后受到额外刺激,则在下一窦性兴奋之前,产生一次提前出现的兴奋,即期前兴奋,由期前兴奋引起心室的收缩称为期前收缩。期前收缩之后往往出现一段较长的心室舒张期,称为代偿性间歇(图21-7)。随后,才恢复窦性节律。代偿性间歇出现缘于期前兴奋也有它自己的有效不应期,当紧接在期前兴奋之后的窦房结冲动传到心室肌时,正好落在期前兴奋的有效不应期内,此次就会"脱失",不能引起心室兴奋和收缩,必须再等到下一次窦房结的兴奋传到心室时才能引起心室收缩,这样,在期前收缩和下一次窦性收缩之间出现代偿性间歇。当心率过慢时,窦房结冲动错过期前兴奋的有效不应期,代偿性间歇将不会出现。

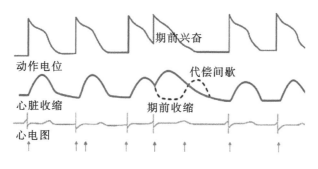

图 21-7 期前收缩与代偿间歇

(二)自动节律性

自动节律性简称自律性,是指心肌自动地发生节律性兴奋的能力或特性。具有自律性的组织或细胞,称自律组织或自律细胞。常用自动兴奋的频率来衡量自律性的高低。窦房结 P 细胞自律性最高,为 100 次/分,浦肯野纤维自律性最低,约 25 次/分,而房室交界和房室束支自律性为 40~50 次/分,介于两者之间。

1.心脏的起搏点

正常情况下,窦房结产生的兴奋依次传播到整个心脏,引起心脏兴奋和收缩,窦房结主导整个心脏活动,故窦房结称为正常起搏点,由窦房结起搏而形成的心脏节律,称为窦性心律。其他自律组织的自律性表现不出来,只是起着传导兴奋的作用,称为潜在起搏点。当窦房结不能产生兴奋或发生兴奋传导阻滞时,潜在起搏点的自律性逐渐恢复,成为心脏的异位起搏点,其起搏而形成的心脏节律称为异位心律。

2.影响自律性的因素

影响自律性的因素包括最大复极电位与阈电位之间的差距,动作电位 4 期膜自动去极化的速度。

(1)最大复极电位与阈电位之间的差距:最大复极电位减小,阈电位下移,均使最大复极电位与阈电位之间的差距减小,4 期自动去极化达到阈电位水平所需时间缩短,自律性增高;反之亦然(图20-8)。迷走神经兴奋时,末梢释放乙酰胆碱,与窦房结P细胞M受体结合后,细胞K^+通道大量开放,最大复极电位加大,自律性降低。

(2)4期自动去极化速度:4期自动去极化速度增快,膜电位从最大复极电位去极化达阈电位水平所需时间缩短,单位时间内发生兴奋的次数增多,自律性增高;反之,去极化速度变慢,自律性就降低(图20-8)。

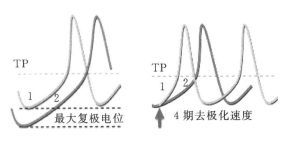

图21-8 影响心脏自律性的因素
1.自律性高 2.自律性低

(三)传导性

心肌细胞的传导性是指心肌细胞传导兴奋的能力或特性。与骨骼肌细胞相同,心肌细胞传导兴奋,依赖局部电流。不同的是,闰盘将心肌细胞连成心房、心室两个功能性的合胞体,致使心房或心室能够同时兴奋和收缩。

1.心脏内兴奋传播的途径和特点

正常情况下窦房结发出的兴奋,沿心房肌传播到右心房和左心房。与此同时,兴奋通过心房肌组成的"优势传导通路"迅速传到房室交界区,再经房室束和左、右束支传到浦肯野纤维网和心室肌,在心室,兴奋是由心室肌内膜侧向外膜侧扩布的。心脏各个部分传播兴奋的速度是不相同的。心房兴奋传导速度较慢,约为0.4m/s,而"优势传导通路"的传导速度较快,约为1.2m/s,心室肌的传导速度约为1m/s。浦肯野纤维传导速度最快可达4m/s,兴奋由房室交界传入心室后沿着浦肯野纤维网迅速而广泛地传遍两侧心室壁,这种快速多方位的传导,保证了心室同步收缩。房室交界是兴奋由心房进入心室的唯一通道,但传导性很低,尤以结区最低,传导速度仅0.02m/s,因此,兴奋在房室交界区传导较慢,消耗时间较长(约0.1s),这种现象称房-室延搁(图21-9)。房-室延搁生理意义在于使心房、心室依次收缩,避免心房、心室

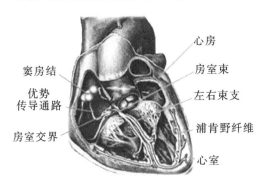

图21-9 兴奋在心脏内传播的途径

同时收缩,有利于心脏的充盈和射血。

2.影响传导性的因素

心肌的传导性取决于心肌细胞某些解剖学特点和电生理特性。

(1)解剖学特点:心房肌、心室肌和浦肯野细胞的直径大,窦房结和房室交界细胞直径小,因此,窦房结和房室交界细胞传导速度较慢。

(2)电生理学因素:局部电流的形成和邻近未兴奋部位膜的兴奋性是影响心肌传导性的主要因素。①动作电位0期去极化的速度和幅度。动作电位产生时,兴奋部位与未兴奋部位产生局部电流,0期去极的速度越快、幅度越大,局部电流的形成也就越快、越强,兴奋传导也越快;反之亦然。②邻近未兴奋部位膜的兴奋性。兴奋的传导过程是细胞膜依次产生动作电位的过程,因此,只有邻近部位膜的兴奋性正常时,兴奋才能正常传导。邻近部位膜的兴奋性降低,传导速度就慢。

(四)收缩性

心肌的收缩原理与骨骼肌基本相同,都是钙离子将肌细胞动作电位与肌丝滑行的偶联过程,但心肌细胞的收缩具有明显的特点。

1.不发生强直收缩

前面已经叙述。

2.同步收缩

心肌细胞之间有低电阻的闰盘存在,兴奋可以通过闰盘迅速传播,引起所有的心肌细胞几乎同步兴奋和收缩,因此,所有的心肌可看作一个功能合胞体,但心房和心室之间没有心肌细胞相连,是由纤维环和结缔组织隔开的,所以整个心脏可以看作心房和心室的两个功能合胞体。心脏兴奋时,两个合胞体的心肌细胞先后同步收缩,保证了心脏各部分之间的协同工作,有效地发挥其泵血功能。

3.对细胞外液 Ca^{2+} 的依赖性强

Ca^{2+} 是心肌兴奋-收缩偶联的偶联因子。心肌细胞的肌浆网不如骨骼肌的发达,贮存的 Ca^{2+} 量较少,并且需要从细胞外液转运进来 Ca^{2+} 触发其释放。因此,心肌细胞的收缩对细胞外液的 Ca^{2+} 浓度有明显的依赖性。

三、体表心电图

正常人体的心脏兴奋产生、传导以及兴奋恢复过程中的生物电变化,通过心脏周围的导电组织和体液,传导到身体表面,将测量电极放置在人体表面某些部位,可以记录到的心脏电变化称为心电图。心电图是心脏生物电变化的综合反映,而与心脏的机械收缩活动无直接关系。

正常典型心电图的波形及其生理意义:心电图波形按英文字母的顺序,依次命名为P波、QRS波群、T波和U波(图21-10)。

1.P波

P波反映两心房的去极化过程。P波波形小而圆钝,历时 $0.08\sim0.11s$,波幅不超过0.25mV。

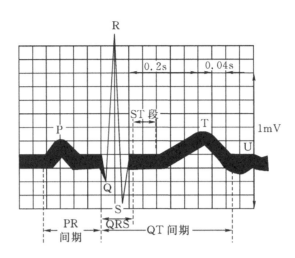

图 21-10 人体正常心电图的模式图

2. QRS 波群

QRS 波群代表两心室去极化过程的电位变化。典型的 QRS 波群,包括三个紧密相连的电位波动:第一个向下波为 Q 波,随后的是高而尖峭向上的 R 波,最后一个是向下的 S 波。但在不同导联中,这三个波不一定都出现。正常 QRS 波群历时 0.06～0.10s,代表心室肌兴奋扩布所需的时间。各波波幅在不同导联中变化较大。

3. T 波

T 波反映左、右心室复极过程中的电位变化,波幅一般为 0.1～0.8mV,在 R 波较高的导联中,T 波不应低于 R 波的 1/10,T 波历时 0.05～0.25s,T 波的方向与 QRS 波群的主波方向相同。心肌缺血时,T 波呈现低平、双向或倒置。

4. U 波

T 波后,可能出现的一个低而宽的波,波宽 0.1～0.3s,波幅大多低于0.05mV。U 波可能与浦肯野纤维去极化相关。

5. PR 间期

PR 间期是指从 P 波起点到 QRS 波起点之间的时程,为 0.12～0.20s。PR 间期代表由窦房结产生的兴奋经由心房、房室交界和房室束传到心室,并引起心室开始兴奋所需要的时间,故也称为房室传导时间,在房室传导阻滞时,PR 间期明显延长。

6. QT 间期

QT 间期指从 QRS 波起点到 T 波终点的时程,代表心室从去极化到复极化全程,QT 间期长短与心率成反变关系。

7. ST 段

ST 段指从 QRS 波群终点到 T 波起点之间的与基线平齐的线段,代表心室各部分细胞均处于去极化状态,相当于动作电位的平台期。心肌缺血或损伤时,ST 段偏离基线,异常压低或抬高。

第三节　血管生理

一、血流量、血流阻力和血压

(一)血管的功能解剖特点

人体血管构成体循环和肺循环两套循环系统,血液被心脏射入肺循环和体循环,再经由血管重新回到心脏。构成循环系统的血管按功能分为以下几类。

1.弹性储器血管

弹性储器血管指主动脉、肺动脉主干及其发出的大分支,这些血管的管壁厚,弹性纤维丰富,富有弹性和扩张性。左心室射血时,主动脉压升高,大动脉发生弹性扩张,一则可容纳部分血液,其次降低动脉血压。左心室舒张时,大动脉管壁弹性回缩,继续推动血液流向外周,同时维持一定水平的动脉血压。因此,大动脉的弹性储器作用可理解为,使心室的间断射血转化为外周血管中的连续的血液流动,同时对动脉血压起到缓冲作用。

2.分配血管

从弹性储器血管以后到小动脉前的动脉,其功能是将血液输送至各组织器官,故称为分配血管。

3.毛细血管前阻力血管

毛细血管前阻力血管指小动脉和微动脉。管径小,阻力大,管壁富含平滑肌,血管口径可调节性强,可对器官、组织的血流阻力、血流量进行调节。

4.毛细血管前括约肌

毛细血管前括约肌指环绕在真毛细血管起始部的平滑肌,可调控某时段毛细血管开放的数量。

5.交换血管(真毛细血管)

真毛细血管管壁仅由单层内皮细胞构成,外面有一薄层基膜,故通透性很高,是血液和组织液进行物质交换的场所。

6.毛细血管后阻力血管(微静脉)

微静脉管径小,对血流也产生一定的阻力,其舒缩活动可影响毛细血管压和组织液的生成与回流。

7.容量血管(静脉)

静脉数量多、径粗、壁薄,故其可扩张性强、容量较大。在安静状态下,循环血量的60%~70%容纳在静脉中,静脉系统起着血液贮存库的作用。静脉血管收缩,回心血量将明显增加。

8.短路血管

短路血管指一些血管床中小动脉和小静脉之间的直接联系。它们在功能上与体温调节有关。

(二)血流量、血流阻力和血压

血液在心血管系统中的流动遵循血流动力学的基本规律,涉及的内容是血流量、血流阻力和压力及其之间的关系。

1. 血流量和血流速度

单位时间内流过血管某一截面的血量称为血流量,也称容积速度,其单位通常以 ml/min 或 L/min 来表示。可用血流动力学公式 $Q=\triangle P/R$ 计算出血流量,公式中 Q 代表血流量、$\triangle P$ 表示血管两端的压力,R 表示管道对血液的阻力。公式表明,某一器官血流量就取决于该器官的动、静脉压差($\triangle P$)和器官内的血流阻力(R),由于静脉血压很低可忽略,所以器官的血流量主要是由该器官的动脉血压和血流阻力决定的。

血液中的一个质点在血管内移动的线速度,称为血流速度。血流速度与血流量成正比,与血管的横截面积成反比。主动脉的横截面积最小,血流速度最快,为 $180\sim220$mm/s;毛细血管的总横截面积最大,毛细血管内的血流速度最慢,为 $0.3\sim0.7$mm/s。

2. 血流阻力

血流阻力是指血液在血管内流动时所遇到的阻力,主要是血液与血管壁及血液分子之间产生的磨擦所致,摩擦消耗能量,因此,血液流动时由于不断地克服血流阻力,能量逐渐消耗,血压逐渐降低。血流阻力的计算公式为:

$$R=\frac{8\eta L}{\pi r^4}$$

R 为血流阻力,L 为血管的长度,η 为血液的黏滞度,r 为血管半径。公式表明,血流阻力与血液黏度、血管长度成正比,与血管半径的四次方成反比。由于血管的长度变化很小,因此血流阻力主要由血液黏滞度和血管半径决定。血液黏滞度增加,血流阻力增加。血管半径减小,血流阻力随之增加,血流量减少;反之亦然。小动脉和微动脉管径小,产生的阻力大,且受到缩血管神经支配,故小动脉和微动脉被称为阻力血管。

3. 血压

血压是指血管内流动的血液对单位面积血管壁的侧压力。血压计量通常用千帕(kPa)来表示(1mmHg 等于 0.133kPa)。

血压形成的前提是心血管系统内有血液充盈。循环系统中血液充盈的程度可用循环系统平均充盈压来表示。体循环系统平均充盈压约为 0.93kPa(7mmHg)。当血量增多或血管容量缩小,循环系统平均充盈压就增高;反之降低。

血压形成的基本条件是心脏射血和外周阻力。心脏不断地射血,血管里才能有足够的血液,只有血液流动遇到外周阻力,才能使大动脉留有血液。血液在血管流动的过程中,通过不断降低血压来克服血流阻力,血液在流经小动脉和微动脉阻力血管时可产生 50mmHg 的血压落差。

二、动脉血压和动脉脉搏

(一)动脉血压

1. 动脉血压的正常值

血液对单位面积动脉壁的侧压力称为动脉血压。心室收缩时,动脉血压达到的最高值称为收缩压。心室舒张时动脉血压降低到的最低值称为舒张压。收缩压和舒张压的差值称为脉搏压(简称脉压)。一个心动周期中,每一个瞬间动脉血压的平均值,称为平均动脉压,平均动脉压等于舒张压+1/3 脉压。动脉血压是指主动脉血压,通常将肱动脉血压代表主动脉血压。我国健康青年人在安静状态时的收缩压为 13.3～16.0kPa,舒张压为 8.0～10.6kPa,脉搏压为 4.0～5.3kPa,平均动脉压在 13.3kPa。

2. 动脉血压的形成机制

动脉血压的形成条件包括四个方面。

(1)循环系统有足够的血液充盈:维持体循环平均充盈压是动脉血压产生的必要条件之一。

(2)心脏射血:心室收缩时所释放的能量,一部分作为推动血液流动的动能,另一部分则转化为扩张大动脉的势能;心室舒张时,大动脉发生弹性回缩,又将势能转化为动能。因此,间断地心脏射血形成动脉血压周期变化,即心脏收缩动脉血压升高,心脏舒张血压降低。

(3)外周阻力:指小动脉和微动脉处的血流阻力,外周阻力使得收缩期内,只有心室射出血液的 1/3 流到外周,其余的血液暂时储存在大动脉中,维持动脉血压。如果没有外周阻力,那么在心室收缩时,大动脉里的血液将全部流到外周血管,动脉血压将不能够维持正常水平。

(4)弹性储器作用:弹性储器作用在于缓冲动脉血压,使动脉血压不致过高或过低。

3. 影响动脉血压的因素

动脉血压的变化是多因素影响的综合结果,在讨论单因素的作用时,都假定其他因素不变。

(1)搏出量:心肌收缩力增强,搏出量增大。收缩期心室射入主动脉的血量增多,主动脉和大动脉内增加的血量增多,收缩压明显升高。但舒张期的大动脉内存留的血量和每搏输出量增加之前相比,增加并不多。因此,当搏出量增加,表现为收缩压和舒张压均升高,但收缩压升高更明显,故脉压增大。反之,脉压减小。通常收缩压的高低主要反映搏出量的多少、心肌收缩力强弱。

(2)心率:心率加快,心室舒张期缩短,在心舒期,由动脉流至外周的血液就会减少,主动脉内存留的血量增多,舒张压升高。而心缩期内较多的血液流至外周,故收缩压的升高不如舒张压显著,脉压减小。相反,心率减慢时,舒张压降低的幅度比收缩压降低的幅度大,脉压增大。

(3)外周阻力:外周阻力加大,在心舒期,动脉血液流向外周的速度减慢,动脉存留血量增多,故舒张压升高。在心缩期,由于动脉血压升高使血流速度加快,使主动脉中的存留血量相对增量不大,因此收缩压不如舒张压的升高明显,脉压加大。通常舒张压的高低主要反映外周阻力的大小。

(4)主动脉和大动脉的弹性储器作用:弹性储器血管具备缓冲动脉血压的作用,使动脉血压的波动幅度明显减小。老年人的动脉管壁硬化,动脉弹性减弱,对血压缓冲的作用减弱,动脉血压常表现为收缩压升高而舒张压降低,脉压增大。

(5)循环血量和血管容量:循环血量和血管容量相匹配,才能维持正常体循环平均充盈压。大失血后,循环血量减少,此时如果血管容量不变,则体循环平均充盈压降低,动脉血压也将降低;过量静脉输液(或发生全身广泛的血管收缩),使循环血量大于血管容量也会造成动脉血压升高。

(二)动脉脉搏

在每个心动周期中,动脉血压周期性的波动引起动脉血管壁发生搏动,称为动脉脉搏。手术中可以直接看到暴露动脉的搏动,也可用手指触摸到身体浅表部位的动脉脉搏。动脉脉搏可以沿着动脉管壁向外周血管传播,其传播的速度远较血流速度快,传播的速度与动脉的弹性成反变关系,主动脉弹性好传播速度最慢,小动脉弹性差传播速度最快。由于动脉脉搏与心输出量、动脉弹性以及外周阻力等因素有密切的关系,因此,动脉脉搏反映心血管系统的状况。

三、静脉血压和静脉回心血量

静脉不仅是血液回流到心脏的通道,还是血液储存库,其舒张、收缩影响回心血量和心输出量。

(一)静脉血压

血液流经静脉时对静脉壁的侧压力称为静脉血压,静脉血压已无收缩压与舒张压的波动。微静脉处静脉血压为 $2.0 \sim 2.7 kPa$,右心房血压接近于零。通常将右心房和胸腔内大静脉的血压称为中心静脉压,而各器官的静脉血压称为外周静脉压。

中心静脉压的正常变动范围为 $4 \sim 12 cmH_2O$,其大小取决于心脏射血能力与静脉回心血量之间的匹配关系。心脏射血能力减弱,中心静脉压将会升高;静脉回心血量增多、回流速度加快,中心静脉压也会升高。如循环血量增加、全身静脉收缩,或因微动脉舒张而使外周静脉压升高,回心血量明显增加,中心静脉压升高。

中心静脉压反映了心血管功能状态,可用于临床上输液治疗监测。如果中心静脉压偏低或有下降趋势,常提示输液量不足;如果中心静脉压高于正常并有进行性升高的趋势,则提示输液过多过快或心脏射血功能不全。

右心室射血功能减弱,而使中心静脉压升高时,静脉回流将会减慢,较多的血液滞留在外周静脉内,外周静脉血压也会升高。

(二)静脉回心血量及其影响因素

静脉回心血量取决于外周静脉压和中心静脉压之差,以及静脉对血流的阻力。故凡能影响外周静脉压、中心静脉压以及静脉阻力的因素,都能影响静脉回心血量。

1. 体循环平均充盈压

当血量增加或容量血管收缩,体循环平均充盈压升高时,静脉回心血量也增加。反之,血量减少或容量血管舒张时,体循环平均充盈压降低,静脉回心血量减少。

2. 心肌收缩力

心肌收缩力是影响静脉回流量最主要的因素。心脏收缩力强,心室射血量增多,余血量减少,心舒期心室内压低,对心房和大静脉内血液的抽吸力量就大,血液回心速度快、量多。右心衰竭时,右心射血力量减弱,舒张期右心室内压较高,对于血液的抽吸作用减弱,回心血量大大减少,较多的血液滞留在外周静脉内,外周静脉血压升高,将会出现颈外静脉怒张,肝充血肿大,下肢水肿;而左心衰竭时,左心房压和肺静脉压升高,将造成肺淤血和肺水肿。

3. 体位改变

体位改变主要影响静脉的跨壁压,进而影响静脉回心血量。静脉的跨壁压指静脉壁内外的压力差,跨壁压增加,静脉充盈扩张、容积增大。平卧时,身体各部分血管和心脏处于相同水平,各器官的静脉压和跨壁压也大致相同。但当人体从平卧转为直立时,足部血管内的静脉压高于卧位,足部静脉跨壁压增大,静脉充盈扩张,容积增大,静脉回心血量减少,心输出量减少,产生体位性低血压,引起一过性脑缺血而发生昏厥。

4. 骨骼肌的挤压作用

血液不断流入肌肉间的静脉,静脉内的瓣膜使血液只能单向流回到心脏,因此,当肌肉收缩时挤压这些静脉,可加快静脉血回流。骨骼肌和静脉瓣膜一起对静脉回流起着"泵"的作用,称为"肌肉泵"。步行时,下肢肌肉进行节律性舒缩活动,能够很好地发挥肌肉泵的作用,使足部的静脉压显著降低,双下肢肌肉泵挤出的血液明显增多。如果下肢大静脉的静脉瓣受损,肌肉泵的作用减弱,静脉血回流量减少,会出现下肢静脉淤血,甚至出现静脉曲张现象。

5. 呼吸运动

心房和大静脉均位于胸膜腔内,由于胸膜腔为负压状态,致使胸腔内大静脉的跨壁压较大,常处于充盈扩张状态。吸气时,胸腔容积加大,胸膜腔负压进一步增大,使胸腔内的大静脉和右心房压力也进一步降低,外周静脉血液的回流加快,回流量增多。呼气时,胸膜腔负压减小,静脉回心血量相应减少。可见,呼吸运动对静脉回流也起着"泵"的作用。

四、微循环

微循环是指微动脉和微静脉之间的血液循环。微循环是血液和组织液的物质交换场所,对机体稳态的维持发挥重要的作用。此外,微循环血管容量发生变化时会影响回心血量。

(一)微循环的组成

微循环由微动脉、后微动脉、毛细血管前括约肌、真毛细血管、通血毛细血管、动-静脉吻合支和微静脉等血管组成。微动脉是控制微循环血量的"总闸门"。毛细血管前括约肌(毛细血管起始端的 $1\sim2$ 个平滑肌细胞)是决定着毛细血管的血液量的"分闸门"。真毛细血管壁没有平滑肌,由一层内皮细胞构成,内皮细胞间有微细的裂隙,外面包被一层基膜,毛细血管壁薄,数量多,交换面积可达 $1000m^2$。微静脉(毛细血管后阻力血管)是调节毛细血管血压的"后闸门",直接影响体液交换和静脉回心血量。

(二)微循环的血流通路

进入微动脉的血液可以通过以下三条通路通过微循环,而发挥不同的生理作用。

1. 迂回通路

血液从微动脉流经后微动脉、毛细血管前括约肌和真毛细血管网,最后汇入微静脉。迂回通路真毛细血管交织成网,迂回曲折,穿行于细胞之间,加之真毛细血管管壁薄,通透性好,血流缓慢,是血液和组织细胞之间进行物质交换的主要场所,故迂回通路又称为"营养通路"。

2. 直捷通路

直捷通路是指血液从微动脉、后微动脉和通血毛细血管流到微静脉的通路。后微动脉直接延伸为通血毛细血管,这类毛细血管管壁平滑肌密度低,甚至消失,也具备物质交换功能。直捷通路经常开放,血流速度较快,其主要功能是使一部分血液能迅速通过微循环而进入静脉。直捷通路多见于骨骼肌的微循环。

3. 动-静脉短路

动-静脉短路是指血液经微动脉、动-静脉吻合支回流到微静脉的通路。通路内血流速度快,且动-静脉吻合支管壁较厚,不能进行物质交换,但能发挥调节体温的作用。这类通路在手指、足趾、耳郭等处的皮肤和皮下组织较多,当环境温度升高时,动-静脉短路开放,皮肤血流量增多,有利于机体散热。

(三)微循环的血流动力学

1. 微循环的血流阻力

血流阻力有毛细血管前阻力和后阻力之分。微动脉、后微动脉和毛细血管前括约肌为前阻力血管,其舒缩控制着组织的血液灌流量。如前阻力增大,组织的血液灌流量减少,而前阻力减小,血液灌流量增加。微静脉的舒缩状态决定毛细血管后阻力,后阻力的大小影响微循环的血液流出量。毛细血管的血压取决于毛细血管前、后阻力的比值,通常为5:1时,毛细血管血压为20mmHg。若比值增大,毛细血管血压降低;比值减小,毛细血管血压升高。

2. 微循环血流量的调节

微循环除受神经和体液调节外,更重要的是受局部代谢产物的调节。交感神经兴奋时,毛细血管前、后阻力的比值增大,微循环血管中的血流量减少,毛细血管内血压下降。

体液中的缩血管物质(如肾上腺素、去甲肾上腺素、血管紧张素)是比较稳定的因素,而舒血管物质(局部代谢产物、乳酸、CO_2、组胺)存在着周期性变化,并控制前阻力血管的交替、间歇的舒缩活动(5~10次/分)和微循环的间歇、交替开放。过程:毛细血管关闭,组织中代谢产物积聚,氧分压降低→后微动脉和毛细血管前括约肌舒张→毛细血管开放、血流增加→血流清除积聚的代谢产物→体液中的缩血管物质使后微动脉和毛细血管前括约肌收缩,毛细血管关闭。如此周而复始。当组织代谢活动加强时,前阻力血管加强舒张活动,毛细血管开放数量增加,交换的面积增大、距离缩短,使微循环的血流量与组织的代谢活动水平相适应。

五、组织液与淋巴液的生成和回流

组织间隙中的液体称为组织液,组织细胞直接接触组织液,组织液绝大部分呈胶冻状,不能自由流动,不会因重力作用而流至身体的低垂部分,也无法用注射针头抽取。组织液中的离子成分与血浆相同,但血浆中蛋白浓度高于组织液。

(一)组织液的生成

通常毛细血管动脉端不断地滤过生成组织液,静脉端不断地重吸收组织液。组织液滤过和重吸收受控于四个因素,即毛细血管血压、组织液静水压、血浆胶体渗透压和组织液胶体渗透压,其中毛细血管血压和组织液胶体渗透压是促使组织液滤过的力量,而组织液静水压和血浆胶体渗透压是促使重吸收的力量。滤过的力量和重吸收的力量之差,称为有效滤过压。

有效滤过压=(毛细血管血压+组织液胶体渗透压)-(血浆胶体渗透压+组织液静水压)

如果有效滤过压为正值,则血浆透过毛细血管壁生成组织液;如果有效滤过压为负值,则组织液通过毛细血管壁回流入血液。动脉端毛细血管血压为4.0kPa,组织液胶体渗透压为

2.0kPa,血浆胶体渗透压为−3.33kPa,组织静水压为−1.33kPa,经计算毛细血管动脉端的有效滤过压为1.34kPa;毛细血管静脉端血压下降到1.6kPa左右,而其他三个因素变化不大,故静脉端有效滤过压为−1.06kPa,可促进组织液重吸收(图21-11)。总之,流经毛细血管的血浆,有0.5%～2%在毛细血管动脉端滤过成为组织液。约90%组织液在静脉端被重吸收回血液,其余约10%进入毛细淋巴管,成为淋巴液。

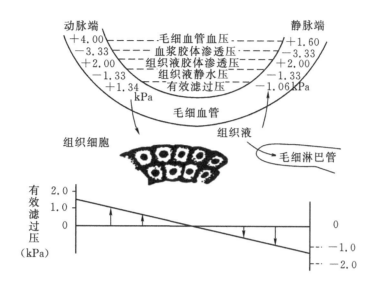

图 21-11　组织液的生成与回流

(二)影响组织液生成的因素

在正常情况下,组织液的生成和回流保持动态平衡状态,组织液的总量维持相对稳定,任何影响有效滤过压的因素,都会破坏组织液平衡,出现水肿或脱水。

1.毛细血管血压

当毛细血管血压升高时,有效滤过压升高,组织液生成增多而回流减少。如右心衰竭时,静脉血液回流受阻,毛细血管血压逆行升高,组织液生成增加,引起全身水肿。

2.血浆胶体渗透压

营养不良或肝病患者蛋白质合成不足、肾病患者大量血浆蛋白丢失,都将导致血浆蛋白浓度降低,血浆胶体渗透压降低,引起水肿、腹水等表现。

3.淋巴液回流

10%组织液需经淋巴管回流入血,因此,当淋巴管回流受阻,受阻部位远端的组织液聚集,将出现局部水肿,如丝虫病患者,寄生虫阻塞下肢大淋巴管,会出现严重的下肢水肿,称为“象皮腿”。

4.毛细血管壁通透性

正常情况下,血浆蛋白难以通过毛细血管壁,且血浆胶体渗透压略高于组织液胶体渗透压。但是在发生过敏或烧伤等病理情况下,一些细胞释放大量组胺、缓激肽等生物活性物质,使毛细血管壁通透性增大,部分血浆蛋白由毛细血管渗出到组织间隙,使组织液胶体渗透压升高,血浆胶体渗透压降低,有效滤过压升高,导致组织液生成增多,出现水肿。

(三)淋巴液的生成和回流

淋巴系统是组织液向血液回流的一个重要的辅助系统。毛细淋巴管以稍膨大的盲端起始于组织间隙,彼此吻合成网,并逐渐汇合成大的淋巴管。全身的淋巴液经淋巴管收集,最后由右淋巴导管和胸导管导入静脉。

淋巴液回流除可将组织液中的蛋白质分子带回至血液中外,还可促进脂肪的吸收,由肠道吸收的大量脂肪是经过淋巴回流进入血液的,因此小肠的淋巴液常常呈白色乳糜状。淋巴回流的速度虽较缓慢,但一天中回流的淋巴液相当于全身血浆总量,故淋巴液回流在组织液生成和重吸收的平衡中起着一定的作用。

淋巴液在回流过程中经过淋巴结时,具有吞噬功能的巨噬细胞可以将进入淋巴液的红细胞、细菌等异物清除,因此淋巴循环对人体具有防御作用。

第四节　心血管活动的调节

当人体生理状态、代谢水平发生变化时,各组织器官血流需要量也随之变化。机体可通过神经调节和体液调节,改变心输出量、外周阻力,协调各器官之间的血流分配,以适应机体对血液的需要。

一、神经调节

神经系统对心血管活动的调节是通过各种反射来进行的,心血管反射的效应器官是心脏和血管,传出神经为支配心脏的心迷走神经、心交感神经和支配血管的血管运动神经纤维。

(一)心脏的神经支配

1.心迷走神经及其作用

支配心脏的迷走神经节前神经元位于延髓的迷走神经背核和疑核,其投射纤维在心脏内换元后,发出的节后纤维支配窦房结、心房肌、房室交界、房室束,但支配心室肌的迷走神经纤维数量比心房肌少。心迷走神经释放乙酰胆碱,作用于心肌细胞的 M 型乙酰胆碱受体(简称M 受体),可引起心率下降,传导减慢,心肌收缩力减弱,即产生负性变时、负性变传导和负性变力作用。

2.心交感神经及其作用

心交感神经的节前神经元位于第 1~5 胸段脊髓的中间外侧柱,节后神经元位于星状神经节或颈交感神经节内,节后神经元的轴突组成心脏神经丛,进入心脏后支配窦房结、房室交界、房室束、心房肌和心室肌,两侧心交感神经对心脏的支配有所不同,左侧主要支配房室交界和心室肌,兴奋时引起心肌收缩力增强;右侧主要支配窦房结,兴奋时引起心率加快。心交感神经释放的去甲肾上腺素,作用到心肌细胞膜的 β_1 型肾上腺素能受体(简称 β_1 受体),可引起心率加快,传导加快,心肌收缩力加强,即正性变时、正性变传导、正性变力作用。

(二)血管的神经支配

血管平滑肌受血管运动神经纤维支配,这类神经纤维可分为缩血管神经纤维和舒血管神经纤维两大类。

1.缩血管神经纤维

缩血管神经纤维都是末梢释放去甲肾上腺素的交感神经,故也称为交感缩血管神经纤维。其节前神经元位于胸腰段脊髓的中间外侧柱内,节后神经元在椎旁或椎前神经节,节后神经元纤维末梢释放的神经递质去甲肾上腺素,可作用到血管平滑肌的 α 和 β_2 两类肾上腺素能受体(简称 α 受体、β_2受体)。作用于 α 受体,血管平滑肌收缩;作用到 β_2 受体,血管平滑肌舒张。去甲肾上腺素对 α 受体作用强于 β_2 受体,因此,缩血管纤维兴奋时产生明显的血管收缩效应。

缩血管纤维在不同器官的血管中分布密度不同,皮肤血管密度最高,骨骼肌和内脏的血管次之,冠状血管和脑血管中分布较少。当人体大量血液丢失时,缩血管纤维紧张增强,导致皮肤、内脏血管收缩,血流减少,而对心、脑血管活动影响较小,从而保证心、脑等重要器官在紧急情况下血液的优先供给。缩血管神经纤维在同一器官各类血管的密度也不同,动脉的密度高于静脉,以微动脉中的密度最高,毛细血管前括约肌中最低。

体内几乎所有的血管只接受单一的缩血管纤维支配。在安静状态下,缩血管纤维持续发放 1～3Hz 的低频冲动,称为缩血管纤维基础紧张,这种紧张性活动使血管平滑肌保持血管基础收缩。当缩血管纤维紧张增强时(产生冲动大于 3Hz),血管平滑肌收缩,血流阻力增加,动脉血压升高;交感缩血管紧张减弱时(产生冲动小于 1Hz),血管平滑肌收缩程度减低,血管舒张,血流阻力增加减少,动脉血压降低。

2.舒血管神经纤维

(1)交感舒血管神经纤维:交感舒血管纤维末梢释放的递质为乙酰胆碱,作用于血管平滑肌细胞上的 M 受体后,使血管舒张,血流量增多。这类神经纤维多分布于骨骼肌血管平滑肌,平时没有紧张性活动,只有在人体处于兴奋、愤怒或肌肉运动时才发放冲动,使骨骼肌血管舒张,供给骨骼肌的血液增加。这种效应可被阿托品阻断。这类纤维不参与动脉血压的调节。

(2)副交感舒血管神经纤维:副交感舒血管纤维末梢释放的递质为乙酰胆碱,与血管平滑肌细胞上的 M 受体结合,引起血管舒张。这类纤维只发挥局部血流的调节作用,对循环系统总的外周阻力的影响很小。这类纤维主要分布在脑膜、唾液腺、胃肠外分泌腺和外生殖器等的血管平滑肌。

(三)心血管中枢

与心血管活动有关的神经元集中的部位称为心血管中枢。心血管中枢分布在从脊髓到大脑皮层各个水平上,它们功能不同,彼此互相联系,使整个心血管系统的活动协调一致。

1.延髓心血管中枢

在动物延髓上缘横断脑干后,动物的血压变化不大,还可以维持到 70mmHg,刺激坐骨神经能够引起升压效应。但在延髓下 1/3 水平切断脑干,动脉血压就逐渐降低,当横断水平下移至延髓闩部时,血压降低至大约 40mmHg。提示心血管反射活动的基本中枢在延髓。

延髓心血管中枢包括心迷走中枢、心交感中枢和交感缩血管中枢,这些中枢在平时都有紧张性活动,分别称为心迷走紧张、心交感紧张和交感缩血管紧张,共同持续调节心血管活动,维持动脉血压稳定。需要指出的是,在整体情况下,各种心血管反射并不是由延髓心血管中枢独立完成的,而是在延髓及其以上各有关中枢的参与下共同完成的。

2.延髓以上心血管中枢

脑干、大脑和小脑存在心血管的高级中枢,完成心血管活动和机体其他功能之间的复杂的整合。如人体运动时,需要运动中枢和心血管中枢协调统一,以保证骨骼肌收缩耗能时能够获得充分的血液供给。

(四)心血管反射

心血管活动的调节主要是由心血管反射完成的。心血管反射活动可使心输出量和各器官的血管收缩状况发生相应的改变,最终表现为动脉血压变化,以适应机体代谢的需要。

1.颈动脉窦和主动脉弓压力感受性反射

颈动脉窦和主动脉弓压力感受性反射也称减压反射或稳压反射。压力感受性反射的感受器是位于颈动脉窦和主动脉弓血管外膜下的感觉神经末梢,称为压力感受器(图 21-12)。压力感受器能够感受血管壁被机械牵张的程度。动脉血压升高,动脉管壁被牵张的程度增强,压力感受器发放的兴奋也就增多。颈动脉窦压力感受器的传入神经纤维为窦神经,汇入舌咽神经进入颅腔。主动脉弓压力感受器的传入神经纤维行走于迷走神经干内,进入延髓,但家兔自成一束称为减压神经(或称为主动脉神经)。

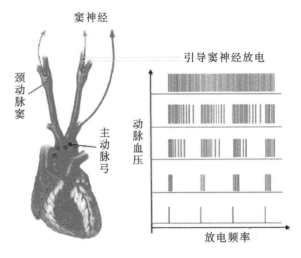

图 21-12　颈动脉窦和主动脉弓压力感受器

当动脉血压升高时,压力感受器兴奋,传入神经传入冲动增多,经延髓心血管中枢整合,使心迷紧张加强,心交感紧张和交感缩血管紧张减弱,其效应为心率减慢,心肌收缩力减弱,心输出量减少,血管舒张,外周阻力降低,故动脉血压下降。反之,当动脉血压降低时,压力感受器传入冲动减少,使迷走紧张减弱,心交感紧张和交感缩血管紧张加强,于是心肌收缩力增强,心率加快,心输出量增加,外周血管阻力增高,动脉血压回升。

值得注意的是,压力感受性反射在动脉血压的长期调节中并不起重要作用,但对于快速的血压变化敏感,调节作用较强。如在心输出量、外周阻力、血量等发生突然变化的情况下,动脉血压随之出现波动,这时压力感受性反射可对动脉血压进行快速双向调节,使动脉血压稳定在正常范围内。手术摘除狗的压力感受器,动脉血压出现大幅度的波动,但平均动脉血压基本维持正常,说明压力感受性反射能对血压突然变化进行快速调节,从而发挥维持血压稳定的作用。

2.颈动脉体和主动脉体化学感受器反射

颈动脉体和主动脉体为化学感受器,感受的刺激为血液中的 P_{O_2}、P_{CO_2}、H^+ 浓度变化。化学感受器兴奋,使呼吸加深加快,进而引起继发性心率加快,心输出量增加,同时引起除心、脑以外的其他部位血管收缩,外周血管阻力增大,血压升高。化学感受性反射在平时对心血管活动并不起明显的调节作用,只有在缺氧、窒息、失血、动脉血压过低或酸中毒情况下才发生作用。

二、体液调节

心血管活动的体液调节是指血液和组织液中一些化学物质对心血管活动的影响和调节。这些体液因素中,有些可以通过血液循环广泛作用于身体各部位,调节全身心血管活动;有些则在组织中形成,主要作用于局部,对局部组织的血流发挥调节作用。

(一)肾上腺素和去甲肾上腺素

血液中的肾上腺素和去甲肾上腺素在化学结构上都属于儿茶酚胺,大部分是由肾上腺髓质分泌的。肾上腺素作用于心肌 β_1 受体,使心脏兴奋,心输出量增加,而作用于血管平滑肌上 α 受体使血管收缩,作用于 β_2 受体使血管舒张。因此,肾上腺素的血管作用取决于该器官血管平滑肌 α 和 β_2 受体分布的情况。在皮肤、肾、胃肠的血管,α 受体在数量上占优势,肾上腺素可使这些部位血管收缩;在骨骼肌和肝的血管,β_2 肾上腺素能受体占优势,肾上腺素可引起这些部位血管舒张。实验中小剂量肾上腺素 β_2 受体作用强,血管舒张,外周阻力降低,平均动脉血压降低;大剂量的肾上腺素 α 受体作用强,血管收缩,动脉血压明显升高。

在心脏,去甲肾上腺素与心肌的 β_1 受体结合,心脏兴奋;在血管,去甲肾上腺素主要作用于血管平滑肌 α 受体,而与 β_2 受体结合能力较弱,故去甲肾上腺素可使全身血管广泛收缩,外周阻力增大,动脉血压显著升高,而动脉血压升高使压力感受性反射活动加强,当压力感受性反射产生心脏的抑制效应,超过去甲肾上腺素对心脏的兴奋作用时,心率反而减慢。

(二)肾素-血管紧张素系统

肾素-血管紧张素系统是人体重要的动脉血压调节系统,血管紧张素作用范围广,包括心脏、血管、骨骼肌和中枢等组织,与心血管系统的正常结构与活动的维持有关。

肾素是由近球细胞(肾脏球旁器)合成的一种酸性蛋白酶,分泌入血液后将肝脏合成的血管紧张素原水解成为血管紧张素 I(十肽)。血管紧张素 I 在血管紧张素转换酶的作用下,水解为血管紧张素 II(八肽)。血管紧张素 II 在血浆和组织中的血管紧张素酶 A 的作用下,再水解掉一个氨基酸,成为七肽血管紧张素 III。

在肾素-血管紧张素系统中,血管紧张素 I 生理活性较弱,而血管紧张素 II 生理作用较强,血管紧张素 II 可直接使全身微动脉收缩,增高外周阻力,升高动脉血压;也可使静脉收缩,回心血量增多。血管紧张素 II 通过促进缩血管神经末梢释放神经递质去甲肾上腺素,间接地引起阻力血管收缩,升高动脉血压。血管紧张素 II 受体广泛分布于中枢神经系统。在血管紧张素

Ⅱ作用下,交感缩血管紧张性加强。血管紧张素Ⅱ还可引起或增强渴觉、激发饮水行为,增加体液量。此外,血管紧张素Ⅱ还可刺激肾上腺皮质球状带合成和释放醛固酮,后者可促进肾小管对 Na^+ 和 H_2O 的重吸收,使循环血量增加。血管紧张素Ⅲ的缩血管效应弱于血管紧张素Ⅱ,但促进醛固酮分泌的作用强于血管紧张素Ⅱ。有关肾素分泌的机制将在后续章节叙述。

总之,血管紧张素Ⅱ通过中枢和外周机制,增强外周血管阻力,增加循环血量和体液量,使血压明显升高。

(三)血管升压素

血管升压素可维持正常的体液量。在正常情况下,血管升压素促进肾脏对水的重吸收,减少尿量,增加体液量;当血管升压素血浆浓度明显升高超过生理浓度时,血管升压素作用于血管平滑肌 V_2 受体,引起全身血管平滑肌收缩,血压升高,血管升压素是已知最强的缩血管物质之一。在禁水、失水、失血等情况下,血管升压素释放增加,不仅可以保留体内液体,而且维持动脉血压稳定。

(四)血管内皮生成的血管活性物质

内皮细胞是衬于血管内表面的单层细胞组织,可以生成并释放多种血管活性物质,引起局部血管平滑肌收缩或舒张。

1. 一氧化氮(NO)

NO可使血管平滑肌内的鸟苷酸环化酶激活,使 cGMP 浓度升高,游离 Ca^{2+} 浓度降低,故引起血管舒张。NO还可减弱缩血管物质对血管平滑肌的直接收缩效应。

2. 内皮素

内皮素是已知的最强烈的缩血管物质之一,可能参与血压的长期调节,此外,还可以引起心肌强烈的收缩。

(五)激肽释放酶-激肽系统

激肽释放酶是体内的一类蛋白酶,可将激肽原分解为激肽或缓激肽。激肽或缓激肽是已知的最强烈的舒血管物质。在一些腺体器官中生成的激肽,可以使器官局部的血管舒张,血流量增加。循环血液中的缓激肽和激肽也参与对动脉血压的调节,发挥舒血管、降血压的作用。

(六)心房钠尿肽

心房钠尿肽是钠尿肽重要的成员之一,由心房肌细胞合成和释放,参与体内水盐平衡的调节。心房钠尿肽可使血管舒张,外周阻力降低;也可使搏出量减少,心率减慢,心输出量减少。心房钠尿肽还促进肾排水和排钠。此外,心房钠尿肽还能抑制肾的近球细胞释放肾素,抑制肾上腺皮质球状带释放醛固酮。

第五节　器官循环

由于各器官的结构、血管分布及功能不同,血液流经各器官的血流阻力、血流量等血液循环特征也存在差异。

一、冠脉循环

(一)冠脉循环的解剖特点

1.心肌收缩时压迫冠脉血管

心肌的血液供应来自左、右冠状动脉。冠状动脉的主干行走于心脏的表面,其小分支以垂直于心脏表面的方向穿入心肌,并在心内膜下层分支成网,在心肌收缩时受到压迫。

2.心肌的毛细血管网分布极为丰富

心脏毛细血管数量较多,近似于心肌纤维的数量,致使心肌和冠脉血液之间的物质交换得以快速高效地进行。长期高血压常发生心肌肥厚,心肌细胞增生肥大,但毛细血管的数量并未增加,容易产生心肌缺血。

3.冠状动脉之间有侧支互相吻合

冠状动脉之间有侧支互相吻合,但侧支较细小,血流量很少,因此当冠状动脉突然阻塞时,侧支循环不能快速建立,容易发生心肌梗死。

(二)冠脉循环的生理特点

1.冠脉血流量大

冠脉直接开口于主动脉根部,血管短、血压高,致使冠脉血流量大,安静时冠脉血流量占心输出量的 $4\%\sim5\%$,心肌活动加强时,冠脉血流量成倍增加。

2.耗氧量大,摄氧能力强

心肌细胞代谢水平高,从血液中摄取氧的能力强,致使动静脉血氧分压差大,心肌细胞活动增强时,要想获得更多的氧气,只能通过增加冠脉血流量的方式获得。

3.舒张期供血

心肌收缩,冠脉受压,对心肌供血减少;心肌舒张,压迫解除,血流量增加。冠脉血流量取决于舒张压高低和舒张期的长短。心率加快时,心舒期缩短,冠脉受压时间增加,心脏供血减少。右心室肌肉比较薄弱,这种表现相对较弱。

(三)心肌代谢水平对冠脉血流量的调节

心肌代谢水平是对冠脉血流量进行调节的最重要因素,自主神经对冠脉调节作用相对较弱。

心肌代谢活动增强,耗氧量也随之增加。此时,机体主要通过冠脉血管舒张,即增加冠脉血流量来满足心肌对氧的需求。心肌代谢增强引起冠脉血管舒张的原因并非低氧本身,而是由于某些心肌代谢产物的增加,如腺苷、H^+、CO_2、乳酸等,其中腺苷的强烈舒张血管作用最重要。心迷走神经的直接作用是舒张冠脉,而心交感神经可使冠脉收缩,体液中儿茶酚胺作用到冠脉的 α 或 β 肾上腺素能受体,引起冠脉血管收缩或舒张,但这些直接作用在很短的时间内就被心肌代谢改变所引起的血流变化所掩盖。

二、肺循环

(一)肺循环的生理特点

1. 低阻力、低血压

肺动脉分支短、管径大、管壁薄,易扩张,循环途径短,又受胸膜腔负压作用。因此,肺循环的阻力小,肺循环的压力也明显小于体循环。

2. 高容量、高变化

肺部血管容量高,可容纳全身9%的血液,约450ml。由于肺组织和肺血管的可扩张性大,故肺部血容量的变化范围较大。在深呼气时,肺部血容量减少至200ml;而在深吸气时,可增加到1000ml。由于肺的血容量较多,变化范围较大,故肺循环血管不但起着储血库的作用,还可调节体循环的循环血量。大失血时肺循环的血液可输送给体循环,缓解病情。呼吸运动时,肺循环血量发生周期性的变化,对动脉血压产生影响。吸气时肺部血管扩张,容纳的血量增多,回到左心房的血量减少,左心室的搏出量减少,动脉血压降低;呼气时发生相反的变化,动脉血压升高。

3. 肺部毛细血管的有效滤过压低

肺循环毛细血管血压为7mmHg,毛细血管有效滤过压为1mmHg,使毛细血管内少量液体持续地进入组织间隙,这些液体或经蒸发,或进入淋巴回流,方能保持肺泡干燥。左心衰竭时,肺静脉压升高,使较多的血浆进入组织间隙,形成肺水肿。

(二)肺循环血流量的调节

1. 肺泡气的低O_2分压

当肺泡内气体的O_2分压低时,可使肺泡周围的微动脉收缩,特别CO_2升高时这一效应更加明显。肺泡内低氧引起局部缩血管反应,血流减少,可使较多的血液流经通气充足、肺泡气氧分压高的肺泡,进行有效的气体交换。

在高海拔地区,因吸入气中氧分压过低,可引起肺循环动脉广泛收缩,血流阻力增大,产生肺动脉高压,出现肺水肿、左心衰竭等高原反应。

2. 神经调节

肺循环血管受迷走神经和交感神经支配。迷走神经释放乙酰胆碱可使肺血管舒张。交感神经对肺血管的直接作用是引起收缩和血流阻力增大。

三、脑循环

(一)脑循环的特点

1. 脑血流量大、耗氧量多

脑组织的代谢水平高,血流量大,安静时,每百克脑组织的血流量为40ml/min,整个脑的血流量约为750ml/min,相当于心输出量的15%。脑组织只能利用葡萄糖的有氧氧化供能,故脑组织代谢需氧量较大,对缺氧的耐受力极差,脑血流停止数秒,意识丧失,血流中断5~6min,脑组织将会发生不可逆性损伤。

2.脑血流量变化小

脑位于容积固定的骨性颅腔中,颅腔内为脑、脑血管和脑脊液所充满,三者容积的总和也是固定的。由于脑组织是不可压缩的,故脑血管舒缩程度受到限制,血流量的变化较小。

(二)脑血流量的调节

(1)脑血管的自身调节:脑血流量取决于脑的动、静脉的压力差和脑血管的血流阻力。当平均动脉压在 $8.0 \sim 18.6 kPa$ 范围内变化时,脑血流量可通过自身调节保持恒定。平均动脉压低于 $8.0 kPa$ 以下时,脑血流量就会随着动脉血压降低而显著减少,引起脑缺血反应。反之,当平均动脉压超过 $18.6 kPa$ 时,脑血流量、毛细血管血压伴随升高,随之将出现脑水肿、颅内高压等临床表现。

(2)P_{CO_2}:血液 P_{CO_2} 升高时,血浆中的 CO_2 通过血脑屏障,与脑脊液中的 H_2O 发生反应生成 H_2CO_3,随之脑脊液中 H^+ 浓度升高,刺激脑血管舒张,脑血流量增多。血液 P_{O_2} 降低时,同样刺激脑血管舒张。

(3)神经调节:脑血管受少量交感缩血管神经和副交感舒血管神经纤维的支配,但神经对脑血管活动的调节作用不明显。

目标检测

一、名词解释

1.心动周期　　2.射血分数　　3.心指数　　4.异长自身调节　　5.有效不应期
6.房室延搁　　7.收缩压　　8.舒张压　　9.中心静脉压　　10.有效滤过压

二、简答题

1.试述心脏的泵血过程。

2.简述影响心脏泵血功能的因素。

3.简述兴奋在心脏内的传播途径、特征和生理意义。

4.简述中心静脉压的概念、影响因素和生理意义。

5.简述影响动脉血压的因素。

6.简述影响静脉回流量的因素。

7.简述微循环血流通路的组成及生理作用。

8.简述组织液生成的过程及影响因素。

9.试比较肾上腺素与去甲肾上腺素对心血管的作用。

10.简述冠脉循环的生理特点及冠脉血流调节。

(李海涛)

第二十二章　呼吸系统

学习目标

1. 掌握：呼吸的相关概念；气体交换的原理；影响肺换气的因素；化学感受器呼吸反射。

2. 熟悉：呼吸过程的三个环节；气体在血液中的运输形式；呼吸的基本中枢及肺牵张反射。

3. 了解：非弹性阻力；肺容积；肺容量；呼吸节律的形成。

人体在新陈代谢的过程中，需要不断地从空气中摄入并消耗氧气，产生并排出二氧化碳。这种机体与环境之间的气体交换过程，称为呼吸。它由三个互相衔接并同步进行的环节组成：①外呼吸或肺呼吸，指外界环境与血液在肺部的气体交换。包括肺通气（肺与外界环境的气体交换）和肺换气（肺泡和肺毛细血管之间的气体交换）。②通过血液进行的气体运输。③内呼吸或组织换气，是指组织与毛细血管血液之间的气体交换（图 22-1）。本章主要讨论呼吸过程中的各个环节，气体的血液运输及肺通气的调节。

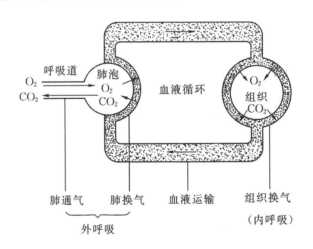

图 22-1　呼吸过程示意图

第一节　肺通气

肺通气是指肺与外界环境之间的气体交换过程。实现肺通气的器官包括呼吸道、肺泡和胸廓等。呼吸道是沟通肺泡和外界环境的气体通道，不仅具有加温、湿润、过滤和清洁吸入气体的作用,同时还具有防御反射和免疫调节等保护功能;肺泡是肺泡气与血液气体进行交换的场所;而胸廓的节律性运动则是实现肺通气的动力。

一、肺通气的原理

气体进出肺取决于两方面因素的相互作用:一个是推动气体流动的动力;另一个是气体流动遇到的阻力。前者必须克服后者,才能实现肺通气。

(一)肺通气的动力

气体进入肺取决于肺泡与外界环境之间的压力差。肺内压的高低取决于肺的扩张和缩小,其扩张和缩小依赖于呼吸肌的收缩和舒张引起的胸廓运动。可见,由肺内压的变化建立的肺泡与外界之间的压力差是肺通气的直接动力,而呼吸肌的收缩和舒张引起的节律性呼吸运动则是肺通气的原动力。

呼吸肌的收缩和舒张引起的胸廓节律性扩大和缩小称为呼吸运动,胸廓扩大称为吸气运动,而胸廓的缩小称为呼气运动。主要吸气肌为膈肌和肋间外肌,主要的呼气肌为肋间内肌和腹肌,此外,还有一些辅助吸气肌,如斜角肌、胸锁乳突肌等。

1.呼吸运动的过程

平静呼吸时,吸气运动主要由膈肌和肋间外肌的收缩实现,是一个主动过程。膈肌收缩时隆起的中心下移,从而增大胸腔的上下径。肋间外肌收缩时,胸腔的上下径、前后径和左右径都增大,引起胸廓扩大,肺的容积随之增大,肺内压降低。当肺内压低于大气压时,外界气体流入肺内,这一过程称为吸气。平静呼吸时,呼气运动并不是由呼气肌收缩引起的,而是由膈肌和肋间外肌舒张所致,是一个被动过程。膈肌和肋间外肌舒张时,肺依其自身回缩力而回位,并牵引胸廓,使之上下径、前后径和左右径缩小,从而引起胸腔和肺的容积减小,肺内压升高。当肺内压高于大气压时,气体自肺内流出,这一过程称为呼气。

用力吸气时,膈肌和肋间外肌加强收缩,辅助吸气肌也参与收缩,胸廓和肺的容积进一步扩大,更多气体进入肺内。用力呼气时,除吸气肌舒张外,还有呼气肌参与收缩,此时呼气运动也是一个主动过程。肋间内肌的走行方向与肋间外肌相反,收缩时使肋骨和胸骨下移,肋骨还向内侧旋转,使胸腔的前后径和左右径进一步缩小,呼气运动加强,呼出更多气体,腹肌收缩可压迫腹腔器官,推动膈肌上移,同时也牵拉下部肋骨自下向内移位,从而使胸腔容积缩小,加强呼气。

2.呼吸运动的形式

根据参与活动的呼吸肌的主次、多少和用力程度不同,呼吸运动可呈现不同的形式。

(1)腹式呼吸和胸式呼吸:如果呼吸运动主要由于膈肌活动引起,则腹壁的起落动作较明显,称为腹式呼吸。而肋间外肌舒缩活动总是伴随着胸壁的运动,如果呼吸运动主要由于肋间外肌活动参与,则胸壁的起落动作比较明显,称为胸式呼吸。一般情况下,呼吸运动都不是纯粹的腹式或胸式,而是腹式和胸式的混合形式。

(2)平静呼吸和用力呼吸:安静状态下,正常人的呼吸运动平稳而均匀,每分钟 $12\sim18$ 次,吸气是主动过程,呼气是被动的,这种呼吸运动称为平静呼吸。当机体运动或吸入气中 CO_2 含量增加而 O_2 含量减少或肺通气阻力增大时,呼吸运动将加深加快,此时不仅参与收缩的吸气肌数量更多,收缩更强,而且呼气肌也参与收缩,这种呼吸运动称为用力呼吸或深呼吸。

3.呼吸过程中肺内压的变化

在呼吸运动过程中,肺内压呈周期性波动。吸气时,肺容积增大,肺内压下降并低于大气压,外界气体被吸入肺泡;随着肺内气体的增加,肺内压也逐渐升高,至吸气末,肺内压升高到与大气压相等,气流也就停止。呼气时,肺容积减小,肺内压升高并超过大气压,气体由肺内呼出;随着肺内气体的减少,肺内压也逐渐降低,至呼气末,肺内压又降到与大气压相等,气流亦随之停止(图 22 - 2)。

4.呼吸过程中胸膜腔内压的变化

胸内压是指胸膜腔内的压力。正常人在平静呼吸的全过程中胸内压都低于大气压,因此习惯上又把低于大气压的胸内压称为胸内负压,随着呼吸运动而发生周期性波动。平静呼气末胸膜腔内压为−5～−3mmHg,平静吸气末为−10～−5mmHg(图 22 - 2)。肺通气阻力增大时,胸膜腔内压的波动幅度显著增大,呼气时有可能高于大气压。如紧闭声门做用力吸气和用力呼气动作时,胸内压分别为−90mmHg 和 110mmHg。

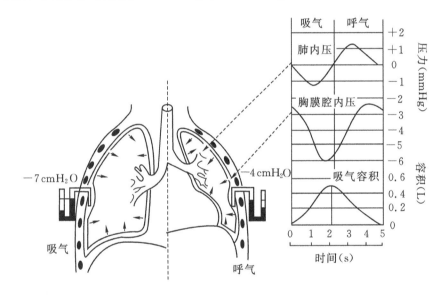

图 22 - 2　吸气和呼气时肺内压、胸膜腔内压和呼吸气容积的变化过程及胸膜腔内压直接测量示意图

平静呼气末,呼吸肌完全处于舒张状态,此时胸廓向外扩张的力量与肺向内回缩的力量大小相等,方向相反,即胸膜腔内压=肺内压+(−肺回缩压)。在吸气末或呼气末,呼吸道内气流停止,并且呼吸道与外界环境相通,因此肺内压等于大气压,此时,胸膜腔内压=大气压+(−肺回缩压);若大气压为零,则胸膜腔内压=−肺回缩压。

由于胸膜腔内是负压,因此有利于肺的扩张,并能促进胸腔大静脉中血液和淋巴液的回流。如果气体进入胸膜腔,则发生了气胸。胸腔穿通伤导致开放性气胸时,胸膜腔与外界相通,胸内负压消失,肺即可依其回缩力的作用而塌陷,胸腔大静脉中血液和淋巴液的回流也将受阻,严重时,可导致呼吸循环功能的障碍,甚至危及生命。

(二)肺通气的阻力

肺通气过程中所遇到的阻力为肺通气阻力,可分为弹性阻力和非弹性阻力两类。前者包括肺的弹性阻力和胸廓的弹性阻力;后者包括气道阻力、惯性阻力和组织的黏滞阻力。平静呼吸时,弹性阻力约占肺通气总阻力的70%,非弹性阻力约占30%。弹性阻力在气流停止的静止状态下仍然存在,属于静态阻力;而气道阻力、惯性阻力和黏滞阻力只在气体流动时才有,故属于动态阻力。肺通气阻力增大是临床上肺通气障碍最常见的原因。

1.弹性阻力和顺应性

物体对抗外力作用所引起变形的力称为弹性阻力。弹性阻力的大小可用顺应性的高低来反映。顺应性是指弹性体在外力作用下发生变形的难易程度。

(1)肺的弹性阻力和顺应性:肺的弹性阻力一部分来自于在被扩张时产生回缩力,对抗外力所引起的肺扩张,是吸气的阻力,但也是呼气的动力。另一部分为存在于肺泡内表面的液体层与肺泡内气体之间的液-气界面所形成的表面张力,球形液-气界面的表面张力倾向于使肺泡缩小,它也是肺弹性阻力的来源之一。

肺表面活性物质由肺泡Ⅱ型细胞产生,为复杂的脂蛋白混合物,以单分子层形式覆盖于肺泡液体分子表面,主要作用是降低肺泡液-气界面的表面张力,减小肺泡的回缩力。肺表面活性物质的生理意义在于降低肺泡表面张力对肺通气的不利影响:①有助于维持肺泡的稳定性;②减少肺组织液生成,防止肺水肿;③减低吸气阻力,减少吸气做功。

在肺充血、肺组织纤维化或肺表面活性物质减少时,肺的顺应性减小,弹性阻力增加,表现为吸气困难;而在肺气肿时,肺弹性成分大量破坏,肺回缩力减小,顺应性增大,弹性阻力减小,表现为呼气困难。

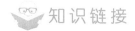

知识链接

新生儿呼吸窘迫综合征

胎儿正常发育至30周前后,肺泡Ⅱ型细胞开始成熟,肺泡内出现表面活性物质。某些早产儿其肺泡Ⅱ型细胞尚未成熟,肺泡内缺乏表面活性物质,肺泡极度缩小而产生肺不张,且由于肺泡表面张力过高,吸引肺毛细血管内液体进入肺泡,在肺泡内形成一层"透明膜"阻碍气体交换,此即新生儿呼吸窘迫综合征。肾上腺糖皮质激素、甲状腺激素能加速肺泡Ⅱ型细胞成熟和促进其分泌表面活性物质。

(2)胸廓的弹性阻力和顺应性:胸廓的弹性阻力来自胸廓的弹性成分。胸廓处于自然容积位置时,肺容量为肺总容量的67%(相当于平静吸气末的肺容量),此时胸廓无变形,不表现出弹性阻力。当肺容量小于肺总量的67%(如平静呼气或深呼气)时,胸廓被牵引向内而缩小,是吸气的动力,呼气的阻力;当肺容量大于肺总量的67%(如深吸气)时,胸廓被牵引向外而扩大,其弹性阻力向内,为吸气阻力,呼气的动力。所以胸廓的弹性阻力既可能是吸气或呼气的阻力,也可能是吸气或呼气的动力,应视胸廓的位置而定。

(3)肺和胸廓的总弹性阻力和顺应性:因为肺和胸廓呈串联排列,所以肺和胸廓的总弹性阻力应为两者弹性阻力之和。

2.非弹性阻力

非弹性阻力包括惯性阻力、黏滞阻力和气道阻力。惯性阻力是气流在发动、变速、换向时因气流和组织的惯性所产生的阻止肺通气的力。黏滞阻力来自呼吸时组织相对位移所发生的摩擦。平静呼吸时,呼吸频率较低、气流速度较慢,惯性阻力和黏滞阻力都很小。气道阻力是非弹性阻力的主要成分,占80%～90%。非弹性阻力是气体流动时产生的,并随气体流速加快而增加,故为动态阻力。

二、肺的容积和肺通气量的变化

(一)肺容积和肺容量

1.肺容积

肺内气体的容积称为肺容积。通常肺容积可分为潮气量、补吸气量、补呼气量和余气量,它们互不重叠,全部相加后等于肺总量(图22-3)。

(1)潮气量:每次呼吸时吸入或呼出的气体量称为潮气量。正常人平静呼吸时的潮气量为400～600ml,平均约为500ml。潮气量(呼吸深度)的大小取决于呼吸肌收缩的强度、胸廓和肺的机械特性以及机体的代谢水平。

(2)补吸气量:平静吸气末,再尽力吸气所能吸入的气体量称为补吸气量。正常成年人的补吸气量为1500～2000ml。补吸气量反映了吸气的储备量。

(3)补呼气量:平静呼气末,再尽力呼气所能呼出的气体量称为补呼气量。正常成年人的补呼气量为900～1200ml。补呼气量反映了呼气的储备量。

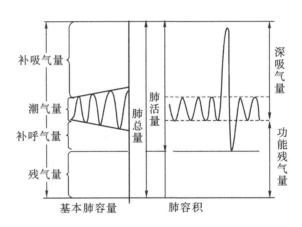

图22-3 肺容积的示意图

(4)余气量:最大呼气末尚存留于肺内不能呼出的气体量称为余气量。正常成年人的余气量为1000～1500ml。余气量的存在是由于在最大呼气末,细支气管特别是呼吸性细支气管关闭,胸廓向外的弹性回位力也使肺不可能回缩至其自然容积。

2.肺容量

肺容积中两项或两项以上的联合气体量为肺容量。肺容量包括深吸气量、功能余气量、肺活量和肺总量。

(1)深吸气量:从平静呼气末做最大吸气时所能吸入的气体量为深吸气量。它是潮气量与补吸气量之和,是衡量最大通气潜力的一个重要指标。

(2)功能余气量:平静呼气末尚存在于肺内的气体量称为功能余气量。功能余气量等于余气量加补呼气量,正常成年人约为 2500ml。

(3)肺活量、用力肺活量和用力呼气量:尽力吸气后,再尽力呼气,从肺内所能呼出的最大气体量称为肺活量(VC)。肺活量是潮气量、补吸气量与补呼气量之和。肺活量有较大的个体差异,与身材大小、性别、年龄、体位、呼吸肌强弱等有关,正常成年男性平均约为 3500ml,女性约为 2500ml。肺活量的测定方法简单,重复性好,可反映一次通气的最大能力,是肺功能测定的常用指标。

用力肺活量(FVC)是指一次最大吸气后,尽力尽快呼气所能呼出的最大气体量。正常时,用力肺活量略小于没有时间限制条件下测得的肺活量;但在气道阻力增高时,用力肺活量却明显低于肺活量(图 22-4)。第 1 秒内的用力肺活量称为 1 秒用力呼气量(FEV_1),也曾称为时间肺活量。正常情况下,FEV_1/FVC 约为 80%。

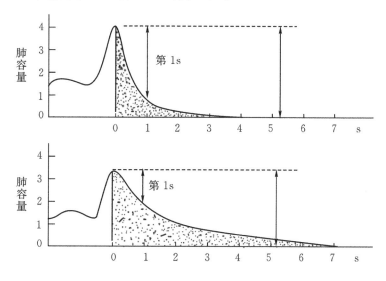

图 22-4 用力肺活量和用力呼气量
上图:正常人;下图:气道狭窄患者(纵坐标的"0"等于残气量)

(4)肺总量:肺所能容纳的最大气体量称为肺总量(TLC),肺总量等于肺活量与余气量之和,其大小因性别、年龄、身材、运动锻炼情况和体位改变而异,成年男性平均约为 5000ml,女性约为 3500ml。

在肺功能测定中,肺活量、余气量、功能余气量、肺总量等指标通常受到重视。潮气量、深吸气量和补呼气量是辅助指标,一般不用做肺容量异常的判断依据。

(二)肺通气量和肺泡通气量

1.肺通气量

肺每分钟吸入或呼出气体总量称为肺通气量。肺通气量等于潮气量与呼吸频率的乘积。正常成年人平静呼吸时,呼吸频率为 12~18 次/分,潮气量为 500ml,则肺通气量为 6~9L。

在尽力做深、快呼吸时,每分钟所能吸入或呼出的最大气体量为最大随意通气量。最大随意通气量反映单位时间内充分发挥全部通气能力所能达到的通气量,是估计一个人能进行多大运动量的生理指标之一。测定时,一般只测定 10s 或 15s 的呼出或吸入气量,再换算成每分钟的最大通气量。最大通气量一般可达 150L。对平静呼吸时的每分通气量与最大通气量进行比较,可了解通气功能的储备能力,通常用通气储量百分比来表示:

通气储量百分比=(最大通气量-每分平静通气量)/最大通气量×100%

其正常值等于或大于 93%。

2.无效腔和肺泡通气量

每次吸入的气体,一部分将留在鼻或口与终末细支气管之间的呼吸道内,不参与肺泡与血液之间的气体交换,这部分呼吸道的容积称为解剖无效腔。解剖无效腔与体重相关,约为 2.2ml/kg体重。进入肺泡的气体,也可以因血液在肺内分布不均匀而不能全部与血液进行气体交换,未能发生交换的这一部分肺泡容量称为肺泡无效腔。肺泡无效腔与解剖无效腔一起合称生理无效腔。健康人平卧时,生理无效腔等于或接近于解剖无效腔。

由于无效腔的存在,每次吸入的新鲜空气不能都到达肺泡与血液进行气体交换。因此,为了计算真正有效的气体交换量,应以肺泡通气量为准。肺泡通气量是指每分钟吸入肺泡的新鲜空气量。

肺泡通气量=(潮气量-无效腔气量)×呼吸频率

如果潮气量为 500ml,无效腔气量为 150ml,则每次吸入肺泡的新鲜空气量为 350ml。若功能余气量为 2500ml,则每次呼吸仅使肺泡内的气体更新 1/7 左右。在潮气量减半和呼吸频率加倍或潮气量加倍而呼吸频率减半时,肺通气量保持不变,但是肺泡通气量却发生明显变化。可见,对肺换气而言,深而慢的呼吸比浅而快的呼吸更有效。

第二节 呼吸气体的交换

呼吸气体的交换包括肺泡和血液之间、血液和组织细胞之间的 O_2 和 CO_2 的交换。在这两个过程中,血液担负 O_2 和 CO_2 的运输任务。

一、肺换气和组织换气的基本原理

气体分子不停地进行无定向的运动,当不同区域存在分压差时,气体分子将从分压高处向分压低处发生净转移,这一过程称为气体的扩散。肺换气和组织换气就是以扩散方式进行的。通常将单位时间内气体扩散的容积称为气体扩散速率。根据 Fick 弥散定律,气体在通过薄层组织时,气体扩散速率与组织两侧的气体分压差成正比,与扩散距离(组织的厚度)成反比,与该气体的扩散系数成正比。扩散系数为气体的溶解度与分子量的平方根的比值,经计算 CO_2 的扩散系数为 O_2 的 20 倍。

二、肺换气

(一)肺换气的过程

静脉血流经肺毛细血管时,血液中 P_{O_2} 为 40mmHg,比肺泡气的 104mmHg 低,O_2 就在分压差的作用下由肺泡气向血液净扩散,使血液 P_{O_2} 逐渐上升,最后接近肺泡气的 P_{O_2};静脉血 P_{CO_2} 为 46mmHg,肺泡气 P_{CO_2} 为 40mmHg,所以,P_{CO_2} 便向相反的方向净扩散,即从血液向肺泡扩散(图 22-5)。O_2 和 CO_2 在血液和肺泡之间的扩散极为迅速,不到 0.3s 即可达到平衡。血液流经肺毛细血管的时间约为 0.7s,所以当血液流经肺毛细血管全长约 1/3 时,肺换气过程即已经基本完成。可见,肺换气有很大的储备能力。

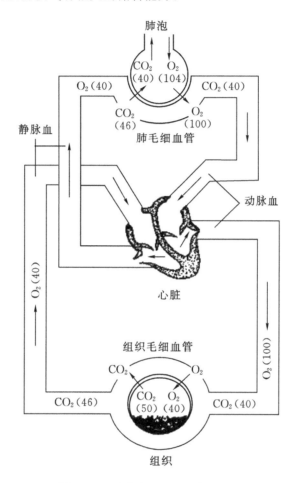

图 22-5　肺换气和组织换气示意图

(二)影响肺换气的因素

气体分压差、扩散面积、温度和扩散系数等因素均可影响气体的扩散速率。

1. 呼吸膜厚度

肺泡与血液进行气体交换须通过呼吸膜(肺泡-毛细血管膜)才能进行。气体扩散速率与呼吸膜厚度成反比,呼吸膜越厚,单位时间内交换的气体量就越少。呼吸膜(又称气-血屏障)由六层结构组成(图 22-6)。

2. 呼吸膜的面积

气体扩散速率与扩散面积成正比。正常成年人两肺约有 7 亿个肺泡,总扩散面积

达 $70m^2$ 。

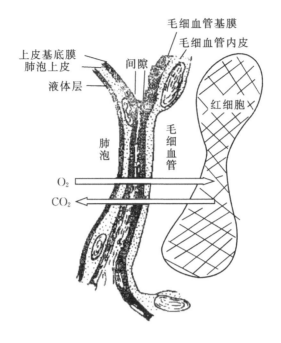

图 22-6　呼吸膜结构示意图

3.通气/血流比值(V_A/Q)

V_A/Q 是指每分钟肺泡通气量(V_A)和每分钟肺血流量(Q)之间的比值。正常成年人安静时，V_A 约为 4.2L/min，Q 约为 5L/min，因此，V_A/Q 约为 0.84。这一比值的维持依赖于肺泡通气和心脏泵血的协调配合。V_A/Q 值增大或减少，都会妨碍肺换气，导致机体缺氧和 CO_2 潴留，尤其是缺氧。因此，V_A/Q 值可作为衡量肺换气功能的指标之一。

三、组织换气

组织换气与肺换气相似，不同的是气体交换发生于液相（血液、组织液、细胞内液）介质之间，且扩散膜两侧的 O_2 和 CO_2 的分压差随细胞内氧化代谢的强度和组织血流量而异。在组织中，由于细胞有氧代谢，O_2 被利用，并产生 CO_2，所以，P_{O_2} 可低至 30mmHg 下，而 P_{CO_2} 可高达 50mmHg 以上。

第三节　呼吸气体在血液中的运输

经肺换气所摄取的 O_2 通过血液循环运输到机体各器官组织供细胞利用；由细胞代谢产生的 CO_2 经组织换气进入血液后，也经血液循环被运输到肺部排出体外。因此，O_2 和 CO_2 的运输以血液为媒介。O_2 和 CO_2 都以物理溶解和化学结合两种形式存在于血液中。

一、O_2 的运输

血液中以物理溶解形式存在的 O_2 含量仅占血液总 O_2 含量的 1.5% 左右，化学结合的约占

98.5％。Hb 与 O_2 结合的特征如下。

1.快速性和可逆性

Hb 与 O_2 的结合反应快,可逆,不需要酶的催化,但可受 P_{O_2} 的影响。当血液流经 P_{O_2} 高的肺部时,Hb 与 O_2 结合,形成氧合血红蛋白(HbO_2);当血液流经 P_{O_2} 低的组织时,HbO_2 迅速解离,释放出 O_2,称为去氧血红蛋白(Hb)。

2.是氧合而非氧化

Fe^{2+} 与 O_2 结合后仍然是 Fe^{2+},没有电子的得失,所以该反应是氧合而不是氧化。

3.Hb 与 O_2 结合的量

1 分子 Hb 可结合 4 分子 O_2,1gHb 结合 O_2 的最大量为 1.39ml。当血液中 Hb 浓度达 50g/L 以上时,皮肤、黏膜呈暗紫色,这种现象称为发绀。

二、CO_2 的运输

血液中物理溶解的 CO_2 约占 CO_2 总运输量的 5％,化学结合的约占 95％。化学结合的形式主要是碳酸氢盐和氨基甲酸血红蛋白,前者约占 CO_2 总运输量的 88％,而后者约占 7％。

1.碳酸氢盐

血浆中的 CO_2 进入红细胞内与 H_2O 反应生成 H_2CO_3,H_2CO_3 再解离成 HCO_3^- 和 H^+(图 22-7),HCO_3^- 外移到血浆,与 Na^+ 结合,生成 $NaHCO_3$。

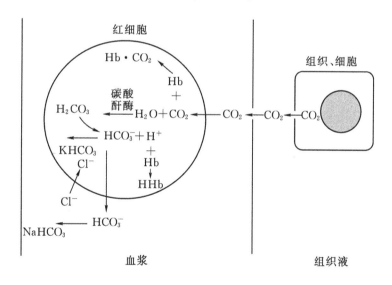

图 22-7　CO_2 在血液中的运输示意图

2.氨基甲酸血红蛋白

一部分 CO_2 与 Hb 的氨基结合,生成氨基甲酸血红蛋白(HHbN-HCOOH),这一反应无需酶的催化,而且迅速、可逆。调节这一反应的主要因素是氧合作用。

第四节　呼吸运动的调节

呼吸运动是整个呼吸过程的基础,是呼吸肌的一种节律性舒缩活动,节律性起源于呼吸中枢。呼吸运动深度和频率可随机体内外环境的改变而发生相应改变,以适应机体代谢的需要。

一、呼吸中枢

中枢神经系统内,产生和调节呼吸运动的神经元群称为呼吸中枢(图 22-8)。呼吸中枢广泛分布于中枢神经系统内,包括大脑皮质、间质、脑桥、延髓和脊髓等,但它们在呼吸节律的产生和调节中所起的作用不同,正常节律性呼吸运动是在各级呼吸中枢的共同作用下实现的。

1. 脊髓

脊髓中有支配呼吸肌的运动神经元,它们的胞体位于第 3~5 颈段脊髓前角(支配膈肌)和胸段脊髓前角(支配肋间肌和腹肌等)。呼吸肌在相应脊髓前角运动神经元支配下,发生节律性收缩、舒张运动,即呼吸运动。脊髓的呼吸运动神经元是联系高位呼吸中枢和呼吸肌的中继站。另外,脊髓在某些呼吸反射活动的初级整合中可能具有一定作用。

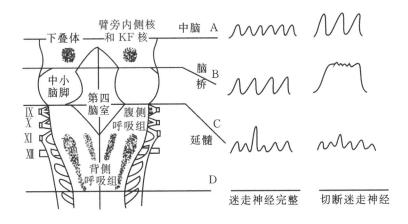

图 22-8　延髓呼吸中枢

2. 低位脑干

低位脑干指脑桥和延髓。在中脑和脑桥之间横断脑干,呼吸节律无明显变化;在延髓和脊髓之间横断,则呼吸运动停止。这些结果表明呼吸节律产生于低位脑干。如果在脑桥的上、中部之间横断,呼吸将变慢变深;如果再切断双侧迷走神经,吸气动作便大大延长,仅偶尔被短暂的呼气所中断,这种形式的呼吸称为长吸式呼吸(图 22-8)。这一结果提示,脑桥上部有抑制吸气活动的中枢结构,称为呼吸调整中枢;来自肺部的迷走神经传入冲动也有抑制吸气和促进吸气转为呼气的作用。故延髓有呼吸节律的基本中枢而脑桥上部有呼吸调整中枢。

3. 延髓以上呼吸中枢

呼吸运动还受脑桥以上的中枢部位影响,如大脑皮质、边缘系统、下丘脑等。大脑皮质可通过皮层脊髓束和皮层脑干束在一定程度上随意控制低位脑干和脊髓呼吸神经元的活动,以保证其他呼吸运动相关活动的完成,例如,说话、唱歌、哭笑、咳嗽、吞咽、排便等。一定程度地随意屏气或加深加快呼吸也靠大脑皮质的控制而实现。大脑皮质对呼吸运动的调节系统是随意的呼吸调节系统,而低位脑干的呼吸运动调节系统则为不随意的自主呼吸节律调节系统。这两个系统的下行通路是分开的。

二、呼吸运动的反射性调节

呼吸节律虽起源于脑,但呼吸运动的频率、深度和样式等都受到来自呼吸器官自身以及血液循环等其他器官系统感受器传入冲动的反射性调节。

(一)化学感受性反射

化学因素对呼吸运动的调节是一种反射性活动,称为化学感受性反射。化学因素是指动脉血液、组织液或脑脊液中的 O_2、CO_2 和 H^+。机体通过呼吸运动调节血液中的 O_2、CO_2 和 H^+ 的水平,而血液中的 O_2、CO_2 和 H^+ 水平的变化又通过化学感受器反射性调节呼吸运动,从而维持机体内环境中这些化学因素的相对稳定和机体代谢活动的正常进行。

化学感受器的适宜刺激是 O_2、CO_2 和 H^+ 的水平变化,根据所在部位的不同,化学感受器分为外周化学感受器和中枢化学感受器。

外周化学感受器为颈动脉体和主动脉体,在呼吸运动和心血管活动的调节中具有重要作用。外周化学感受器在动脉血 P_{O_2} 降低、P_{CO_2} 或 H^+ 浓度升高时受到刺激,冲动分别经窦神经和迷走神经分支(分布于主动脉体)传入延髓,反射性地引起呼吸加深加快。

上述三种因素对化学感受器的刺激作用有相互增强的现象,两种因素同时作用比单一因素的作用强。这种协同作用的意义在于,当机体发生循环或呼吸衰竭时,P_{O_2} 降低和 P_{CO_2} 升高常常同时存在,它们协同刺激外周化学感受器,共同促进代偿性呼吸增强反应。

中枢化学感受器位于延髓外侧部的浅表部位,左右对称,可分为头、中、尾三个区。头端和尾端区都有化学感受性;中枢化学感受器的生理性刺激是脑脊液中的 H^+,而不是 CO_2。但血液中的 CO_2 能迅速通过血-脑屏障,使化学感受器周围脑脊液中的 H^+ 浓度升高,从而刺激中枢化学感受器,再引起呼吸中枢兴奋。

(二)肺牵张反射

实验证明,肺扩张或向肺内充气可引起吸气活动的抑制,而肺萎陷或从肺内抽气则可引起吸气活动的加强。这种由肺牵张或肺萎陷引起的吸气抑制或兴奋的反射称为肺牵张反射或黑-伯反射。肺牵张反射包括肺扩张反射和肺缩小反射两种。

肺扩张反射是肺扩张时抑制吸气活动的反射。感受器位于从气管到细支气管的平滑肌中,是牵张感受器,其阈值低,适应慢。肺扩张时,牵拉呼吸道,使呼吸道扩张,于是牵张感受器受到刺激,传入冲动沿着迷走神经传入延髓,进而促使吸气转为呼气。肺扩张反射的生理意义在于加速吸气过程向呼气过程的转换,使呼吸频率增加。

(三)呼吸肌本体感受性反射

呼吸肌是骨骼肌,其本体感受器主要是肌梭。当肌梭受到牵张刺激而兴奋时,会反射性地引起呼吸运动增强,此即呼吸机本体感受性反射。该反射在维持正常呼吸运动调节中起一定作用,尤其在运动状态或气道阻力加大时,可反射性地加强呼吸肌的收缩力,克服气道阻力,以维持正常的肺通气功能。

(四)防御性呼吸反射

1.咳嗽反射

咳嗽反射是常见的重要的防御性反射。咳嗽反射的感受器位于喉、气管和支气管黏膜。传入冲动经迷走神经传入延髓,触发咳嗽反射。咳嗽时,先是一次短促的或较深的吸气,继而声门紧闭,呼气肌强烈收缩,肺内压和胸膜腔内压急剧上升,然后声门突然开放,由于肺内压很高,气体便由肺内高速冲出,将呼吸道内的异物或分泌物排出。剧烈咳嗽时,可因胸膜腔内压显著升高而阻碍静脉回流,使静脉压和脑脊液压升高。

2.喷嚏反射

喷嚏反射是类似于咳嗽的反射,不同的是刺激作用于鼻黏膜的感受器,传入神经是三叉神经,反射效应是腭垂下降,舌压向软腭,而不是声门关闭,呼出气主要从鼻腔喷出,以清除鼻腔中的刺激物。

三、CO_2、缺氧 O_2、H^+ 对呼吸运动的影响

1.CO_2 对呼吸运动的调节

CO_2是调节呼吸运动最重要的生理因素。在麻醉动物或人,当动脉血液 P_{CO_2} 降到很低水平时,可出现呼吸暂停。因此,一定水平的 P_{CO_2} 对维持呼吸中枢的基本活动是必需的。

吸入气中 CO_2 增加时,肺泡气的 P_{CO_2} 随之升高,动脉血 P_{CO_2} 也升高,因而呼吸加深加快,肺通气量增加。肺通气增加可使 CO_2 排出增加,使肺泡气和动脉血 P_{CO_2} 重新接近正常水平。但当吸入气 CO_2 含量超过一定水平时,肺通气量不能相应增加,使肺泡和动脉血 P_{CO_2} 显著升高,导致中枢神经系统(包括呼吸中枢)活动的抑制,引起呼吸困难、头痛、头昏,甚至昏迷,出现 CO_2 麻醉。总之,CO_2 在呼吸调节中经常起作用,动脉血 P_{CO_2} 在一定范围内升高,可加强对呼吸的刺激作用,但超过一定限度则有抑制和麻醉效应。

CO_2 刺激呼吸是通过两条途径实现的,即通过刺激中枢化学感受器和外周化学感受器反射性地引起呼吸中枢兴奋,使呼吸加深加快,肺通气量增加。以前一条途径为主,约占总效应的 80%。

2.缺氧对呼吸运动的调节

吸入气中 P_{O_2} 降低时,肺泡气和动脉血 P_{O_2} 都随之降低,因而呼吸运动加深加快,肺通气量增加。通常在动脉血 P_{O_2} 下降到 80mmHg 以下时,肺通气量才出现可觉察到的增加。可见,动脉血 P_{O_2} 的改变对正常呼吸运动的调节作用不大,仅在特殊情况下低氧刺激才有重要意义。长时间的 CO_2 潴留能使中枢化学感受器对 CO_2 的刺激作用发生适应,而外周化学感受器对低氧刺激的适应则较慢,此时,低氧对外周化学感受器的刺激就成为呼吸中枢的主要刺激因素。

低氧对呼吸运动的刺激作用完全是通过外周化学感受器实现的。低氧对中枢的直接作用是抑制性的。低氧通过外周化学感受器对呼吸中枢的兴奋作用可对抗其直接抑制作用。但是,在严重缺氧时,如果外周化学感受器的反射效应不足以克服低氧的直接抑制作用时,将导致呼吸运动的抑制。

3.H⁺对呼吸运动的调节

动脉血 H^+ 浓度升高时,呼吸运动加深加快,肺通气量增加;H^+ 浓度降低时,呼吸运动受到抑制,肺通气量降低。

H^+ 对呼吸的调节也是通过外周化学感受器和中枢化学感受器实现的。中枢化学感受器对 H^+ 的敏感性较外周化学感受器高,约为后者的 25 倍。但是 H^+ 通过血-脑屏障的速度较慢,限制了它对中枢化学感受器的作用。因此,血液中的 H^+ 主要通过刺激外周化学感受器而起作用,而脑脊液中的 H^+ 才是对中枢化学感受器最有效的刺激物。

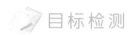 目标检测

一、名词解释

1.呼吸　　2.肺换气　　3.肺活量　　4.发绀　　5.通气/血流比值　　6.肺牵张反射

二、简答题

1.反映肺通气功能的主要指标有哪些?

2.胸膜腔负压是如何形成的? 有何生理意义?

3.简述血液运输气体的过程。

4.简述 CO_2 对呼吸运动的调节。

（李　芳）

第二十三章 消化与吸收

学习目标

1.掌握:胃液、胰液、胆汁的性质、成分、作用及其分泌调节;吸收的部位。
2.熟悉:消化道平滑肌的生理特性;胃肠的神经支配及作用;唾液的成分、作用及分泌调节;胃的运动及其控制;小肠的运动;主要营养物质的吸收。
3.了解:消化道的内分泌功能,咀嚼与吞咽;大肠内消化;吸收的方式。

人体在生命活动过程中,不但要从外界环境中摄取氧,还要摄取营养物质,为生命活动提供能量和自身组织的更新提供原料。营养物质必须在消化管内被分解成简单的小分子物质,才能透过消化管黏膜上皮细胞进入血液循环,供组织利用。

食物在消化管内被分解成可吸收的小分子物质的过程,称为消化。消化方式有两种,即机械性消化和化学性消化。机械性消化是通过口腔或者消化管平滑肌的运动将食物磨碎,使其与消化液充分混合,并将食物不断向消化管远端推进的过程;化学性消化是通过消化液中的各种消化酶的化学作用,将食物中的大分子物质分解为结构简单、可被吸收的小分子物质的过程。

食物经过消化后,小分子物质透过消化管黏膜的上皮细胞进入血液或淋巴液的过程,称为吸收。

第一节 概　述

一、消化管平滑肌的一般生理特性

(一)自动节律性

将离体的消化管置于适宜的环境中,其平滑肌能呈现节律性收缩,但节律缓慢且不规则。

(二)富有伸展性

在外力的作用下,消化管平滑肌能做很大的伸展,胃的伸展性尤其明显。进食时胃能容纳大量的食物而不发生明显的压力变化,具有重要的生理意义。

(三)兴奋性低

舒缩迟缓,消化管平滑肌的兴奋性比骨骼肌低,收缩的潜伏期、收缩期和舒张期时间均比骨骼肌和心肌长得多,而且变异很大。

(四)具有紧张性

消化管平滑肌经常保持一种微弱的持续收缩状态,称为紧张性。紧张性使消化管各部分,如胃、肠等维持一定的形状和位置,并使消化管的管腔内保持一定的基础压力。消化管各种不同形式的运动都是在紧张性的基础上发生的。

(五)对电刺激不敏感

消化管平滑肌对电刺激不敏感,但对牵张、温度和化学刺激敏感。例如,温度升高、微量的乙酰胆碱或牵拉可使其收缩,而肾上腺素可使其舒张。

二、消化管平滑肌的电生理特性

消化管平滑肌的电活动比骨骼肌复杂,其电生理变化可分为 3 种,即静息电位、慢波电位和动作电位。

1. 静息电位

消化管平滑肌的静息电位很不稳定,波动较大,正常值为 $-60mV \sim -50mV$,主要由 K^+ 的平衡电位及生电性钠泵活动形成,此外,少量的 Na^+、Cl^-、Ca^{2+} 也参与其形成。

2. 慢波电位

消化管平滑肌细胞不论收缩与否,均可记录到一种缓慢、节律性的低振幅的电变化,为慢波电位。

3. 动作电位

当慢波电位去极化达到阈电位(约 $-40mV$)水平时,便在慢波的基础上产生 $1 \sim 10$ 次/分的动作电位,它的去极化主要是 Ca^{2+} 内流引起的,内流的 Ca^{2+} 又可引起平滑肌的收缩。慢波、动作电位和平滑肌收缩的关系可归纳为:平滑肌的收缩是继动作电位之后产生的,而动作电位是在慢波去极化的基础上发生的。

三、消化腺的分泌功能

人每日由各种消化腺分泌的消化液总量达 $6 \sim 8L$。消化液主要由有机物、离子和水组成。消化液的主要功能为:①稀释食物,使之与血浆的渗透压相等,以利于吸收;②改变消化腔内的pH,使之适应于消化酶活性的需要;③水解复杂的食物成分,使之便于吸收;④通过分泌黏液、抗体和大量液体,保护消化道黏膜,防止物理性和化学性的损伤。

四、胃肠的神经支配及其作用

胃肠的内在神经是由存在于食管至肛门的管壁内的两种神经丛组成的。一种是位于胃肠壁黏膜下神经丛;另一种是位于环行肌与纵行肌层之间的肌间神经丛。

支配胃肠的自主神经被称为外来神经,包括交感神经和副交感神经。交感神经节后纤维分布到胃肠各部分,可抑制通过内在神经丛或迷走神经传递的反射。

副交感神经通过迷走神经和盆神经支配胃肠。内在神经丛的多数副交感纤维是兴奋性胆碱能纤维,少数是抑制性纤维;而在这些抑制性纤维中,多数神经末梢释放的递质可能是肽类物质,因而被称为肽能神经。由肽能神经末梢释放的递质不是单一的肽,而可能是不同的肽,如血管活性肽（VIP）、P物质、脑啡肽和生长抑素等。目前认为,胃的容受性舒张、机械刺激引起的小肠充血等,均为神经兴奋释放VIP所致,肽能神经的作用主要是舒张平滑肌、舒张血管和加强小肠、胰腺的分泌活动。

五、胃肠激素

在胃肠的黏膜层内,不仅存在多种外分泌腺体,还含有数种内分泌细胞,这些细胞分泌的激素统称为胃肠激素,其主要作用及引起释放的因素见表23-1。

表 23 - 1　胃肠激素

激素名称	分泌部位	主要生理作用	引起释放的因素
促胃液素	胃窦、十二指肠黏膜	促进胃肠运动、黏膜生长,促进胃液(以HCl为主)、胰液和胆汁分泌	迷走神经、蛋白质的消化产物
缩胆囊素	十二指肠、空肠黏膜	促进胰酶分泌,促进胆囊收缩和胆汁排放,促进小肠运动,促进胰腺外分泌组织生长	蛋白质的消化产物、脂肪酸
促胰液素	十二指肠、空肠黏膜	促进胰液中HCO_3^-和水的分泌,抑制胃液分泌和胃肠运动	盐酸、脂肪酸
抑胃肽	十二指肠、空肠黏膜	抑制胃液分泌和胃的运动,促进胰岛素分泌	脂肪酸、葡萄糖、氨基酸

第二节　消化道各段的消化功能

一、口腔内消化

消化过程从口腔开始。食物在口腔中停留15～20s,经咀嚼研磨并与唾液混合形成食团后吞咽入胃。唾液对食物有较弱的化学分解作用。

(一)唾液及其作用

唾液是由腮腺、颌下腺和舌下腺三对大唾液腺及许多散在的小唾液腺分泌的混合液体。

1.唾液的性质和成分

唾液是无色无味的低渗液,近于中性(pH6.6～7.1)。其成分主要是水,约占99%,其余为有机物和无机物。正常成人每日分泌量为1.0～1.5L。有机物主要为黏蛋白、唾液淀粉酶、球蛋白和溶菌酶等;无机物有Na^+、K^+、HCO_3^-、Cl^-和一些气体分子等。

2.唾液的作用

①湿润口腔和食物,便于咀嚼、吞咽并引起味觉;②清洁和保护口腔,清除口腔中食物残渣,稀释并中和进入口腔的有害物质,唾液中的溶菌酶和免疫球蛋白还具有杀灭细菌和病毒的作用;③排泄功能,进入体内的物质如铅、汞等可随唾液排出;④消化作用,唾液淀粉酶可将淀

粉水解为麦芽糖。

(二)咀嚼和吞咽

咀嚼后形成的食团,由口腔经咽和食管进入胃内的过程称为吞咽(图 23-1)。吞咽动作可分为三期:第一期是吞咽的随意期,由口腔到咽;第二期是咽腔期,由咽到食管上端,由一系列急速的反射动作协调完成;第三期是食管期,沿食管下移到胃,是通过食管肌肉的顺序收缩,即蠕动来完成的。蠕动是消化管的基本运动形式,表现为食团的上端为收缩波,下端为舒张波,并且收缩波与舒张波顺序向前推进,推送食团前进。

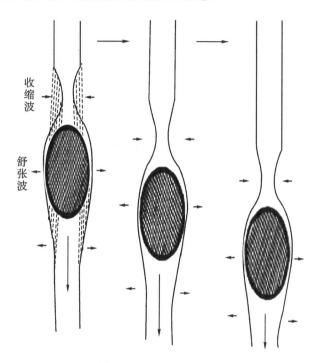

图 23-1　吞咽过程示意图

二、胃内消化

胃的主要功能是初步消化食物并暂时贮存食物。成人胃的容量为 1～2L。食物在胃内通过机械性消化和化学性消化,与胃液混合形成食糜并逐步、分批排入十二指肠。

(一)胃液的主要成分及其作用

食物在胃内的化学性消化是通过胃液作用实现的。胃液主要由胃腺分泌。胃液是无色透明的酸性液体,pH 为 0.9～1.5,正常成人每日分泌量为 1.5～2.5L。其主要成分有盐酸、胃蛋白酶原、黏液和内因子。

1. 盐酸

盐酸又称胃酸,由泌酸腺中的壁细胞分泌。盐酸的主要生理作用有:①激活胃蛋白酶原,使其转变为有活性的胃蛋白酶;②为胃蛋白酶分解蛋白质提供适宜的酸性环境;③使食物中的蛋白质变性,易于分解;④杀死进入胃内的细菌;⑤盐酸进入小肠后,可促进胰液、胆汁和小肠液分泌;⑥进入小肠后有利于铁和钙的吸收。因此,盐酸分泌不足或缺乏,可引起腹胀、腹泻等消化不良症状。如果分泌过多,则会对胃和十二指肠造成侵蚀,可诱发溃疡。

2. 胃蛋白酶原

胃蛋白酶原主要由泌酸腺的主细胞分泌,进入胃腔后,在盐酸和已被激活的胃蛋白酶的作用下,胃蛋白酶原转变为有活性的胃蛋白酶。在酸性环境中,胃蛋白酶能使食物中的蛋白质水解,生成䏾、胨、少量多肽及氨基酸。胃蛋白酶作用的最适 pH 为 $2.0\sim3.5$,当 $pH>5$ 时,胃蛋白酶活性消失。

3. 内因子

内因子是由泌酸腺中壁细胞分泌的一种糖蛋白,能与食物中的维生素 B_{12} 结合形成复合物,保护维生素 B_{12} 不被肠道水解酶所破坏,并促进回肠对维生素 B_{12} 的吸收。内因子缺乏时(如胃大部切除的患者),维生素 B_{12} 吸收障碍,影响红细胞成熟,可引起巨幼红细胞性贫血。

4. 黏液和碳酸氢盐

黏液是由胃黏膜表面上皮细胞、泌酸腺的颈黏液细胞、贲门腺和幽门腺共同分泌的。其主要成分是糖蛋白,覆盖在胃黏膜表面,形成凝胶样保护层,可减少粗糙食物对胃黏膜的机械性损伤。胃内的 HCO_3^- 主要由胃黏膜的上皮细胞分泌。

黏液和碳酸氢盐构成黏液-碳酸氢盐屏障,能有效地保护胃黏膜不受胃腔内盐酸和胃蛋白酶的侵蚀。H^+ 在扩散中不断地被上皮细胞分泌且向黏液层表面扩散的 HCO_3^- 中和,能避免胃酸对胃黏膜的直接侵蚀,并使胃蛋白酶丧失活性,在胃黏膜保护中有很重要的作用。多种因素如乙醇、胆盐、阿司匹林和耐酸的幽门螺杆菌等,均可削弱或破坏黏液-碳酸氢盐屏障,继而造成胃黏膜损伤,引起胃炎或溃疡。

👓 **知识链接**

萎缩性胃炎

萎缩性胃炎也称慢性萎缩性胃炎,以胃黏膜上皮和腺体萎缩,数目减少,胃黏膜变薄,黏膜基层增厚,或伴幽门腺化生和肠腺化生,或有不典型增生为特征的慢性消化系统疾病。

患萎缩性胃炎时,胃酸、胃蛋白酶和内因子分泌减少,可导致上腹部隐痛、胀满、嗳气、食欲不振,或消瘦、贫血等症状。

(二)胃液分泌的调节

人在空腹时胃液分泌很少,称基础胃液分泌或非消化期胃液分泌。进食时或进食后经过神经和体液因素刺激胃液大量分泌,称消化期胃液分泌。

1. 调节胃液分泌的内源性物质

促进壁细胞分泌盐酸的主要内源性物质有:乙酰胆碱(ACh)、促胃液素和组胺等;而抑制盐酸分泌的主要是生长抑素。

2. 消化期胃液分泌的调节

根据感受食物刺激的部位不同,人为地将消化期胃液分泌分为头期、胃期和肠期。实际上,这三期几乎同时进行,互相重叠。

（1）头期：头期胃液分泌是指在咀嚼、吞咽时由来自头部感受器传入冲动而引起的胃液分泌，其分泌量约占整个消化期分泌量的 30％。

（2）胃期：胃期胃液分泌是指食物入胃后，通过对胃的机械性和化学性刺激作用，继续引起的胃液分泌。胃期胃液分泌的特点是分泌量大，占分泌总量的 60％，胃液酸度高，但胃蛋白酶含量比头期少。

（3）肠期：肠期胃液分泌是指食物进入小肠上段后引起的胃液分泌。肠期胃液分泌的特点是分泌量少，约占整个消化期胃液分泌总量的 10％，胃蛋白酶原的含量也较少。

3.胃液分泌的抑制性调节

在消化期内，抑制胃液分泌的因素主要有盐酸、脂肪和高张溶液三种。此外，精神、情绪、交感神经紧张性增高等因素均可抑制胃液分泌。

（三）胃的运动

食物在胃内的机械性消化是通过胃的运动来实现的。

1.胃运动的主要形式

（1）容受性舒张：当咀嚼和吞咽时，食物对口、咽、食管等处感受器的刺激，通过迷走-迷走反射，可引起胃头区肌肉的舒张，胃容量由空腹时的 50ml 增加到进食后的 1.5L，这种舒张形式称为容受性舒张。

（2）紧张性收缩：胃壁平滑肌经常处于一定程度的持续收缩状态，称为紧张性收缩。其生理意义在于维持胃的正常位置和形态，并保持胃腔内具有一定的基础压力，促进胃液渗入食物进行化学性消化，紧张性收缩是其他运动形式的基础。临床上胃的紧张性收缩过度降低，会引起胃下垂或胃扩张。

（3）蠕动：胃的蠕动是在食物入胃后 5 分钟左右开始的。蠕动波始于胃的中部，以 3 次/分的频率向幽门方向推进（图 23-2）。一个蠕动波需 1 分钟左右到达幽门，通常是一波未平，一波又起。蠕动初起时，波幅较小，在向幽门传播过程中幅度渐大，收缩力渐强，传播速度渐快，可将 1～2ml 食糜推入十二指肠。当收缩波超越胃内容物到达胃窦部终末时，由于胃窦终末部的有力收缩，部分食糜会被反向推回胃窦和胃体。

胃蠕动的主要生理意义是：①磨碎固体食物；②搅拌食物，使之与胃液充分混合，以利于化学性消化；③推送食糜通过幽门进入十二指肠。

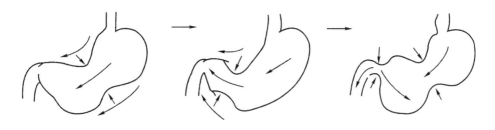

图 23-2 胃的蠕动

2.胃排空及其控制

食糜由胃排入十二指肠的过程称为胃排空。食物入胃后 5 分钟左右开始排入十二指肠。

胃排空的速度与食糜的物理性状和化学组成有关。一般来说,稀薄的、液态的食糜比黏稠、固态的食物排空快;颗粒小的比大块食物排空快;等渗液比非等渗液排空快。在三大主要营养物质中,糖类排空最快,蛋白质次之,脂肪类最慢。混合性食物由胃完全排空需4~6小时。胃排空的动力是胃的运动以及由此形成的胃与十二指肠之间的压力差。凡能增强胃运动的因素,均可使胃内压升高,并加快胃排空;反之,则减慢胃的排空。

3. 呕吐

呕吐是将胃及小肠上段内容物经口腔强力驱出的过程。呕吐中枢位于延髓。机械性或化学性刺激作用于舌根、咽部、胃、大小肠、胆总管、腹膜、泌尿生殖器官等部位的感受器,均可引起呕吐。视觉或内耳前庭器官受到某种刺激也可引起呕吐。颅内压增高时可直接刺激呕吐中枢,引起喷射性呕吐。呕吐是一种具有保护意义的反射活动,通过呕吐可把胃、肠内有害物质排出。但剧烈而频繁的呕吐不但影响正常进食、消化和吸收,甚至会丢失大量的消化液,严重时可造成体内水、电解质和酸碱平衡紊乱。

三、小肠内消化

小肠内消化是整个消化过程中最重要的阶段,食糜在小肠内停留时间一般为3~8小时。在这里,食糜经过小肠运动的机械性消化,胰液、胆汁和小肠液的化学性消化,整个消化过程基本完成,未被消化的食物残渣进入大肠参与粪便的形成。

(一)胰液的分泌

胰腺是参与食物消化过程最重要的器官之一,兼有外分泌和内分泌功能,胰液是由胰腺腺泡细胞和小导管细胞所分泌,具有很强的消化脂肪、蛋白质和碳水化合物等营养物质的作用。

1. 胰液的成分和作用

胰液是无色无味的碱性液体,pH7.8~8.4,每日分泌量为1~2L。其主要成分为水、碳酸氢盐和多种消化酶。其中HCO_3^-的主要作用是中和进入十二指肠的胃酸,保护肠黏膜免受酸的侵蚀,同时也为小肠内的多种消化酶提供适宜的pH环境。

胰液中含有水解三大营养物质的消化酶,因而是消化液中消化力最强和消化功能最全面的一种。

(1)胰淀粉酶:能将食物中的淀粉、糖原和大部分碳水化合物水解成二糖和少量三糖。胰淀粉酶作用的最适pH为6.7~7.0。

(2)胰脂肪酶:可将甘油三酯分解为脂肪酸、甘油一酯和甘油,其最适pH为7.5~8.5。

(3)蛋白水解酶:主要有胰蛋白酶、糜蛋白酶两种,它们都是以无活性的酶原形式存在于胰液中。随胰液进入十二指肠后,小肠液中的肠致活酶可将无活性的胰蛋白酶原激活,变为有活性的胰蛋白酶。糜蛋白酶原在胰蛋白酶的激活下转变为有活性的糜蛋白酶。胰蛋白酶与糜蛋白酶作用很相似,都能将蛋白质水解成朊和胨,当两者共同作用于蛋白质时,能将蛋白质分解成小分子多肽和氨基酸。

2. 胰液分泌的调节

胰液的分泌受神经和体液双重控制,以体液调节为主。在非消化期,即基础状态下,胰液是不分泌或者分泌量很少的。进食后,胰液即开始分泌。

（1）神经调节：食物的形象、气味对口腔、咽、食管、胃和小肠的刺激，都可通过条件反射和非条件反射引起胰液分泌。

（2）体液调节：引起胰液分泌的激素主要有促胰液素和胆囊收缩素。

促胰液素：又称胰泌素，引起其释放的最强刺激因素是盐酸，其次是蛋白质分解产物和脂肪酸。胰泌素主要作用于胰腺小导管上皮细胞，使其分泌大量水和碳酸氢盐，而酶含量很低。

胆囊收缩素（CCK）：是由小肠上段的"I"细胞分泌的。引起其释放的因素由强到弱依次为：蛋白质分解产物、脂肪酸、盐酸和脂肪，糖类无作用。胆囊收缩素有两个重要作用：促进胰腺腺泡细胞分泌消化酶和促进胆囊收缩排放胆汁。促胰液素和 CCK 之间具有协同作用。

（二）胆汁的分泌和作用

胆汁是由肝细胞持续生成和分泌的。消化期胆汁经肝管、胆总管直接进入十二指肠；非消化期胆汁经胆囊管进入胆囊储存，待需要时再排入十二指肠。

1.胆汁的性质和成分

胆汁是较黏稠且味苦的有色液体。肝脏分泌的胆汁称肝胆汁，为金黄色或橘棕色，pH7.4；胆囊的胆汁称胆囊胆汁，因 H_2O 和 HCO_3^- 被吸收使胆汁浓缩颜色变深，呈弱酸性，pH6.8。胆汁每日分泌量为 0.8～1.0L。

胆汁的成分较为复杂，除水、Na^+、K^+、Ca^{2+} 和 HCO_3^- 等无机成分外，有机成分主要有胆盐和胆色素，以及少量胆固醇、卵磷脂等，不含消化酶。

2.胆汁的作用

①促进脂肪消化：胆汁中的胆盐、胆固醇和卵磷脂等都可使脂肪乳化成微滴分散在肠腔内，加速脂肪的分解；②促进脂肪吸收：胆盐与脂肪酸、甘油一酯、胆固醇等结合形成水溶性复合物，促进肠黏膜对脂肪分解产物的吸收；③促进脂溶性维生素 A、维生素 D、维生素 E、维生素 K 的吸收；④促进胆汁合成和分泌。胆盐在小肠内吸收后，能促进胆汁自身分泌。

3.胆汁分泌的调节

胆汁分泌受神经和体液因素双重调节，以体液调节为主。

（1）神经调节：食物的信号、进食动作或食物对胃、小肠的刺激可通过神经反射引起肝胆汁分泌轻度增加，胆囊收缩也轻度加强。

（2）体液调节：调节胆汁分泌和排出的体液因素主要有以下几种。

胆囊收缩素（CCK）：是引起胆囊收缩作用最强的胃肠激素，能促进胆囊平滑肌收缩、降低 Oddi 括约肌的紧张性，有利于胆囊胆汁向十二指肠排放。

促胃液素：可通过血液循环作用于肝细胞和胆囊，促进肝胆汁分泌和胆囊收缩。

促胰液素：能使胆汁的分泌量和 HCO_3^- 含量增加，而胆盐的含量并不增加。

胆盐：胆盐进入小肠后，大约 90% 被回肠末端吸收入血，通过肝门静脉回到肝脏，再组成胆汁分泌进入小肠，这一过程称为胆盐的肠-肝循环。返回到肝的胆盐有刺激肝胆汁分泌的作用。

（三）小肠液的成分和作用

1.小肠液的成分及作用

小肠液是由十二指肠腺和小肠腺分泌的弱碱性液体，pH 约为 7.6，分泌量大，成年人每日分泌量为1～3L。其成分除水和无机盐外,还有肠致活酶和黏蛋白。小肠液的主要作用是:①保护十二指肠黏膜免受胃酸的侵蚀;②大量小肠液可稀释消化产物,降低肠内容物渗透压,有利于小肠内的水分及营养物质的吸收;③肠致活酶可激活胰液中的胰蛋白酶原,有利于蛋白质的消化。

2.小肠液的调节

神经和体液因素都参与小肠液分泌的调节,其中,壁内神经丛的局部神经反射起重要作用。

(四)小肠的运动

小肠的运动功能是继续研磨食糜,并让其与小肠内消化液充分混合,与肠黏膜广泛接触,有利于营养物质的吸收,同时从小肠上段向下段推进食糜。

1.小肠的运动形式

(1)紧张性收缩:小肠平滑肌的紧张性收缩是其他运动形式有效进行的基础,也是维持小肠基本形状和一定肠内压的基础。小肠紧张性收缩减弱时,肠腔扩张,肠内容物的混合和运转减慢。

(2)分节运动:是一种以肠壁环行肌为主的节律性收缩和舒张运动(图23-3)。当小肠被食糜充盈时,肠壁的牵张刺激使环行肌以一定的间隔在许多点同时收缩和舒张,把食糜和肠管分割成许多节段;数秒钟后,收缩处与舒张处交替,原收缩处舒张,而原舒张处收缩,使原来的节段分为两半,而相邻的两半又混合成一个新的节段;如此反复进行。分节运动的作用主要在于使食糜与消化液充分混合,便于消化酶对食物进行化学性消化;同时使食糜与肠壁紧密接触,为消化分解产物的吸收创造良好的条件;以及挤压肠壁,有助于血液和淋巴的回流。

(3)蠕动:小肠蠕动波很弱,食糜在小肠内的推进速度只有1cm/min。蠕动的意义在于使经过分节运动作用的食糜向前推进一步,到达一个新肠段,再开始分节运动。小肠蠕动时,在腹部用听诊器可听到咕噜声(或气过水声),称为肠鸣音,可作为临床手术后肠运动功能恢复的一个客观指标。小肠还有一种快速(2～25cm/s)、有力和传播远的蠕动,称为蠕动冲,它可迅

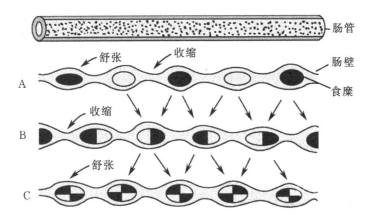

图23-3 小肠分节运动模式图

速把食糜从小肠上端推送到结肠。

四、大肠内的消化

人类的大肠没有重要的消化功能，其主要功能在于吸收水分、无机盐和由大肠内细菌合成的维生素 B 与维生素 K 等物质，贮存消化后的残余物质并形成粪便。食物摄入后直至其消化残渣部分被排出体外，约需 72 小时。

(一)大肠液的分泌

大肠液由大肠黏膜表面的柱状上皮细胞和杯状细胞分泌，富含黏液和 HCO_3^-，pH 为 $8.3\sim8.4$，即为碱性黏稠的液体。大肠液的主要作用是通过黏液蛋白保护肠黏膜和润滑粪便，并帮助粪便成形。

(二)大肠的运动

与小肠相比，大肠的蠕动少而缓慢。大肠的特殊运动形式主要有袋状往返运动、分节推进运动及多袋推进运动。此外，大肠还有集团蠕动，为大肠内的一种进行很快、推进很远的蠕动，可将横结肠内容物推送至降结肠或乙状结肠。此运动常见于进食后。阿片类药物和抗酸剂等可降低结肠集团蠕动的频率，使用后易产生便秘；当结肠黏膜受到强烈刺激时，常引起持续的集团蠕动。

(三)排便

食物残渣在大肠停留过程中，一部分水分和无机盐被大肠黏膜吸收；同时经过大肠内细菌的发酵和腐败作用，以及黏液的黏结作用，形成粪便。

正常人的直肠内没有粪便。当结肠的集团蠕动将粪便推入直肠，刺激直肠壁感受器，传入冲动经盆神经和腹下神经传至脊髓腰骶段的初级排便中枢；同时上传到大脑皮层，引起便意和排便反射。如果条件许可，皮层发出下行冲动到脊髓初级排便中枢，传出冲动通过盆神经引起降结肠、乙状结肠和直肠收缩，肛门内括约肌舒张；同时，阴部神经传出冲动减少，肛门外括约肌舒张，粪便就被排出体外。

(四)大肠内细菌的活动

大肠内有大量细菌，据估计，粪便中死的和活的细菌量占粪便固体重量的 $20\%\sim30\%$。细菌中含有能分解食物残渣的酶。糖和脂肪被细菌分解称为发酵，其产物为乳酸、二氧化碳、沼气、脂肪酸、甘油和胆碱等；蛋白质被细菌分解称为腐败，其产物有胨、氨、硫化氢和吲哚等，其中有的成分由肠壁吸收后到肝中解毒。

大肠内的一些细菌还能利用肠内较为简单的物质合成 B 族维生素和维生素 K，经肠内吸收后，对人体有营养作用。若长期使用肠道抗菌药，可抑制肠内细菌，引起 B 族维生素和维生素 K 缺乏。

第三节　消化道的吸收功能

一、吸收的部位和途径

（一）吸收的部位

消化道不同部位对各种物质的吸收能力和速度是不同的。口腔黏膜仅吸收硝酸甘油等少数药物,食物在食管内基本不被吸收,胃的吸收功能很弱,仅能吸收乙醇和少量水分,大肠一般只能吸收水分和无机盐,小肠是吸收的主要部位。一般认为,糖类、蛋白质和脂肪的消化产物大部分是在十二指肠和空肠吸收的。回肠具有主动吸收胆盐和维生素 B_{12} 的作用(图 23-4)。

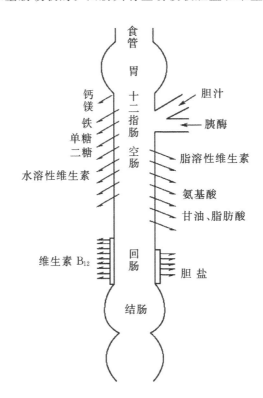

图 23-4　各种营养物质在小肠的吸收部位

（二）小肠在吸收中的有利条件

小肠之所以成为营养物质吸收的主要场所,是因为小肠有许多有利于吸收的条件:①小肠有巨大的吸收面积,成人的小肠长 5～7m,小肠黏膜形成许多环形皱褶,皱褶上有大量绒毛,绒毛表面柱状上皮细胞还有许多微绒毛,这使吸收面积达到 $200m^2$ 左右;②食物在小肠内已经分解成可吸收的小分子物质;③食糜在小肠内停留 3～8 小时,时间较长,使营养物质有充分的消化和吸收时间;④小肠黏膜绒毛内有丰富的毛细血管和毛细淋巴管,有利于吸收。

(三)吸收的途径和机制

营养物质和水的吸收可通过两条途径：一是跨细胞途径，即通过绒毛柱状上皮细胞的腔面膜进入细胞内，再通过细胞底侧面膜到达细胞间液，转而进入血液或淋巴；二是旁细胞途径，通过细胞间的紧密连接，进入细胞间隙，随即进入血液或淋巴。营养物质通过细胞膜的转运机制包括扩散、易化扩散、主动转运和胞饮等。

二、主要营养物质的吸收

(一)糖的吸收

食物中的糖类包括多糖(淀粉、糖原)、双糖(蔗糖、麦芽糖)和单糖(葡萄糖、果糖、半乳糖)。糖类只有分解为单糖后才能被小肠黏膜吸收，且主要是葡萄糖，约占80%。

葡萄糖的吸收是一种继发性主动转运过程，其能量来自 Na^+ 泵。葡萄糖吸收后进入血液进行运输。实验证明，用 Na^+ 泵抑制剂哇巴因能抑制糖的吸收。

(二)蛋白质的吸收

食物中的蛋白质经消化分解为氨基酸才能吸收。氨基酸的吸收过程与葡萄糖吸收相似，属于继发性主动转运。吸收途径几乎完全经由血液途径吸收。

(三)脂肪的吸收

脂肪消化后形成脂肪酸、甘油一酯、胆固醇等，并与胆盐形成混合微胶粒，到达微绒毛后，甘油一酯、脂肪酸和胆固醇又逐渐地从混合微胶粒中释出，进入黏膜细胞，胆盐留在肠腔内被重新利用。长链脂肪酸及甘油一酯进入细胞后，在肠上皮细胞的内质网中大部分被重新合成甘油三酯，并与细胞中生成的载脂蛋白形成乳糜微粒，扩散入淋巴。

(四)水的吸收

机体每日从外界摄取 1.5～2.0L 的液体，消化腺每日分泌 6～8L 的消化液，两者之和达8～10L，随粪便排出的水仅为 0.1～0.2L，其余经过消化道时几乎全部被吸收。水的吸收是被动的，各种溶质尤其是 NaCl 被吸收时所产生的渗透压梯度是水吸收的动力。严重呕吐、腹泻可使人体丢失大量水和电解质，导致水和电解质平衡紊乱。

(五)无机盐的吸收

一般来说，单价碱性盐类如钠、钾、铵盐的吸收很快，多价碱性盐类则吸收很慢。凡能与钙结合而形成沉淀的盐，如草酸钙、硫酸钙、磷酸钙等，则不能被吸收。

1. 钠的吸收

成人每天摄入的钠和消化腺分泌的钠，大约 95%～99% 由胃肠道吸收，钠的吸收是主动的，肠上皮细胞的底侧膜上的 Na^+ 泵将胞内的 Na^+ 主动转运入血，造成胞内 Na^+ 浓度降低，肠腔内 Na^+ 借助于刷状缘上的通道蛋白，以易化扩散形式进入细胞内。

2. 铁的吸收

正常人体每日吸收约 1mg 的铁，仅为食物含铁量的 1/10。铁吸收的主要部位是十二指肠和空肠上段。食物中的铁绝大部分是三价的高铁形式，不易被吸收，需被还原为亚铁后才能被吸收,胃液中的盐酸有促进铁吸收的作用,故胃大部分切除的患者,常伴有缺铁性贫血。

3.钙的吸收

钙吸收的部位主要在十二指肠。钙的吸收主要是通过主动转运完成的。食物中的钙仅有一小部分被吸收,且只有在水溶液状态下(如氯化钙、葡萄糖酸钙溶液)才能被吸收。

4.负离子吸收

小肠吸收的负离子主要有 Cl^- 和 HCO_3^-。Na^+ 被吸收所造成的电位变化可促进负离子向细胞内移动而被动吸收。

(六)胆固醇的吸收

进入肠腔的胆固醇,只有游离形式的才能被吸收。消化液中的胆固醇酯酶把酯化的胆固醇水解为游离的胆固醇,然后通过形成混合微胶粒,在小肠上部被吸收。

(七)维生素的吸收

脂溶性维生素 A、维生素 D、维生素 E、维生素 K 的吸收机制与食物中脂类消化吸收的机理相似。水溶性维生素主要以扩散的方式在小肠上段被吸收,但维生素 B_{12} 必须与内因子结合形成水溶性复合物才能在回肠被吸收。

目标检测

一、名词解释

1.蠕动　　2.吞咽　　3.黏液-碳酸氢盐屏障

二、简答题

1.简述胃液的成分及其生理作用。

2.简述小肠的运动形式及其生理意义。

3.试述排便反射的过程。

(罗晓筠)

第二十四章　能量代谢与体温

学习目标

1.掌握:基础代谢率;体温的概念;机体散热方式;体温调节中枢。

2.熟悉:影响能量代谢的主要因素;人体体温正常值及其生理变动;机体的产热。

3.了解:机体能量的来源与转移;能量代谢测定的原理及方法;温度感受器;体温调节的机制和方式。

第一节　能量代谢

新陈代谢是生命的基本特征之一,包括合成代谢和分解代谢。在物质的合成代谢过程中伴有能量的储存,而物质的分解代谢过程中又伴有能量的释放,我们把物质代谢过程中所伴随的能量的释放、转移、贮存和利用的过程称为能量代谢。

一、机体能量的来源与利用

(一)机体能量的来源

机体所需的能量来源于食物中三大营养物质,即糖、脂肪和蛋白质。

1.糖

人体所需能量的70%以上由食物中的糖提供。糖可以通过有氧氧化和无氧酵解两种方式为组织、细胞提供能量。糖被吸收后,可转变为糖原储存在肝脏和骨骼肌中,分别称为肝糖原和肌糖原。其中肝糖原可直接分解生成葡萄糖,从而维持血糖水平的相对稳定。通常正常成人的肝糖原储备约为150g,肌糖原储备约为400g,储备的肝糖原和肌糖原部分或全部消耗后,机体才会开始利用脂肪供能。

2.脂肪

脂肪的主要生理功能是贮存和供给能量。机体的脂肪可占体重的20%左右,其贮存量多于糖,且脂肪的能量比糖要高一倍多,因此,脂肪是机体内能源储存的主要形式。一般情况下,由脂肪氧化所提供的能量只占机体所需能量的20%～30%,但在空腹时,人体所需能量的50%以上由储存的脂肪氧化供给。如果禁食1～3天,则机体所需能量的80%来自脂肪的氧化,结果使机体内储存的脂肪减少。

3.蛋白质

在生理状态下,蛋白质是构成人体结构的重要成分,不作为供能物质。只有在特殊情况下

（高热、长期禁食、结核、恶性肿瘤等），蛋白质才会分解为氨基酸而供能。

（二）机体能量的转移和利用

机体内的糖、脂肪、蛋白质在氧化分解时产生的能量，大约有50%以上直接转化为热能，用以维持体温，45%可转移到ATP的高能磷酸键上。当机体的细胞需要消耗能量维持生命活动时，ATP的高能磷酸键断裂转变为ADP，释放大量的能量。1mol ATP转化为ADP时可释放33.5 kJ的能量。因此，ATP既是重要的储能物质，又是能量的直接供给者。

ATP还可将能量转移给肌酸，生成磷酸肌酸（CP）。CP可将多余的能量备用储存起来，当ATP消耗过快时，CP可以把能量转给ADP，快速生成ATP以补充已消耗的能量。CP在能量的释放和利用过程中主要起缓冲作用，以保证ATP浓度的相对稳定。

生物合成、物质转运、肌肉收缩、腺体分泌、神经冲动等生理活动都需要ATP供能。其中，除去骨骼肌收缩时有15%～20%的能量转化为机械能外，其他的能量最终都转化为热能，以维持体温的相对恒定（图24-1）。

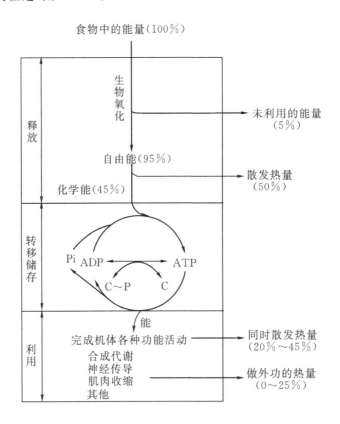

图24-1 能量的转移、储存和利用

当机体摄入的能量和消耗的能量相等时，称为能量的平衡状态。如果机体长期消耗的能量过多和（或）摄入量不足，机体则进入能量的负平衡状态，这时机体就会动员自身贮存的能源物质供能，以弥补能量的消耗，结果使体重减轻。反之，若机体的摄入大于消耗，则多余的能量会转变成脂肪储存起来，结果使体重增加。

二、能量代谢的测定

能量在代谢过程中遵循"能量守恒定律",即不管能量转化为何种形式,中间有多少环节,其总量保持不变。机体代谢消耗的能量,除少量转化为骨骼肌的机械功外,其余的能量全部转化为热能。因此,在安静状态下测定机体的产热量,就可测算机体的代谢量。通常将机体在单位时间内散发的热量称为能量代谢率。常用的测定机体产热量的办法有直接测热法和间接测热法,下面介绍较为简单易行的间接测热法。

(一)间接测热法

间接测热法的基本原理是定比定律,即在一般化学反应中,反应物的量与产物的量成固定的比例关系。如葡萄糖在体外燃烧和在体内彻底氧化时,反应物和终产物完全相同,均按反应式 $C_6H_{12}O_6+6O_2=6CO_2+6H_2O+\triangle H$(产热量)进行,$C_6H_{12}O_6:O_2:CO_2:H_2O:\triangle H$ 之间的比值固定。同样,脂肪和蛋白质也是如此。我们可以根据营养物质氧化过程中的耗氧量和产热量之间的定比关系,推算出单位时间内的机体所产生的总热量。

三大营养物质在氧化分解过程中生成 CO_2 和水,我们将 1g 食物在体内完全氧化(或在体外燃烧)时放出的热量称为该食物的热价,营养物质在体外燃烧和体内氧化时的产能值不同,分别称为物理热价和生物热价,糖和脂肪物理热价和生物热价是相同的,蛋白质的物理热价和生物热价不同,因为,它在体内无法被彻底氧化生成 CO_2 和 H_2O,而是形成非蛋白氮类物质(如尿素、尿酸、肌酐等)。表 24-1 所示为三大营养物质产能特点。

表 24-1 三种营养物质氧化时的数据

物质	耗氧量 (L/g)	产 CO_2 量 (L/g)	物理热价 (kJ/g)	生物热价 (kJ/g)	氧热价 (kJ/L)	呼吸商 (RQ)
糖	0.83	0.83	17.3	17.3	21.1	1.00
脂肪	1.98	1.43	39.8	39.8	19.7	0.71
蛋白质	0.95	0.76	23.5	18.0	18.8	0.85

注:热价,1g 食物在体内完全氧化(或在体外燃烧)时放出的热量称为该食物的热价。

营养物质在氧化时,每消耗 1L 氧气时所释放的热量称为该物质的氧热价。氧热价表示某种物质氧化时耗氧量和产热量之间的关系。

由于机体摄入的营养物质以混合食物为主,而三大营养物质各自具备不同的氧热价,故应首先确定摄入体内的各种营养物质的比例,这一比例关系可以通过呼吸商来反映。营养物质氧化时,一定时间内产生的 CO_2 和消耗的 O_2 之比称为呼吸商。由于一般情况下,蛋白质不作为直接的供能物质,因此,混合食物的氧热价一般由非蛋白呼吸商来反映。表 24-2 所示为非蛋白呼吸商的数值与糖和脂肪的供能比例关系及其对应的氧热价。糖的呼吸商为 1.0,即表示如果非蛋白呼吸商为 1.0 时,此时机体的供能物质完全为糖,此时的氧热价为 21.1kJ/L。

表 24-2　非蛋白呼吸商及氧热价

非蛋白呼吸商	糖氧化百分比 （%）	脂肪氧化百分比 （%）	氧热价 （kJ/L）
0.70	0.00	100.0	19.608
0.71	1.10	98.9	19.637
0.73	8.40	91.6	19.738
0.75	15.6	84.4	19.842
0.77	22.8	77.2	19.948
0.80	33.4	66.6	20.102
0.82	40.3	59.7	20.202
0.84	47.2	52.8	20.307
0.86	54.1	45.9	20.412
0.88	60.8	39.2	20.512
0.90	67.5	32.5	20.617
0.92	74.1	25.9	20.716
0.94	80.7	19.3	20.822
0.96	87.2	12.8	20.927
0.98	93.6	6.37	21.027
1.00	100.0	0.0	21.132

（二）产热量的简易测算方法

（1）测出单位时间的耗氧量及二氧化碳产生量。

（2）求非蛋白呼吸商。

（3）查表 24-2，根据非蛋白呼吸商查出氧热价。

（4）根据"产热量＝氧热价×耗氧量"，计算单位时间内产热量。

（5）计算 24 小时产热量。

三、影响能量代谢的因素

（一）骨骼肌活动

骨骼肌的重量占人体体重的 40% 左右，因此，骨骼肌活动对于能量代谢的影响非常显著。轻微的运动或体力劳动就可提高能量代谢率，剧烈运动时的产热量可达到安静时的 50 倍。运动强度的大小与能量代谢率成正比，可作为测算能量消耗的依据。

（二）精神活动

人体平静思考问题时，神经细胞活动对能量代谢影响不大，产热量增加一般不超过 4%。

但在精神处于紧张状态时,由于交感神经兴奋,肌紧张增强,激素分泌增加,会使机体产热量显著增加。

(三)食物的特殊动力效应

人体在进食后一段时间内,虽然同样处于安静状态,但所产生的热量却比未进食时有额外的增加。食物使机体产生额外热量的现象称为食物的特殊动力效应。这种效应与摄入食物的成分有关,蛋白质的特殊动力效应最强,目前认为主要与氨基酸在肝脏代谢有关。

(四)环境温度

人体能量代谢率在20~30℃的环境中最稳定,当环境温度降低或升高时,能量代谢率开始增加。在10℃以下,能量代谢率显著增强,这主要是由于寒冷刺激引起肌肉的紧张增加乃至出现战栗所致。当环境温度超过30℃后,能量代谢率又会逐渐增加,这是细胞内的化学反应速度增快、发汗功能增强、循环和呼吸功能增强的结果。

四、基础代谢

基础代谢是指基础状态下的能量代谢。基础代谢率是指单位时间内的基础代谢,即在基础状态下,单位时间内的能量代谢。所谓基础状态,是指人体处于清醒、空腹(禁食12小时以上)、静卧、精神安定及室温20~25℃的状态。基础状态去除了肌肉活动、精神活动、食物的特殊动力效应及环境温度对于能量代谢的影响。基础代谢率并非是人体最低的能量代谢率,在一些特殊情况,如深睡眠时,机体的能量代谢率更低。

基础代谢率与人体的体表面积成正比,通常以每小时每平方米体表面积的产热量计算,单位以 $kJ/(m^2 \cdot h)$ 来表示,还可用相对值表示。

基础代谢率(相对值)=(实际测得值-正常平均值)/正常平均值×100%

我国正常人基础代谢率的平均值见表24-3。

表 24-3 我国正常人基础代谢率平均值[kJ/(m²·h)]

年龄(岁)	11~15	16~17	18~19	20~30	31~40	41~50	50以上
男性	195.5	193.4	166.2	157.8	158.6	154.0	149.0
女性	172.5	181.7	154.0	146.5	146.9	142.4	138.6

实际测定结果表明,基础代谢率随性别、年龄等状况的不同而不同。男子平均的基础代谢率高于女子;年龄越大,基础代谢率越低。

一般来说,基础代谢率的实际数值与上述正常的平均值(表24-3)比较,相差在±15%之内属于正常;当二者相差超过±20%时,才有可能是病理变化。甲状腺功能低下时,基础代谢率将比正常值低20%~40%,甲状腺功能亢进时的基础代谢率将比正常值高出25%~80%。因此,基础代谢率的测量是临床上诊断甲状腺疾病的重要辅助方法。此外,肾上腺皮质和垂体的功能低下时,基础代谢率降低。

第二节 体温及其调节

人体的温度分为体表温度和深部温度。体表温度指的是皮肤表面的温度。由于皮肤散热的速度快,受环境变化的影响明显,因而很不稳定;并且身体各部分的体表温度也有差异,肢体远端的体表温度偏低。人体深部的温度相对比较恒定,通常把机体深部的平均温度称为体温。人和大多数哺乳动物的体温在正常情况下不会发生大范围的变动。体温过低会使酶的活性降低,代谢受到抑制;体温过高会导致酶和蛋白质变性,体温超过 42℃ 时会造成永久性脑损伤,危及生命。因此,体温的相对恒定对维持内环境的稳态,保证机体正常的代谢和生理功能都具有重要的意义。

一、人体的正常体温及其生理波动

(一)正常体温

人体内部的各器官由于能量代谢率的差异,温度也有所不同,心腔内血液的温度可看作是人体深部的平均温度。血液循环可以起到均衡热量的作用,使机体内各部分的温度趋向一致。由于血液的温度无法直接测量,因此,我们可以测量血流比较集中且不易散热的黏膜和皮肤的温度。临床上通常通过测量口腔、腋窝或直肠的温度来代表体温。直肠的温度最接近机体深部的平均温度,通常为 36.9~37.9℃;口腔的温度较直肠温度低,为 36.6~37.6℃;腋窝的温度比口腔温度低 0.4℃ 左右,为 36.1~37.4℃。测量口腔温度时需将温度计含在舌下,测腋窝温度时应保持腋窝干燥,测量时间在 10min 以上。由于测量此处不易造成交叉感染,故腋窝是日常测量体温最常用的部位。

(二)体温的生理性波动

人体的体温可随昼夜、年龄、性别、肌肉活动和精神状态等因素的影响而产生波动。在生理状态下,体温的变化一般不超过 1℃。

1.昼夜波动

人体的体温在一昼夜中常呈现出周期性的波动。一般清晨 2~5 时体温最低,下午 1~6 时体温最高。

2.性别

女性的平均体温比男性高 0.3℃ 左右,且成年女性的基础体温随月经周期呈现出规律性波动(图 24-2)。在月经周期中,卵泡期内体温较低,排卵日最低,排卵后的黄体期内体温回升,直至下次月经到来,体温都维持在较高的水平,因此,测定成年女性的基础体温可较为准确地确定排卵日期。研究表明,女性体温的周期性变化与性激素的周期性分泌有关。

3.年龄

新生儿的体温比正常成人稍高,且昼夜变化不明显。由于新生儿的体温调节系统发育尚不成熟,故体温易受环境温度的影响。老年人基础代谢率低,体温较低,代偿能力较差。

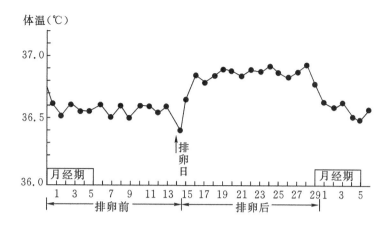

图 24-2　女性月经周期中的基础体温变化

4.肌肉活动

肌肉活动,特别是骨骼肌运动可大幅度提高能量代谢率,使产热增多,体温升高。在剧烈运动时,体温可升高 1～3℃,故在临床上给患者测量体温时,应在患者安静一定的时间后测量。测婴幼儿体温时,应尽量避免其哭闹。

5.其他因素

环境温度变化、情绪激动、精神亢奋及进食等因素都可引起体温的改变。由于食物的特殊动力效应,进食后机体的产热量增多,体温有所升高。在深睡眠、麻醉等情况下,肌肉松弛,血管紧张度降低,代谢减弱,使产热减少,可造成体温降低。

二、人体的产热和散热

(一)产热

1.主要的产热器官

人体的主要产热器官是肝脏和骨骼肌。安静时,人体的热量约 56% 由内脏产生,其中肝脏是代谢最为旺盛的器官,产热量最大。运动状态下,骨骼肌的产热可占人体总产热量的90%,成为主要的产热器官。

2.机体的产热及其调节

在寒冷的环境中,机体的散热增加,此时,为维持体温的相对恒定,机体主要通过三条途径来增加产热。

(1)寒战:即骨骼肌发生不随意的节律性收缩。此时,屈肌和伸肌同时收缩,收缩时释放的能量全部转化为热能,可在短时间内使机体产生大量的热量。

(2)非寒战产热:寒冷刺激使交感神经肾上腺髓质系统活动增强,促使机体的代谢加强。新生儿体内的褐色脂肪由丰富的交感神经所支配,当寒冷刺激引起交感神经兴奋时,可促进褐色脂肪分解产热,因此,新生儿主要靠褐色脂肪组织的分解产热,即通过非寒战产热来维持体温。

（3）寒冷刺激促进甲状腺激素的分泌增加。它可促进能量代谢率的增加，是使产热增多的最重要的激素。但通过这条途径调节产热有一定的滞后效应。

（二）散热

机体代谢产生的热量传到血液，随血液循环运至体表，绝大部分的热量随皮肤散发到体外，故人体的主要散热部位是皮肤。此外，在呼吸、排尿、排便过程中也可向外界散失一定的热量。

1. 皮肤的散热方式

皮肤的散热方式有辐射、传导、对流和蒸发等。

（1）辐射散热：机体以红外线的方式向周围环境散发热量的过程称为辐射散热。当环境温度低于体温时，辐射散热是人体最主要的散热方式。

（2）传导散热：机体体表的热量直接传给与之接触的温度较低的物体的过程称传导散热。传导散热量的多少除取决于接触面积外，主要取决于两物体的温度差及所接触物体的导热性。温度差越大，导热性越好，传导散热量就越多；反之，散热就越少。如脂肪组织是不良导热体，脂肪的导热性只有其他组织的1/3。人体皮下脂肪层就成为了保持体温恒定的有效隔热系统。水和冰的导热性比空气好，故临床上可利用水浴或冰袋给患者退热。

（3）对流散热：通过空气的对流，使距体表较远的冷空气取代身体周围已被体表传导的热量加温的热空气的散热过程，称对流散热。对流散热是一种特殊的传导散热。空气对流有利于传导散热，空气对流越快，对流散热就越多。热天吹电扇即是增强对流散热。

（4）蒸发散热：身体以蒸发水分的方式散热的过程称蒸发散热。当环境温度等于或高于皮肤温度时，蒸发散热便成了机体唯一有效的散热方式。蒸发散热可分为不感蒸发和发汗两种。①不感蒸发是指体内的水分直接透出皮肤和黏膜（主要是呼吸道黏膜），并未聚成水滴就向外界蒸发的过程。人体不感蒸发的水量每天约有1000ml，其中通过皮肤蒸发的有600～800ml，通过呼吸道蒸发的有200～400ml。临床上对高热患者进行酒精擦浴，就是利用酒精蒸发来增加散热。②发汗是指汗腺主动分泌汗液的活动，通过汗液带走大量体热。发汗量受机体的活动状态、环境温度和空气湿度的影响。环境温度越高，发汗的速度越快。当空气湿度较大时，汗液不易蒸发，体热不易散失，会反射性地引起发汗量增多。在气温高、湿度大的环境中，会觉得闷热，易中暑。

2. 散热的调节

散热的主要途径是皮肤。增加或减少皮肤的散热量，主要是通过改变皮肤的血流量和发汗两种机制来实现的。

（1）皮肤血流量的调节：当流向皮肤的血流量加大时，体表温度升高；反之，体表温度下降。环境温度升高时，交感神经的紧张性下降，皮肤血管扩张，动-静脉吻合支开放，皮肤血流量增大，散热增多。环境温度降低时，交感神经的紧张性升高，皮肤血管收缩，血流量减少，散热减少。

（2）发汗的调节：发汗分温热性发汗和精神性发汗。温热性发汗的发汗部位广泛，其功能为调节体温。精神性发汗常在精神紧张时发生，发汗部位局限于手掌、足、前额等，不参与体温的调节。

三、体温调节

人体的体温之所以能保持相对恒定,是在体温调节机制的控制下,使产热系统和散热系统维持动态平衡的结果。体温调节的基本方式有自主性体温调节和行为性体温调节。自主性体温调节是在中枢神经系统的调控下,通过寒战、发汗、改变皮肤血流量等生理反应,从而维持体温恒定的一种调节方式。除此之外,在日常生活中,人们还可以在气温变化时,有意识地通过诸如增加衣物,使用风扇、空调、暖气等行为方式来维持体温。通常我们把体温的这种调节方式称为行为性体温调节。

自主性体温调节由体温自动调节系统完成,其中枢位于下丘脑。体温调节中枢发出控制信息,调控全身产热器官和散热器官的活动,以维持产热和散热的平衡,从而保证体温的相对稳定。当内、外环境变化(气温升降、运动、精神亢奋等)造成体温升降时,可刺激皮肤和机体深部的温度感受器,将信息反馈给体温调节中枢,经中枢整合后,反向激活产热或散热机制,维持体温的稳定。自主性体温调节系统是一种负反馈控制系统。

(一)温度感受器

机体的各个部位都有感受温度变化的温度感受器,根据其分布部位的不同,可分为外周温度感受器和中枢温度感受器。

1. 外周温度感受器

外周温度感受器分布于皮肤、黏膜和内脏等处,可感受外环境冷热的变化。它可分为冷感受器和热感受器,这两种感受器分别对一定范围内的温度变化敏感,从而感受机体局部冷热的改变,经传入神经冲动到达大脑皮层引起温度觉引起体温调节。人体皮肤上的冷感受器数量较多,故皮肤对冷刺激较为敏感。

2. 中枢温度感受器

在中枢神经系统内存在对温度敏感的神经元,称为中枢温度感受器。在脑干网状结构和下丘脑的弓状核中以感受局部温度降低的冷敏神经元为主。在视前区-下丘脑前部(PO/AH)则以对局部温度升高敏感的热敏神经元为主。

(二)体温调节中枢

体温调节的基本中枢位于下丘脑,视前区-下丘脑前部(PO/AH)是机体重要的体温调节中枢。

(三)体温调定点学说

体温自主性调节的机制可用调定点学说来解释。影响机体产热和散热的体核温度有一个精确的阈值,这就是在 PO/AH 设定的一个调定点,如 37℃ 。当体温超过 37℃时,热敏神经元的兴奋性增强,冷敏神经元的兴奋性减弱,使机体的散热加强,产热减弱,体温降低。反之,当体温低于 37℃时,热敏神经元的兴奋性减弱,冷敏神经元的兴奋性增强,使机体产热增加,散热减少,体温升高。这样负反馈调节的结果就使体温稳定于调定点。

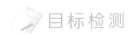 目标检测

一、名词解释

1.能量代谢　　2.呼吸商　　3.基础代谢率　　4.体温　　5.辐射散热　　6.蒸发散热

7.对流散热　　8.自主性体温调节

二、简答题

1.简述人体能量的来源和去路。

2.试述影响能量代谢的主要因素。

3.人体体温的正常值是多少？生理情况下有哪些因素能影响体温？

4.简述人体散热的主要方式。

5.试述人体体温调节的机制。

（王　　锦）

第二十五章 尿的生成与排出

○ 学习目标

1. 掌握:肾小球的滤过功能及评价指标;渗透性利尿;尿生成的体液性调节(抗利尿激素、醛固酮)。

2. 熟悉:肾小管和集合管的重吸收功能及几种主要物质的重吸收;肾小管和集合管的分泌功能;血浆清除率的概念。

3. 了解:肾脏的功能;肾脏血液循环的特点;尿液的浓缩和稀释;尿的排放。

第一节 概 述

一、排泄的概念与途径

排泄是机体物质代谢的最后一个环节,指机体将物质代谢过程中的终产物和机体不需要或过剩的物质(包括进入体内的异物和药物的代谢产物)排出体外的过程。在生理学中,只将物质经血液循环运送至某些排泄器官排出体外的过程称为排泄,至于由大肠排出的食物消化后的残渣,它既未参与体内细胞的代谢,又不是从血液循环中向外排出的,所以不属于生理的排泄范畴。

人体的排泄途径有四条:①呼吸器官:主要排出 CO_2、少量水分和挥发性物质等。②消化器官:经唾液及腔黏膜可排出少量的铅、汞;经粪便可排出部分胆色素代谢产物及无机盐成分。③皮肤:以不感蒸发和发汗的形式排出部分水分、少量氯化钠和尿素等。④肾脏:通过生成尿液实现排泄功能,且由于尿液中包括的排泄物种类最多、数量最大,成为最重要的排泄器官。

在排泄过程中,肾脏还参与了体内水、电解质平衡、体液渗透压平衡及酸碱平衡的调节,对于维持机体内环境稳态具有重要作用。此外,肾脏还具有内分泌的功能,可分泌肾素、促红细胞生成素、1α-羟化酶和前列腺素等。本章重点介绍肾脏的排泄功能。

肾的泌尿排泄功能是基于肾的结构和血液循环的特点。整个过程是连续的,先由肾小球的滤过作用形成原尿,再经肾小管和集合管的重吸收、分泌及浓缩和稀释作用,最后形成终尿。

二、肾脏的结构特点

(一)肾单位和集合管

肾单位是肾脏的基本结构和功能单位,它与集合管共同完成泌尿功能。肾单位的组成及结构见图 25-1。集合管虽不属于肾单位,但它在尿生成过程中,特别是尿液的浓缩和稀释过程中起重要作用。

根据肾单位所在部位将其分为皮质肾单位和近髓肾单位,结构特点见表 25-1。

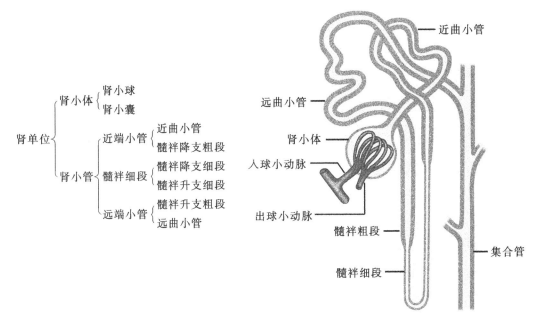

图 25-1　肾单位的组成及结构示意图

表 25-1　皮质肾单位和近髓肾单位的比较

特点	皮质肾单位	近髓肾单位
肾小球分布	皮质外 1/3~2/3	皮质内 1/3
肾单位数量	多(占 85%~90%)	少(占 10%~15%)
肾小球体积	小	大
入、出球小动脉口径	入球小动脉>出球小动脉	差异甚小
出球小动脉分支	形成肾小管周围毛细血管网	形成肾小管周围毛细血管网和 U 形直小血管
髓袢	短(只达外髓层)	长(达内髓层)
球旁器	有,肾素含量多	几乎无

(二)球旁器

球旁器主要分布在皮质肾单位,由近球细胞、致密斑和球外系膜细胞组成(图 25 - 2)。近球细胞分泌肾素,调节醛固酮分泌;致密斑感受小管液中 K^+、Na^+ 含量变化,调节肾素的分泌;球外系膜细胞具备吞噬、收缩的功能。

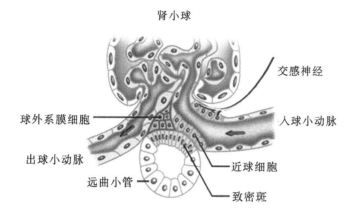

图 25 - 2　球旁器示意图

三、肾脏的血液循环特点

(一)血流量大,主要分布在皮质

肾动脉直接从腹主动脉分出,入肾门后经多次分支成为各肾单位的入球小动脉,入球小动脉进入肾小体后,再分支形成肾小球毛细血管网,然后汇集成出球小动脉。出球小动脉离开肾小体后再次形成毛细血管网,缠绕于肾小管和集合管的周围,最后汇合成肾静脉出肾门,汇入下腔静脉。

正常成人两肾重量仅为体重的 0.5%,但其血流量在安静时却相当于心输出量的 20%～25%,且其中约 94% 的血液分布在肾皮质层。这种血液供应并非基于肾脏本身的代谢所需,而主要是由于全身血液需要经过肾脏生成尿液完成排泄功能,以维持人体内环境的相对稳定。

(二)串联的两套毛细血管网血压差异大

(1)肾小球毛细血管网血压高,利于过滤血浆。肾小球毛细血管网介于入球和出球小动脉之间,由于皮质肾单位的入球小动脉的口径比出球小动脉的粗,血液流入易于流出,故肾小球毛细血管网的压力高(平均动脉血压为 100mmHg 时,肾小球毛细血管压约为 45mmHg),且在入球端和出球端的压力变化很小,有利于肾小球滤过功能的实现。

(2)肾小管周围毛细血管网的血压低,血浆胶体渗透压高,利于重吸收。血流经过入球小动脉与出球小动脉后,经阻力消耗,使肾小管周围的毛细血管网的血压大大降低(约为8mmHg);同时由于血浆经肾小球滤出后,血浆蛋白被浓缩,血浆胶体渗透压升高,这两者均有利于肾小管的重吸收。而近髓肾单位的出球小动脉分支形成 U 型的直小血管与髓袢并行,在尿液浓缩功能中有重要作用。

(三)肾血流量相对稳定有利于维持其正常的泌尿功能

肾血流量是尿生成的前提。在通常情况下,在血压变动范围内,肾脏靠自身调节来保持肾血流量的相对稳定以维持正常的泌尿功能。

第二节 尿生成的过程

尿的生成是在肾单位和集合管中进行的,其基本过程包括肾小球的滤过、肾小管和集合管的重吸收以及肾小管和集合管的分泌三个连续、复杂的过程。血浆通过肾小球的滤过作用形成原尿,再通过肾小管和集合管的重吸收、分泌作用以及尿液的浓缩或稀释作用,最后形成终尿。

一、肾小球的滤过功能

血液经过肾小球毛细血管时,血浆中的水分和小分子的溶质在有效滤过压的作用下,通过滤过膜进入肾小囊腔形成滤液(原尿)的过程,称为肾小球滤过。微量化学分析表明,肾小球的滤液中除蛋白质外,其余成分的浓度及晶体渗透压、酸碱度等都与血浆中基本相同(表25-2),可见原尿就是血浆的超滤液。

表 25-2 血浆、原尿和终尿的主要成分比较(g/L)

成分	血浆(g/L)	原尿(g/L)	终尿(g/L)
Na^+	3.3	3.3	3.5
K^+	0.2	0.2	1.5
Cl^-	3.7	3.7	6.0
碳酸根	1.5	1.5	0.7
磷酸根	0.03	0.03	1.2
尿素	0.3	0.3	20
尿酸	0.02	0.02	0.5
肌酐	0.01	0.01	1.5
氨	0.001	0.001	0.4
葡萄糖	1.0	1.0	0
蛋白质	80	0.3	0
水	900	980	960

决定肾小球滤过的主要因素有:肾血浆流量、滤过膜、有效滤过压。

(一)肾小球滤过的结构基础——滤过膜

滤过膜由三层结构组成:内层是肾小球毛细血管内皮细胞,细胞上有很多小孔,可阻止血细胞通过,但对血浆中的溶质几乎无限制作用;中层是基膜,可允许水分子和部分溶质通过,但血浆蛋白很难通过;外层是肾小囊脏层的上皮细胞足突裂孔膜(图25-3)。

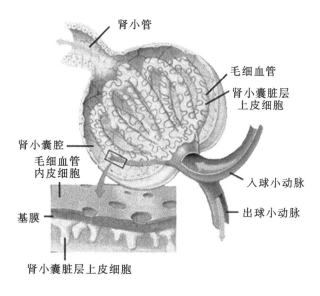

图25-3　肾小球滤过膜示意图

　　由于每层结构上都存在有不同直径的微孔,构成了滤过膜的机械屏障。其中中层基膜上的微孔直径最小,决定了肾小球滤过膜的分子通透性。此外,在滤过膜的各层上均覆盖着一层带负电荷的物质(主要是糖蛋白),构成了滤过过程中的电学屏障。因此,滤过膜作为肾小球滤过形成原尿的结构基础,既是分子大小的选择性过滤器(分子滤器),又是分子电荷的选择性过滤器(电荷滤器)。

(二)肾小球滤过的动力——有效滤过压

　　在滤过膜通透性和肾血浆流量不变的情况下,原尿的生成量主要由有效滤过压决定。其形成与组织液生成的有效滤过压相似,指促进肾小球滤过的动力与滤过的阻力之间的差值(图25-4),可用下式表示:

　　肾小球有效滤过压=肾小球毛细血管压-(血浆胶体渗透压+肾小囊内压)

　　其中,入球小动脉端和出球小动脉端压力几乎相等,均为45mmHg,肾小囊内压约为10mmHg,入球端的血浆胶体渗透压约为25mmHg,故入球端的有效滤过压=45-(25+10)=10(mmHg)。在血液流向出球小动脉端的过程中,由于水分和晶体物质不断被滤出,血浆蛋白浓度相应增加,血浆胶体渗透压逐渐升高,有效滤过压则逐渐下降。当血浆胶体渗透压升至35mmHg,有效滤过压降为零,滤过作用停止,称为滤过平衡。

　　可见,虽然肾小球毛细血管全长都具有滤过的功能,但血液在从入球小动脉到出球小动脉的流动过程中,只是有效滤过压为零之前的一段毛细血管才产生了滤过作用(亦称有效滤过长度),其长度与原尿生成量密切相关。

(三)肾小球滤过率与滤过分数

　　肾小球滤过率指每分钟两肾生成的原尿量,它是衡量肾功能的重要指标之一。正常成人

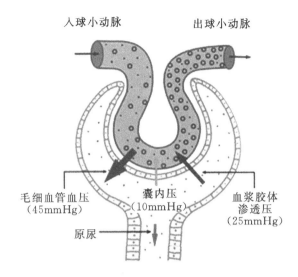

入球小动脉　　　出球小动脉

毛细血管血压
（45mmHg）

囊内压
（10mmHg）

血浆胶体
渗透压
（25mmHg）

原尿

图 25-1　肾小球有效滤过压示意图
○代表不可滤过的大分子物质；·代表可滤过的小分子物质

安静时约为 125ml/min,故每昼夜两肾生成的原尿总量高达 180L,相当于体重的 3 倍,临床上肾小球肾炎患者的肾小球滤过率将显著降低。

滤过分数指肾小球滤过率与每分钟肾血浆流量的比值。每分钟肾血浆流量约 660ml,故滤过分数为:(125/660)×100%≈19%。滤过分数表明,流经肾脏的血浆约有 1/5 经肾小球过滤形成原尿。

(四)影响肾小球滤过的因素

肾血浆流量、滤过膜的面积和通透性及有效滤过压是影响肾小球滤过的主要因素。

1.肾血浆流量

肾血浆流量的改变是影响肾小球滤过的最主要因素。在其他调节因素不变的情况下,肾血浆流量与肾小球滤过率呈正变关系。肾血浆流量的大小可改变滤过平衡点,即延长或缩短肾小球毛细血管有效滤过长度。当肾血浆流量增加时,如静脉内快速输入大量生理盐水使滤过平衡点向出球小动脉端移动,肾小球滤过率增大;反之,当肾血浆流量减少时,如各种原因所致的大失血或休克,肾交感神经兴奋,肾血管收缩,肾小球滤过率降低。

2.滤过膜的面积和通透性

成人两肾总滤过面积在 1.5m² 以上,正常情况下滤过膜面积和通透性都比较稳定。但在病理情况下,如急性肾小球肾炎引起肾小球毛细血管管腔变窄,使有效滤过面积减少,肾小球滤过率降低;同时由于滤过膜上带负电荷的糖蛋白消失或减少,滤过膜通透性增大,使血浆蛋白甚至血细胞"漏"出,故可出现少尿、蛋白尿和血尿。

3.有效滤过压

肾小球毛细血管血压、血浆胶体渗透压、肾小囊内压中任何一个因素发生改变,都会影响肾小球滤过率。

(1)肾小球毛细血管血压:当动脉血压在 80～180mmHg 范围内变动时,通过自身调节肾小球毛细血管血压保持相对稳定,肾小球滤过率基本不变。当各种原因如休克、心力衰竭引起动脉血压显著降低,超出了肾血流量自身调节的范围时,肾小球毛细血管血压将相应降低,导致有效滤过压下降,肾小球滤过率降低,尿量减少。

（2）血浆胶体渗透压:正常人的血浆胶体渗透压不会有很大变动,只有在某些原因使血浆蛋白浓度降低时,如肝脏合成血浆蛋白减少、静脉快速输入大量生理盐水时,才引起血浆胶体渗透压降低,使有效滤过压增大,肾小球滤过率增加,尿量增多。

（3）肾小囊内压:生理情况下,肾小囊内压一般较稳定,只有在病理情况下,如肾盂或输尿管结石、肿瘤压迫等原因导致尿液流出道受阻,囊内压将升高,致使有效滤过压降低,肾小球滤过率下降,尿量减少。

二、肾小管和集合管的重吸收功能

原尿从肾小囊进入肾小管后称为小管液,小管液在流经肾小管和集合管后其质和量均发生了明显变化,这是由于肾小管和集合管对原尿成分具有重吸收和分泌作用。肾小管和集合管的重吸收指原尿流经肾小管和集合管时,其中的水分和溶质通过小管上皮细胞部分或全部转运回血液的过程(图25-5)。

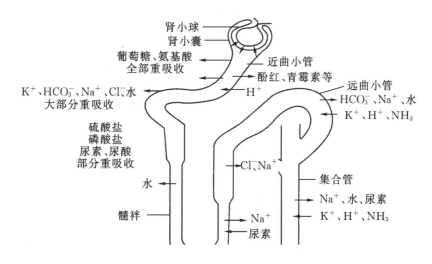

图 25-5　肾小管和集合管的重吸收和分泌示意图

如前所述,正常成人两肾每天生成的原尿量达 180L,而终尿量仅为 1～2L,表明原尿中约99％的水被肾小管和集合管重吸收,只有约 1％被排出体外。同时其他物质也被不同程度地重吸收。

1. 重吸收物质的选择性

肾小管对各种物质重吸收的比例是不同的。一般情况下,原尿中凡是对机体有用的物质会全部(如葡萄糖、氨基酸、维生素)或大部分(Na^+、Cl^-、HCO_3^- 及水等)重吸收,有的物质(如尿素)重吸收较少,有的完全不被重吸收(如肌酐)。这种选择性既可避免营养物质的流失,又能有效地清除代谢终产物、过剩及有害物质,从而净化血液。

2.重吸收部位的差异性

肾小管各段和集合管都具有重吸收的功能,但近端小管重吸收物质的种类最多,数量最大,因而是各类物质重吸收的主要部位。正常情况下,小管液中葡萄糖和氨基酸等营养物质几乎全部在近端小管重吸收;80%～90%的HCO_3^-、65%～70%的Na^+、Cl^-、K^+和水也在此被重吸收。余下的水和盐类大部分在髓袢细段、远端小管和集合管进行重吸收,少量随尿排出(图25-5)。虽然远曲小管和集合管重吸收的量较少,但可受到多种因素的影响和调节,因而在调节机体水、电解质平衡和酸碱平衡中具有重要意义。

3.主动重吸收和被动重吸收

主动重吸收是指肾小管上皮细胞通过某种耗能过程,将小管液中的溶质逆浓度差和(或)电位差转运到管周组织液继而进到管周围毛细血管的过程。根据主动转运过程中的能量来源,分为原发性主动和继发性主动重吸收两种,前者所需能量由ATP水解直接提供,如Na^+、K^+的重吸收;后者所需能量间接来源于钠泵,如葡萄糖、氨基酸等的重吸收。被动重吸收是指小管液中的水和溶质顺浓度差、电位差和渗透梯度转运到管周围毛细血管的过程。

4.几种物质的重吸收

(1)Na^+、K^+、Cl^-的重吸收:小管液中约99%的Na^+被重吸收,其中大部分在近端小管经钠泵被主动重吸收,Cl^-和水随之被动重吸收。小管液中的K^+几乎绝大部分在近端小管被主动重吸收,余下的在其后各段的肾小管被重吸收。

(2)水的重吸收:原尿中的水约99%被重吸收,仅1%被排出。因此,水的重吸收量只要减少1%,尿量就可增加1倍。

水的重吸收见于两种情况:①必需重吸收。在近端小管,水伴随溶质的重吸收而被重吸收,与机体内是否缺水无关,而是取决于滤过液中未能被重吸收溶质的浓度,也称为等渗性重吸收,对终尿量没有明显影响。②调节性重吸收。在远端小管和集合管,其上皮细胞对水不易通透,水的重吸收只有在抗利尿激素的作用下通过水通道的作用才能进行,对机体水平衡的调节有重要意义,也是影响尿量的关键。

(3)HCO_3^-的重吸收:是以CO_2的形式进行的(图25-6),且与小管上皮细胞管腔膜的Na^+-H^+交换(详细内容见后"肾小管和集合管的分泌部分")有密切关系。HCO_3^-是体内重要的碱储备,HCO_3^-的重吸收对调节机体内的酸碱平衡起着重要作用。

(4)葡萄糖的重吸收:正常情况下,原尿中的葡萄糖被全部重吸收回血液,终尿中不含葡萄糖。葡萄糖的重吸收部位仅限于近端小管,其余各段无重吸收能力。由于近端小管对葡萄糖的重吸收能力有一定限度,超过这一限度尿中就会出现葡萄糖,形成糖尿。尿中开始出现葡萄糖时的最低血糖浓度称为肾糖阈,正常值为8.88～9.99mmol/L。

(二)肾小管和集合管的分泌功能

肾小管和集合管上皮细胞将自身的代谢产物或血浆中的物质转运至小管液中的过程,称为分泌(图25-5)。肾小管和集合管主要分泌H^+、K^+和NH_3,对保持体内的酸碱平衡和电解质平衡具有重要意义。

1.H^+的分泌

正常人的血浆pH保持在7.35～7.45之间,原尿的pH值与血浆相同,而终尿的pH在

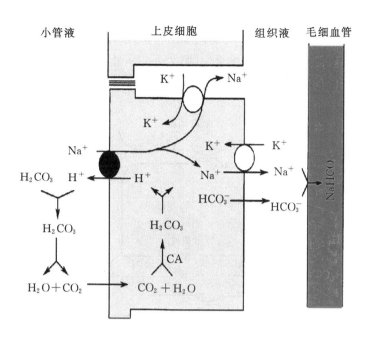

图 25-6　HCO₃⁻重吸收示意图

CA:碳酸酐酶;实心圆表示转运体;空心圆表示钠泵

5.0～7.0之间,这是由于肾小管和集合管上皮细胞分泌 H^+ 到小管液形成的。肾小管和集合管上皮细胞均可分泌 H^+ ,而近端小管分泌 H^+ 的能力最强。近端小管细胞通过 $Na^+ - H^+$ 交换分泌 H^+ ,同时促进 $NaHCO_3$ 的重吸收。H^+ 分泌的生理意义在于:排酸保碱,肾小管上皮细胞每分泌1个 H^+ ,可重吸收1个 Na^+ 和1个 HCO_3^- 回到血液;酸化尿液,在远端小管,分泌的 H^+ 与 HPO_4^{2-} 结合生成 $H_2PO_4^-$,增加尿液的酸度;促进氨的分泌。

2.K^+ 的分泌

终尿中的 K^+ 主要来自远曲小管和集合管的分泌。K^+ 的分泌与 Na^+ 的主动重吸收有密切联系。在小管液中的 Na^+ 被主动重吸收的同时,K^+ 被分泌到小管液内,此现象称为 $Na^+ - K^+$ 交换。由于 $Na^+ - K^+$ 交换和 $Na^+ - H^+$ 交换都是 Na^+ 依赖性的,故存在竞争性抑制,这和小管液中可供交换的 Na^+ 数量有关。酸中毒时,肾小管上皮细胞内碳酸酐酶的活性增强,H^+ 生成增多,$Na^+ - H^+$ 交换增多,$Na^+ - K^+$ 交换减少,使 K^+ 的分泌减少,可引起高血钾;同理,当血钾浓度升高时又可因为使 $Na^+ - H^+$ 交换减弱而出现酸中毒。

体内的 K^+ 主要由肾排泄。正常情况下,机体摄入的 K^+ 和排出的 K^+ 保持动态平衡。尿 K^+ 的排出特点是:多吃多排,少吃少排,不吃也排。故在临床上,为维持体内的 K^+ 平衡,应对不能进食的患者适当地补 K^+ ,以免引起低血 K^+ 。肾功能不全的患者,排 K^+ 功能障碍,可发生高钾血症。血 K^+ 过高或过低,都会对人体的功能,尤其是神经和心脏的兴奋性产生不利的影响。

3.NH_3 的分泌

终尿中排出的 NH_3 主要来源于小管上皮细胞内谷氨酰胺的脱氨反应。正常情况下,NH_3

由远曲小管和集合管分泌,但酸中毒时近端小管也可分泌。分泌的 NH_3 与小管液 H^+ 结合形成 NH_4^+,NH_4^+ 再与强酸盐(如 NaCl)的负离子结合,生成铵盐随尿排出。而后者又造成小管液中的 NH_3 浓度下降,促进 NH_3 的继续分泌(图 25-7)。由于 NH_4^+ 的生成降低了小管液中 H^+ 的浓度,有利于 H^+ 的进一步分泌和 HCO_3^- 的重吸收,对维持酸碱平衡有重要作用。

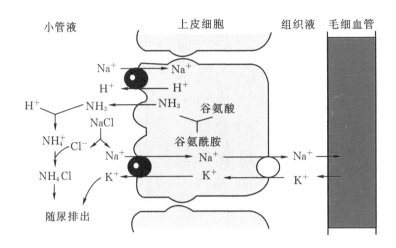

图 25-7　H^+、NH_3 和 K^+ 分泌关系示意图
实心圆表示转运体;空心圆表示 Na^+ 泵

4. 血浆中其他物质的排出

体内的某些代谢产物如肌酐和对氨基马尿酸,及进入体内的某些物质如青霉素、酚红、利尿药等,均可在近端小管主动转运至小管液并随尿排出体外,临床上酚红排泄试验主要用来检查肾小管的排泄功能。

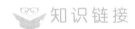知识链接

人工肾

肾脏是人体最重要的排泄器官,各种原因引起肾衰竭时,由于代谢产物在体内堆积,水、电解质和酸碱平衡失调,严重破坏内环境稳态,会危及生命。人工肾是根据肾脏的工作原理制成的一种机器,可以代替患者已丧失功能的肾。在人工肾中,通过导管与患者的血管相连,位于透析液中的导管相当于一层半透膜,水和尿素等小分子物质可以透过,蛋白质等大分子物质不能透过,当患者的血液流经这些管子时,其中的废物就透过半透膜扩散到膜外透析液中,除去废物的血液再流回人体内。

第三节　尿液的浓缩和稀释

尿液的浓缩和稀释是以尿液渗透压与血浆渗透压相比较而言。当体内缺水时,尿的渗透压明显比血浆渗透压高,称为高渗尿,表示尿液被浓缩;而体内水过剩时,排出尿的渗透压比血

浆渗透压低,称为低渗尿,表示尿液被稀释,这一功能在维持机体的水平衡中具有重要的意义。如果无论机体缺水还是水过剩,其排出尿的渗透压总是与血浆渗透压相等或接近,则称为等渗尿,表明肾脏的浓缩与稀释功能严重减退。

尿液的浓缩和稀释主要在肾髓质中进行,水重吸收的动力来自肾髓质渗透压梯度,即肾髓质部的渗透压由外髓部向内髓部逐渐增加,形成明显的高渗梯度。当肾小球滤液流经近曲小管时,小管液中的渗透压与血浆中相等。在髓襻降支,管壁对水易通透,对溶质不通透,小管液在肾内髓部高渗透压的作用下,水被"抽吸"到内髓组织间液,小管液渗透压逐渐升高。髓襻升支管壁对水的通透性较低,而 Na^+、Cl^- 和 K^+ 不断被主动重吸收,这种水、盐重吸收分离使髓襻升支的小管液逐渐变为低渗。

当低渗的小管液流经远端小管和集合管时,水的重吸收则受抗利尿激素(ADH)的调节。当血液中 ADH 较少时,管壁对水的通透性降低,水的重吸收减少,小管液的渗透压进一步降低,即尿液被稀释,形成低渗尿;当体内缺水血浆被浓缩时,ADH 释放增加,管壁对水的通透性增加,水容易通过小管上皮细胞被重吸收,即尿液被浓缩,形成高渗尿。

由此可见,肾髓质高渗梯度的存在是尿液浓缩的先决条件,而抗利尿激素的释放量是决定尿液浓缩程度的关键因素。

第四节　尿生成的调节

机体通过神经调节、体液调节和自身调节三种方式分别对尿生成的各个环节进行调节以实现肾脏排泄和调节功能的需要,从而维持内环境稳定。

一、肾小球滤过功能的调节

(一)肾血流量和肾小球滤过的肾内自身调节

当平均动脉血压在 $80\sim180mmHg(10.7\sim24.0kPa)$ 范围内变动时,肾入球小动脉的平滑肌会随着血压的升高或降低而发生收缩或舒张,以改变血流阻力,从而维持肾血流量的相对稳定。其生理意义在于确保在一定范围内肾小球滤过功能不会随着动脉血压的波动而变化。

(二)肾血流量和肾小球滤过的应急调节

肾血流量的自身调节保障了正常人在安静状态下排泄功能的正常进行,而在人体功能状态发生变化,如处于剧烈运动时,则通过神经和体液调节,使体内血液重新分配,以保证整体功能活动的正常进行。

分布到肾的神经以交感神经为主,虽有副交感神经入肾,但其作用尚不清楚。正常人在安静状态下,交感神经的紧张性很低,对肾血流量无明显影响。当各种生理或病理性原因使交感神经活动增强时,肾血管收缩,肾血流量减少,尿量减少,同时分配至运动着的肌肉和心、脑的血量增多,以保证重要脏器的功能。

在体液调节中,肾上腺素、去甲肾上腺素、血管紧张素和血管升压素可使肾血管收缩;而前列腺素 E_2、前列腺素 I_2 以及一氧化氮等则使之舒张。

二、肾小管和集合管重吸收和分泌功能的调节

(一)肾内自身调节

1.小管液中溶质的浓度

小管液中溶质的浓度是影响肾小管对水重吸收的主要因素。如果小管液溶质浓度升高,渗透压升高,阻碍水的重吸收,尿量就会增多。例如糖尿病患者因血糖升高超过了肾糖阈,近端小管不能将葡萄糖完全重吸收,使小管液中葡萄糖含量增多,小管液渗透压升高,水的重吸收减少,在尿中出现葡萄糖的同时尿量也增多。这种因小管液溶质浓度的升高而造成的多尿现象称为渗透性利尿。临床上给水肿患者使用可被肾小球滤过但不被肾小管重吸收的物质如甘露醇、山梨醇等,使小管液的渗透压增高,水的重吸收减少,可以达到利尿消肿的目的。

2.球-管平衡

近端小管的重吸收量与肾小球滤过率之间存在着比较稳定的关系,即无论肾小球滤过率是增加或减少,近端肾小管的重吸收量始终占滤过率的65%～70%,这种现象称为球-管平衡。其生理意义在于使尿中排出的溶质和水不致因肾小球滤过率的增减而出现大幅度变化。但这种平衡在某些情况下可被破坏,如发生渗透性利尿时,因为妨碍了水的重吸收,虽然肾小球滤过率没变,但近端小管重吸收量减少,导致尿量明显增多。

(二)体液调节

发生在远曲小管之前对水的重吸收主要属于必需重吸收,正常情况下对尿量影响不大,故尿量的多少主要取决于远曲小管和集合管的重吸收,抗利尿激素(antidiuretic hormone,ADH)和醛固酮是调节其功能的主要体液因素。

1.抗利尿激素

(1)来源及作用:ADH 是由下丘脑视上核和室旁核的神经元合成的,经下丘脑-神经垂体束运输到神经垂体储存,在机体需要时释放入血。其作用是使远曲小管和集合管对水的通透性增高,促进水的重吸收,使尿液浓缩,尿量减少。

(2)合成释放的调节:血浆晶体渗透压和循环血量的变化是调节其释放的主要因素。

当人体缺水如大量出汗、严重呕吐和腹泻时,血浆晶体渗透压升高,可刺激下丘脑的渗透压感受器,使 ADH 合成和释放增加,促进远曲小管和集合管对水的重吸收,尿量减少,促使血浆渗透压恢复,维持水平衡;相反,大量饮水后,血浆被稀释使晶体渗透压降低,ADH 合成和释放减少,尿量增多以排出体内多余的水分,这种因大量饮清水引起尿量增多的现象称为水利尿。

在急性大失血、严重呕吐和腹泻等情况下,循环血量减少,由于对容量感受器的刺激减弱,ADH 的合成释放增多,尿量减少有利于血容量的恢复;而在大量补液使循环血量增加时,ADH 合成释放减少,尿量增加可排出体内多余的水分。

2.醛固酮

(1)来源及作用:由肾上腺皮质球状带细胞分泌,可促进远曲小管和集合管保 Na^+ 排 K^+,同时伴有对水重吸收的增加,因而具有维持 Na^+/K^+ 平衡和细胞外液容量稳定的作用。

（2）分泌调节：主要受肾素-血管紧张素-醛固酮系统以及血 K^+、血 Na^+ 浓度的调节。

醛固酮的分泌受血管紧张素Ⅱ和血管紧张素Ⅲ的调节，血管紧张素Ⅱ由血管紧张素Ⅰ在转换酶作用下降解而来，而血管紧张素Ⅰ的激活又受肾素的调节，由此形成肾素-血管紧张素-醛固酮系统。肾内有两种感受器与肾素的分泌调节有关：一是入球小动脉处的牵张感受器，二是致密斑感受器。当动脉血压降低时，入球小动脉血压降低，对牵张感受器的牵张刺激减弱，肾素释放量增加；同时，由于入球小动脉血压降低，肾血流量减少，肾小球滤过率减少，到达致密斑的小管液中 NaCl 含量也减少，于是激活了致密斑感受器，引起肾素释放增多。此外，球旁细胞受肾交感神经支配，当肾交感神经兴奋时，肾素的释放量增加。

当血 K^+ 浓度升高或血 Na^+ 浓度降低，特别是血 K^+ 浓度升高，可直接刺激肾上腺皮质球状带分泌醛固酮，实现保 Na^+ 排 K^+ 的调节作用。

3.心房钠尿肽

心房钠尿肽的主要作用是使血管平滑肌舒张和抑制集合管对 NaCl 的重吸收，具有明显的促进 NaCl 和水排出的利尿作用。

此外，体内许多其他激素均可影响肾功能和尿的生成，如前列腺素、缓激肽、一氧化氮、糖皮质激素和甲状旁腺激素等。

第五节　血浆清除率

一、血浆清除率的概念

血浆清除率是指两肾在单位时间（1min）内能将多少毫升血浆中的某种物质完全清除出去，称为该物质的血浆清除率（ml/min）。

其计算公式为：$C=(U×V)/P$

式中 C 为清除率（ml/min），U 为尿中某物质的浓度（mg/ml），V 为每分钟尿量（ml/min），P 为血浆中某物质的浓度（mg/ml）。

二、测定血浆清除率的生理意义

（一）测定肾小球滤过率

如果某一物质在肾小球能随血浆自由地滤过，而在肾小管中不被重吸收也不被分泌，即尿中排出的这一物质完全来自肾小球的滤过，则这一物质的清除率就可以代表肾小球滤过率。菊糖（又称菊粉）是测定肾小球滤过率的标准品。

（二）测定肾血浆流量

如果血浆流经肾脏一次后，肾脏能将其中的某种物质完全清除，即该物质经过肾小球滤过和肾小管的分泌，在肾静脉中的浓度已经为零，则该种物质的清除率可以代表肾血浆流量。对氨基马尿酸是大致符合这一条件的物质。

(三)判断肾小管的功能

正常肾对于葡萄糖和氨基酸的血浆清除率为零,尿素为 70ml/min,对氨基马尿酸盐为 660ml。表明肾对人体需要的营养物质不予清除,只是清除了代谢产物或外来物质等。

第六节　尿液及其排放

一、尿液

(一)尿量

正常成人 24h 的尿量为 1.0～2.0L。如果 24h 尿量持续超过 2.5L,称为多尿;正常成人每日产生的固体代谢产物,最少约需要 0.5L 尿量才能将其溶解并排出,故每 24 小时尿量为 0.1～0.5L,称为少尿;24h 尿量少于 0.1L 则称为无尿。多尿会使机体丧失大量水分,使细胞外液量减少;少尿或无尿则会使代谢产物在体内堆积。

(二)尿液的理化性质

1. 颜色

正常新鲜尿液为透明、淡黄色,尿液颜色主要来自胆色素的代谢产物,其颜色深浅与尿量成反比关系,也常受药物影响,如服用呋喃唑酮后尿色呈深黄色,服用利福平后尿液颜色则呈红棕色。病理性情况下可出现血尿(呈洗肉水色)、乳糜尿(呈乳白色)等。

2. 比重

尿的比重在 1.015～1.025,最大变动范围为 1.002～1.035。若尿的比重长期在 1.010 以下,表示尿浓缩功能障碍,为肾功能不全的表现。

3. 酸碱度

尿液通常为酸性,pH 值介于 5.0～7.0 之间,素食者因植物酸可在体内氧化,酸性产物较少,故尿液呈碱性。

二、尿液的排放

肾连续不断地生成尿液,而尿的排放则是间断进行的。尿液不断经肾盂、输尿管送入膀胱储存,当膀胱充盈达到一定容量时,将引起排尿反射,尿液经尿道排出体外。

(一)膀胱与尿道的神经支配

膀胱逼尿肌和尿道内括约肌受盆神经和腹下神经支配,它们分别属于副交感神经和交感神经。盆神经兴奋时可使膀胱逼尿肌收缩,尿道内括约肌舒张,促进排尿;腹下神经兴奋时可使膀胱逼尿肌舒张,尿道内括约肌收缩,阻止排尿。尿道外括约肌属于骨骼肌,由阴部神经支配,活动可受意识控制。发生排尿反射时,阴部神经受到抑制,故尿道外括约肌松弛。上述三种神经中也含有传入纤维,可传导膀胱与尿道的不同感觉。

(二)排尿反射

排尿反射的初级中枢在骶髓。当膀胱内尿量达到 $400\sim500ml$ 时,膀胱壁的牵张感受器受到刺激而兴奋,冲动沿盆神经传入,到达骶髓的初级排尿中枢;同时上传到脑干和大脑皮层的高级排尿中枢,产生尿意;当环境允许排尿时,由高级排尿中枢发出冲动到骶髓,引起排尿反射。其过程如下:

当尿液进入尿道后,刺激尿道感受器,可进一步反射性地加强排尿反射活动,使排尿反射一再加强,直至尿液排完为止,这是一个正反馈过程(图 25-8)。此外,在排尿时,腹肌和膈肌的强大收缩也产生较高的腹内压,协助排尿。

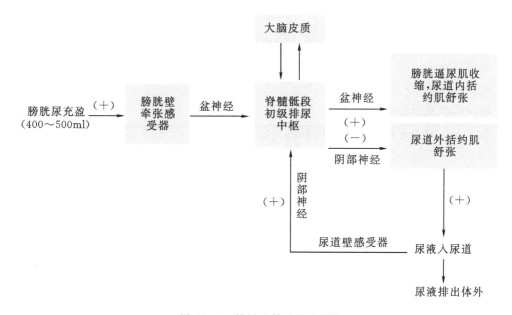

图 25-8 排尿反射过程示意图

(三)排尿异常

1.尿频

尿频是指排尿次数过多的现象,生理性尿频见于饮水过多、精神紧张或气候改变等。病理性尿频有两种情况:一是 24 小时尿液总量增多,如糖尿病、尿崩症等;二是排尿次数增多但每次尿量减少,或仅有尿意而并无尿液排出,常见于膀胱炎症、膀胱结石、前列腺增生、尿道狭窄或妊娠子宫压迫膀胱等。小儿因大脑皮层尚未发育完善,对初级排尿反射中枢的控制能力较弱,故排尿次数多,夜间也易发生遗尿。

2.尿失禁

尿失禁是指排尿反射不受意识控制的现象。见于高位脊髓横断性损伤造成骶髓初级排尿中枢与大脑皮层等高位中枢失去联系,排尿反射仍可发生,但不受意识控制。

3.尿潴留

尿潴留是指膀胱内充满尿液而不能排出的现象。见于骶髓初级排尿中枢或排尿反射弧的其他环节受损,也可因尿流受阻引起。

目标检测

一、名词解释

1.排泄　　2.肾小球滤过率　　3.滤过分数　　4.肾糖阈　　5.渗透性利尿　　6.水利尿

7.血浆清除率

二、简答题

1.如何评价肾小球的滤过功能?影响肾小球滤过的因素有哪些?

2.肾脏血液循环的主要特点是怎样的?

3.抗利尿激素和醛固酮是如何调节尿的生成的?

4.糖尿病患者尿量有何变化,为什么?

5.机体发生酸中毒时,血 K^+ 浓度有何变化?为什么?

（闫　宁）

第二十六章　内分泌

学习目标

1. 掌握：激素的概念；生长素、甲状腺激素、糖皮质激素、胰岛素的生理作用及其分泌调节。

2. 熟悉：激素的分类及作用特征；下丘脑的内分泌功能；胰高血糖素的作用与分泌调节；月经周期的概念；雄激素、雌激素的作用。

3. 了解：激素的作用机制；下丘脑与垂体的功能联系；甲状旁腺激素、降钙素的作用与分泌调节；肾上腺髓质激素的作用和分泌调节；孕激素的作用。

第一节　概　述

分泌是人体的一种功能活动，是指体内的腺体或细胞合成并释放某种化学物质的过程，包括外分泌和内分泌。外分泌是指外分泌腺（如汗腺、泪腺、胰腺、乳腺等）通过导管将分泌物排放到体表或体腔的过程。内分泌是指内分泌腺或内分泌细胞分泌的活性物质（激素）直接进入血液或其他体液的过程，其分泌过程不需要导管，因此内分泌腺也称为无管腺。

内分泌系统是由内分泌腺和分散在某些器官组织中的内分泌细胞所组成。人体主要的内分泌腺有垂体、甲状腺、甲状旁腺、胰腺的胰岛、肾上腺和性腺等；在胃肠道、心、肾、肺、下丘脑和胎盘等组织中，散在有不同的内分泌细胞。内分泌系统在新陈代谢、生殖、生长发育以及内环境稳态的维持等方面发挥着重要的作用。

一、激素的概念和分类

（一）激素的概念

激素是由内分泌腺或内分泌细胞所分泌的高效能生物活性物质，是细胞与细胞之间传递信息的化学信号物质。激素需要运送到靶器官才能发挥生理作用。

大多数激素经血液运输至远距离的靶器官而发挥作用，称远距分泌，如生长激素、甲状腺激素等；某些激素可不经血液运输，而通过组织液的扩散作用于邻近细胞发挥作用，称旁分泌，如消化道的一些激素；如果内分泌细胞分泌的激素在局部扩散后又重新作用于该内分泌细胞而发挥反馈作用，称自分泌；此外，中枢神经系统有许多具有内分泌功能的神经细胞，这类神经细胞既能产生和传导神经冲动，又能合成和释放激素，称神经分泌，如下丘脑的室旁核和视上核神经元。

(二)激素的分类

激素按其化学结构和性质可分为含氮激素和类固醇激素。

(1)含氮激素:包括胺类激素(如肾上腺素、去甲肾上腺素、甲状腺激素)、肽类激素(如抗利尿激素、生长激素、胰高血糖素)和蛋白质激素(如胰岛素、促甲状腺激素、促肾上腺皮质激素)。这类激素数量较多,易被消化液分解而破坏,因此口服无效。

(2)类固醇激素:主要包括肾上腺皮质激素(如皮质醇、醛固酮)和性激素(如雌激素、孕激素、雄激素)。这类激素不容易被消化液破坏,可口服应用。

二、激素作用的一般特征

激素的种类繁多,化学结构和功能也不尽相同,但各种激素在调节机体活动的过程中具有一些共同的特征。

(一)信使作用

内分泌系统是人体的生物信息传递系统,而激素作为细胞间的信息传递者,只是将调节信息以化学形式传递给靶细胞,进而使靶细胞原有的生理、生化活动增强或减弱。在这个过程中,激素既不构成细胞的成分,也不为人体提供能量,只是将各种信息从内分泌细胞传递给靶细胞,以调节人体的功能、代谢活动。激素在传递信息后即被分解而失活。

(二)相对特异性

一些激素只选择性地作用于某些器官、组织和细胞,这种特性称为激素作用的相对特异性。被激素选择作用的器官、组织和细胞,分别称为该激素的靶器官、靶组织和靶细胞。特异性的本质是靶细胞膜或胞浆内存在能与激素结合的特异性受体。由于受体在体内的分布不同,各种激素的作用范围存在很大差别,有些激素只局限作用于某一靶腺或某一种靶细胞,如腺垂体分泌的促甲状腺激素,只作用于甲状腺的腺泡细胞;而有些激素的作用范围较大,受它作用的靶器官、靶细胞数量较多,分布较广;有的甚至作用于全身大多数组织细胞,如生长激素、甲状腺激素、性激素等。

(三)高效性

激素在血液中的生理浓度很低,一般在皮摩尔每升(pmol/L)至纳摩尔每升(nmol/L)数量级,但其效应显著。例如,$0.1\mu g$ 的促肾上腺皮质激素释放激素,可引起肾上腺皮质分泌 $40\mu g$ 糖皮质激素,放大了 400 倍。这是因为激素与受体结合后,在细胞内发生一系列酶促反应,逐级放大,形成高效能生物放大系统。这一特性也将导致某内分泌腺分泌的激素稍有过量或不足,可引起机体代谢或功能异常,通常称为该内分泌腺功能亢进或减退。

(四)相互作用

当多种激素共同参与调节某一生理活动时,激素与激素之间存在着协同、拮抗或允许作用,以维持该生理活动的相对稳定。

1. 协同作用

如生长素、胰高血糖素和糖皮质激素，虽然它们的作用环节不同，但均能升高血糖，所以它们具有协同作用。

2. 拮抗作用

拮抗作用是指不同激素对某一生理效应发挥相反的调节作用。如胰岛素能降低血糖，而胰高血糖素则能升高血糖；再比如甲状旁腺激素与 $1,25-$ 二羟维生素 D_3 有升高血钙的作用，而降钙素则能降低血钙。

3. 允许作用

有些激素本身并不能直接对某一生理活动起作用，但它的存在，能够使另外一种激素的作用明显增强，这种情况称为允许作用。如糖皮质激素本身对血管平滑肌没有收缩作用，但它可使去甲肾上腺素收缩血管的作用增强。

三、激素的作用机制

（一）含氮激素的作用机制——第二信使学说

该学说认为，含氮激素作为第一信使，与靶细胞膜上的特异性受体结合以后，可激活膜内的腺苷酸环化酶系统，使细胞内产生 cAMP；cAMP 作为第二信使，再激活依赖 cAMP 的蛋白激酶 A，从而催化细胞内的磷酸化反应，引起各种生物学效应，如腺细胞分泌、肌细胞收缩等（图 26-1）。除了 cAMP 之外，第二信使还有 cGMP、Ca^{2+}、前列腺素、三磷酸肌醇和二酰甘油等。

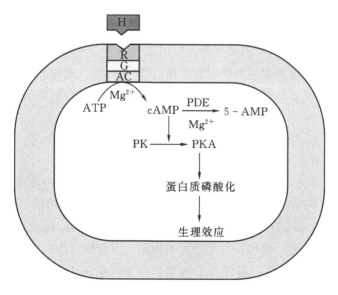

图 26-1　含氮激素的作用机制

H：激素；R：受体；AC：腺苷酸环化酶；PDE：磷酸二酯酶

PKA：蛋白激酶 A；cAMP：环磷酸腺苷；G：鸟苷酸结合蛋白

(二)类固醇激素的作用机制——基因表达学说

该学说认为,类固醇激素作为分子量较小的脂溶性物质,它可以穿过细胞膜直接进入细胞内,与胞浆受体结合,形成激素-胞浆受体复合物。激素-胞浆受体复合物通过构型变化得到透过核膜的能力,然后进入核内再与核内受体互相结合,形成了激素-核受体复合物,后者可激发DNA转录形成新的mRNA,从而诱导新蛋白质的合成,引起相应的生物效应。

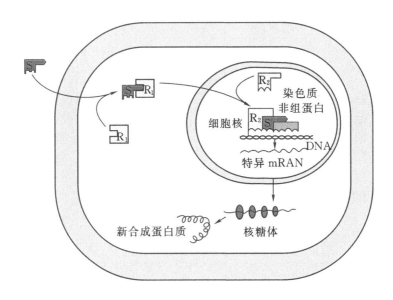

图 26-2 类固醇激素的作用机制
S:信号分子;R₁:胞质受体;R₂:核受体

含氮类激素的作用机制和类固醇激素的作用机制并不是绝对的,如甲状腺激素虽然属于含氮激素,但是它的作用机制却与类固醇激素相似,是通过进入细胞后直接与受体结合调节基因表达的。同样,有些类固醇激素也可以通过细胞膜引起一些非基因的快效应。

第二节 下丘脑与垂体

下丘脑位于丘脑下方,第三脑室的两侧。垂体位于颅底蝶鞍中央的垂体窝内,分为腺垂体和神经垂体两部分。下丘脑的肽能神经元不仅具有典型神经元的功能,还具有内分泌细胞的作用,其与来自中脑、边缘系统以及大脑皮层的神经纤维构成突触,接受中枢神经系统的控制,将神经信息转变为激素信息,起着换能神经元的作用。下丘脑作为一个枢纽,在神经内分泌调节中发挥着关键作用。下丘脑和垂体在结构和功能上联系密切,构成下丘脑-垂体功能单位(图 26-3),包括下丘脑-腺垂体系统和下丘脑-神经垂体系统,对全身激素分泌和代谢过程的调控发挥着重要作用。

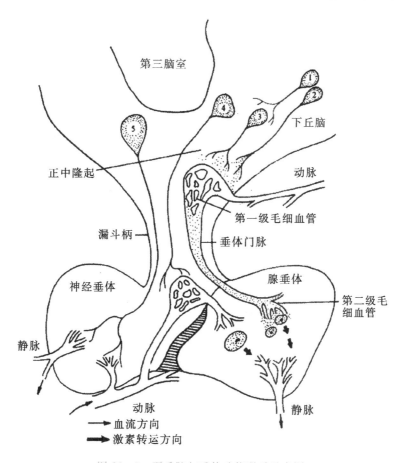

图 26 - 3　下丘脑与垂体功能联系示意图

一、下丘脑-腺垂体系统

　　腺垂体是腺体组织,与下丘脑之间并没有直接的神经纤维联系,但存在特殊的血管网络,即垂体门脉系统(图 26 - 3),这些血管是下丘脑与腺垂体之间的一条极为重要而独特的血液循环途径。

(一)垂体门脉系统

　　腺垂体的血液主要由大脑基底动脉发出的垂体上动脉供应。垂体上动脉在垂体的漏斗处分支,形成窦状毛细血管网,称为第一级毛细血管网。第一级毛细血管网汇集形成数条垂体门微静脉,垂体门微静脉下行进入垂体远侧部后再分支形成第二级毛细血管网。垂体门微静脉及其两端的毛细血管网共同构成垂体门脉系统,远侧部的毛细血管最后汇集成小静脉,注入垂体周围的静脉窦。

(二)下丘脑调节肽

　　在下丘脑的基底部有一个"促垂体区",促垂体区的肽能神经元胞体较小、轴突较短,是一些小细胞神经元,接受高位大脑皮层传来的信息,能分泌多种调节腺垂体活动的肽类激素,这些激素通过垂体门脉系统到达腺垂体,调节腺垂体的分泌活动,统称为下丘脑调节肽(HRP)。迄今为止,已发现下丘脑调节性多肽有 9 种,详情见表 26-1。

表 26-1　下丘脑调节肽的名称和主要作用

激素名称	英文缩写	生理作用
促甲状腺激素释放激素	TRH	促进促甲状腺激素、催乳素分泌
促性激素释放激素	GnRH	促进黄体生成素和卵泡刺激素分泌
促肾上腺皮质激素释放激素	CRH	促进促肾上腺皮质激素释放
生长激素释放激素	GHRH	促进生长激素分泌
生长抑素	GHRIH	抑制生长激素和甲状腺激素分泌
催乳素释放因子	PRF	促进催乳素分泌
催乳素释放抑制因子	PIF	抑制催乳素分泌
促黑激素释放因子	MRF	促进促黑激素分泌
促黑激素释放抑制因子	MIF	抑制促黑激素分泌

(三)腺垂体分泌的激素

腺垂体主要由腺细胞构成,是体内最重要的内分泌腺,可合成分泌 7 种激素,分别是生长激素、催乳素、促黑激素、促甲状腺激素、促肾上腺皮质激素、卵泡刺激素和黄体生成素。其中促甲状腺激素、促肾上腺皮质激素、黄体生成素和卵泡刺激素均有各自的靶腺,分别形成三个功能轴:即下丘脑-腺垂体-甲状腺轴、下丘脑-腺垂体-肾上腺皮质轴和下丘脑-腺垂体-性腺轴,从而通过各自靶腺发挥作用;生长激素、催乳素和促黑素细胞激素则无靶腺,直接作用于靶组织或靶细胞,分别调节生长发育、乳腺发育和泌乳活动,以及黑色素细胞物质代谢。

1. 生长激素

生长激素(GH)是含 191 个氨基酸的多肽。生长激素可以影响机体的代谢活动,对骨骼、肌肉以及内脏器官的作用更为明显。

(1)促进生长作用:生长激素是调节机体生长、发育的关键性激素之一。生长激素促进长骨的生长,主要是刺激骨骺生长、加速软骨生成以及刺激骨基质形成和有丝分裂。骨骺愈合后身体高度不再增加,但生长激素仍有促生长作用,主要表现为肌肉和其他组织细胞的生长与发育。人幼年时期如果缺乏生长激素,则生长、发育停滞,尤其长骨发育迟缓,身材矮小,称为侏儒症,但对脑发育影响不大,幼儿智力正常;当生长激素过多,使生长发育过度,则患巨人症。成年后骨骺发育成熟,长骨不再增长,此时如生长激素过多,因骨骺已闭合,长骨已不能继续生长,生长激素刺激肢端短骨、颌面部骨及其软骨组织增生,同时结缔组织中透明质酸和硫酸软骨素的聚集,患者出现手足粗大和下颌突出,内脏器官如肝、肾等也增大,称为肢端肥大症。

(2)对代谢的影响:生长激素通过使 DNA、RNA 的合成加速而促进蛋白质的合成;同时使储存状态的脂肪进入细胞分解供能,因此减少了葡萄糖的消耗。生长激素使糖利用减少,又使糖原分解增加,导致血糖升高,生长激素分泌过多出现糖尿,称为垂体性糖尿。

(3)生长激素分泌的调节:①下丘脑的双重调节。GH 的分泌受下丘脑生长激素释放激素与生长抑素的双重调节,二者相互配合,共同调节腺垂体 GH 的分泌。生长激素释放激素促进 GH 分泌,是 GH 分泌的经常性调节者;而生长抑素只是在应激情况下 GH 分泌过多时,才显著抑制 GH 的分泌。②反馈调节。GH 对下丘脑和腺垂体有负反馈调节作用。血中 GH 含量升高时,可抑制下丘脑生长激素释放激素的释放;也能直接作用于腺垂体 GH 细胞,抑制 GH 的合成和分泌。同时胰岛素样生长因子对 GH 的分泌也有负反馈调节作用。③其他。睡眠、代谢因素以及某些激素也能影响 GH 的合成与分泌。低血糖、运动、饥饿及应激刺激等代谢因素,也可引起 GH 分泌增多,其中低血糖是最有效的刺激。此外,甲状腺激素、雌激素与睾酮等也能促进 GH 的分泌。

2.催乳素

催乳素(PRL)是一种蛋白质激素,平时在血液中的水平较低,妊娠与哺乳期明显升高。

(1)对乳腺的作用:催乳素促进乳腺的生长发育,引起并维持泌乳。青春期女性乳腺的发育主要与雌激素、孕激素、生长激素、糖皮质激素、甲状腺激素及催乳素等多种激素共同作用有关。女性妊娠期,催乳素、雌激素和孕激素分泌增多,乳腺进一步发育成熟,并且具备泌乳能力,但此时由于血中雌、孕激素水平较高,与催乳素竞争受体,抑制催乳素的泌乳作用。分娩后,血中雌、孕激素水平明显降低,催乳素才能发挥其启动并维持乳腺泌乳的作用。

(2)对性腺的作用:催乳素能刺激黄体生成素受体的生成,促进排卵和黄体生成以及雌、孕激素的分泌。在男性,催乳素对男性的前列腺和精囊有促生长作用,使睾酮合成增加。

(3)参与应激反应:当机体处于应激状态时,血液中催乳素、促肾上腺皮质激素和生长激素的浓度同时增加,是机体应激反应时腺垂体分泌的重要激素之一。

(4)对胎儿生长发育条件的影响:催乳素可调节羊水量和渗透压,从而影响胎儿的生长发育。注射催乳素可引起胎儿肺泡卵磷脂增加,提示催乳素与肺表面活性物质的生成有关。

(5)催乳素分泌的调节:PRL 的分泌受下丘脑催乳素释放因子与催乳素释放抑制因子的双重调节。前者促进 PRL 分泌,后者抑制其分泌,平时以催乳素释放抑制因子的抑制作用为主。授乳时,婴儿吸吮乳头,可反射性促使 PRL 大量分泌,抑制性腺轴系活动,哺乳妇女常出现月经暂停。

3.促黑激素

促黑激素的靶细胞是机体的黑色素细胞。黑色素细胞主要分布于机体的皮肤、毛发、虹膜、视网膜色素层和软脑膜。促黑激素的主要生理作用是促使黑色素细胞中酪氨酸转变为黑色素,使皮肤和毛发的颜色加深。

促黑激素的分泌受下丘脑促黑激素释放因子与促黑激素释放抑制因子的双重调节,平时以促黑激素释放抑制因子的抑制作用占优势。

4.促激素

(1)促甲状腺激素(TSH):刺激甲状腺滤泡上皮细胞核酸和蛋白质的合成,使腺泡上皮细胞增生和腺体增大,同时促进甲状腺激素的合成和分泌。

(2)促肾上腺皮质激素(ACTH):促进肾上腺皮质束状带细胞增生,分泌糖皮质激素。

(3)促性腺激素:包括黄体生成素(LH)和卵泡刺激素(FSH)。对男性,FSH 又称精子生成素,LH 又称间质细胞刺激素,促进性腺的正常生长发育和性激素分泌。成年女子血中 LH

和 FSH 水平与月经周期变化有关。

二、下丘脑-神经垂体系统

下丘脑与神经垂体有直接的神经联系。下丘脑视上核和室旁核的神经元轴突下行至神经垂体，形成下丘脑-垂体束，构成了下丘脑-神经垂体系统。视上核和室旁核合成的血管升压素和催产素经轴浆运输至神经垂体并储存起来，在适宜的刺激作用下，由神经垂体释放入血。

（一）血管升压素

血管升压素又称抗利尿激素，主要由下丘脑视上核产生。血浆中血管升压素的含量很低，几乎没有缩血管升血压的生理作用，但当机体处于脱水或失血等情况下，血管升压素的释放明显增多，引起全身小动脉收缩，血压升高。

（二）催产素

催产素又称缩宫素，主要由下丘脑室旁核所合成，其主要作用是促进子宫收缩和乳汁排出。

催产素促进子宫平滑肌收缩，对妊娠子宫作用强，可有利于分娩过程的顺利进行，对非妊娠子宫的作用不大。催产素还可促进乳腺周围的肌样上皮细胞收缩，促进乳汁从腺泡排出，当婴儿吸吮乳头时可反射性地引起催产素的分泌。

第三节　甲状腺

甲状腺是人体最大的内分泌腺。由许多甲状腺滤泡组成，滤泡上皮细胞能合成释放甲状腺激素，并以胶质的形式储存在滤泡腔内，是唯一将激素储存在细胞外的内分泌腺。

一、甲状腺激素的合成与代谢

甲状腺激素主要有甲状腺素，分为四碘甲腺原氨酸（T_4）和三碘甲腺原氨酸（T_3）两种，它们都是酪氨酸碘化物。甲状腺激素合成的原料为碘和甲状腺球蛋白。人体每天从饮食中摄取 $100\sim200\mu g$ 的碘，其中约有 1/3 进入甲状腺。甲状腺素合成的过程包括三个步骤，即滤泡聚碘、酪氨酸碘化、碘化酪氨酸缩合。合成的甲状腺激素是以甲状腺球蛋白的形式储存于腺泡腔内，其储存量可供人体利用 $2\sim3$ 个月。其中，T_4 约占总量的 90%，T_3 分泌量较少，但其活性大，约是 T_4 的 5 倍。

进入血液的甲状腺激素，99% 以上和血浆蛋白结合，游离的不到 1%，只有游离型激素才能进入组织细胞发挥作用。结合型与游离型激素之间可以互相转化，并维持动态平衡。T_4 主要以结合型、T_3 主要以游离型存在。临床上可通过测定血液中 T_4、T_3 的含量了解甲状腺的功能。

二、甲状腺激素的生理作用

甲状腺激素的生理作用是促进物质与能量的代谢，促进生长和发育。

(一)对代谢的影响

1.产热效应

甲状腺激素可提高绝大多数组织的耗氧率,增加产热量。1mg甲状腺激素可使人体产热量增加4300kJ。此外,甲状腺激素还能促进脂肪酸氧化,产生大量的热能,同时提高基础代谢率。在临床中,甲状腺功能亢进时,产热量增加,基础代谢率升高,患者常表现出喜凉怕热,极易出汗,常感饥饿,食欲旺盛,消瘦;而甲状腺功能低下时,产热量减少,基础代谢率降低,患者表现出喜热畏寒。

2.对蛋白质代谢的影响

甲状腺激素加速肌肉、肝与肾的蛋白质及各种酶的合成,对儿童的生长、发育十分重要。甲状腺激素分泌不足时,蛋白质合成减少,肌肉收缩无力,引起黏液性水肿;但甲状腺激素分泌过多时,会加速蛋白质分解,尤其是促进骨骼肌和骨的蛋白质分解,出现消瘦无力、血钙升高和骨质疏松等症状。

3.对糖代谢的影响

甲状腺激素可促进小肠黏膜对糖的吸收,增加糖原分解,抑制糖原合成,并能增强肾上腺素、胰高血糖素、皮质醇和生长激素的升高血糖作用,因此,甲状腺激素能升高血糖。但是因为T_4与T_3还可以加强外周组织对糖的利用,也具有降低血糖的作用。甲状腺功能亢进时,血糖常升高,甚至会出现糖尿。

4.对脂肪代谢的影响

甲状腺激素促进脂肪酸氧化,增强儿茶酚胺与胰高血糖素对脂肪的分解作用。T_4与T_3既促进胆固醇的合成,又可通过肝脏加速胆固醇的分解,并且分解的作用大于合成作用。所以,甲状腺功能亢进患者血中的胆固醇含量低于正常,但若甲状腺功能减退患者血中的胆固醇含量高于正常,易导致动脉粥样硬化。

甲状腺功能亢进时,由于蛋白质、糖和脂肪的分解代谢增强,因此患者常感饥饿,食欲旺盛,且出现明显消瘦。

(二)对生长发育的影响

在人类和哺乳动物中,甲状腺激素是促进生长发育所不可或缺的激素,尤其在婴儿时期作用最明显,婴儿出生后的头4个月内影响最大。所以一旦缺乏,婴儿须在出生后三个月内得到甲状腺激素的补充,否则将错过治疗的最佳时机。甲状腺激素主要促进骨、脑以及生殖器官的生长发育。甲状腺激素缺乏时,生长激素的合成与分泌也在减少。先天或幼年时缺乏甲状腺激素可引起呆小症(又称克汀病),表现为骨生长停滞,导致身材矮小,上、下半身比例失调。同时又因为神经细胞变小,脑的发育出现明显障碍,导致智力低下,生殖器官发育也不成熟。

(三)对神经系统的影响

甲状腺激素不但影响胚胎和婴儿时期中枢神经系统的发育,对已分化成熟的神经系统活动也有作用,可提高中枢神经系统的兴奋性,也能兴奋交感神经系统。

(四)对心、血管系统的影响

甲状腺激素对心脏的活动有明显的促进作用,可使心率增快,心肌收缩能力增强,心输出量和心脏做功量增加。

三、甲状腺激素的调节

甲状腺功能活动主要受下丘脑-腺垂体-甲状腺轴的调节,另外,甲状腺还可以进行一定程度的自身调节(图 26-4)。

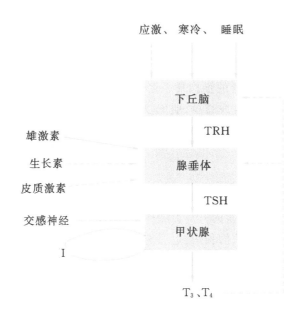

图 26-4 甲状腺激素分泌调节示意图
实线表示兴奋;虚线表示抑制

(一)下丘脑-腺垂体-甲状腺轴

下丘脑分泌的 TRH 作用于腺垂体,促进腺垂体合成和分泌 TSH。TSH 作用于甲状腺,促进甲状腺滤泡增生,促进 T_3 和 T_4 合成和分泌。在整体情况下,下丘脑神经元受内外环境变化的影响而改变 TRH 的释放量,从而影响甲状腺的分泌活动。例如,寒冷刺激的信息到达中枢后,通过一定的神经联系使 TRH 分泌增多,继而通过 TSH 的作用,促进甲状腺激素的分泌,使机体产热量增加,有利于御寒。而当血中 T_3 和 T_4 浓度升高时,通过负反馈使腺垂体合成分泌 TSH 减少,T_3 和 T_4 释放也减少,使其在血液中浓度降至正常水平。

(二)自身调节

甲状腺具有自身调节功能,是一种有限度地缓慢的调节。当饮食中碘供应不足时,甲状腺摄碘能力增强,使 T_3 和 T_4 的合成不至于减少。若长期缺碘,超过其自身调节能力,就会造成 T_3 和 T_4 合成与分泌减少,血液中 T_3 和 T_4 浓度降低,对腺垂体的负反馈作用减弱,造成 TSH 分泌过多,刺激甲状腺增生、肥大,代偿性维持血液中 T_3 和 T_4 浓度,临床上称为单纯性甲状腺肿或地方性甲状腺肿。

(三)自主神经对甲状腺的影响

甲状腺受交感神经和副交感神经双重支配,交感神经兴奋可使甲状腺激素合成增加,副交感神经兴奋则可抑制甲状腺激素的分泌。

第四节 肾上腺

肾上腺由周边的皮质和中央的髓质构成,由于两者合成、分泌的激素种类不同,从功能上看,肾上腺皮质和肾上腺髓质实际上是两个独立的内分泌腺体。

一、肾上腺皮质

肾上腺皮质由外向内依次为球状带、束状带和网状带。球状带主要分泌盐皮质激素,以醛固酮为主;束状带和网状带都分泌糖皮质激素,其中网状带分泌的糖皮质激素较束状带少,以皮质醇为主;网状带还分泌少量的性激素。

(一)糖皮质激素的生理作用

糖皮质激素以皮质醇为代表,它在调节物质代谢方面以及参与人体应激和防御反应方面都具有重要作用。

1. 对物质代谢的影响

①糖代谢:糖皮质激素能促进肝糖异生和糖原合成,减少外周组织对葡萄糖的摄取与利用,因而使血糖浓度升高。糖皮质激素分泌不足时,出现肝糖原减少和低血糖;分泌过多则血糖升高,甚至出现糖尿,由此引起的糖尿称类固醇性糖尿。②蛋白质代谢:皮质醇在肝内加速蛋白质的合成,在肝外能促进组织,特别是肌组织的蛋白分解,提供氨基酸给肝脏作为糖异生的原料。因此,皮质醇分泌过多常引起生长停滞、肌肉消瘦、皮肤变薄、骨质疏松、淋巴组织萎缩及创口愈合延迟等现象。③脂肪代谢:皮质醇可促进脂肪分解和脂肪酸在肝内的氧化,有利于糖异生,但引起的高血糖可继发引起胰岛素分泌增多,增加脂肪沉积。由于皮质醇对不同部位脂肪代谢的作用存在差异,对于肾上腺皮质功能亢进或长期使用糖皮质激素的患者,可引起躯体脂肪的异常分布,即四肢脂肪的分解增加,而腹、面、两肩及背部脂肪合成增加,以致呈现"满月脸"和"水牛背"等向心性肥胖的特殊体征。

2. 对水盐代谢的影响

糖皮质激素与醛固酮的作用有一定重叠,具有较弱的保钠排钾作用。糖皮质激素还能降低肾小球入球小动脉阻力,增加肾血流量,使肾小球滤过率增加,有利于排水。当肾上腺皮质功能不全时,肾排水能力明显降低,严重时会出现水中毒,需补充糖皮质激素才可缓解。

3. 对循环系统的影响

糖皮质激素可提高血管平滑肌对儿茶酚胺的敏感性(允许作用),有利于维持血压;糖皮质激素还能降低毛细血管壁的通透性,使血浆的滤出减少,有利于维持血容量。

4. 对血细胞的影响

糖皮质激素可使红细胞、血小板和嗜中性粒细胞的数量增多,使嗜酸性粒细胞和淋巴细胞减少,产生免疫抑制作用,临床上常用糖皮质激素来治疗急性淋巴细胞性白血病。

5. 在应激反应中的作用

当机体遇到伤害性刺激,如麻醉、感染、中毒、创伤、寒冷、恐惧等时,血中促肾上腺皮质激素的水平急速升高,使糖皮质激素大量分泌,从而产生一系列非特异性反应,称为应激反应。引起应激反应的刺激统称为应激刺激。实验表明,切除肾上腺髓质的动物可以抵抗应激刺激,不产生严重后果,但是切除肾上腺皮质的动物,应用维持剂量的糖皮质激素,动物可以在安静环境中正常生存,一旦遭遇有害刺激,易于死亡。

在应激反应中,除下丘脑-腺垂体-肾上腺皮质系统功能增强外,交感-肾上腺髓质系统也被调动起来,血中儿茶酚胺含量增加;同时,生长激素、催乳素、抗利尿激素和醛固酮等分泌也增加,以提高机体对应激刺激的耐受能力与生存能力。所以,应激反应是以促肾上腺皮质激素和糖皮质激素分泌增多为主,多种激素参与的、使机体耐受力增强的非特异性反应。

临床上使用药理剂量的糖皮质激素及其类似物,用于抗炎、抗过敏、抗中毒和抗休克的治疗。

(二)糖皮质激素分泌的调节

糖皮质激素的分泌,无论是基础分泌还是在应激状态下的分泌,都受腺垂体促肾上腺皮质激素的控制。促肾上腺皮质激素的分泌又受下丘脑的促肾上腺皮质激素释放激素控制,形成下丘脑-腺垂体-肾上腺皮质轴(图 26-5)。

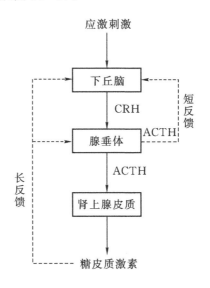

图 26-5 糖皮质激素分泌调节示意图
实线表示兴奋;虚线表示抑制

当血液中糖皮质激素浓度升高时,可反馈性地抑制下丘脑 CRH 神经元和腺垂体 ACTH 神经元,使 CRH 释放减少,ACTH 合成和释放受到抑制,这种反馈称为长反馈。ACTH 还可反馈性地抑制 CRH 神经元的活动,这属于短反馈。由于存在这种负反馈调节机制,临床上长期大量应用外源性糖皮质激素治疗时,可使 ACTH 分泌减少,导致肾上腺皮质萎缩。如突然停药,患者可出现肾上腺皮质功能低下,引起肾上腺皮质危象,甚至危及生命,故应采取逐渐减量后再停药,以使下丘脑与腺垂体有时间从反馈抑制中得以恢复。

二、肾上腺髓质

肾上腺髓质位于肾上腺的中心，相当于一个交感神经节，被看作是交感神经的延伸部分，肾上腺髓质受交感神经节前纤维支配，形成交感-肾上腺髓质系统。肾上腺髓质分泌肾上腺素和去甲肾上腺素。

肾上腺素和去甲肾上腺素都是酪氨酸衍生的胺类，属于儿茶酚胺类化合物。它们的生物学作用与交感神经系统关系密切。在机体遇到紧急状况时，如恐惧、焦虑、惊吓、剧痛、脱水、创伤、缺氧、剧烈运动以及失血等情况，交感神经活动加强，肾上腺髓质分泌激素急剧增加，称为应急反应。表现为中枢神经系统兴奋性提高，机体警觉性提高，反应灵敏；支气管舒张，呼吸加深加快，肺通气量增大；心跳加快、心肌收缩能力增强、心输出量增加，血压升高，并出现全身血液再分配，表现为内脏血管收缩，骨骼肌和心脑血管舒张；肝糖原分解增强，血糖升高等反应。

事实上，引起应急反应的各种刺激，也是引起应激反应的刺激，当机体受到应激刺激时，同时引起应急反应与应激反应，二者既有区别又紧密联系，共同提高机体抵御伤害性刺激的能力。

第五节 胰 岛

机体的胰岛细胞主要有 A 细胞、B 细胞、D 细胞和 PP 细胞等。A 细胞占胰岛细胞的 20% 左右，分泌胰高血糖素；B 细胞占胰岛细胞的 60%～70%，分泌胰岛素；D 细胞占胰岛细胞的 10%，分泌生长抑素；PP 细胞分泌胰多肽。

一、胰岛素

胰岛素是一种小分子蛋白质，它含有 51 个氨基酸残基。人胰岛素分子量为 5800。胰岛素是促进合成代谢、调节血糖的重要激素。

（一）胰岛素的生物学作用

1. 对糖代谢的作用

胰岛素一方面促进全身组织，尤其是肝脏、肌肉摄取和利用葡萄糖，促进肝糖原和肌糖原的合成，并促进葡萄糖转变成脂肪；另一方面抑制糖原分解及糖异生，最终的结果都是使血糖水平下降。胰岛素缺乏或胰岛素不能正常发挥作用时，血糖浓度升高超过肾糖阈，尿中将出现葡萄糖。

2. 对脂肪代谢的作用

胰岛素能促进脂肪的合成与储存，抑制脂肪的分解，降低血中脂肪酸的浓度。当胰岛素缺乏时，脂肪分解增强，血脂浓度升高，易引起动脉硬化，引发心、脑血管疾病；还会造成血中酮体升高导致酮血症和酮症酸中毒，甚至出现昏迷。

3. 对蛋白质代谢的作用

胰岛素可以促进蛋白质的合成。在机体的生长过程中，胰岛素与生长激素同样重要。当胰岛素缺乏时，蛋白质合成不足，机体抵抗力下降，组织的再生与修复能力减弱，造成伤口难以愈合。

(二)胰岛素分泌的调节

血糖浓度是调节胰岛素分泌的基本因素。血糖浓度升高可直接刺激 B 细胞分泌胰岛素，其分泌水平可比基础水平提高 10～20 倍；血糖浓度低于正常水平时，胰岛素分泌将减少。

血液中多种氨基酸浓度升高、脂肪酸和酮体大量增加都有刺激胰岛素分泌的作用。多种胃肠激素以及胰高血糖素也都可刺激胰岛素的分泌，胰高血糖素还可以通过升高血糖来间接促进胰岛素的分泌。此外，生长激素、糖皮质激素、甲状腺激素也可通过升高血糖浓度而间接促进胰岛素的分泌。肾上腺素对胰岛素的分泌则有抑制作用。

迷走神经兴奋可直接促进胰岛素的分泌，也可刺激胃肠道激素的分泌而间接促进胰岛素分泌。交感神经兴奋可抑制胰岛素的分泌。

二、胰高血糖素

胰高血糖素最主要的作用是升高血糖，它的生物学作用在很多方面与胰岛素的作用相拮抗，是一种促进物质分解代谢的激素。

血糖浓度是胰高血糖素最主要的分泌调节因素。胰高血糖素的分泌还受神经系统的调节，交感神经兴奋使之分泌增多，迷走神经兴奋使之分泌减少。

第六节　甲状旁腺和甲状腺 C 细胞

在体内，甲状旁腺分泌甲状旁腺激素(PTH)，甲状腺 C 细胞分泌降钙素(CT)。PTH、CT 以及由皮肤、肝和肾等器官联合作用而形成的 1,25 –二羟维生素 D_3，是共同调节钙磷稳态的三种激素，称为钙调节激素。

一、甲状旁腺激素

甲状旁腺激素是由 84 个氨基酸组成的蛋白，是调节血钙水平的最重要激素。甲状旁腺激素的生理作用：①骨是体内最大的钙储存库，甲状旁腺激素使破骨细胞数量增加，骨基质溶解，将离子态的钙和磷酸盐释放入血液中，使血钙浓度升高。②促进远曲小管对钙的重吸收，使尿钙减少，血钙升高，同时还抑制近曲小管对磷的重吸收，增加尿磷酸盐的排出，使血磷降低。③通过促进维生素 D 的活化，间接促进小肠对钙和磷等的吸收，升高血钙水平。

二、降钙素

降钙素由甲状腺 C 细胞分泌，是含有一个二硫键的 32 肽。降钙素的受体主要分布在骨和肾，它有两方面作用：一方面抑制破骨细胞溶解骨质，增强成骨细胞活动，促进骨中钙盐沉积，从而使血钙向骨转移；另一方面对抗甲状旁腺激素的作用，抑制肾小管对钙的重吸收，从而使血钙水平降低。总之，降钙素的生理作用与甲状旁腺激素的作用相反，主要作用是降低血钙和血磷。

三、维生素 D₃

维生素 D₃ 又称胆钙化醇,是维生素 D 族中最重要的一种,能在动物性食品中摄取,也能在体内由皮肤合成。在紫外线照射下,皮肤中的 7-脱氢胆固醇迅速转化成维生素 D₃ 原,然后再转化为维生素 D₃。维生素 D₃ 又在肝内 25-羟化酶的作用下形成 25-羟维生素 D₃,再经肾 1α-羟化酶作用转变为 1,25-二羟维生素 D₃,这时才获得生物活性。它的功能主要是促进小肠对钙、磷的吸收,促进骨代谢。

降钙素、1,25-二羟维生素 D₃、雌激素、生长激素都可促进骨钙沉积。甲状旁腺激素则能够促进骨钙溶解及骨的代谢转化,并通过肾对钙排泄的控制,共同维持机体钙代谢的平衡。

第七节　性　腺

睾丸为男性性腺,可产生精子和分泌男性激素,附属性器官有附睾、输精管、射精管、精囊、前列腺、尿道球腺、阴茎、阴囊等。卵巢是女性性腺,可产生卵子和分泌女性激素,附属性器官有输卵管、子宫、阴道等。

一、睾丸的功能

睾丸的主要功能是生成精子及合成分泌雄激素。

(一)睾丸的生精功能

从精原细胞有丝分裂开始到形成外形成熟的精子的过程称为精子发生,这一过程包括有丝分裂、减数分裂、精子成熟。从青春期开始,一些精原细胞开始进行减数分裂,经过初级精母细胞及次级精母细胞阶段,形成具有 23 条染色体的单倍体细胞,即精细胞。最后,精细胞经过一系列形态的变化,失去胞浆,形成鞭毛,成为外形成熟的精子。所以,简单总结精子生成的过程为:精原细胞→初级精母细胞→次级精母细胞→精子细胞→精子。从青春期到老年,睾丸都有生精作用,但 45 岁以后生精能力逐渐减弱。睾丸由曲细精管与间质细胞组成。曲细精管上皮主要由各级生精细胞和支持细胞构成。从精原细胞发育成为精子约需 2.5 个月。支持细胞为各级生殖细胞提供营养,并起着保持和支持作用。

正常男子每次射出精液 3~6ml,每毫升精液约含两千万到四亿个精子,少于两千万个精子不易使卵子受精。

曲细精管上皮的生精细胞对一些有害因素很敏感,局部炎症、高热、长期高温环境、酒精中毒等都可能引起生精功能的障碍,导致不育。

(二)睾丸的内分泌功能

睾丸的间质细胞能分泌雄激素,主要为睾酮。雄激素的生理功能主要有以下几个方面。

(1)刺激生殖器的发育及男性副性征的出现。青春期后随着睾酮分泌的增加,阴茎长大,其他附属性器官也开始发育。男性特有的体征出现,如胡须、阴毛出现,喉头隆起,声音低沉,骨骼、肌肉发达。

(2)促进生精过程,维持正常的性欲。

（3）对骨骼生长的影响。在青春期,雄激素首先促进骨骼的生长及钙、磷在骨中的沉积,使身高迅速增长,当身高增长到一定程度又促进骨骺与长骨的融合。

（4）对代谢的影响。促进蛋白质的合成,抑制蛋白质的分解。影响脂肪代谢,表现为血中低密度脂蛋白增加,而高密度脂蛋白减少,因而成年男性患心血管疾病的危险性高于更年期前的女性。

（5）其他作用。促进红细胞的生成;作用于中枢神经系统,参与调节具有雄性特征的行为活动。

二、卵巢的功能

卵巢的功能主要是产生卵子和分泌雌性激素。

（一）卵巢的生卵功能

女性约在 13～15 岁进入青春期,卵巢开始成熟进入生育期。成熟的卵巢活动有周期,也称为性周期,人体性周期约每个月一次。成年女性两个卵巢中有数十万个原始卵泡。卵泡的发育过程为原始卵泡→初级卵泡→生长卵泡→成熟卵泡。在人类,卵泡一般约需要 12～14 天发育成熟。生育年龄的妇女,一般除妊娠外,每个月都有 10～20 个原始卵泡同时生长发育,但通常只有一个发育为成熟卵泡,其他卵泡都在发育的不同阶段退化成闭锁卵泡。成熟卵泡即向卵巢表面移近和突出,从卵巢突出的部分破裂,卵细胞从卵泡排出,称为排卵。排卵后,若排出的卵子没有受精,残存的卵泡继续发育形成月经黄体。月经黄体仅维持约 10 天便开始萎缩退化,转变成白体。若卵子受精,黄体则继续发育增大,形成妊娠黄体,一直维持到妊娠 5～6个月,以后才逐渐萎缩退化为白体(图 26-6)。

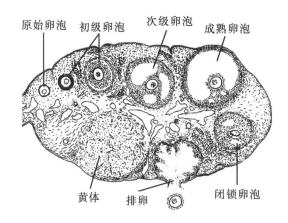

图 26-6 卵泡的发育示意图

（二）卵巢的内分泌功能

卵巢主要合成和分泌雌激素、孕激素以及少量的雄激素。雌激素由卵泡颗粒细胞和黄体细胞所分泌,有雌二醇、雌酮和雌三醇等,但其中以雌二醇分泌量最大、活性最强。孕激素由黄体细胞分泌,以孕酮作用最强(又称黄体酮)。在妊娠期胎盘也能分泌雌激素和孕激素。这两种激素都有很重要的生理学作用。

1.雌激素的生理学作用

(1)对乳腺和副性征的作用:刺激乳腺导管和结缔组织增生,促进脂肪组织在乳腺的聚集,形成女性乳房特有的外部形态。同时促进其他女性第二性征的形成,如全身脂肪和毛发的分布,女性体态,音调增高,骨盆宽大,臀部肥厚等。

(2)对生殖器官的作用:主要是促进女性附属器官的生长发育并维持处于成熟状态。维持正常的性欲,如促进子宫肌肉增厚并使子宫内膜及其腺体血管增生呈增殖型变化,子宫颈腺体分泌多而稀的黏液,以利于精子的通过;增强子宫和输卵管平滑肌的运动,以利于卵子和精子的运行;刺激阴道上皮增生、角化并合成大量糖原。糖原分解时,阴道内液呈酸性,利于阴道乳酸菌的生长,不利于其他细菌生长繁殖,故可增加局部抵抗力。

(3)对骨骼生长发育的影响:抑制破骨细胞的活动,促进成骨细胞的活动,加速骨的生长。

(4)对中枢神经系统的影响:近些年的研究发现中枢神经系统中也有雌激素受体分布,因此雌激素具有一定的中枢作用。雌激素的缺乏可能与老年痴呆的发病有一定的关系。

(5)对心血管系统的影响:因为雌激素可提高血中高密度脂蛋白含量,降低低密度脂蛋白含量,促进胆固醇的代谢和转运,降低血胆固醇的浓度,防止动脉硬化。所以,绝经期前,妇女冠心病发病率较男性低,但是绝经后冠心病发病率升高。

(6)对代谢的作用:可降低血浆胆固醇与β脂蛋白含量;促进肾小管对水和钠的重吸收,有保钠保水的作用。

2.孕激素的生理学作用

孕激素的主要生理学作用在于保证受精卵的着床和维持妊娠。由于孕激素受体的含量受雌激素调节,因此孕激素的作用大都是在雌激素作用的基础上得以发挥。

(1)对生殖器官的作用:①妊娠期使子宫平滑肌兴奋性降低,抑制子宫收缩,防止胚胎的排出;促进基质细胞增殖并且发生蜕膜化。②使宫颈黏液分泌减少且变稠,拉丝度降低,精子难以通过。③促进输卵管上皮的分泌,有利于保证着床前受精卵及卵裂球的营养。④使阴道上皮角化程度降低、卷曲和脱落。

(2)对乳腺的作用:在雌激素作用的基础上,孕激素进一步促进乳腺小叶及腺泡发育,腺泡细胞增生、扩大,为分娩后泌乳做准备。

(3)产热作用:孕激素可以促进机体产热,使基础体温升高。在月经周期中,排卵后体温升高就是孕激素的作用。

三、月经周期及其形成机制

女性从青春期开始,在整个生育年龄期间,性周期最明显的变化是子宫的周期性出血,称为月经,这是卵巢功能的外在表现。第一次月经称月经初潮,大多发生在13～14岁之间。50岁左右月经周期停止,称为绝经。月经周期为两次月经第一天之间的间隔时间,其长短因人而异,平均为28天,可分为月经期、增生期和分泌期三个阶段。各期的卵巢、子宫内膜变化及雌、孕激素的水平见表26-2。

表 26 - 2　月经周期中卵巢、血液中激素浓度及子宫内膜变化

分期	时间	卵巢	血液中激素浓度	子宫内膜
月经期	第 1~5 天	黄体退化、萎缩	雌激素、孕激素水平迅速下降	内膜血管痉挛,缺血,坏死,脱落,出血
增生期	第 6~14 天	卵泡生长发育,分泌雌激素,此期末排卵	雌激素分泌增加,到此期末达高峰	内膜增生变厚,其中的血管和腺体增生
分泌期	第 15~28 天	残余卵泡发育成黄体,分泌孕激素和雌激素	孕激素、雌激素分泌增加	内膜进一步增生变厚,血管扩张充血,腺体分泌

(一)增生期(又称排卵前期或卵泡期)

此期从月经结束直至排卵止,一般为月经周期的第 5~14 天。青春期开始,女性下丘脑分泌 GnRH 增多,经垂体门脉系统运输作用于腺垂体,使其分泌 FSH 和 LH。FSH 促进卵泡发育的同时与 LH 配合,促使卵泡分泌雌激素。在雌激素作用下,子宫内膜增生变厚,血管、腺体增生,但腺体不分泌。排卵前一天雌激素分泌达高峰,通过正反馈作用使 GnRH 分泌进一步增多,FSH 和 LH 分泌相应增强,以 LH 尤为明显,至增生期末,卵巢内有一个卵泡发育成熟并诱发排卵。

(二)分泌期(又称排卵后期或黄体期)

此期从排卵结束到下次月经前,即月经周期的第 15~28 天。此期卵巢排卵后黄体生成,在 LH 作用下黄体分泌大量的雌激素和孕激素,使子宫内膜进一步增生变厚呈分泌期变化,血管扩张,腺体迂曲并分泌黏液,子宫内膜变得松软并富含营养物质,为受精卵的着床和发育做好准备。此时由于血中的雌、孕激素浓度很高,通过负反馈作用抑制了 GnRH、LH 和 FSH 的分泌。在此期间,若卵子受精,黄体则发育成妊娠黄体,继续分泌孕激素和雌激素;若卵子未受精,黄体退化,进入月经期。

(三)月经期

从月经开始到出血停止,即月经周期的第 1~4 天。此期,由于黄体萎缩退化,雌、孕激素水平急剧下降,一方面子宫内膜失去这两种激素的支持,使子宫内膜功能层的螺旋小动脉痉挛,导致内膜靠腔面 2/3 的组织缺血、变性、坏死,最后剥脱、出血形成月经;另一方面,雌、孕激素水平下降解除了对下丘脑-腺垂体的反馈抑制,又一批卵泡在 FSH 的作用下发育,新的月经周期开始了。由于子宫内膜脱落形成创面易引发感染,月经期内应注意保持外阴清洁,并避免剧烈运动。

综上所述,月经周期是子宫内膜在卵巢分泌激素的影响下发生的周期性活动,是下丘脑-腺垂体-卵巢功能轴调控的结果。

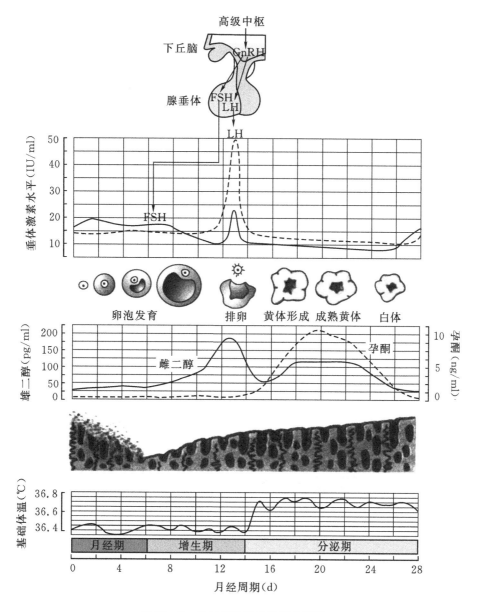

图 26-7　月经周期形成机制示意图

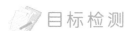 目标检测

一、名词解释

1. 允许作用　　2. 应激反应

二、简答题

1. 激素作用的一般特性有哪些?

2.应急反应和应激反应有何异同点？

3.甲状腺素的主要作用有哪些？

4.长期食物中缺碘为何能引起甲状腺肿大？

5.月经周期包括哪几个阶段,各阶段子宫内膜有何变化？

（闫　宁）

第二十七章　神经系统的功能

学习目标

1. 掌握：突触传递（化学性突触、神经-肌肉接头的传递过程）；外周神经递质及其受体；内脏痛与牵涉痛。

2. 熟悉：神经纤维兴奋传导的特征；反射中枢内兴奋传递的特征；中枢抑制；丘脑感觉投射系统；下丘脑的功能；牵张反射；脊休克；小脑对躯体运动的调节；自主神经系统的功能及特点。

3. 了解：神经纤维的分类及轴浆运输；中枢神经元的联系方式；大脑皮层的感觉分析功能；脑干对肌紧张和姿势的调节；去大脑僵直；基底神经节对躯体运动的调节；大脑皮层对躯体运动的调节；内脏活动的中枢调节；脑电图；觉醒与睡眠；学习和记忆。

神经系统是人体最重要的调节系统，由中枢神经系统和周围神经系统两部分构成。前者是指位于颅腔和椎管内的脑和脊髓，主要由神经元和胶质细胞构成；后者为分布于全身的脑神经和脊神经。当机体内外环境发生变化时，可被分布于躯体、内脏和头部的感受装置及时感受，并传入中枢神经系统，经中枢的分析和整合，再通过传出神经将调控信息传达到各系统和器官，从而对环境变化做出迅速、准确的适应性反应。此外，人类神经系统还具有学习、记忆和思维等高级活动的功能，使人类能不断地认识、适应和主动改造环境。

第一节　神经元的信息传递

一、神经细胞和神经胶质细胞

构成神经系统的主要细胞是神经细胞和神经胶质细胞。神经细胞又称为神经元，神经胶质细胞简称胶质细胞。神经系统的功能由神经元承担，胶质细胞对神经元起支持、营养和保护等辅助作用。

（一）神经元

神经元是神经系统的基本结构和功能单位，由胞体和突起两部分组成（图 27 - 1）。突起又分树突和轴突，通常一个神经元有一个或多个树突，但只有一条细长的轴突。胞体发出轴突的部位称为轴丘。轴突开始一段称为始段，轴突末端分成许多分支，每个分支末端膨大称为突触小体，突触小体与另一神经元或效应器相接触形成突触。树突和胞体接受信息，并经胞体整合，再将信息经轴突传给效应器。

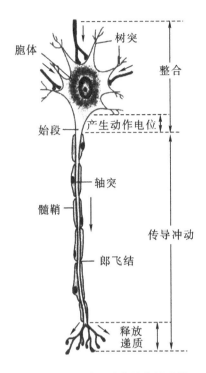

图 27-1　神经元的结构模式图

(二)神经胶质细胞

神经胶质细胞广泛分布于神经系统中。中枢神经系统神经胶质细胞主要有星形胶质细胞、少突胶质细胞和小胶质细胞;周围神经系统神经胶质细胞有施万细胞和卫星细胞;胶质细胞的数量为神经元的 $10\sim50$ 倍,与神经元相比,它们的形态和功能上有很大差异。

1.星形胶质细胞

星形胶质细胞是脑内数量最多也是功能最复杂的胶质细胞。神经元与血管外的空间主要由星形胶质细胞填充,它与神经元交织在一起,对神经元胞体和纤维构成机械支持。星形胶质细胞有许多突起,有的较粗较长,末端膨大,终止于脑毛细血管表面,称为血管周足;有的突起与神经元相接触,这样,星形胶质细胞成为神经元和毛细血管之间的桥梁,对神经元起运输营养物质和排出代谢产物的作用。星形胶质细胞的血管周足与毛细血管的内皮及内皮下基膜一起构成血-脑屏障,阻挡血液中的有害物质对神经元的伤害。星形胶质细胞还能分泌多种神经营养因子,影响神经元的生长、发育、存活和功能活动。胶质细胞具有隔离中枢神经系统内各个区域的作用,以防止对邻近神经元产生影响。星形胶质细胞通过增生分裂参与脑和脊髓损伤后的修复,增生形成的胶质瘢痕往往成为引起癫痫发作的病灶。星形胶质细胞作为抗原呈递细胞还参与免疫应答反应。星形胶质细胞摄取细胞外过多的钾,并通过缝隙连接将其分散到其他胶质细胞,从而稳定细胞外液中 K^+ 浓度。

2.少突胶质细胞和施万细胞

少突胶质细胞和施万细胞分别在中枢和周围神经系统通过阶段性地形成髓鞘或神经膜而

发挥绝缘作用。髓鞘或神经膜还能引导轴突生长和促进神经元与其他细胞建立突触联系。

3. 小胶质细胞

小胶质细胞是中枢神经系统的吞噬细胞。脉络丛上皮细胞和室管膜细胞也属于胶质细胞，参与构成血-脑脊液屏障和脑-脊液屏障。周围神经系统的脊神经节内的卫星细胞，可为神经元提供营养及形态支持，调节神经元外部的化学环境。

(三)神经纤维及其功能

有些轴突和感觉神经元的周围突被髓鞘或神经膜包裹，无论有无髓鞘，均可称为神经纤维。根据有无髓鞘包裹，可将神经纤维分为有髓神经纤维和无髓神经纤维。无髓神经纤维其实不是绝对无髓鞘包裹，而是髓鞘未完全包裹的轴索，或对轴索未形成螺旋式反复包裹。所有神经纤维在末端均完全失去髓鞘，成为裸露的神经末梢。神经纤维的主要功能是兴奋传导和物质运输。

1. 神经纤维的兴奋传导功能

神经纤维可通过传导兴奋完成其功能性作用，神经纤维传导的兴奋或动作电位称为神经冲动。

(1)神经纤维传导兴奋的特征：①生理完整性。传导神经冲动要求神经纤维结构和生理功能完整。如果神经纤维被切断、损伤、麻醉或冷冻，即破坏其结构或功能的完整性，冲动的传导会发生阻滞。②绝缘性。外周神经干和中枢传导通路包含着众多的神经纤维，各种神经纤维因髓鞘包裹而有绝缘性，所传导的神经冲动基本上互不干扰，郎飞节没有髓鞘，虽有少量电流漏出，但会被具有良好导电性的细胞外液短路。③双向传导性。在实验条件下，刺激神经纤维的任一点，产生的兴奋可同时向两端传导，称为双向传导。④相对不疲劳性。神经纤维可长时间接受刺激产生兴奋，保持不衰减地传导兴奋的能力，这是由于神经传导冲动时耗能极少的缘故。

(2)神经纤维的分类：根据神经纤维的传导兴奋的特征，可将周围神经纤维分为 A、B、C 三类。A 类又进一步分为 α、β、γ、δ 四类，包括有髓鞘的躯体传入和传出纤维；B 类是指自主神经节前纤维；C 类包括无髓鞘的躯体传入纤维和自主神经节后纤维。

2. 神经纤维的轴浆运输

神经元轴突内的胞浆称为轴浆，轴浆经常在胞体与轴突末梢之间流动，称为轴浆流动，借助轴浆流动运输物质的现象，称为轴浆运输。它对维持神经元的正常结构和功能有重要意义。轴浆运输根据运输方向不同可分为顺向运输和逆向运输。

如果轴浆由胞体向轴突末梢运输称为顺向轴浆运输，可分两类：①快速轴浆运输，指有膜的细胞器(如线粒体、含递质的囊泡和分泌颗粒等)的运输。在猴、猫等动物坐骨神经内运输速度约 410mm/d。②慢速轴浆运输，是指由胞体的微丝、微管等结构不断向前延伸，而其他轴浆的可溶性成分也随之向前运输，其速度为 1～12mm/d。

逆向运输是指将轴突末梢摄取的物质逆向运输到胞体，速度约 205mm/d。有些物质，如神经生长因子、辣根过氧化酶、有些病毒(如狂犬病病毒)和毒素(如破伤风毒素)等在轴突末梢被摄取后，可通过逆向轴浆运输转运到神经元的胞体。

二、突触传递

神经元与神经元之间,或神经元与其他类型细胞之间的功能接触部位称为突触。传出神经元与效应细胞间的突触称为接头,如骨骼肌神经-肌肉接头。神经元之间的通讯极其复杂,中枢神经系统内含 $2×10^{14}$ 个突触,基于所使用的信息传递媒介物不同,突触可分为电突触和化学性突触。

(一)电突触传递

电突触是以电流为传递媒介物的突触,其结构基础是缝隙连接。缝隙连接允许无机离子和许多有机小分子从一个细胞的胞质直接扩散进入另一个细胞。局部电流和兴奋性突触后电位以电紧张扩布的形式跨过缝隙连接,从一个细胞传递给另一个细胞。电突触传递具有双向性、低电阻性和快速性等特点。电突触主要分布于那些需要高度同步化活动的神经元群内的细胞之间,如成年哺乳动物的海马和视网膜。

(二)化学性突触

化学性突触是指以神经元所释放的化学物质为信息传递媒介物(即神经递质)的突触,在神经系统中最常见,也最重要。它们多由一个神经元的轴突末梢与另一个神经元或效应细胞相接触而形成,因此突触末梢常被认作突触前的部分;靶神经元或效应细胞则被认作突触后的部分。根据突触前、后两部分之间有无紧密的解剖关系,将化学性突触分为定向突触和非定向突触。

1. 定向突触传递

突触末梢释放的神经递质仅作用于突触后范围极为局限的部分膜结构,如骨骼肌神经-肌接头和神经元之间的经典突触。

(1)经典的突触传递:经典的突触是由突触前膜、突触间隙和突触后膜三部分构成的。一个神经元突触小体的膜称突触前膜,被突触前膜贴附的突触后神经元膜称突触后膜,两膜之间称为突触间隙(图 27 - 2)。在突触小体的胞浆内有许多囊泡,称突触小泡,内含高浓度的神经递质,不同突触内所含突触小泡的形状、大小及含有递质种类可不相同,如小而清亮的囊泡含有乙酰胆碱或氨基酸,小而有致密中心的囊泡递质为儿茶酚胺,

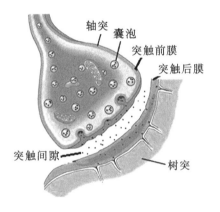

图 27 - 2　突触结构的模式图

大而有致密斑的囊泡含肽类递质。突触后膜上分布有受体,能与相应的神经递质特异性结合而发挥生理效应。突触小体的胞浆内还含有线粒体,除提供能量外,可能与递质的合成或失活有关。

(2)突触的分类:通常根据突触发生的部位,将经典的突触分为三类(图 27 - 3)。①轴突-树突突触,即一个神经元的轴突末梢与后继神经元的树突接触形成的突触,此类突触最常见;②轴突-胞体突触,即一个神经元的轴突末梢与后继神经元的胞体接触形成的突触,此类突触

也较常见;③轴突-轴突突触,即一个神经元的轴突末梢与后继神经元的轴突接触形成的突触,此类突触是构成突触前抑制和突触前易化的重要结构基础。

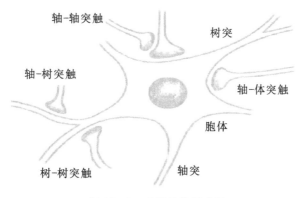

图 27 - 3　突触分类模式图

(3)突触传递的过程:当动作电位扩布到突触前神经元轴突末梢时,使前膜对 Ca^{2+} 通透性增加,Ca^{2+} 进入突触小体。进入膜内的 Ca^{2+},激活钙调蛋白依赖性的蛋白激酶Ⅱ,使突触小泡外的突触蛋白Ⅰ磷酸化,并与突触小泡分离,突触小泡与突触前膜融合、破裂,使神经递质释放到突触间隙。神经递质与突触后膜受体相结合,突触后膜受体构象改变,对离子的通透性增加,产生离子跨膜流动,突触后膜发生一定程度的膜电位电变化,即突触后电位(PSP)。

如果突触前膜释放的是兴奋性递质,与突触后膜受体结合,提高了突触后膜对 Na^+、K^+ 等小离子的通透性,Na^+、K^+ 跨膜移动,以 Na^+ 内流为主,从而导致突触后膜去极化,产生兴奋性突触后电位(EPSP)。当 EPSP 的幅值加大到一定值,达到或超过突触后神经元阈电位时,便可引起突触后神经元动作电位爆发(图 27 - 4)。

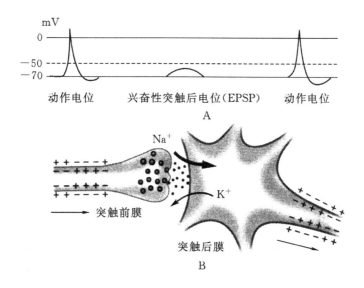

图 27 - 4　兴奋性突触后电位产生机制示意图

如果突触前膜释放抑制性递质,它与突触后膜受体结合,提高了突触后膜对 K⁺、Cl⁻,尤其是 Cl⁻ 的通透性,化学驱动力驱动 Cl⁻ 内移,导致突触后膜超极化,产生抑制性突触后电位(IPSP),IPSP 可降低突触后神经元的兴奋性,呈现抑制效应(图 27-5)。

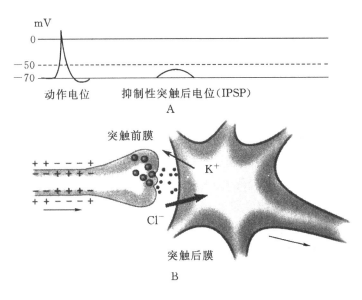

图 27-5　抑制性突触后电位产生机制示意图

一个突触后神经元常与多个突触前神经末梢构成突触,而产生的突触后电位既有 EPSP,也有 IPSP。因此,某一时间内突触后膜的膜电位,实际上是各突触后电位的代数和,如果是 IPSP 占优势,后继神经元则呈现抑制状态;如果是 EPSP 占优势,而且达到阈电位水平时,后继神经元便在轴突起始部爆发动作电位。兴奋沿轴突传到末梢,也可逆向传至胞体,消除动作电位爆发前胞体产生的 PSP,起到刷新作用。

2. 非定向突触传递

这种信息传递模式不具有经典突触结构,其突触前神经末梢释放的递质扩散距离较远和范围较广,所以也称为非突触性化学传递(图 27-6)。非定向突触在中枢神经系统中主要存在于单胺能(肾上腺素能、多巴胺能及 5-羟色胺能)神经元的纤维末梢部位,在周围神经系统中主要存在于自主神经节后纤维,主要是交感神经节后纤维与效应细胞之间的接头。交感神经节后纤维的轴突末梢有许多分支,在分支上形成串珠状膨大的结构,称为曲张体。曲张体并不与突触后效应细胞形成经典的突触联系,而是随分支抵达效应细胞近旁。当神经冲动到达曲张体时,递质从曲张体的囊泡中释放出来,以扩散的方式到达效应细胞并与相应的受体结合,使效应细胞的膜电位发生改变,即产生所谓的接头电位,它在本质上与定向突触后电位并无区别。

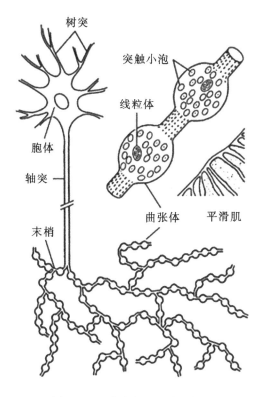

图 27 - 6 非定向突触结构模式图

三、神经递质和受体

(一)神经递质

神经递质是指由突触前神经元合成并释放,能特异性地作用于突触后神经元或效应细胞的受体,并使突触后神经元或效应细胞产生一定效应的信息传递物质。根据神经递质存在的部位不同,将神经递质分为中枢神经递质和外周神经递质。

1. 中枢神经递质

在中枢神经系统内参与突触传递的神经递质,称中枢神经递质。中枢神经递质目前发现的约有 30 多种,大致可归纳为四类,即乙酰胆碱、单胺类、氨基酸和肽类。

2. 外周神经递质

由传出神经末梢所释放的神经递质,称外周神经递质,主要有乙酰胆碱和去甲肾上腺素。

(1)乙酰胆碱:交感和副交感神经的节前纤维、副交感神经节后纤维、部分交感神经节后纤维(指支配汗腺的交感神经和支配骨骼肌的交感舒血管纤维)和躯体运动神经的末梢都释放乙酰胆碱。凡末梢释放乙酰胆碱的神经纤维称胆碱能纤维。

(2)去甲肾上腺素:大部分交感神经节后纤维的末梢释放去甲肾上腺素。凡以去甲肾上腺素作为递质的神经纤维称肾上腺素能纤维。

(二)受体

受体是指位于细胞膜或细胞内能与某些化学物质特异结合,并诱发特定生物学效应的特殊生物分子。将与受体结合后能增强受体的生物活性的化学物质称为受体的激动剂;与受体特异性结合后不改变受体的生物活性,反因占据受体而产生对抗激动剂效应的化学物质,称为受体的拮抗剂或阻断剂。对应神经递质将受体分为以下几类。

1.胆碱能受体

胆碱能受体是指能与乙酰胆碱发生特异结合而产生效应的受体。胆碱能受体可分为毒蕈碱受体(M受体)和烟碱受体(N受体)。

(1)毒蕈碱受体。分布于副交感神经节后纤维和交感神经胆碱能节后纤维所支配的效应细胞膜上。乙酰胆碱与 M 受体相结合,可产生一系列自主神经节后胆碱能纤维兴奋的效应,如瞳孔括约肌、支气管和胃肠平滑肌、膀胱逼尿肌收缩,胃肠、胆管、膀胱括约肌舒张,心脏活动抑制,消化腺、汗腺分泌增强,骨骼肌血管舒张等。这些作用称为毒蕈碱样作用,简称 M 样作用,这些作用可被 M 受体阻断剂阿托品阻断。

(2)烟碱受体。有 N_1 和 N_2 两种亚型,N_1 分布于自主神经节突触后膜上,N_2 分布于骨骼肌的运动终板膜上。乙酰胆碱与 N_1 受体结合,使自主神经节的节后神经元兴奋;与 N_2 受体结合,产生终板电位,引起骨骼肌兴奋。这些作用称为烟碱样作用,简称 N 样作用。阿托品不能阻断烟碱样作用;六烃多胺主要阻断 N_1 受体的功能,是 N_1 受体的阻断剂;十烃季胺主要阻断 N_2 受体的功能;筒箭毒碱可阻断 N_1 和 N_2 受体的功能,是烟碱受体的阻断剂,筒箭毒类药物可作为肌松剂使用。

2.肾上腺素能受体

肾上腺素能受体能与儿茶酚胺发生特异性结合,产生生理效应的受体是肾上腺素能受体。在外周,多数交感神经节后纤维支配的效应器细胞上存在肾上腺素能受体,肾上腺素受体分为 α 和 β 两种,称为 α 型受体和 β 型受体,某一效应器不一定都有 α 受体和 β 受体,有的只有单一受体,有的两者兼有。

(1)α 型受体。有 α_1 和 α_2 亚型。α_2 受体分布于突触前膜,调节递质的释放量;α_1 受体主要分布在小血管的平滑肌上(尤其是皮肤、肾脏和胃肠等内脏血管),子宫平滑肌、胃肠道括约肌和瞳孔括约肌上,去甲肾上腺素与其结合,产生兴奋效应,即血管、子宫和瞳孔收缩等,但也有少数是起抑制性效应,如去甲肾上腺素与小肠平滑肌的 α 受体结合时,发生舒张反应。哌唑嗪选择性阻断 α_1 受体,育亨宾选择性阻断 α_2 受体,酚妥拉明对 α_1 和 α_2 均有阻断作用。

(2)β 型受体。有 β_1、β_2 和 β_3 三种亚型。β_1 受体分布在心肌,β_2 受体分布于血管的平滑肌(骨骼肌和腹腔内脏的血管)、胃肠道平滑肌、气管平滑肌、子宫平滑肌以及膀胱逼尿肌等部位,β_3 受体分布在脂肪细胞。激活心脏的 β_1 受体产生兴奋性效应,使心脏活动加强;但激活 β_2 受体主要产生抑制性效应,使血管平滑肌、胃肠道平滑肌、支气管平滑肌舒张;激活 β_3 受体促进脂肪分解。美托洛尔选择性阻断 β_1 受体,对 β_2 受体无作用;阿替洛尔(氨酰心安)对 β_1 受体有选择性阻断作用,对 β_2 受体作用较弱,故增加呼吸道阻力作用较轻,不过对哮喘患者仍需慎用;纳多洛尔主要阻断 β_2 受体;普萘洛尔(又称心得安)则同时具有阻断 β_1 和 β_2 受体的作用。

第二节　神经中枢活动的一般规律

一、中枢神经元的联系方式

中枢神经系统内存在1000亿个神经元,按其在反射弧中所处的位置不同,分为传入神经元、中间神经元和传出神经元。中间神经元数目最多、相互间联系最复杂,但基本上可归纳为以下几种方式。

1. 单线联系

一个突触前神经元仅与一个突触后神经元建立突触关系(图27-7),如丘脑到大脑皮层的特异投射系统,就是点对点的单线联系。

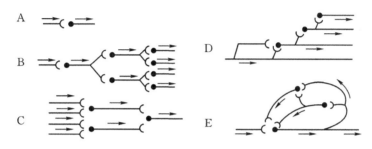

图27-7　中枢神经元的联系方式

A. 单线式；B. 辐射式；C. 聚合式；D. 链锁式；E. 环路式

2. 辐散联系

辐散联系即一个神经元的轴突末梢,通过其分支与许多神经元建立突触联系(图27-7),多见于感觉传入通路上。通过辐散联系方式,传入神经的信息可扩布到许多神经元,使这些神经元同时发生兴奋或抑制,经典感觉传导第二级神经元在上传感觉的同时,轴突发出侧支与脑干网状结构众多神经元建立突触联系,经辐散传导,提高中枢神经系统兴奋性。

3. 聚合联系

聚合联系即许多神经元通过其轴突末梢,共同与同一个神经元建立突触联系(图27-7),多见于传出通路,它是中枢总和功能的结构基础。例如每个脊髓前角运动神经元上可有2000个左右的突触投射。这就使许多神经元的作用都影响同一神经元的活动,使来自许多不同作用神经元的兴奋或抑制在同一神经元发生整合。

4. 链锁式与环式联系

中间神经元的联系方式复杂多样,除上述联系方式外,还有链锁状联系、环状联系(图27-7)。链锁状联系是指神经元在传导冲动的同时,通过其侧支直接或间接地将冲动扩布到许多其他神经元,兴奋通过链锁状联系时,可以在空间上加强,作用范围扩大。环式联系是一个神经元的侧支与中间神经元发生突触联系,中间神经元反过来直接或间接地再作用到该神经元。环式联系是反馈调节和后放现象的结构基础。兴奋通过环状联系时,如果环路内各个神经元效应一致,则兴奋得到加强和延续,属于正反馈作用。如果环路内某些神经元是抑制性的,且与它有回返联系的神经元建立抑制性突触,将使原来神经元的活动减弱或者中止,属于负反馈作用。

二、中枢传递兴奋的特征

1.单向传递

反射活动中,经突触传递的兴奋只能由突触前神经元向突触后神经元方向传布,而不能逆向传布。因为只有突触前膜才能释放神经递质,受体通常分布在突触后膜。

2.中枢延搁

兴奋通过突触时,传布较慢,耽搁时间较长,此现象称为中枢延搁。这是由于突触传递过程较复杂,需要历经递质的释放、扩散、与突触后膜上受体结合、产生突触后电位等一系列过程,因而耗时相对较长。

3.总和

在中枢神经系统,一次冲动所引起的兴奋性突触后电位不足以使突触后神经元发生动作电位。如果在前一次冲动引起的突触后电位消失之前,紧接着传来第二次冲动或多次冲动,产生新的突触后电位,并与前者相加,使突触后电位增加,这种先后产生的兴奋性突触后电位相加的现象称为时间总和。除时间总和之外,还存在空间总和,即一个突触后神经元同时接受不同轴突末梢传来的冲动,则在每一部位所产生的突触后电位也可以相加起来,这种由不同部位产生的突触后电位相加的现象称为空间总和。兴奋性突触后电位和抑制性突触后电位均可发生时间总和与空间总和。

4.兴奋节律的改变

在反射活动中,测定反射弧传入和传出神经的冲动发放频率,两者往往存在差异。这是因为传出神经元的功能状态受其自身和中间神经元影响。

5.后放

在反射活动中,当刺激停止后,传出神经仍可在一定时间内发放神经冲动,这种现象叫后放。后放见于各种神经反馈的活动中。

6.对内环境变化的敏感性和易疲劳性

突触间隙与细胞外液相通,突触部位最容易受内环境变化的影响,如细胞外液中缺氧、CO_2、麻醉剂等因素均可作用于突触,改变其兴奋性,影响突触部位的传递活动。同时,突触也是反射弧中最易疲劳的环节。这可能与突触长时间传递兴奋后导致递质耗竭有关。

三、中枢抑制

中枢神经系统的活动,除兴奋过程外,还有抑制过程,兴奋和抑制的协调活动是神经系统控制机体活动的基础,中枢抑制较为复杂,根据产生机制的不同,分为突触前抑制和突触后抑制两类。

1.突触后抑制

突触后抑制是由抑制性中间神经元启动的一种抑制。当抑制性中间神经元兴奋时,其末梢释放抑制性递质,使突触后神经元产生抑制性突触后电位,突触后神经元出现超极化,兴奋性降低,因此,又称超极化抑制。突触后抑制根据神经元之间联系方式不同,分为传入侧支性抑制和回返性抑制两种。

(1)传入侧支性抑制:传入侧支性抑制又称交互抑制,是指传入纤维除兴奋某一中枢神经元外,还发出侧支兴奋抑制性中间神经元,后者再抑制另一中枢神经元(图 27 - 8)。例如,在牵张反射过程中,当伸肌的感受器受到刺激发生兴奋后,其传入冲动进入脊髓,除直接兴奋支配伸肌的 α 运动神经元外,同时发出侧支兴奋抑制性中间神经元,其末梢释放抑制性递质,抑制支配屈肌的 α 运动神经元,导致伸肌收缩而屈肌舒张,使反射活动得以协调地进行。交互抑制生理意义在于协调不同中枢的活动。

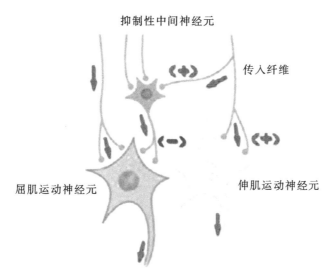

图 27 - 8 传入侧支性抑制

(2)回返性抑制:中枢的神经元兴奋时,其传出冲动沿轴突传至效应器,同时又经其轴突侧支兴奋一抑制性中间神经元,抑制性中间神经元末梢释放抑制性神经递质,反过来抑制原先发动兴奋的神经元及同一中枢的其他神经元,这种抑制称为回返性抑制(图 27 - 9)。这种抑制

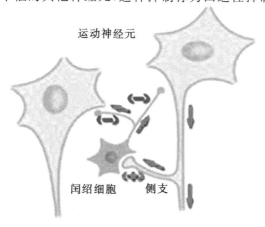

图 27 - 9 回返性抑制

避免一些神经元过度活动,还可使同一中枢不同神经元活动同步化。例如,脊髓前角支配骨骼肌的 α 运动神经元兴奋时,传出冲动一方面沿轴突外传至骨骼肌,另一方面通过其侧支,兴奋脊髓中枢内闰绍细胞,闰绍细胞再回返投射至 α 运动神经元,闰绍细胞属抑制性神经元,其末梢释放抑制性递质甘氨酸,甘氨酸与突触后膜受体结合后,产生 IPSP,降低 α 运动神经元的兴奋性,这样以负反馈方式作用在 α 运动神经元,使 α 运动神经元放电减少或停止。

2. 突触前抑制

突触前抑制是由轴-轴突触的活动引起突触前膜释放递质减少,从而使突触后神经元产生的兴奋性突触后电位降低而出现抑制的现象(图 27－10)。突触前抑制在中枢神经系统内广泛存在,多见于感觉传入途径中,对调节感觉传入活动起重要作用。这种抑制是由于突触前神经元的轴突末梢去极化,引起神经递质释放减少,因而,又称为去极化抑制。

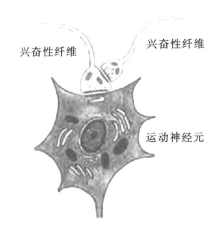

图 27－10　突触前抑制

第三节　神经系统的感觉功能

感觉可分为一般感觉和特殊感觉。一般感觉有躯体感觉和内脏感觉。躯体感觉又分为浅感觉和深感觉,浅感觉是指皮肤、黏膜的痛觉、温度、触-压觉,它们的感受器位置较浅。深感觉是指肌肉、肌腱、关节和韧带深部结构的本体感觉。

躯体感觉的传导通路由三级神经元构成,第一级位于脊神经节或脑神经节内;第二级位于脊髓后角或脑干内;第三级位于丘脑内。各种感觉传导通路的第二级神经元发出的纤维,一般交叉到对侧,交叉部位为脊髓后角或脑干薄束核和楔束核,再经过丘脑和内囊,最后投射到大脑皮层相应区域。

一、脊髓的感觉传导功能

脊髓主要是浅感觉和深感觉的传导通路。浅感觉的传导通路:初级纤维经后根进入脊髓,在同侧后角更换神经元,换元后纤维经白质前连合交叉到对侧上行,形成前外侧索传入丘脑。其中,传导痛觉和温度觉的纤维走行于外侧形成脊髓丘脑侧束;传导粗略触-压觉的纤维走行于腹侧形成脊髓丘脑前束。深感觉的传导通路:初级纤维经后根进入脊髓,先在同侧上行,组成脊髓后索的薄束和楔束,终止于同侧的薄束核和楔束核,换元后发出二级纤维交叉到对侧组成内侧丘系,投射到丘脑。浅感觉传导先交叉后上行,而深感觉传导先上行后交叉。当脊髓半横断损伤后,会导致损伤平面对侧浅感觉障碍,同侧深感觉障碍。

二、丘脑及其感觉投射系统

在大脑皮层不发达的动物,丘脑是感觉的高级中枢。在大脑皮层发达的动物,丘脑只是感觉传导的换元接替站,具有感觉的粗糙分析与综合功能。感觉投射纤维在丘脑更换神经元后,进一步向大脑皮层投射。

(一)丘脑的核团

丘脑的核团大致分为三类。第一类为感觉接替核,主要包括后内侧腹核、后外侧腹核、内侧膝状体和外侧膝状体等。后内侧腹核为三叉丘系的换元站,与头面部感觉传导有关;后外侧腹核为脊髓丘脑束和内侧丘系的换元站,与躯干和肢体感觉传导有关;内侧膝状体是听觉传导路的换元站,发出纤维向大脑皮层的听区投射;外侧膝状体是视觉传导路的换元站,发出纤维向大脑皮层枕叶的视区投射。第二类是联络核,它不直接接受感觉的投射纤维,但能够接受感觉接替核和其他皮层下中枢投射来的纤维,换元后发出纤维投射到大脑皮层的一定区域。第三类主要是髓板内核群,这类细胞群发出的纤维不直接投射到大脑皮层,而是间接地通过多突触换元后,弥散地投射到大脑皮层(图 27-11)。

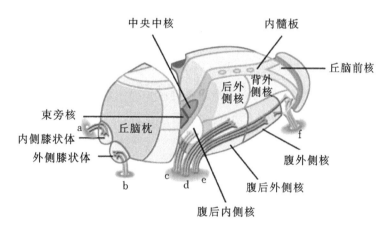

图 27-11 丘脑主要核团示意图

(二)丘脑感觉投射

根据丘脑的核团向大脑皮层投射特征的不同,可分为两大投射系统,即特异投射系统和非特异投射系统。

1.特异投射系统

经典的感觉传导路(嗅觉除外)上行到丘脑,在丘脑感觉接替核后,投射到大脑皮层的特定区域,称为特异投射系统。特异投射系统都具有专一性,与皮层间具有点对点的投射关系,其投射纤维主要终止在皮层的第四层。特异投射系统能产生特定的感觉,并激发大脑皮层发出神经冲动。

2.非特异投射系统

经典感觉传导路(嗅觉除外)上行纤维经过脑干时,发出侧支与脑干网状结构的神经元发生突触联系,经过多次换元,到达丘脑的中缝核群,最后弥散投射到大脑皮层的广泛区域。这一投射系统称为非特异投射系统。非特异投射系统的功能是维持或改变大脑皮层的兴奋性,能使机体保持觉醒状态。由于这一投射系统在脑干网状结构中多次换元,并有聚合性质,所以成为不同感觉的共同上行途径,失去了感觉传导投射的专一性,不能产生特定感觉(图 27 - 12)。

在脑干网状结构内存在具有上行唤醒作用的功能系统,称为脑干网状结构上行激动系

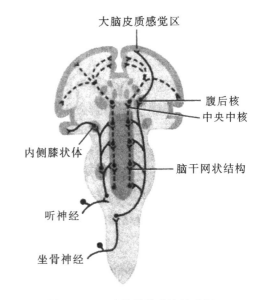

图 27 - 12　感觉投射系统示意图

统。上行激动系统主要通过丘脑非特异投射系统而发挥作用的。如果这一系统受到损伤,可导致昏睡不醒。由于这一系统是一个多突触接替的上行系统,因此易受药物影响而发生传导阻滞的现象。

三、大脑皮层的感觉分析功能

人类大脑皮层是机体感觉的最高级中枢。各种感觉传入冲动最终到达大脑皮层,通过大脑皮层的分析和综合,才能形成意识活动,产生各种感觉。

(一)体表感觉区

中央后回是全身体表感觉的主要投射区,称为第一体表感觉区。中央后回的感觉投射有以下规律:①交叉投射。一侧体表感觉传入投射到对侧大脑皮层的相应区域,但头面部感觉的投射是双侧性的。②定位倒置。投射区具有空间定位性,总体呈倒置分布。下肢代表区在顶部(膝以下代表区在皮层内侧面),上肢代表区在中间部,头面部代表区在底部,但头面部代表区内部的安排是正立的。③投射区的大小与不同体表部位的感觉灵敏程度有关。如拇指代表区比躯干代表区相对较大(图 27 - 13)。因为感觉灵敏部位具有较多的感受装置,皮层与其联系神经元数目也较多,这种结构特点有利于进行精细的感觉分析。此外,在人、猴和猫等动物的大脑皮层还有第二感觉。在人类,第二感觉区位于中央前回与岛叶之间。全身体表感觉在第二感觉区有一定空间分布,面积比第一感觉区小,有较大程度的重叠,呈正立像而不倒置,定位精确性差。第二感觉区具有对感觉做粗略分析的功能,人类切除第二感觉区后,不产生显著的感觉障碍。

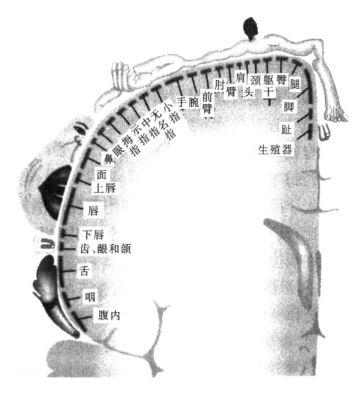

图 27-13　大脑皮层体表感觉投射区示意图

(二)本体感觉区

中央前回是运动区,也是本体感觉代表区。刺激人脑中央前回会使受试者产生试图发动肢体运动的主观感觉。

(三)内脏感觉区

内脏感觉区与体表感觉区有某些重叠,区域比较分散。腹腔和盆腔的内脏传入投射到体表感觉区的躯干和下肢代表区。边缘系统的皮层也接受内脏感觉的投射。

(四)特殊感觉代表区

视觉的皮层代表区位于枕叶皮层的距状裂上、下缘。左侧枕叶皮层接受左眼颞侧视网膜和右眼鼻侧视网膜传入纤维的投射,右侧枕叶皮层接受右眼颞侧视网膜和左侧鼻侧视网膜传入纤维的投射。

听觉的皮层代表区位于颞叶的一定区域。听觉的投射是双侧性的,一侧皮层代表区接受双侧耳蜗的投射。

高等动物的边缘叶的前底部与嗅觉功能有关。味觉投射区在中央后回头面部感觉投射区的下侧。

四、痛觉

痛觉是机体受到伤害性刺激时所产生的一种不愉快的感觉,常伴有情绪变化和防卫反应,对机体具有一定的保护意义。痛觉感受器又称为伤害性感受器,属于慢适应感受器。痛觉感受器不存在适宜刺激,任何性质的刺激(机械、温度、化学)只要达到一定强度而成为伤害性刺激时,都能引起痛觉。当暴露的痛觉神经末梢在致痛物质如 K^+、H^+、组织胺、缓激肽、5-羟色胺、前列腺素等刺激下,产生痛觉传入冲动,传入中枢神经系统,引起疼痛。痛觉一般是机体遭遇危险的一种信号,可引起人们的警觉,因此痛觉对机体具有保护意义。

(一)躯体痛

躯体痛包括皮肤痛(体表痛)和来自肌肉、关节、肌腱等处的深部痛。游离的痛觉神经末梢分布在皮肤、关节、肌肉和内脏等组织。

伤害性刺激作用于机体时,除产生痛觉的主观感觉外,还表现出不同程度的痛反应。痛反应一般包括局部反应、反射性反应和行为反应。局部反应仅限于受刺激部位对伤害性刺激做出的一种简单反应。如当皮肤受到伤害性刺激时,使受刺激的部位出现不同程度的血管扩张,引起皮肤潮红。反射性反应包括躯体性反射和心血管反射。当伤害性刺激作用于皮肤或深部组织时,可引起以骨骼肌收缩为主的躯体反射,以避开伤害性刺激对机体的进一步伤害。在出现躯体反应的同时,常常会诱发交感神经系统兴奋,使心率加快,外周血管收缩,血压增高,瞳孔扩大,汗腺和肾上腺髓质分泌等反应。行为反应是在脑的高级部位参与下,对伤害性刺激所做出的躲避、反抗、攻击等整体性的反应。疼痛常常带有强烈的情绪色彩,如痛苦、焦虑、害怕等。疼痛的主观感觉以及所伴随的各种反应,常因环境的不同、机体状态不同、主观愿望和心理活动的不同而发生变化。如在紧张搏斗状态下所受到的伤害性刺激,往往不是立即感受到疼痛。因此,疼痛是一种复杂的生理心理反应。

痛觉分为快痛和慢痛两种。伤害性刺激作用于皮肤时,可先后出现快痛和慢痛两种性质的痛觉。快痛又称刺痛,其特点是定位明确,痛觉形成迅速,去除刺激后很快消失。慢痛又称灼痛,其特点是定位不甚明确,痛感强烈难忍,常常伴有恶心、出汗和血压降低等自主神经反应。来自肌肉、关节、肌腱等处的深部痛表现为慢痛,出现深部痛可反射性地引起临近骨骼肌收缩,从而导致局部缺血,产生缺血性疼痛,进一步诱发疼痛加剧,再刺激骨骼肌收缩,形成恶性循环。

(二)内脏痛

内脏痛常由机械性牵拉、痉挛、缺血和炎症等刺激所致。内脏痛与躯体痛不同,存在着一些特殊的疼痛,如体腔壁痛和牵涉痛。

1. 内脏痛特征

内脏痛有下列特征:①定位不准确、对刺激分辨能力差。如产生内脏痛时不能清楚指出疼痛的部位,对痛的性质也难以描述,这是内脏痛最主要的特点。②发生缓慢、持久,即主要表现为慢痛,痛感逐渐增强,也可能突然加剧。③中空的内脏器官对机械牵拉、缺血、痉挛和炎症等刺激敏感,而对切割烧灼刺激不敏感。④伴有明显的情绪反应。

2. 牵涉痛

某些内脏疾病,常引起远隔的体表部位发生疼痛或痛觉过敏现象,称为牵涉痛。例如,心绞痛患者常感到心前区、左肩和左上臂疼痛。阑尾炎患者感到脐区和上腹部疼痛。肾结石患者出现腹股沟区的疼痛。牵涉痛在临床上具有一定的诊断价值。

发生牵涉痛的部位与真正发生痛的患病内脏部位有一定解剖关系。它们都受同一脊髓节段的后根神经支配,即患病内脏的传入神经纤维和引起牵涉痛的皮肤部位传入神经纤维由同一后根进入脊髓。因此,对牵涉痛的解释,一般有两种学说:会聚学说和易化学说。

会聚学说(图27-14):患病内脏和发生牵涉痛的部位的传入纤维末梢投射到同一脊髓神经元,由同一上行纤维上传入脑。平时经常感受到皮肤的刺激,因此,这一上行神经通路的传入冲动习惯被认为是来自皮肤,痛觉传入冲动虽然发源于患病内脏,但误认为是来自皮肤。这可能是牵涉痛产生的原因之一。

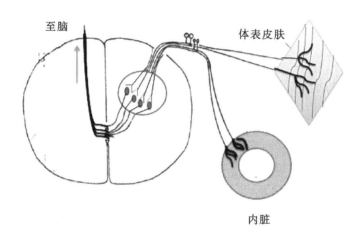

图27-14　牵涉痛产生机制示意图

易化学说:来自患病内脏的冲动传入脊髓后,兴奋向周围扩散,提高了邻近脊髓神经元的兴奋性,使脊髓神经元阈值降低。当有轻度的皮肤传入冲动时,就能使脊髓神经元发生较强的兴奋,由此上传的神经冲动增强,这也可能是痛觉过敏的原因。

3.体腔壁痛

胸膜炎、腹膜炎或骨骼肌痉挛,引发类似躯体痛的疼痛,称为体腔壁痛,传入痛觉的神经为躯体神经,定位清楚。

第四节　神经系统对躯体运动的调节

机体各种形式的躯体运动都是以骨骼肌的收缩和舒张为基础的。人体的有些躯体运动是某些感受器受刺激而形成的定型的非条件反射,它不受意识控制;但大量的躯体运动是在大脑皮层控制下,按一定目标进行的骨骼肌活动,是由大脑皮层、皮层下核团、脑干下行系统及脊髓共同配合完成的。

一、脊髓对躯体运动的调节

(一)脊髓的运动神经元和运动单位

在脊髓前角内,存在大量运动神经元,分别称为α运动神经元、γ运动神经元和β运动神经元。它们的轴突均经前根出脊髓,到达所支配的肌肉。

α运动神经元除接受来自皮肤、关节、肌肉等外周传入信息,还接受从脑干到大脑各级高级中枢下传的信息,α运动神经元对传入信息进行整合,最终传出冲动支配梭外肌,由此完成随意运动,执行对姿势、躯体运动的调节。因此,α运动神经元是脊髓反射的最后公路。

α运动神经元胞体大小不等,一个α运动神经元轴突末梢失去髓鞘,再分为许多小支,每一小支支配一根骨骼肌纤维。由一个α运动神经元及其所支配的全部肌纤维所组成的功能单位,称为运动单位。运动单位的大小决定于神经元轴突末梢分支的数目,例如,一个支配眼外肌的运动神经元只支配6~12条肌纤维,运动单位小,利于肌肉进行精细运动;而一个支配四肢肌的运动神经元可支配2000条纤维,运动单位大,产生巨大的肌张力。运动单位的肌纤维交叉分布,因此,即使少数运动神经元兴奋,肌肉产生的张力也是均匀的。

γ运动神经元是脊髓前角中的一种小运动神经元,其胞体分散在α运动神经元之间,支配梭内肌。γ运动神经元较α运动神经元兴奋性高,常以较高的频率持续放电,调节梭内肌对牵拉刺激的敏感性。β运动神经元对梭内肌和梭外肌都有支配。

(二)脊休克

当脊髓与高位中枢离断后,断面以下的脊髓暂时丧失反射活动的能力,进入无反应状态,这种现象称为脊休克。脊休克的主要表现为在离断面以下的脊髓所支配的躯体和内脏活动减弱以致消失,如骨骼肌紧张性减低甚至消失,外周血管扩张,血压下降,发汗反射消失,大、小便潴留等。脊休克现象是暂时的,持续一段时间后,脊髓反射可逐渐恢复。恢复时间与动物种属有关,低等动物、恢复快,高等动物休克时间长、恢复慢。如蛙的脊休克只有几分钟,犬和猫需要数天,猴子需要3星期左右,人类则需数周以至数月。在脊髓躯体反射恢复的同时,血压也恢复到一定水平,排粪、排尿反射也逐渐恢复,甚至有些反射亢进,如脊髓横断损伤的患者,常出现因肢体过度屈曲造成痉挛瘫痪和出汗过多引起的褥疮,屈肌反射占优势不利于姿势维持,故应加强护理,及早加强伸肌的锻炼。脊休克的发生与恢复过程,说明了脊休克的发生是由于失去高位中枢调节与控制所致,失去高位中枢控制的脊髓仍可单独完成一些简单的反射活动。正常状态的脊髓是在高位中枢调控下进行反射活动的,高位中枢对脊髓反射既有易化作用,也有抑制作用,这就是脊休克过后,有些反射减弱,有些反射亢进的主要原因。

(三)脊髓对姿势的调节

1.屈肌反射和对侧伸肌反射

较弱的伤害刺激作用于脊动物一侧肢体皮肤,只引起受刺激一侧踝关节屈曲,加大刺激强度,膝关节和髋关节也发生屈曲,这种伤害性刺激引起受刺激的一侧肢体的屈肌收缩、肢体屈曲,称为屈肌反射。屈肌反射可使肢体避开伤害性刺激。如刺激强度加大,在引起同侧肢体屈曲的基础上,出现对侧肢体伸直,这种反射称为对侧伸肌反射。对侧伸肌反射是一种姿势反射,在维持身体平衡中具有重要意义。

2.骨骼肌的牵张反射

有神经支配的骨骼肌受到牵位而伸长时,能反射性地引起受牵拉的同一块肌肉收缩称为牵张反射。根据牵拉形式和肌肉收缩反应的不同,牵张反射分为腱反射和肌紧张两种类型。

　　腱反射是指快速牵拉肌腱时发生的牵张反射。如叩击股四头肌的肌腱引起股四头肌收缩的膝腱反射,叩击跟腱引起小腿腓肠肌收缩的跟腱反射等。肌紧张是指缓慢持续牵拉肌腱时发生的牵张反射,其表现为受牵拉的肌肉发生微弱而持久的紧张性收缩状态,不表现明显的动作。如人体处于直立位时,支持体重的关节趋向于被重力作用所弯曲,使伸肌腱受到持续牵拉,发动牵张反射,使伸肌紧张性加强,以对抗关节屈曲,能够抬头、挺胸、伸腰、直腿,从而维持直立姿势。因此,肌紧张是维持身体姿势的最基本的反射活动,也是随意运动的基础。

　　3. 牵张反射的反射弧

　　牵张反射的感受器是肌肉中的肌梭,中枢主要在脊髓,效应器是该肌肉的肌纤维(梭外肌纤维)。牵张反射反射弧的特点是感受器和效应器在同一块肌肉中。

　　肌梭是一种感受牵拉刺激或长度变化的梭形感受器,长约数毫米,其外层为一结缔组织囊,囊内一般含有 6～12 根肌纤维,称为梭内肌纤维,梭内肌纤维的收缩成分位于纤维的两端,受 γ 传出神经支配;感受装置位于中间部,与收缩成分串联,感受装置的传入神经纤维有两类,Ⅰα 和 Ⅱ 类传入纤维,其传入冲动兴奋支配同一块肌肉的 α 运动神经元。α 传出神经支配位于肌梭外称为梭外肌的肌纤维,梭外肌与梭内肌纤维平行排列呈现并联关系。

　　当梭外肌被拉长时,梭内肌也随之被拉长,肌梭内牵拉感受装置因受到刺激而兴奋,兴奋经传入纤维传到脊髓,引起支配受牵拉肌肉的 α 运动神经元兴奋,经 α 纤维传出,使梭外肌收缩,肌肉变短,对抗牵张刺激,同时减小对肌梭的刺激,终止牵张反射(图 27 - 15)。

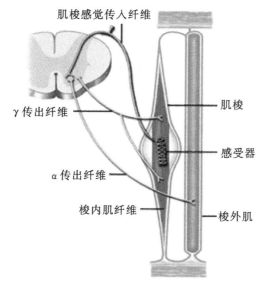

图 27 - 15　牵张反射示意图

　　γ 传出纤维活动加强时,梭内肌纤维收缩,从而提高了肌梭内感受装置对牵拉的敏感性,使其传入冲动增多,引起支配同一块肌肉的 α 运动神经元兴奋,使梭外肌收缩,这一反射途径为 γ 环路。

二、脑干对躯体运动的调节

在正常情况下,脊髓的牵张反射受脑干的调节。脑干对脊髓运动神经元的调节具有两重性,既有易化作用,又有抑制作用。

(一)脑干对姿势反射的调节

由脊髓完成的牵张反射、对侧伸肌反射是最简单的姿势反射,而脑干完成的状态反射、翻正反射、直线或旋转加速运动反射是比较复杂的姿势反射。

1.状态反射

改变头部的空间位置以及改变头部与躯干的相对位置,可以反射性改变躯体肌肉的紧张性,称为状态反射。状态反射包括迷路紧张反射和颈紧张反射,在去大脑动物表现最突出。正常人体由于高位中枢的作用,状态反射受抑制而不易表现出来。

2.翻正反射

正常动物可保持站立姿势,如将其倒置,首先头部位置翻正,然后前肢和躯干随着扭转则可翻正过来,接着后肢转正,这一过程称为翻正反射。

(二)脑干对肌张力的调节

1.易化区和抑制区

脑干网状结构内存在加强肌紧张和肌运动的区域,称为易化区;而抑制肌紧张和肌运动的区域,称为抑制区。易化区和抑制区的作用相互整合,实现脑干对肌张力的调节。

易化区通过网状脊髓束的下行纤维,兴奋γ运动神经元,间接通过γ环路引起肌紧张和肌运动增强。此外,易化区通过前庭脊髓束下行纤维,直接激活α运动神经元,使肌紧张加强。抑制区亦通过网状脊髓束下行纤维,抑制γ运动神经元,降低肌梭的敏感性,抑制肌紧张和肌运动。脑干内既有抑制肌紧张的中枢部位,也有易化肌紧张的中枢部位,在正常情况下两者处于相对平衡状态,以维持正常的肌紧张。当病变造成这两个相对的系统之间关系失调时,将出现肌紧张亢进或减弱。

2.去大脑僵直

在动物的中脑上下丘之间横断脑干,动物全身伸肌紧张明显加强,主要表现为四肢伸直、脊柱挺直、头尾昂起,呈现角弓反张现象,称为去大脑僵直。去大脑僵直主要表现是伸肌紧张性反射性亢进。其发生是由于在中脑水平切断脑干后,中断了大脑皮层运动区和纹状体等区域对脑干抑制区的兴奋作用,使脑干抑制区活动减弱而易化区活动相对增加,易化作用占有明显的优势,出现去大脑僵直现象。

三、小脑对躯体运动的调节

1.前庭小脑

前庭小脑主要由绒球小结叶构成。与身体平衡功能密切有关。动物切除绒球小结叶后,身体平衡失调而不能站立。

2.脊髓小脑

脊髓小脑由小脑部蚓和半球中间部构成。半球中间部的主要功能是协调大脑皮层发动的随意运动。当切除这部分小脑后,随意运动的力量、方向及限度将发生紊乱。此外,脊髓小脑还有调节肌紧张的功能。前叶蚓部有抑制肌紧张的作用,而前叶两侧部有加强肌紧张的作用。在进化过程中,抑制肌紧张的作用逐渐减弱,而易化肌紧张的作用逐渐增强。半球中间部也有易化肌紧张的功能,所以,脊髓小脑损伤后可有肌张力减退,表现为四肢乏力。

3. 皮层小脑

皮层小脑指半球外侧部。它和运动计划的形成及运动程序的编制有关。在学习某种精巧运动的过程中,由于大脑和小脑之间不断进行联合活动,也由于小脑不断接受感觉传入冲动的信息,使运动逐步协调起来。当精巧运动完善后,皮层小脑中就储存了这种精巧运动的一整套程序。以后大脑皮层再次发动这种运动时,须首先从皮层小脑中提取这个储存程序,而此时大脑皮层几乎不需思考,运动便能完成得非常协调而精巧。

四、基底神经节对躯体运动的调节

基底神经节是大脑皮层下的神经核群,包括尾状核、壳核、苍白球、丘脑底核、黑质和红核。尾状核、壳核和苍白球统称纹状体。纹状体与丘脑底核、黑质在结构和功能上有密切联系。其中苍白球是纤维联系的中心,尾核、壳核、丘脑底核、黑质均发出纤维与丘脑底核、黑质相联系。此外,苍白球与丘脑、下丘脑、红核和脑干网状结构之间有纤维联系。纹状体接受大脑皮层运动区和运动前区的下行纤维,并经过丘脑向大脑皮层运动前区和运动区投射。

基底神经节与随意运动的稳定、肌紧张的控制、本体感觉传入信息的处理有关,是调节躯体运动的重要中枢。

人类基底神经节损害后的症状主要分两类:一类是运动过少而肌紧张过强的综合征,如帕金森病,病变主要在黑质。另一类是运动过多而肌紧张不全的综合征,如舞蹈病和手足徐动症等,病变主要在纹状体。

帕金森病的患者主要症状是随意运动减少,全身肌紧张增强,肌肉强直,动作缓慢,面部表情呆板。患者常有静止性震颤,多出现于上肢。黑质的多巴胺能神经元功能被破坏是此病的主要原因,因此注射左旋多巴(多巴胺前体,能透过血-脑屏障)可使症状好转。采用 M 型胆碱能受体阻断剂(如阿托品、东莨菪碱等)治疗震颤麻痹也有一定效果,说明乙酰胆碱递质系统在其中起一定作用。目前认为,中脑黑质上行抵达纹状体的多巴胺通路受损,纹状体对丘脑-皮层投射抑制作用增强,使大脑皮层对运动的发动受到抑制,锥体外系输出过多,出现一系列震颤麻痹的症状。

舞蹈病患者主要临床表现是上肢和头部的舞蹈样动作,并伴有肌紧张减弱。病因主要是由于新纹状体内 γ-氨基丁酸能神经元功能减退,使丘脑-皮层投射作用增强,对大脑皮层运动产生易化作用,患者出现运动过多的症状,临床治疗:DA 受体阻滞剂(氟哌啶醇、奋乃静等)和突触前 DA 耗竭剂(利血平等)对控制舞蹈样动作有益。应用 GABA 类似物或 GABA 代谢的抑制剂,可以提高中枢的 GABA 含量,但尚无临床试用获得成功的报道。

五、大脑皮层对躯体运动的调节

(一)大脑皮层运动区

大脑皮层是调节躯体运动的最高级中枢,大脑皮层运动区主要在中央前回的 4 区和 6 区,

4 区是肢体远端肌肉代表区,6 区是躯干和肢体近端肌肉代表区。皮层运动区主要功能特征:①交叉支配,即对躯体运动的调节是交叉性的。当一侧运动区兴奋时,引起对侧肌肉发生收缩,但对头面部肌肉的支配是双侧性的(下部面肌和舌肌仍受对侧皮层控制)。②精确定位,从运动区顶部到底部对躯体运动的支配部位呈身体的倒影。即顶部支配下肢肌运动,底部支配头面部肌的运动,中间支配上肢肌的运动。但头面部代表区内部的安排是正立的。③运动愈精细愈复杂的肌肉,其皮层代表区也愈大。如手和五指的代表区几乎与整个下肢所占的区域大小相等。④刺激所引起的肌肉运动主要为个别肌肉的收缩,甚至只引起某块肌肉一部分发生收缩,不会发生肌群的协同性收缩。

(二)大脑皮层躯体运动传出通路

1.发动随意运动的初级通路

皮层脊髓束和皮层脑干束是发动随意运动的初级通路,起自大脑皮层中央前回的锥体细胞及额叶、颞叶等神经元,其轴突所组成的下行纤维经内囊、大脑脚底、脑桥基底、延髓锥体等结构,其中继续下行到脊髓的纤维为皮层脊髓束;中途止于脑干,与支配头面部肌肉的运动神经元接触称为皮层脑干束。皮层脊髓束中约有 80% 的纤维在锥体交叉构成皮层脊髓侧束,在对侧脊髓外侧索下行,调节四肢远端肌肉的活动,与精细、技巧性动作有关;20% 的纤维未交叉形成皮层脊髓前束,控制躯干和四肢近端肌肉(主要是屈肌),与姿势和粗略活动相关。皮层脊髓束和皮层脑干束可作用于脊髓前角和脑干核团的运动神经元,激活 α 运动神经元,发动随意运动。

2.姿势反射通路

发自皮层中、小型锥体细胞,轴突较短,从大脑皮层下行终止于皮层下基底神经节、丘脑、脑桥和延髓的网状结构,通过一次以上的神经元接替,最后经网状脊髓束、顶盖脊髓束、红核脊髓束和前庭脊髓束下达脊髓,控制脊髓运动神经元,主要功能是调节肌紧张。

3.运动协调通路

大脑皮层和小脑构成回路,皮层发动随意运动,小脑则协调随意运动。

第五节　神经系统对内脏活动的调节

一、自主神经的结构与功能

调节内脏活动的神经总称自主神经系统,也称内脏神经系统,习惯上是指支配内脏器官的传出神经。其功能为调节循环、呼吸、消化、代谢、体温、腺体分泌和生殖等一些重要的生命功能活动。自主神经系统包括交感神经和副交感神经两部分。

(一)交感神经和副交感神经结构比较

自主神经传出纤维从中枢神经系统发出后不直接到达效应器,而是先进入一个外周神经节(交感或副交感神经节),由节内神经元再发出纤维支配效应器。由中枢发出的纤维称为节前纤维,由神经节发出的纤维称为节后纤维。

1.起源

交感神经起源于脊髓胸腰($T_1 \sim L_3$)段侧角,副交感神经起源比较分散,一部分起自脑干的有关副交感神经核,如动眼神经中的副交感神经纤维起自中脑的缩瞳核,面神经和舌咽神经中的副交感纤维分别起自延髓的上涎核和下涎核。迷走神经中副交感纤维起自延髓的迷走神经背核和疑核,另一部分起自骶髓侧角神经元。

2.节前与节后纤维长短比较

交感神经节前纤维较短,而节后纤维较长;副交感神经节离效应器近,有的就位于效应器官内,因此,副交感神经节前纤维较长而节后纤维较短。

3.节前纤维辐散程度

一根交感神经节前纤维能和多个节内神经元联系,呈高度辐散;而副交感神经辐散程度较低。

4.分布

交感神经在体内分布广泛,几乎全身所有内脏器官都受其支配。副交感神经分布比较局限,某些器官不受副交感神经支配。例如,皮肤和肌肉内的血管、一般的汗腺、竖毛肌和肾上腺髓质就只有交感神经支配。

(二)交感神经和副交感神经功能特征

1.功能拮抗

大多数内脏如心肌、平滑肌和腺体都接受交感和副交感双重神经支配,交感神经的活动和副交感神经的活动是对立的,如迷走神经促进消化道运动和消化液的分泌,而交感神经则起抑制作用,这种对立调节可使器官活动更好地适应环境变化。但有时对某器官作用统一,如自主神经对唾液腺分泌唾液的调节,交感神经和副交感神经均促进唾液分泌。

2.紧张性作用

自主神经对效应器的支配一般具有紧张性作用,所谓紧张是指神经和肌肉维持一定的持续活动。如心交感紧张和迷走紧张指平时心迷走神经和交感神经有一定程度的放电。

3.整体生理功能变化

交感神经系统的活动一般比较广泛,当稳态遇到严重威胁时,如缺氧、剧痛、极冷等,激发全身性交感神经活动增强,促使心率加快、外周血管收缩、血压升高、瞳孔扩大、呼吸加深加快、血糖增高等,动员机体的潜在力量,以适应环境的急变。副交感神经系统的活动相对比较局限。当副交感神经兴奋时可引起心率减慢,胃肠活动增强、促进营养吸收,瞳孔缩小,避免强光的损害等反应。整个系统的活动主要在于保护机体、休整恢复、促进消化、积蓄能量、加强排泄以及生殖功能等方面。

二、脊髓和低位脑干对内脏活动的调节

脊髓是内脏活动的低位中枢,可完成血管张力反射、发汗反射、排尿反射、排便反射及勃起反射等内脏反射,但单纯的脊髓内脏反射不能很好地适应生理活动需要。如脊髓高位截瘫患者,脊休克恢复后,机体对体位性血压的调节能力减弱,以发汗来调节体温的能力也减弱,出现尿失禁、排尿不完全现象。

延髓是生命活动的基本中枢。延髓是自主神经中枢所在部位,其传出纤维支配心脏、血管、头面部腺体、食管、胃、肠、气管等脏器,延髓能够初步完成血压、呼吸和消化活动的反射性调节,一旦延髓受损,血压、呼吸和消化等生命活动也将受到累及,生命难以维持,因此,延髓是生命的基本中枢。此外,延髓是唾液分泌、咳嗽和呕吐等内脏反射的中枢所在部位。中脑是瞳孔对光反射的中枢所在部位,瞳孔对光反射消失,提示病变侵犯中脑,生命垂危。

三、下丘脑对内脏活动的调节

下丘脑是较高级的内脏活动调节中枢,它能把内脏活动和其他生理活动联系起来,调节体温、水平衡、摄食、内分泌、情绪反应等重要生理活动。

1. 体温调节

哺乳动物在下丘脑以下部位横切脑干后,便不能保持体温的相对稳定;而在间脑水平以上切除大脑皮层,动物体温基本保持相对稳定。用改变脑组织温度的装置,对麻醉或不麻醉的兔、猫、狗等下丘脑前部进行加温或冷却,发现在视前区-下丘脑前部(PO/AH)中存在着温度敏感神经元。现已肯定,体温调节中枢在下丘脑,视前区-下丘脑前部存在温度敏感神经元,感受其周围温度变化并与传入温度比较,驱动产热过程与散热过程平衡,控制人体体温。

2. 水平衡调节

水平衡的维持取决于两个因素:引起摄水的渴感和引起肾排水的抗利尿激素释放。损伤下丘脑可引起烦渴与多尿,说明下丘脑对水的摄入与排出均有关系。控制摄水的部位与下丘脑外侧区有关,在摄食中枢附近。下丘脑内存在着渗透压感受器,它能根据血浆渗透压的变化调节抗利尿激素的分泌,以控制肾对水的排出。

3. 对腺垂体激素分泌的调节

下丘脑内某些神经细胞能够合成调节腺垂体功能的下丘脑调节肽,经垂体门脉系统运送到腺垂体,促进或抑制腺垂体激素的分泌。此外,下丘脑视上核和室旁核能够合成缩宫素和血管升压素,经下丘脑-神经垂体束运送到神经垂体存储,需要时释放入血调节机体生理功能(详见内分泌)。

4. 生物节律调控

生物节律是指生命活动随时间顺序发生周期性的变化,人体生理活动周期不同,有日节律如血细胞数、体温、下丘脑-腺垂体-肾上腺皮质轴系活动。下丘脑视交叉上核是控制着日周期的关键部位。月节律如女子月经,受性腺轴控制,也与下丘脑相关。

5. 摄食的调节

通过刺激和损毁中枢的实验发现,下丘脑腹内侧区存在饱中枢,下丘脑外侧区存在摄食中枢。实验发现下丘脑的饱中枢损伤后,动物的食量增加而且肥胖,而电刺激此区域则动物拒食;损伤摄食中枢产生相反的效果,如动物拒食、厌食,除非强迫喂食,否则会活活饿死。饥饿时摄食中枢放电增多,饱中枢抑制;静脉注射葡萄糖前者抑制,后者兴奋。饱中枢和摄食中枢存在交互抑制,摄食活动取决于饱中枢和摄食中枢活动的平衡。

第六节　脑的高级功能

一、脑电活动

大脑皮层作为一个整体,其神经元活动所产生的电位变化,可以通过大脑这个容积导体反映到大脑表面。在大脑皮层表面或头皮上安放记录电极后,可记录到神经元所产生的电变化。记录到的电位变化可分为自发电位和诱发电位两类。人类在安静状态下,在大脑皮层上记录到持续和节律性的电变化,这种电变化称为脑的自发电位。将引导电极放置在头皮上,记录的皮层自发电位变化称为脑电图(EEG)。如果将引导电极直接放在大脑皮层上,所记录到的自发电活动称为皮层电图。脑电图和皮层电图的波形基本上是一致的,但波形的振幅不同,一般说皮层电图的振幅比脑电图约大 10 倍。

(一)脑电图的基本波形

脑电图按其频率不同,分为 α、β、δ、θ 四种波形(图 27-16)。通常频率慢的波,其波幅较大;频率快的波,波幅较小,

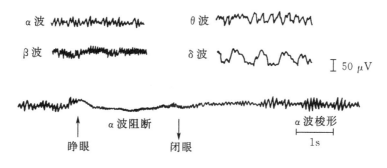

图 27-16　正常脑电图的描记和波形

1. α 波

频率为 8～13 次/秒,振幅为 20～100μV。α 波在大脑皮层各区普遍存在,在枕叶皮层最为明显。其波形近似正弦波。正常成人在安静、清醒并闭目时可出现。其波幅随时间由小变大,再由大变小,形成 α 波的梭形波群。当受试者睁开眼、或进行紧张性思维、或受其他刺激时,α 波立即被低振幅、高频的快波所取代,这种变化称为“α 阻断”。如受试者再安静闭眼时,α 波又重视。

2. β 波

频率为 14～30 次/秒,振幅为 5～20μV。β 波是一种不规则的低振幅快波,在额叶部位最易引出。当兴奋、觉醒和 α 阻断时都能观察到这类去同步化的脑电图。

3. θ 波

频率为 4～7 次/秒,振幅为 100～150μV。在额叶部位最明显。当受试者困倦时可记录到θ 波。幼儿时期,脑电图频率比成人慢,一般常出现 θ 波。θ 波多见于精神病患者和癫痫患者。

4.δ波

频率为 $0.5\sim3$ 次/秒,振幅为 $20\sim200\mu V$。正常成人在清醒状态下,几乎没有δ波,但在睡眠过程中可出现。δ波是大的、不规则的慢波。在婴儿时期,一般常见到δ波。儿童时期,当受试儿童处于困倦、不活跃或感到悲伤、愤怒时,容易记录到δ波。δ波可能与儿童的情绪行为有关。

大脑由睡眠进入觉醒,脑电波由高振幅的慢波转化为低振幅的快波称为去同步化,表示兴奋过程增强;由觉醒进入慢动眼睡眠,脑电波由低振幅快波转化为高振幅慢波称为同步化,表现抑制过程的发展。

(二)皮层诱发电位

皮层诱发电位是指刺激感觉传入通路或脑的某一部位时,在大脑皮层一定部位引出的电位变化。诱发电位作为一种研究方法,已被应用于大脑皮层功能定位的研究。

二、睡眠与觉醒

睡眠和觉醒都是正常生理活动所必需的。机体只有在觉醒状态下,才能进行各种活动。通过睡眠又使机体的精力得以恢复。人的一生大约有 1/3 的时间在睡眠中度过。每天所需要的睡眠时间随年龄、个体和职业不同而不同。新生儿在 24h 内有一半以上时间在睡眠,而且是多周期性的,即睡眠—觉醒—睡眠周期不断反复进行。随着年龄的增长,睡眠时间缩短,睡眠周期减少。成人每天约 8h 睡眠,只有一个睡眠周期。老年人睡眠约 $5\sim7h$。

(一)睡眠期间生理活动变化

在睡眠状态下,会出现一系列与清醒状态时不同的生理变化,主要表现为嗅、视、听、触等感觉功能减退,骨骼肌的反射运动和肌张力减弱和一系列自主功能的改变。交感神经系统活动减弱,副交感神经系统活动增强。如心率减慢、血压降低、呼吸减慢、瞳孔缩小、尿量减少、代谢率降低、体温下降、发汗增多、胃液分泌增多等。睡眠过程中发生的种种生理变化,随睡眠的时相而不同。

(二)睡眠时相

根据睡眠过程中脑电图、肌电和眼电图的表现和特征,将睡眠分为两种不同时相。一是慢波睡眠,脑电图呈现同步化慢波,又称同步睡眠。二是快波睡眠或称异相睡眠,因为此时相常常伴有眼球的快速运动,故又称为快速眼球运动睡眠,脑电活动呈现去同步化快波。

在整个睡眠期间,慢波睡眠和快波睡眠交替出现。在正常成人睡眠一开始先进入慢波睡眠,持续约 $80\sim120min$ 左右,然后转入快波睡眠,持续约 $20\sim30min$ 后又转入慢波睡眠。整个睡眠期间,这种反复转化约 $4\sim5$ 次,越接近睡眠后期,快波睡眠持续时间越长。若选择性除去快波睡眠,当睡眠恢复时,则快波睡眠比去除前延长。

与慢波睡眠相比,快波睡眠期间的生理功能变化表现为各种感觉功能进一步降低,唤醒阈提高;骨骼肌的反射运动和肌紧张进一步减弱,肌肉几乎完全松弛,并伴有间断的阵发性表现,如部分肢体抽动,心率加快,血压升高或降低,呼吸加快而不规则。这种自主神经系统的活动出现明显而不规则的短时变化,可能与心绞痛、哮喘病夜间突然发作有关。快波睡眠期间另一个明显特征是能观察到快速眼球运动,所以又称快速眼球运动睡眠。大多数人在快波睡眠期间做着各种丰富多彩的梦。

快波睡眠期间脑内蛋白质合成加快。推测它与幼儿神经系统的发育有密切关系,并认为有利于建立新的突触联系而促进记忆活动。慢波睡眠期间,生长激素分泌明显高于觉醒状态,转入异相睡眠后,生长激素分泌又减少。慢波睡眠是消除躯体疲劳,恢复体力的主要方式。因为生长激素有助于蛋白质和核糖核酸的合成,促进全身细胞的新陈代谢,有利于养精蓄锐,为觉醒期间的紧张活动准备条件。

三、脑的高级功能

人类大脑除了接受、整合传入冲动产生感觉,发出传出信号调节机体运动外,还具有许多复杂的功能,如学习、记忆、思维、语言等高级功能,这些高级功能都是建立在条件反射基础上。

(一)条件反射

中枢神经系统活动的基本方式是反射,反射分为非条件反射和条件反射。当生存环境改变时,条件反射也发生相应变化,它能建立,也能消退,数量可以不断增加。

1. 条件反射的形成

俄国生理学家巴甫洛夫首创研究条件反射活动的经典实验。给狗食物时会引起狗唾液的分泌(非条件反射),进食动作是非条件刺激,单以铃声刺激不会引起狗分泌唾液,铃声与唾液分泌无关,称为无关刺激。但是,如果每次给狗喂食前先出现铃声,然后再喂食,这样,铃声和喂食在时间上多次结合,当铃声一出现,狗就有唾液分泌。此时,铃声已转化为引起唾液分泌的条件刺激。建立条件反射的基本条件是无关刺激与非条件刺激在时间上的结合,这个过程叫强化,经过多次强化,无关刺激转化为条件刺激时,条件反射也就形成。条件反射是经过学习、训练而建立的。

2. 条件反射的泛化、分化

条件反射的泛化是指在条件反射建立的初期,除条件刺激外,与条件刺激相近似的刺激也具有一定的条件刺激效应。泛化出现后,实验者只强化条件刺激,而不强化近似的刺激,反复进行多次后,动物只对条件刺激保持阳性效应,而对近似的刺激出现阴性效应,这种现象称为条件反射的分化。条件反射的分化是由于那些近似的刺激引起了大脑皮层的抑制,并把这种抑制称为分化抑制,分化抑制是阴性条件反射的基础。

3. 条件反射的消退

条件反射建立之后,如果反复应用条件刺激而不给予非条件刺激强化,条件反射就会逐渐减弱,最后完全不出现。这种现象称为条件反射的消退。条件反射的消退是由于在不强化的条件下,原来引起唾液分泌的条件刺激,转化成了引起大脑皮层抑制的刺激。这种由条件反射消退产生的抑制,称为消退抑制。

4. 条件反射的生物学意义

机体是在复杂多变的环境中生活,如果只有非条件反射而不建立条件反射,就无法在多变的环境中生存。条件反射的建立大大提高了机体对外界环境的适应能力。例如,人类获得自然灾害预警后,采用各种手段和方法,避免或减轻遭受伤害。这样的条件反射能使机体在某些非条件刺激到来之前,就发生反应,增加了机体适应环境的能力,使机体具有预见性。

5.人类条件反射的优势

巴甫洛夫比较动物和人类条件反射的特点,提出了两个信号系统学说。信号可分为两类,一类是现实的具体的信号,如形、色、味、声、光等称为第一信号,对现实、具体信号发生反应的大脑皮层功能系统称为第一信号系统,为人和动物所共有。另一类是抽象信号,如语言和文字,称为第二信号,对抽象信号发生反应的皮层功能系统称为第二信号系统。第二信号系统是人类特有的,是人类区别于动物的主要特征。抽象信号以信号的含义发挥刺激性作用,如"食物"非常抽象,指馒头、米饭、水果等能食用的东西,对于动物,"食物"词语的刺激像其他具体信号一样,可能建立条件反射,而不能对其内在含义做出反应。人类在第一信号系统基础建立第二信号系统,能够借助语言文字表达思想,借助抽象思维进行推理,提高人类认知能力。

(二)学习与记忆

学习是指人和动物从外界环境中获取新信息的过程,记忆是将学习过程中获得的信息进行编码、储存和提取的过程。学习与记忆是两个密不可分的动态过程。

1.学习的形式

通常学习分为非联合型学习和联合型学习。非联合型学习不需要刺激与反应之间明确关联,对刺激习惯化(如对强噪音适应)和敏感化(重复的刺激使反应增强);联合型学习指两个事件时间非常接近,重复发生,即可在脑内建立确定的联系,如条件反射的形成,可以将建立条件反射的过程理解为学习。

2.记忆的形式

进入人脑的信息量庞大,但长期保存的只有1%左右。根据保留信息时间长短,记忆可分为短时程记忆和长时程记忆。短时程记忆保留时间仅几秒钟至几分钟,如拨电话号码,拨完后随即消失;长时程记忆保留时间可持续几小时、几天或几年。

(三)大脑皮层的语言功能

语言是极其复杂的高级神经活动,是随着人脑的进化发展产生和完善的,依赖语言文字形成的第二信号系统神经反射,是人类与动物根本的区别。

1.大脑皮层语言中枢

人类大脑皮层一定区域损伤会出现语言功能障碍,由此推断出与大脑皮层语言功能相关的中枢有:Broca区、额中回后部、颞上回后部、角回。这些语言中枢受损,可出现不同语言功能障碍。

(1)中央前回底部的Broca区受损,出现"运动性失语症",患者看懂文字,听懂患者的讲话,发音功能正常,但自己不能讲话。

(2)额中回后部接近中央前回手代表区的区域受损,出现"失写症",患者看懂文字,听懂别人的讲话,也能讲话,但自己不会书写。手部肌肉可随意运动。

(3)颞上回后部受损,则出现"感觉性失语症",患者可以讲话、书写,也能看懂文字,但听不懂别人的讲话。患者不是听不到,而是听不懂,类似收听不懂的外语。

(4)角回受损,则出现"失读症",患者视觉正常,但看不懂文字。

2.一侧优势

人类大脑的结构和功能是不对称的,左半球语言功能占优势,右半球非词语性认知功能占优势。语言活动的中枢常常集中在一侧大脑半球,称为一侧优势,此现象仅限于人类,与遗传有一定的关系,但主要是在后天生活实践中逐渐形成的,人类习惯用右手(右利者),语言中枢集中在左侧,2～3岁尚未建立这种优势,10～12岁优势逐渐建立,若年幼左半球受损,尚可能在右半球重建语言中枢,但成年语言中枢受损,则重建困难,丧失语言功能。右侧半球功能在空间辨认、深度知觉、触觉认知和音乐欣赏等方面占优势。一侧优势不是绝对的,左半球也具有一定的非词语认知功能,右半球也具有简单的词语活动功能,缘于两半球存在联合纤维。

目标检测

一、名词解释

1.突触　　2.兴奋性突触后电位　　3.抑制性突触后电位　　4.突触后抑制　　5.突触前抑制　　6.牵涉痛　　7.运动单位　　8.脊休克　　9.去大脑僵直　　10.一侧优势

二、简答题

1.试比较经典的突触传递和曲张体的传递差异。

2.简述经典突触传递兴奋的过程。

3.在中枢神经系统中,神经元之间的联系方式有哪些?

4.什么是特异投射系统?简述其结构和功能。

5.什么是非特异投射系统?简述其结构和功能。

6.简述内脏痛有何特征。

7.简述脊休克的主要表现和发生机制。

8.简述骨骼肌牵张反射的反射过程。

9.简述去大脑僵直及其发生机制。

10.什么是自主性神经系统?简述其功能特征。

（王　锦）

第二十八章　感觉器官的功能

学习目标

1. 掌握：眼的调节及其折光异常。
2. 熟悉：感受器的概念及一般生理特性；视网膜的感光功能；视力；视野；声音传导途径；耳蜗微音器电位。
3. 了解：外耳和中耳的传音功能；内耳（耳蜗）的感音功能；前庭器官的感受装置和适宜刺激。

第一节　概　述

感觉是客观事物在人脑中的主观反映。内、外环境中的各种刺激首先作用于机体的各种感受器或感觉器官，然后由感受器或感觉器官将各种形式的刺激转变为可由神经传递的神经冲动，当神经冲动经一定的神经传导通路传入大脑皮层的特定部位，从而产生感觉。

一、感受器和感觉器官

感受器是指分布在体表或组织内部的一些专门感受机体内、外环境改变的结构或装置。感受器的组成、结构形式呈现多种多样：有些感受器就是外周感觉神经末梢本身，如体表或组织内部与痛觉感受有关的游离神经末梢；有的感受器是由裸露的神经末梢及包绕在神经末梢周围的由结缔组织形成的被膜构成，如与触压觉有关的环层小体等。

体内存在着一些结构和功能上都高度分化了的感受细胞，它们以类似突触的形式同感觉神经末梢相联系，如视网膜中的视杆细胞和视锥细胞、耳蜗中的毛细胞等，这些感受细胞连同它们的非神经性附属结构，构成了各种复杂的感觉器官如眼、耳等。

二、感受器的一般生理特性

（一）感受器官的适宜刺激

各种感受器只对一种形式的刺激敏感，用这种形式的刺激作用于某种感受器时，只需要极小的强度（即感觉阈值）就能引起相应的感觉。这一刺激形式或种类，就称为该感受器的适宜刺激，如一定波长的电磁波是视网膜光感受细胞的适宜刺激，一定频率的机械震动是耳蜗毛细胞的适应刺激等。这一现象使动物在长期的进化过程中，便于它们对内、外环境中某些有意义的变化进行灵敏地感受和精确地分析。

（二）感受器的换能作用

感受器可以将作用于感受器的各种形式的刺激，转换为可经神经纤维向神经中枢传导的电反应的过程，称为感受器的换能作用。当刺激作用于感受器时，首先在感受器或神经末梢上产生一个早期的电位变化，称为感受器电位，是感受器细胞的膜进行了跨膜信号传递或转换过程的结果。感受器电位实际上是一种局部电位，以电紧张的形式传播，且具有时间性总和以及空间性总和的特点。所以感受器电位可以使与其相连的传入神经纤维去极化达阈电位后产生动作电位。

（三）感受器的编码作用

感受器在把外界刺激转换成神经动作电位时，不仅仅是发生了能量形式的转换，更重要的是把刺激所包涵的环境变化的信息，也转移到了新的电信号系统即动作电位的序列之中，即编码作用。而中枢就是根据这些电信号序列才获得对外在世界的认识。感受器编码作用的具体过程非常复杂，目前尚未完全阐明。

（四）感受器的适应现象

当刺激作用于感受器时，经常看到的情况是虽然刺激仍在继续作用，但传入神经纤维的冲动频率已开始下降，这一现象称为感受器的适应。适应是所有感受器的一个功能特点，"入芝兰室，久而不闻其香"就是嗅觉的适应现象。感受器适应现象的出现有快有慢，据此感受器可分为快适应和慢适应感受器两类。快适应感受器以皮肤触觉感受器为代表，当它受刺激时只在刺激开始后的短时间内有传入冲动发放，以后刺激仍然存在，但传入冲动频率可以逐渐降低到零；慢适应感受器以肌梭、颈动脉窦压力感受器为代表，它们在刺激持续作用时，一般只是在刺激开始以后不久出现一次冲动频率的某些下降，但以后可以较长时间维持在这一水平，直至刺激撤除为止。感受器适应的快慢各有其生理意义，如触觉的作用一般在于探索新的物体或障碍物，它的快适应有利于感受器及中枢再接受新事物的刺激；慢适应则有利于机体对某些功能状态如姿势、血压等进行长期持续的监测，有利于对它们可能出现的波动进行随时的调整。

第二节 视觉器官

眼睛是机体的视觉器官，它由含有感光细胞的视网膜和作为附属结构的折光系统等组成。人眼的适宜刺激是波长 370～740nm 的电磁波。人眼的基本结构见图 28-1。眼内与视觉传入信息的产生有直接关系的功能结构，是位于眼球正中线上的折光系统和位于眼球后部的视网膜。

一、眼的折光系统及其调节

（一）眼的折光系统及简化眼

当光线由一种媒介进入另一媒介构成的单球面折光体时会发生折射，光线发生折射的情况与该媒介构成的折光体的曲率半径（R），以及该媒介的折光系数有关。眼球的折光系统由角膜经房水、晶状体、玻璃体构成。光线进入眼睛须多次折射才最终成像，十分复杂。因此，有人根据眼的实际光学特性，设计一些和正常眼在折光效果上相同，但更为简单的等效光学系统

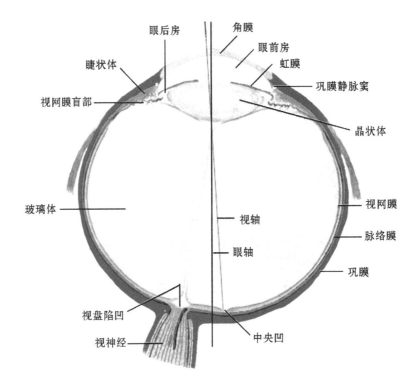

图 28-1 眼球的水平切面

或模型,称为简化眼。简化眼只是一种假想的人工模型,但它的光学参数和其他特性与正常眼等值,故可用来分析眼的成像情况。常用的一种简化眼模型为:设想眼球由一个前后径为20mm 的单球面折光体构成,折光系数为 1.333;外界光线只在由空气进入球形界面时折射一次,此球面的曲率半径为 5mm,节点在球形界面后方 5mm 的位置,后主焦点正相当于此折光体的后极。显然,这种模型和正常安静的人眼一样,正好能使平行光线聚焦在视网膜上(图28-2)。

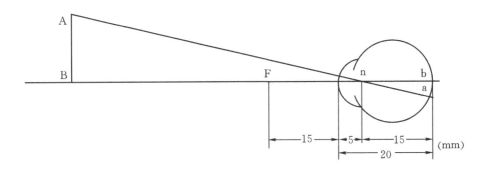

图 28-2 简化眼及其成像情况

n 为节点,AnB 和 anb 是两个相似三角形;如果物距为已知,就可由物体大小算出物像大小(单位:mm)

利用简化眼可以方便地计算出不同远近的物体在视网膜上成像的大小。如图 28-2 所

示,AnB 和 anb 是具有对顶角的两个相似的三角形,因而有:

AB(物体的大小)/Bn(物体至节点距离)＝ab(物像的大小)/nb(节点至视网膜距离)

其中 nb 固定不变,相当于 15mm,那么根据物体的大小和它距眼的距离,就可算出物像的大小。此外,利用简化眼可以算出正常人眼所能看清的物体的视网膜像大小的限度。

(二)眼的调节

如果正常眼的折光能力正好把 6m 以外的物体成像在视网膜上,那么来自 6m 以内的物体的光线将呈不同程度辐射,它们成像在视网膜之后;由于光线到达视网膜时尚未聚焦,因而物像是模糊的,由此也只能形成一个模糊的视觉形象。但正常眼在看近物时也十分清楚,这是由于眼在看近物时已进行了调节,使进入眼内的光线经历较强的折射,最终也能成像在视网膜上。人眼的调节亦即折光能力的改变,主要是靠晶状体形状的改变。这是一个神经反射性活动,其过程如下:当模糊的视觉形象出现在视区皮层时,反射性引起眼内睫状肌收缩,连接于晶状体的悬韧带放松,这样就促使晶状体依自身的弹性而向前方和后方凸出(以前凸较为明显),使眼的总的折光能力增大,增强对辐射光线的聚焦,成像在视网膜上。调节反射进行时,除晶状体发生变化外,同时还出现瞳孔的缩小和两眼视轴向鼻中线的会聚,前者的意义在于减少进入眼内光线的量(物体移近时将有较强光线到达眼球),减少折光系统的球面像差和色像差;后者的意义在于看近物时物像仍可落在两眼视网膜的相称位置。

(三)眼的折光能力异常

正常眼的折光系统在无需进行调节的情况下,就可使平行光线聚焦在视网膜上,因而可看清远处的物体;近处的物体经过眼的调节在视网膜上可形成清晰的像,也能被看清,此称为正视眼。若眼的折光能力异常,或眼球的形态异常,使平行光线不能在视网膜上成像,则称为非正视眼,其中包括近视、远视和散光眼。

1. 近视

多数由于眼球的前后径过长(轴性近视)或折光能力增强,致使来自远方物体的平行光线在视网膜前聚焦,视网膜物像模糊。纠正近视眼的方法是在眼前增加一个一定焦度的凹透镜。

2. 远视

由于眼球前后径过短,以致主焦点的位置实际在视网膜之后,这样入眼的平行光线在到达视网膜时尚未聚焦,也形成一个模糊的像,引起模糊的视觉。这时,患者在看远物时就需行使自己的调节能力,使平行光线能提前聚焦,成像在视网膜上。远视眼的特点是在看近物、远物时都需动用眼的调节能力,近点远移。纠正的方法是戴一适当焦度的凸透镜。

3. 散光

正常眼的折光系统的各折光面都是正球面的,即在球表面任何一点的曲率半径都是相等的。如果由于某些原因,折光面(通常见于角膜)在某一方位上曲率半径变小,而在与之相垂直的方位上曲率半径变大,在这种情况下,通过角膜不同方位的光线在眼内不能同时聚焦,这会造成物像变形和视物不清。这种情况属于规则散光,可用适当的柱面镜纠正。

二、视网膜的结构和两种感光换能系统

来自外界物体的光线,通过眼内的折光系统在视网膜上形成物像,经视网膜的感光换能作

用,将光线刺激转换为视神经上的动作电位并传入视觉中枢,方能产生视觉。

视网膜的厚度只有 0.1～0.5mm,但结构十分复杂。经典组织学将视网膜分为十层,但按主要的细胞层次可简化为四层,由外向内依次为色素细胞层、感光细胞层、双极细胞层和节细胞层,如图 28-3 所示。

根据对视网膜结构和功能的研究,目前认为在人和大多数脊椎动物的视网膜中存在着两种感光换能系统。一种由视杆细胞和与它们相联系的双极细胞和神经节细胞等成分组成,它们对光的敏感度较高,能在昏暗的环境中感受光刺激而引起视觉,但视物无色觉而只能区别明暗;且视物时只能有较粗略的轮廓,精确性差,这称为视杆系统。另一种由视锥细胞和与它们有关的传递细胞等成分组成,它们对光的敏感性较差,只有在类似白昼的强光条件下才能被刺激,但视物时可辨别颜色,且对物体表面的细节和轮廓界限都能看得很清楚,有高分辨能力,这称为视锥系统。

三、感光细胞的感光换能机制

视杆细胞和视锥细胞在形态上都分为四部分,由外向内依次称为外段、内段、胞体和终足。如图 28-3 所示,其中外段是感光色素集中的部位,在感光换能中起重要作用。视杆细胞和视锥细胞的区别,主要在于外段的外形及所含感光色素不同。视杆细胞外段呈长杆状,视锥

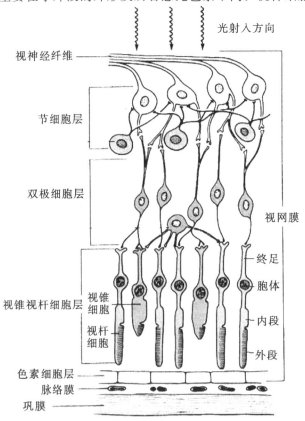

图 28-3 视网膜结构示意图

细胞外段呈圆锥状。光线刺激感光细胞后,通过感光细胞中感光色素发生光化学反应来完成其感光换能过程。

(一)视杆细胞的感光换能机制

视杆细胞的感光色素是视紫红质,由一分子称为视蛋白的蛋白质和一分子称为视黄醛的生色基团所组成。视紫红质在光照时迅速分解为视蛋白和视黄醛,这是一个多阶段的反应。目前认为,分解的出现首先是由于视黄醛分子在光照时发生了分子构象的改变,即它在视紫红质分子中本来呈 11 -顺型(一种较为弯曲的构象),但在光照时变为全反型(一种较为直的分子构象)。视黄醛分子构象的改变,将导致视蛋白分子构象也发生改变,经过较复杂的信号传递系统的活动,诱发视杆细胞出现感受器电位。

在亮处分解的视紫红质,在暗处又可重新合成,亦即这是一个可逆反应,其反应的平衡点决定于光照的强度。视紫红质再合成的第一步,是全反型的视黄醛变为 11 -顺型视黄醛,很快再与视蛋白结合。视黄醛由维生素 A 转变而来,后者是一种不饱和醇,在体内一种酶的作用下可氧化成视黄醛。在视紫红质再合成的过程中,有一部分视黄醛被消耗,这最终要靠由食物中的维生素 A 来补充。长期摄入维生素 A 不足,将会影响人在暗光处的视力,引起夜盲症。

(二)视锥系统的换能和颜色视觉

视锥系统外段也具有与视杆细胞类似的盘状结构,并含有特殊的感光色素,但分子数目较少。已知大多数脊椎动物具有三种不同的视锥色素,各存在于不同的视锥细胞中。三种视锥色素都含有同样的 11 -顺型视黄醛,只是视蛋白的分子结构稍有不同。正因为视蛋白分子结构中的微小差异,决定了同它结合在一起的视黄醛分子对何种波长的光线最为敏感,所以才有了视杆细胞中的视紫红质和三种不同的视锥色素的区别。光线作用于视锥细胞外段时,在它们的外段膜两侧也发生与视杆细胞类似的感受器电位,作为光-电转换的第一步。目前认为视锥细胞外段的换能机制,也与视杆细胞类似。

视锥细胞具有辨别颜色的能力,即具有颜色视觉。早在 19 世纪初,Young(1809)和Helmholtz(1824)就提出了视觉的三原色学说来说明颜色视觉的产生原理:在视网膜中存在着分别对红、绿、蓝的光线特别敏感的三种视锥细胞或相应的三种感光色素,当光谱上波长介于这三者之间的光线作用于视网膜时,这些光线可对敏感波长与之相近的两种视锥细胞或感光色素起不同程度的刺激作用,于是在中枢引起介于此二原色之间的其他颜色的感觉。

三原色学说大体上可以说明临床上遇到的所谓色盲和色弱的可能发病机制。红色盲也称第一原色盲,被认为是由于缺乏对较长波长光线敏感的视锥细胞所致。此外还有绿色盲,也称第二原色盲,蓝色盲也称第三原色盲,都可能是由于缺乏相应的特殊视锥细胞所致。红色盲和绿色盲较为多见,在临床上都不加以区别地称为红绿色盲;蓝色盲则极少见。红色盲患者不能感知光谱的红色端;绿色盲患者不仅不能识别绿色,也不能区分红与绿之间、绿与蓝之间的颜色等。有些色觉异常的人,只是对某种颜色的识别能力差一些,亦即他们不是由于缺乏某种视锥细胞,而只是后者的反应能力较正常人为弱,这种情况有别于真正的色盲,称为色弱。色盲除了极少数是由视网膜后天病变引起外,绝大多数是由遗传因素决定的。

四、与视觉有关的其他现象

(一)暗适应和明适应

人从亮处进入暗室时,最初看不清楚任何东西,经过一定时间,视觉敏感度才逐渐增高,恢复了在暗处的视力,这称为暗适应。相反,从暗处初来到亮光处,最初感到一片耀眼的光亮,不能看清物体,只有稍待片刻才能恢复视觉,这称为明适应。

暗适应是人眼对光的敏感度在暗光处逐渐提高的过程。暗适应的产生机制与视网膜中感光色素在暗处时再合成增加,因而增加了视网膜中处于未分解状态的感光色素的量有关。

明适应出现较快,约需一分钟即可完成。耀眼的光感主要是由于在暗处蓄积起来的视紫红质在进入亮处时先迅速分解,因为它对光的敏感性较视锥细胞中的感光色素为高;只有在较多的视杆细胞色素迅速分解之后,对光较不敏感的视锥细胞色素才能在亮光环境中感光。

(二)视野

单眼固定地注视前方一点不动,该眼所能看到的范围称为视野。在同一光照条件下,用不同颜色的目标物测得的视野大小不一样,白色视野最大,其次为黄蓝色,再次为红色,而以绿色视野为最小。设想视野的大小除与各类感光细胞在视网膜中的分布范围有关外,在细节上还缺乏圆满的解释。另外,由于面部结构阻挡视线,也影响视野的形状,如一般人颞侧视野较大,鼻侧视野较小等。临床医生检查视野,使用特制的视野仪,并用不同颜色的视标进行检查,目的在于了解视网膜的普遍感光能力,借以发现较大范围的视网膜病变。某些视网膜、视神经或视觉传导路的病变,有特殊形式的视野缺损,对诊断有意义。

第三节　位听觉器官

一、听觉器官

听觉的外周感受器官是耳,耳由外耳、中耳和内耳迷路中的耳蜗部分组成。耳的适宜刺激是一定频率范围内的声波振动。由声源振动引起空气产生疏密波,后者通过外耳道、鼓膜和听骨链的传递,引起耳蜗中淋巴液和基底膜的振动,使耳蜗螺旋器中的毛细胞产生兴奋。听神经纤维就分布在毛细胞下方的基底膜中;振动波的机械能在这里转变为听神经纤维上的神经冲动,并以神经冲动的不同频率和组合形式对声音信息进行编码,传送到大脑皮层听觉中枢,产生听觉。

(一)外耳和中耳的传音作用

1.耳郭和外耳道

外耳由耳郭和外耳道组成,产生集音作用和共鸣腔作用。耳郭的形状有利于声波能量的聚集,引起较强的鼓膜振动。外耳道是声波传导的通路,它作为一个共鸣腔,其最佳共振频率约在 3500Hz;这样声音由外耳道传到鼓膜时,其强度可以增强 10 倍。

2.鼓膜和中耳听骨链

中耳包括鼓膜、鼓室、听骨链、中耳小肌和咽鼓管等主要结构,其中鼓膜、听骨链和内耳卵圆窗构成了声音由外耳传向耳蜗的最有效通路。

鼓膜呈椭圆形,面积约 $50\sim90mm^2$,厚度约 0.1mm。呈顶点朝向中耳的漏斗形,具有较好的频率响应和较小的失真度,它的形状也有利于把振动传递给位于漏斗尖顶处的锤骨柄。

听骨链由锤骨、砧骨及镫骨依次连接而成。锤骨柄附着于鼓膜,镫骨脚板和卵圆窗膜相接,砧骨居中,将锤骨和镫骨连接起来,使三块听小骨形成一个两臂之间呈固定角度的杠杆。锤骨柄为长臂,砧骨长突为短臂。该杠杆系统的特点是支点刚好在整个听骨链的重心上,因而在能量传递过程中惰性最小,效率最高。

3. 声波传入内耳的途径

声波通过气传导和骨传导两条途径传入内耳。声波经外耳道引起鼓膜的振动,再经听骨链和卵圆窗膜进入耳蜗,称为气传导。生理情况下,这一途径是声波传入内耳的主要途径。此外,声波还可以直接引起颅骨的振动,再引起位于颞骨骨质中的耳蜗内淋巴的振动,这称为骨传导。

4. 咽鼓管的功能

咽鼓管亦称耳咽管,它连通鼓室和鼻咽部,这就使鼓室内空气和大气相通,咽鼓管在正常情况下其鼻咽部开口常处于闭合状态,在吞咽、打呵欠或喷嚏时由于腭帆张肌等肌肉的收缩,可使管口暂时开放,有利于气压平衡。因而通过咽鼓管,可以平衡鼓室内空气和大气压之间有可能出现的压力差,这对于维持鼓膜的正常位置、形状和振动性能有重要意义。

(二)耳蜗的感音换能作用

耳蜗的感音换能作用是把传到耳蜗的机械振动转变成听神经纤维的神经冲动。在这一转变过程中,耳蜗基底膜的振动是一个关键因素。

1. 耳蜗的结构

耳蜗是一条骨质的管道围绕一个骨轴盘旋 $2\frac{1}{2}\sim2\frac{3}{4}$ 周而成。在耳蜗管的横断面上可见到两个分界膜,一为斜行的前庭膜,二为横行的基底膜,此二膜将管道分为三个腔,分别称为前庭阶、鼓阶和蜗管(图 28-4)。前庭阶在耳蜗底部与卵圆窗膜相接,内充外淋巴;鼓阶在耳蜗底部与圆窗膜相接,也充满外淋巴,后者在耳蜗顶部和前庭阶中的外淋巴相交通;蜗管是一个盲管,充有内淋巴,螺旋器中毛细胞顶部浸浴在内淋巴液内。螺旋器的构造极为复杂,在蜗管的横断面上靠蜗轴一侧,可看到有一行内毛细胞纵向排列,在蜗管的靠外一侧,有 $3\sim5$ 行外毛细胞纵向排列(图 28-4)。需要指出的是,毛细胞间隙中的液体在成分上和外淋巴一致,它们和蜗管中的内淋巴不相交通,但可通过基底膜上的小孔与鼓阶中的外淋巴相交通。这样的结构使得毛细胞的顶部与蜗管中的内淋巴相接触,而毛细胞的周围和底部则和外淋巴相接触。每一个毛细胞顶部表面,都有上百条排列整齐的听毛,其中较长的一些埋植在盖膜的胶冻状物质中,有些则只和盖膜接触。盖膜在内侧连耳蜗轴,外侧游离在内淋巴中。

2. 耳蜗的感音换能作用

当声波振动通过听骨链到达卵圆窗膜时,压力变化立即传给耳蜗内液体和膜性结构。如果卵圆窗膜内移,前庭膜和基底膜也将下移,最后是鼓阶的外淋巴压迫圆窗膜外移。相反,当卵圆窗膜外移时,整个耳蜗内结构又做反方向的移动,于是形成振动。

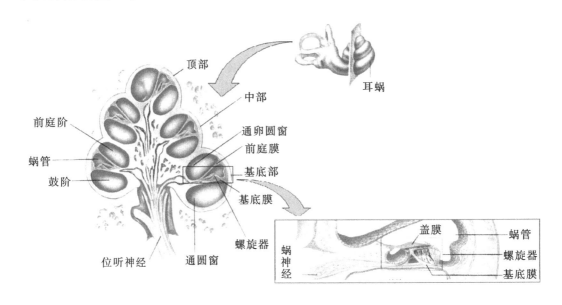

图 28-1 耳蜗管的横断面图

如图 28-4 所示,由于毛细胞顶端的听毛有些埋在盖膜的胶状物中,有些是和盖膜的下面接触,因此当基底膜振动时,由于盖膜和基底膜的振动轴不一致,于是两膜之间有一个横向的交错移动,使听毛受到一个切向力的作用而弯曲,而毛细胞听纤毛的弯曲,是耳蜗中由机械能转为电变化的开端,可使耳蜗内发生一系列过渡性的电变化,其中在耳蜗及其附近结构记录到一种与声波的频率、幅度完全一致的电位变化,称为耳蜗微音器电位,它被认为是多个毛细胞在接受声波刺激时所产生的感受器电位的复合表现。总之,耳蜗内发生一系列过渡性的电变化最后引起位于毛细胞底部的神经纤维产生动作电位,向听觉中枢传递声音信息。

二、前庭器官

内耳迷路中除耳蜗外,还有三个半规管、椭圆囊和球囊,合称为前庭器官,是人体对自身运动状态和头在空间位置的感受器。

前庭器官的感受细胞都称为毛细胞,具有类似的结构和功能。这些毛细胞通常在顶部有 $60\sim100$ 条纤细的毛,按一定的形式排列;其中有一条最长,位于细胞顶端的一侧边缘处,称为动毛,其余的毛较短,占据了细胞顶端的大部分区域,称静毛。实验中发现,当动毛和静毛都处于自然状态时,细胞膜内外存在着约 $-80mV$ 的静息电位,同时在与此毛细胞相接触的神经纤维上有中等频率的持续放电;如果用外力使毛细胞顶部的纤毛由静毛所在一侧倒向动毛一侧,可看到细胞的静息电位去极化到约 $-60mV$ 的水平,神经纤维冲动发放频率增加;与此相反,当外力使纤毛弯曲的方向由动毛一侧向静毛一侧时,静息电位向超极化的方向转变,而神经纤维上的冲动发放频率也变小,这是迷路器官中所有毛细胞感受外界刺激时的一般规律,其换能机制与前面讲到的耳蜗毛细胞类似。在正常情况下,由于各前庭器官中毛细胞的所在位置和附属结构的不同,使得不同形式的变速运动都能以特定的方式改变毛细胞纤毛的倒向,使相应的神经纤维的冲动发放频率发生改变,把机体运动状态和头在空间位置的信息传送到中枢,引起特殊的运动觉和位置觉,并出现各种躯体和内脏功能的反射性改变。

如图 28-5 所示,半规管有三个形状大致相同,互相垂直的环状结构组成。每个半规管约占 2/3 个圆周,一端有一个相对膨大的壶腹。壶腹内有壶嵴,它的位置和半规管的轴垂直;在壶嵴中有一排毛细胞,面对管腔,而毛细胞顶部的纤毛又都埋植在一种胶质性的圆顶壶腹帽之中。毛细胞上动毛和静毛的相对位置是固定的。半规管壶腹嵴的适宜刺激是旋转加减速运动,即各方向的旋转变速运动。以水平半规管为例,它主要感受人体以身体长轴为轴所做的旋转变速运动。当旋转开始时,由于管腔中内淋巴的惯性作用,它的起动将晚于人体和管本身的运动,因此当人体向左旋转时,左侧水平半规管中的内淋巴将压向壶腹的方向,使该侧毛细胞兴奋而产生较多的神经冲动;与此同时,右侧水平半规管中的内淋巴压力作用方向正好是离开壶腹,于是由该侧壶腹传向中枢的冲动减少。人脑正是根据来自两侧水平半规管传入信号的不同,判定人体是否开始旋转和向何方旋转的。当旋转变为匀速旋转时,管腔中内淋巴与整个管同步运动,于是两侧壶腹中的毛细胞都处于不受力状态,中枢获得的信息与不进行旋转时无异。但当人体停止旋转时,内淋巴运动的停止又由于惯性作用晚于管本身,于是两侧壶腹中的毛细胞又有受力情况的改变,其受力方向和冲动发放情况正好与旋转开始时相反。内耳迷路中尚有其他两对半规管,可以接受和它们所处平面方向一致的旋转变速运动的刺激。

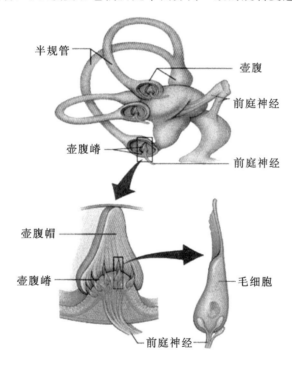

图 28-5 半规管结构示意图

在椭圆囊和球囊,毛细胞存在于囊斑结构中,其纤毛则埋植在一种称为耳石膜的结构内。耳石膜是一块胶质板,内含耳石,主要由蛋白质和碳酸钙所组成,比重大于内淋巴,因而也有较大的惯性。椭圆囊和球囊的不同,在于其中囊斑所在的平面和人体的相对关系不一样。人体在直立位时,椭圆囊中囊斑所处平面呈水平,囊斑表面分布的毛细胞顶部朝上,耳石膜在纤毛上方;球囊与此不同,其中囊斑所处平面在人体直立时位置和地面垂直,毛细胞和纤毛向水平方向伸出,耳石膜悬在纤毛外侧,与囊斑相平行。仔细检查两个囊斑平面上分布着的各毛细胞顶部静毛和动毛的相对位置关系时,发现在每一个毛细胞几乎都不相同。毛细胞纤毛的这种配置,使得它们有可能分辨人体在囊斑平面所做的各种方向的直线变速运动。例如,当人体在水平方向以任何角度做直线变速运动时,由于耳石膜的惯性,在椭圆囊囊斑上总会有一些毛细胞由于它们的静毛和动毛的独特的方位,正好能发生静毛向动毛侧的最大弯曲,于是由此引起的某些特定的传入神经纤维的冲动发放增加,引起机体产生进行着某种方向的直线变速运动的感觉。球囊囊斑上的毛细胞,则由于类似的机制,可以感受头在空间的位置和重力作用方向之间的差异,因而可以"判断"头以重力作用方向为参考点的相对位置变化。

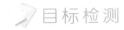 目标检测

一、名词解释

    1.简化眼   2.瞳孔对光反射   3.暗适应   4.明适应   5.视野

二、简答题

    1.试述正常人看近物时眼的调节过程及其生理意义。
    2.试述视网膜两种感光细胞的分布及功能特点。

(赵海燕)

第三篇

人体解剖生理学实验

第二十九章　人体解剖学实验

实验一　运动系统(骨学)

【实验要点】

(1)骨的形态和构造。

(2)躯干骨的组成;椎骨的一般形态及各部椎骨的形态特征;胸骨、肋骨的形态结构。

(3)颅的组成;颅各面观的重要结构。

(4)上、下肢骨的组成、排列及主要形态结构。

【实验内容】

1.示教内容

(1)在人体骨骼标本上辨认长骨、短骨、扁骨和不规则骨,观察它们的形态特征。观察到长骨多分布于四肢;短骨多分布于手腕和足的后部;扁骨主要分布于颅顶等处;不规则骨多分布于颅底和面部。

(2)在骨骼标本上观察全身骨的分部情况及各骨的位置及主要特征。

(3)在长骨切面标本上观察骨密质和松质的配布及骨髓腔特点;取短骨(跟骨)、扁骨(顶骨)切面标本观察密质和松质的配布;取新鲜骨剖面标本观察骨膜、骨质和骨髓;取煅烧过的骨标本和脱钙骨标本观察其物理特性。

(4)观察椎骨的一般形态。在胸椎上辨认椎骨的一般形态,理解椎管和椎间孔的形成和位置;观察各部椎骨的主要特征,在颈椎标本上观察形态特点,并分别取寰椎、枢椎、隆椎观察各自特征;观察胸椎的形态特点;观察腰椎的形态特点;在骶骨上辨认岬、骶前孔、骶后孔、耳状面、骶管及骶角等结构;观察尾骨形态。

(5)观察肋骨和胸骨的形态。在胸骨标本观察胸骨的分部,理解胸骨角的意义。

(6)观察颅的组成。在整颅标本和分离颅标本上观察颅的分部,脑颅骨8块,包括不成对的额骨、枕骨、蝶骨、筛骨,成对的顶骨和颞骨;面颅骨15块,包括成对的上颌骨、腭骨、鼻骨、颧骨、泪骨、下鼻甲,不成对的下颌骨、犁骨、舌骨;观察各颅骨的位置。

(7)观察整颅各面观。取整颅及颅的切面标本观察颅的上面观的三条骨缝;颅的侧面观的颧弓、外耳门、颞窝、翼点等结构;观察颅的前面观中眶和骨性鼻腔的主要结构,找到眶上切迹、眶下孔、泪囊窝、泪腺窝、眶上裂、眶下裂和视神经管,观察骨性鼻中隔,辨认鼻腔外侧壁的上、中、下鼻甲及上、中、下鼻道;在颅底的外面观辨认枕骨大孔、枕外隆凸、颈静脉孔、颈动脉管外口、茎突、乳突和下颌窝等结构;在颅底的内面观观察从前向后排列的颅前窝、颅中窝、颅后窝,颅前窝可观察到筛板,在颅中窝有垂体窝、视神经管、眶上裂、圆孔、卵圆孔、棘孔和破裂孔等结构,在颅后窝观察枕骨大孔、舌下神经管、枕内隆凸、颈静脉孔和内耳门等结构。

（8）观察新生儿颅的特征。在新生儿的颅标本上观察其面颅与脑颅的比例，观察新生儿颅囟，主要有前囟和后囟。

（9）观察上肢骨。在骨骼标本上辨认上肢各骨的名称和邻接关系；在肩胛骨、锁骨、肱骨、尺骨、桡骨标本上观察肩胛骨的上角、下角、外侧角，辨认肩胛冈、肩峰，确认其外侧角上的关节盂等结构；观察锁骨的内、外侧端，弯曲的方向；观察肱骨上端的肱骨头，辨认下端的内上髁、肱骨滑车、外上髁、鹰嘴窝等结构；观察尺骨上端的鹰嘴及下端的尺骨头和尺骨茎突；观察桡骨上端的桡骨头和下端的桡骨茎突；观察手骨中腕骨、掌骨和指骨的排列。

（10）观察下肢骨。在骨骼标本上辨明下肢各骨的名称和邻接关系；在髋骨、股骨、髌骨、胫骨、腓骨上观察髋骨上的髋臼，明确髂骨、坐骨、耻骨在髋骨中的位置，辨认髂嵴、髂前上棘、髂后上棘、髂结节、耳状面、坐骨结节、耻骨结节等结构；观察股骨上端的股骨头、股骨颈以及股骨下端的内上髁和外上髁；观察全身最大的籽骨髌骨；在胫骨上端可见与股骨内、外侧髁相对应的内、外侧髁，观察胫骨粗隆及胫骨下端的内踝；辨认腓骨上端的腓骨头和下端的外踝；在足骨标本上观察跗骨、跖骨和趾骨的排列。

2.分组观察、讨论

（1）全面观察骨骼的形态特点及分部规律。

（2）取颈椎、寰椎、枢椎、隆椎、胸椎、腰椎和骶骨，比较它们的形态特点。

（3）取肋骨、胸骨，观察它们的形态特点。

（4）取整颅及分离颅标本，观察脑颅、面颅各骨。

（5）在整颅及颅盖标本上观察颅盖内、外面的主要结构。

（6）在整颅标本上观察颅侧面观主要结构，重点观察翼点等结构。

（7）取整颅标本，观察颅正面观，重点观察眶和骨性鼻腔。

（8）取断面颅标本，观察颅底外面观、内面观的重要结构。

（9）在新生儿颅标本上观察其主要特征。

（10）在骨骼标本上观察上、下肢骨的分部、数目、名称、位置。

（11）取游离的肩胛骨、锁骨、肱骨、尺骨、桡骨标本，观察各骨的主要结构。

（12）取游离的髋骨、股骨、髌骨、胫骨、腓骨标本，观察各骨的主要结构。

（13）观察手、足骨标本。

3.自体摸认

（1）在自己的身体上摸认胸骨全长、胸骨角、隆椎棘突、骶角。

（2）自体摸认颅骨上的枕外隆凸、乳突、颧弓、眶上缘、眶下缘、下颌角、舌骨。

（3）对照骨骼标本自体摸认锁骨、肩峰、鹰嘴、尺骨茎突、桡骨茎突、髂嵴、髂前上棘、坐骨结节、耻骨结节、股骨内外上髁、髌骨、内踝、外踝、跟骨结节等。

4.图影演示

结合挂图、投影、录像观察骨的形态、构造及各躯干骨的形态特征；观察颅的组成，颅各面观的重要结构；观察上、下肢骨的组成、排列及主要结构。

【实验检测】

填图练习:写出"全身骨骼"图中指示线端字母相应结构的名称。

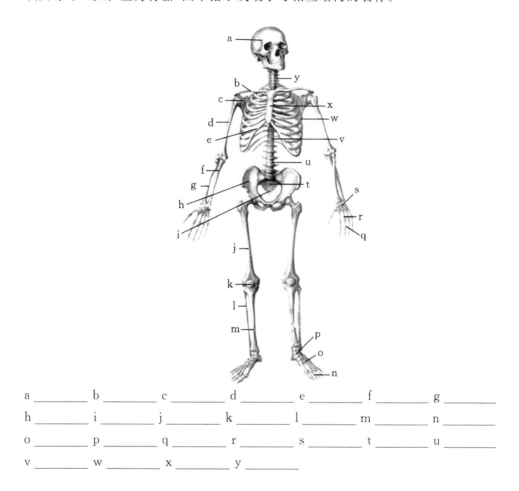

a _____ b _____ c _____ d _____ e _____ f _____ g _____

h _____ i _____ j _____ k _____ l _____ m _____ n _____

o _____ p _____ q _____ r _____ s _____ t _____ u _____

v _____ w _____ x _____ y _____

（米志坚）

实验二 运动系统(关节学)

【实验要点】

(1)骨连结的分类;直接连结和间接连结的特点;关节的基本结构和辅助结构。

(2)椎骨的连结;脊柱的组成和形态。

(3)肋与椎骨、胸骨的连结;胸廓的组成及形态。

(4)下颌关节、肩关节、肘关节、腕关节、髋关节、膝关节、踝关节的组成、结构特点和运动;骨盆的形成、分部及功能。

【实验内容】

1.示教内容

(1)关节的构造。观察关节面、关节囊和关节腔;观察韧带、半月板、关节盘等。

(2)躯干骨的连结。①椎骨的连结:观察椎间盘、韧带和关节突关节。②脊柱的整体观:在脊柱整体标本上观察自上而下椎体的大小变化、棘突形态变化,观察脊柱的四个生理性弯曲。③胸廓的整体观:观察胸廓的组成、形态,理解肋弓的形成。

(3)下颌关节。观察下颌关节的组成,理解其运动形式。

(4)上肢骨的连结。①肩关节:观察肩关节的组成,关节盂小而浅,肱骨头大,关节囊薄而松弛,在关节囊前、上、后部都有韧带加固,是全身最灵活的关节。②肘关节:观察肘关节的组成,肘关节是复关节,关节囊前、后薄而松弛,观察尺侧、桡侧副韧带,理解其运动。③上肢其他骨连结:包括前臂骨连结及手的关节。手关节包括腕关节、腕骨间关节、腕掌关节、掌指关节和指骨间关节。观察腕关节的组成并理解其运动。

(5)下肢骨的连结。①骨盆:观察骶髂关节、韧带连结及耻骨联合等构成。观察骨盆的组成,理解大小骨盆的分界及意义。②髋关节:观察髋关节的组成。髋臼深,关节囊厚而坚韧,关节囊周围有韧带加强,理解其运动。③膝关节:观察膝关节的组成。观察髌韧带、腓侧、胫侧副韧带及前、后交叉韧带,观察内、外侧半月板,理解膝关节的运动。④下肢其他骨连结:包括小腿骨的连结及足的连结。足的连结包括踝关节、跗骨间关节、跗跖关节、跖趾关节和趾骨间的关节,重点观察踝关节。观察足弓并理解其意义。

2.分组观察、讨论

(1)在骨骼标本上观察脊柱、胸廓、骨盆的组成及形态。

(2)在脊柱标本上观察椎间盘、韧带和关节突关节。

(3)在肩关节、肘关节、膝关节、髋关节标本观察其组成。

3.自体摸认

(1)摸认脊柱、胸廓及骨盆的整体轮廓及主要结构。

(2)找到肩关节、肘关节、膝关节、髋关节等四肢主要关节的位置,理解其构造、特点及运动形式。

（3）理解颅骨连结的特点，找到下颌关节，并理解其运动形式。

4.图影演示

结合挂图、投影、录像，观察全身各主要关节的组成和特点。

【实验检测】

填图练习：写出"肩关节"图中指示线端字母相应结构的名称。

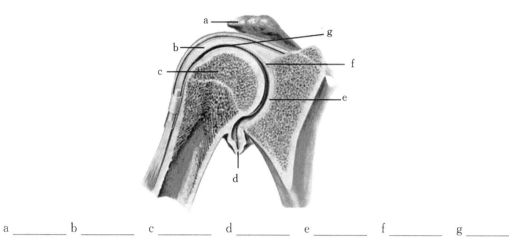

a ＿＿＿＿＿　b ＿＿＿＿＿　c ＿＿＿＿＿　d ＿＿＿＿＿　e ＿＿＿＿＿　f ＿＿＿＿＿　g ＿＿＿＿＿

（米志坚）

实验三 运动系统(肌学)

【实验要点】

(1)肌的形态及构造、起止及辅助结构。

(2)躯干肌的组成;背肌、胸肌、腹肌的分群;斜方肌、背阔肌、竖脊肌、胸大肌、肋间肌、膈的位置、形态及作用;腹部肌的层次、形态及主要肌间结构。

(3)头颈肌的组成;咬肌、颞肌、胸锁乳突肌的位置、形态及作用;胸锁乳突肌起止点。

(4)上肢肌的分群,各肌的名称、位置、作用;三角肌、肱二头肌、肱三头肌的形态。

(5)下肢肌的分群,各肌的名称、位置、作用;臀大肌、股四头肌、小腿三头肌的形态。

【实验内容】

1.示教内容

(1)肌的形态和构造。辨认长肌、短肌、扁肌和轮匝肌,观察肌腹和肌腱,查看深筋膜、浅筋膜。

(2)躯干肌。①背肌:重点观察斜方肌、背阔肌和竖脊肌,理解其作用。②胸肌:胸上肢肌重点观察胸大肌,胸固有肌主要观察肋间肌,观察肌束方向,并理解各肌功能。③膈:观察膈并找到三个孔裂及通过的结构。④腹肌:重点观察前外侧群的腹直肌、腹外斜肌、腹内斜肌和腹横肌,观察各肌肌束方向,理解其功能,理解主要肌间结构的临床意义。

(3)头颈肌。①头肌:主要观察枕额肌、眼轮匝肌、口轮匝肌、咬肌和颞肌。②颈肌:重点观察胸锁乳突肌的位置、形态并理解其作用,观察舌骨上、下肌群,理解斜角肌间隙。

(4)上肢肌。①肩肌:重点观察三角肌的位置、形态,理解其作用。②臂肌:前群主要为肱二头肌,后群主要是肱三头肌,理解它们的功能。③前臂肌:前群9块肌、后群10块肌,理解前臂肌的功能。④手肌:集中于手的掌面。

(5)下肢肌:包括髋肌、大腿肌、小腿肌和足肌。①髋肌:观察髂腰肌和臀大肌,臀大肌是臀部最大的肌。②大腿肌:重点观察缝匠肌和股四头肌,缝匠肌是全身最长的肌,股四头肌是人体最大的肌,其四个头合并移行形成髌韧带;观察内侧群5块肌,后群3块肌。③小腿肌:观察前群3块肌,外侧群2块肌。重点观察后群的小腿三头肌及移行形成的跟腱。④足肌:观察足肌,理解足弓的意义。

2.分组观察、讨论

(1)观察主要头、颈肌的位置和形态,理解各肌的功能。

(2)观察腹前外侧群各肌位置、层次、肌束方向,观察主要的肌间结构,理解腹肌的意义;观察膈、背阔肌、斜方肌、竖脊肌的位置,理解各肌的功能。

(3)观察主要上、下肢肌的位置和形态,理解各肌的功能。

3.自体摸认

体表摸认咬肌、颞肌、胸锁乳突肌、斜方肌、胸大肌、腹直肌、三角肌、肱二头肌、肱三头肌、臀大肌、股四头肌、小腿三头肌等。

4. 图影演示

结合挂图、投影、录像等,观察、理解全身主要肌的位置、形态及作用。

【实验检测】

填图练习:写出"全身肌的分布"图中指示线端字母相应结构的名称。

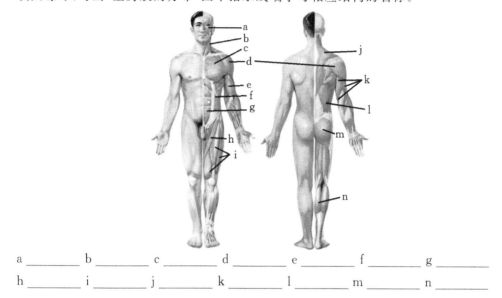

a _____ b _____ c _____ d _____ e _____ f _____ g _____

h _____ i _____ j _____ k _____ l _____ m _____ n _____

（米志坚）

实验四　消化系统

【实验要点】

(1)内脏的概念;胸部的标志线和腹部的分区(九分法和四分法)。

(2)消化系统的组成,上消化道和下消化道的概念;消化系统的功能。

(3)消化管:口腔的境界与分部的特点;咽峡的概念;牙的形态、分类、构造,牙式的表达;舌的形态特点及舌乳头的名称和功能;三对大唾液腺位置及导管开口部位;咽的分部及交通,咽腔内主要结构的位置;食管的分部,三个生理性狭窄位置及临床意义;胃的形态、分部和位置;小肠的分部,十二指肠的分部,十二指肠大乳头和十二指肠悬韧带的位置及意义,空、回肠的区别;大肠的分部,结肠和盲肠的特征性结构,阑尾根部的体表投影,结肠的分部,男女性直肠的毗邻结构,肛管的主要结构。

(4)消化腺:肝的形态、位置,肝门的概念,肝外胆道的组成,胆汁的产生及输送途径;胆囊的位置、形态、分部,胆囊底的体表投影;胰的形态、分部,胰管开口部位。

【实验内容】

1.示教内容

(1)胸部标志线和腹部分区的理解和实践。在人体大标本上理解胸部的标志线和腹部的分区(九分法和四分法),并理解其重要意义。

(2)消化系统概观。在人体大标本上观察消化系统的组成,各器官之间的位置毗邻关系,消化管各段的连续关系,以及上、下消化道的范围。

(3)口腔结构的观察。①口腔的境界和分部:在头颈部正中矢状切标本上观察口腔的境界和分部,继而观察口腔内各器官的位置和形态。②口唇及颊的观察:口唇上观察鼻唇沟,在颊黏膜上辨认腮腺导管开口。③腭的观察:观察腭的位置,硬、软腭的分界,软腭游离缘的形态及腭垂、腭舌弓、腭咽弓的形态,理解咽峡的组成,观察腭扁桃体的位置和形态。④舌的观察:观察舌的形态、分部,辨认四种舌乳头,并理解各自功能,于口腔底处观察舌系带、舌下阜、舌下襞及舌肌等结构。⑤牙的观察:计数恒牙和乳牙的总数,观察牙的形态,理解牙的分类及牙式的表达,在离体牙标本上观察牙的构造及功能,观察、理解牙釉质的结构特点,观察牙腔及牙根管等结构。⑥口腔腺的观察:在头部游离标本上,观察三对大唾液腺的位置和形态,注意腮腺管的起始、行程及开口位置。

(4)咽和食管的观察。①咽的观察:在头颈部正中矢状切游离标本和咽腔标本上,辨认咽的位置和分部。观察咽与鼻腔、口腔、喉腔以及食管的交通关系。鼻咽部观察咽鼓管咽口,咽鼓管圆枕和咽隐窝;口咽部观察腭扁桃体的位置、形态;喉咽观察梨状隐窝等结构。②食管的观察:在食管游离标本上观察食管的形态、长度及三个生理性狭窄,切开标本并观察食管的黏膜皱襞,观察食管与胃的连接。

(5)胃的观察。在胃的游离标本上,观察胃的形态、分部,切开胃壁并观察胃黏膜皱襞特点,观察胃壁平滑肌的层次及幽门括约肌的特点,在人体大标本上理解胃的位置。

(6)小肠和大肠的观察。①十二指肠的观察：在十二指肠、胰、脾游离标本上观察十二指肠的形态、分部及黏膜皱襞，寻找十二指肠纵襞及十二指肠大乳头，并观察肝胰壶腹的开口，理解其意义。②空肠和回肠的观察：切开空、回肠离体游离标本，观察各部黏膜皱襞的形态特点，理解空、回肠在形态、结构上各自的特点，并理解这些特点与小肠功能的密切关系。③盲肠和阑尾的观察：在腹腔解剖标本上，观察盲肠的位置和形态、阑尾的形态和位置，理解阑尾根部位置与结肠带的关系，切开盲肠，观察回盲瓣的形态及阑尾开口，在人体大标本上确定麦氏点的位置，并理解其意义。④结肠、直肠和肛管的观察：在结肠游离标本上观察结肠的形态、分部及结肠壁和管腔的特点，理解结肠的三个特征性结构；在盆腔正中矢状切标本上，观察直肠的形态、位置和分部，并观察其主要结构，在直肠游离标本上观察直肠横襞的位置、形态；在肛管切开标本内指认肛柱、肛瓣、肛窦、齿状线等结构。

(7)大消化腺的观察。①肝的观察：在肝的游离标本上观察肝的形态，理解肝门的概念，在人体大标本上理解肝的位置。②胆囊的观察：观察胆囊的位置、形态和分部，理解肝和胆囊在位置上及功能上的密切关系，观察和理解胆汁的产生和输送途径。③胰的观察：在十二指肠、胰、脾游离瓶装标本上观察胰的形态、分部及与十二指肠和脾的关系，观察胰管的位置，理解胰液的输送特点。

2.分组观察、讨论

(1)在人体大标本上理解胸部标志线和腹部分区，理解胆囊底及阑尾根部的体表投影。

(2)在人体大标本上观察消化系统组成，理解各器官的位置。

(3)在消化系统各器官游离标本和瓶装标本上观察各器官的形态和主要结构。

3.自体摸认

(1)在自己身体或者同学之间，理解胸部标志线和腹部分区，认识其重要意义。

(2)在自己身体或者同学身体上，理解胆囊底的体表投影和阑尾根部的体表投影。

(3)在自己身体上，仔细体会消化系统各主要器官的位置。

4.图影演示

(1)通过观看消化系统挂图，了解消化系统的组成。

(2)通过幻灯、投影、录像、多媒体等，了解消化系统从摄食、消化、吸收到排出食物残渣的全部生理过程，加深对消化系统各器官形态、功能的理解。

【实验检测】

填图练习：写出"消化系统模式"图中指示线端字母相应结构的名称。

a _____ b _____ c _____ d _____ e _____ f _____ g _____

h _____ i _____ j _____ k _____ l _____ m _____ n _____

o _____ p _____ q _____ r _____ s _____

（宋　振）

实验五　呼吸系统

【实验要点】

(1)呼吸系统的组成,各器官之间的位置毗邻关系,呼吸道各段的连续关系,以及上、下呼吸道的范围。

(2)鼻前庭和固有鼻腔,鼻腔黏膜嗅区和呼吸区的范围,上、中、下鼻甲,上、中、下鼻道和蝶筛隐窝;上颌窦、额窦、蝶窦及筛窦的位置形态、分部以及与鼻腔的位置关系;鼻腔外侧壁的形态结构,鼻旁窦的位置及其开口部位。

(3)甲状软骨、环状软骨、杓状软骨和会厌软骨的形态及其连接,观察喉口的位置和组成,比较前庭裂和声门裂的大小,确认喉腔各部位。

(4)气管与主支气管的形态,气管的分部及气管杈、气管隆嵴,比较左、右主支气管的形态差异,分析气管异物易落入右主支气管的原因。

(5)左、右肺的形态,出入肺门各结构及其位置关系;比较左、右肺形态结构上的差别,辨认右肺的斜裂、水平裂,上、中、下三叶,左肺的斜裂,上、下两叶。

(6)脏胸膜和壁胸膜的配布,壁胸膜的分部,脏、壁胸膜的移行部位,胸膜顶及肋膈隐窝的位置、形态和形成;确认胸膜下界与肺下缘的位置关系。

【实验内容】

1.示教内容

(1)鼻的观察。①鼻的位置和分部:外鼻、鼻腔及鼻旁窦。②鼻腔:鼻孔、鼻后孔、上鼻甲、中鼻甲、下鼻甲、上鼻道、中鼻道、下鼻道、鼻中隔。③鼻旁窦:上颌窦、额窦、蝶窦、筛窦及各窦的开口部位。

(2)喉的观察。喉软骨和喉腔:甲状软骨、环状软骨、杓状软骨、会厌软骨、前庭襞、声襞、前庭裂、声门裂、喉前庭、喉中间腔和声门下腔。

(3)气管和主支气管的观察。气管的位置、形态结构及气管杈的位置,主支气管的位置及左、右主支气管的区别。

(4)肺的观察。肺的位置、形态结构和分叶:肺尖、肺底、前缘、后缘、外侧面、内侧面、肺门(主支气管、肺动脉、肺静脉)、肺根、心切迹、斜裂、水平裂、左肺(上、下叶)、右肺(上、中、下叶)。

(5)胸膜和纵隔的观察。①胸膜的配布:胸膜顶、肋胸膜、膈胸膜、纵隔胸膜及肋膈隐窝;肺下缘的体表投影。②纵隔的位置、分区和内容:上纵隔、下纵隔、前纵隔、中纵隔、后纵隔。

2.分组观察、讨论

(1)在人体大标本上观察呼吸系统组成,理解各器官的位置。

(2)在呼吸系统各器官游离标本和瓶装标本上观察各器官的形态和主要结构。

3.自体摸认

在自己身体上,仔细体会呼吸系统各主要器官的位置。

4.图影演示

（1）通过观看呼吸系统挂图，了解呼吸系统的组成。

（2）通过幻灯、投影、录像、多媒体等，了解呼吸过程中气体从吸入鼻腔到咽、喉、气管、各级支气管、肺的全部过程，加深对呼吸系统各器官形态、功能的理解。

【实验检测】

填图练习：写出"呼吸系统模式"图中指示线端字母相应结构的名称。

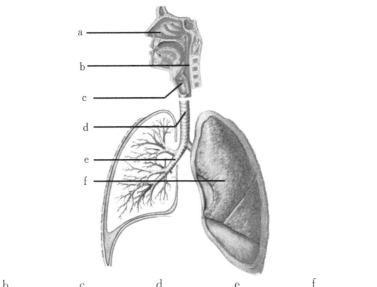

a _____   b _____   c _____   d _____   e _____   f _____

（宋　振）

实验六　泌尿系统

【实验要点】

(1)泌尿系统的组成,泌尿系统的功能。

(2)肾:肾的形态;肾门的概念,肾蒂的概念,出入肾门的结构;肾的位置,肾区的概念;肾的被膜由内向外的名称;肾的剖面结构,肾柱的概念,肾乳头、肾小盏、肾大盏、肾盂的位置;肾的微细结构,肾单位的组成,肾小体的组成,肾小管的组成,泌尿小管的组成,滤过屏障的概念。

(3)输尿管:输尿管的起止、走行、分段;输尿管的三处狭窄的位置、临床意义。

(4)膀胱:膀胱的形态、位置、毗邻;膀胱三角的定义、特点、临床意义;输尿管间襞的定义、临床意义。

(5)尿道:女性尿道的特点。

【实验内容】

1.示教内容

(1)泌尿系统概观。在人体大标本上观察泌尿系统的组成,各器官之间的位置毗邻关系,泌尿系统各器官的连续关系。

(2)肾的观察:在肾的游离标本上观察肾的形态,辨认肾的上、下两端,前、后两面,内侧、外侧两缘;观察肾门的位置,辨认出入肾门的肾盂、肾动脉、肾静脉,注意肾盂与输尿管的移行;理解肾蒂的概念。在人体大标本上理解肾的位置,对比左、右肾位置的差异以及各自与第12肋的关系,通过观察竖脊肌与第12肋的夹角寻找肾区;在肾的冠状切面游离标本上观察肾的剖面结构,观察肾窦及其包含物;观察肾皮质、肾髓质的结构特点,观察肾柱、肾锥体的位置及其结构特点,理解肾乳头、肾小盏、肾大盏、肾盂的形态、位置及其功能;在肾的微细结构的模型上观察肾小球、肾小囊、近端小管、细段、远端小管、集合管、乳头管的结构特点,理解各部分的功能以及肾单位、肾小体、肾小管、泌尿小管的组成。根据模型特点理解尿液的生成途径。

(3)输尿管的观察:在人体大标本上理解输尿管的起止、走行、分部;在输尿管游离标本上观察输尿管的形态、长度及三个生理性狭窄。

(4)膀胱的观察:在男、女性正中矢状切面标本上观察膀胱的位置,寻找膀胱穿刺的部位,注意区分男、女性膀胱后方毗邻的器官的不同;在膀胱的游离标本上观察膀胱的形态,寻找膀胱尖、膀胱体、膀胱底、膀胱颈;切开膀胱,在膀胱底的内侧面寻找膀胱三角、输尿管间襞。

(5)在女性正中矢状切面标本上观察女性尿道的行程、毗邻、形态特点以及尿道外口的位置。

2.分组观察、讨论

(1)在人体大标本上观察泌尿系统组成,理解各器官的位置。

(2)在泌尿系统各器官游离标本和瓶装标本上观察各器官的形态和主要结构。

(3)结合大体标本与微细结构的模型,讨论肾动脉内的血液经过滤过膜的过滤进入肾小囊内形成原尿,排出体外经过的结构。

3.自体摸认

(1)在自己身体或者同学之间,理解肾区的位置,认识肾区叩击痛的临床意义。

(2)在自己身体上,仔细体会泌尿系统各主要器官的位置。

4.图影演示

(1)通过观看泌尿系统挂图,了解泌尿系统的组成。

(2)通过幻灯、投影、录像、多媒体等,了解泌尿系统从生成尿液、运输尿液、储存尿液到排出尿液的全部生理过程,加深对泌尿系统各器官形态、功能的理解。

【实验检测】

填图练习:写出"泌尿系统模式"图中指示线端字母相应结构的名称。

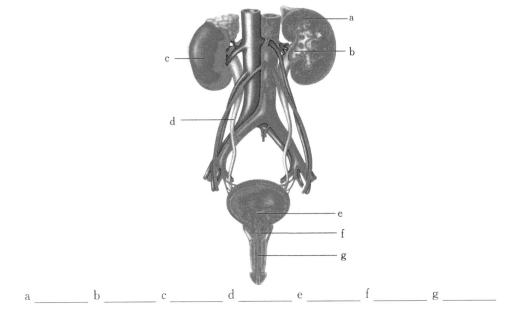

a _____ b _____ c _____ d _____ e _____ f _____ g _____

(李　楠)

实验七　生殖系统

【实验要点】

（1）生殖系统的组成，生殖系统的功能。

（2）男性生殖系统生殖腺：睾丸。睾丸的形态、结构、功能；睾丸的微细结构，精子产生的部位、雄激素分泌的部位。

（3）男性生殖系统生殖管道：附睾、输精管、射精管、尿道。附睾的分部、功能；输精管的分部、走行；射精管的组成、走行，精索的概念；男性尿道的分部，前、后尿道的概念，三个狭窄、三个扩大、两个弯曲的名称、位置、临床意义。

（4）男性生殖系统附属腺体：精囊、前列腺、尿道球腺。精囊的形态、位置；前列腺的形态、位置；尿道球腺的形态位置；精液的组成。

（5）男性生殖系统外生殖器：阴囊、阴茎。阴囊的位置、结构特点、功能；阴茎的分部、组成，包皮环切术的注意事项。

（6）女性生殖系统生殖腺：卵巢。卵巢的位置、形态、固定装置；卵泡的生长过程；黄体的概念、分类。

（7）女性生殖系统生殖管道：输卵管、子宫、阴道。输卵管的分部，输卵管结扎部位、受精部位、识别输卵管的标志；子宫的形态、子宫内腔、位置，子宫的固定装置名称、作用，月经周期概念。

（8）女性生殖系统附属腺体：前庭大腺。

（9）女性生殖系统外生殖器：女阴。阴阜、大阴唇、小阴唇、阴道前庭、阴蒂的形态、位置。

【实验内容】

1.示教内容

（1）生殖系统概观。在人体大标本上观察男性、女性生殖系统的组成，各器官之间的位置毗邻关系，男性、女性生殖系统各器官的连续关系。

（2）睾丸的观察：在睾丸的游离标本上观察睾丸的形态，睾丸鞘膜的脏、壁两层的组成以及鞘膜腔的形成；在睾丸切开的标本上观察白膜、睾丸小叶以及精曲小管。

（3）附睾的观察：在人体大标本上理解附睾的位置、形态以及分部。

（4）输精管、射精管、精囊腺的观察：在人体大标本上观察输精管的起止、走行、分部；在人体大标本上观察精索的位置和构成，结合活体寻找输精管结扎的部位；在男性生殖系统的标本上膀胱底的后方观察精囊的形态以及精囊排泄管与输精管末端汇合成的射精管；结合男性盆腔正中矢状切面标本观察射精管的合成、走行、开口部位。

（5）前列腺、尿道球腺的观察：结合男性盆腔正中矢状切标本、男性生殖系统的标本，观察前列腺的形态、位置以及与膀胱颈、直肠的位置关系；观察尿道球腺的位置、形态。

（6）阴茎、阴囊的观察：在男性生殖系统的标本上区分阴茎头、阴茎体、阴茎根；观察阴茎的构造，阴茎海绵体与尿道海绵体的形态和位置关系；观察尿道外口的位置和形态；观察包皮及包皮系带的位置;观察阴囊的构造和内容。

(7)男性尿道的观察:在男性盆腔正中矢状切标本上观察男性尿道的起止、走行、分部;区分前尿道、后尿道;观察男性尿道的三个狭窄、两个弯曲的形态和部位。

(8)卵巢的观察:在女性生殖系统标本上观察卵巢的形态、位置以及卵巢悬韧带和卵巢固有韧带。

(9)输卵管的观察:在女性生殖系统标本上观察输卵管的位置、形态、分部;观察输卵管结扎和受精的部位。

(10)子宫的观察:在女性生殖系统标本上观察子宫的形态、分部;在子宫的冠状切标本上观察子宫腔、子宫颈管的形态;观察固定子宫的韧带的位置;在女性盆腔正中矢状切标本上观察子宫的位置以及与膀胱、直肠的位置关系。

(11)阴道、女阴的观察:结合女性生殖系统和女性盆腔正中矢状切的标本,观察阴道的位置、毗邻;查看阴道穹的构成,阴道后穹与直肠子宫陷凹的位置关系;在女阴的标本上观察阴阜、大阴唇、小阴唇、阴道前庭、阴蒂的位置和形态。

(12)乳房的观察:在女性乳房的标本上观察乳头、乳晕、输乳管的排列方向和乳房悬韧带的形态特点。

(13)会阴的观察:在会阴的标本上观察会阴的范围,划分尿生殖三角和肛三角;观察狭义的会阴的位置。

2.分组观察、讨论

(1)在人体大标本上观察生殖系统组成,理解各器官的位置。

(2)在生殖系统各器官游离标本和瓶装标本上观察各器官的形态和主要结构。

3.图影演示

(1)通过观看生殖系统挂图,了解生殖系统的组成。

(2)通过幻灯、投影、录像、多媒体等,了解生殖细胞精子、卵子产生、排出的途径,加深对生殖系统的功能的认识。

【实验检测】

填图练习:写出"生殖系统模式图"中指示线端字母相应结构的名称。

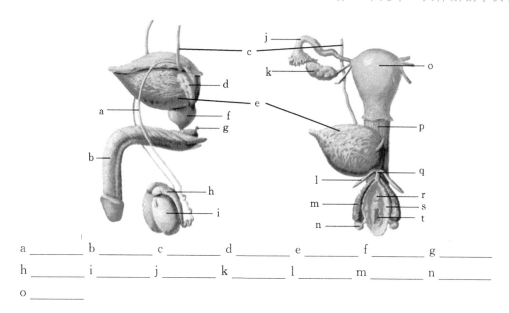

a _____ b _____ c _____ d _____ e _____ f _____ g _____

h _____ i _____ j _____ k _____ l _____ m _____ n _____

o _____

（李　楠）

实验八 腹 膜

【实验要点】

(1)腹膜的配布和腹膜腔的形成。

(2)腹膜与腹、盆腔器官的关系。

(3)腹膜形成的结构:大、小网膜的位置,小网膜的分部,腹膜形成的系膜、韧带、陷凹的位置。

【实验内容】

1.示教内容

(1)腹膜概观。在人体大标本上观察脏、壁腹膜的配布和腹膜腔的形成。

(2)网膜的观察:在人体大标本上观察大网膜的形态、位置、附着部位,小网膜的形态、位置、组成,观察肝胃韧带、肝十二指肠韧带的位置、形态。

(3)系膜的观察:在人体大标本上观察肠系膜、横结肠系膜、阑尾系膜的形态。

(4)韧带的观察:在人体大标本上观察肝的冠状韧带、镰状韧带,脾的胃脾韧带、脾肾韧带。

(5)陷凹的观察:在男、女性盆腔正中矢状切面标本上观察直肠膀胱陷凹、直肠子宫陷凹的位置。

2.分组观察、讨论

(1)在人体大标本上观察腹膜的配布,理解腹膜与各器官的关系。

(2)在人体大标本上观察腹膜形成的网膜、系膜、韧带,理解腹膜的功能。

(3)在男、女性盆腔正中矢状切面标本上观察直肠膀胱陷凹、直肠子宫陷凹,理解直立时腹膜腔最低点的位置及其临床意义。

3.图影演示

(1)通过观看腹膜挂图,了解腹膜的配布、腹膜腔的形成。

(2)通过幻灯、投影、录像、多媒体等,了解腹膜的配布以及腹膜与器官的位置关系,加深理解腹膜功能以及相应的临床意义。

【实验检测】

填图练习:写出"女性腹盆腔正中矢状切图"中指示线端字母相应结构的名称。

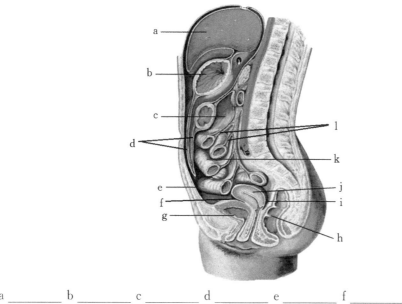

a ＿＿＿＿＿＿　b ＿＿＿＿＿＿　c ＿＿＿＿＿＿　d ＿＿＿＿＿＿　e ＿＿＿＿＿＿　f ＿＿＿＿＿＿　g ＿＿＿＿＿＿

h ＿＿＿＿＿＿　i ＿＿＿＿＿＿　j ＿＿＿＿＿＿　k ＿＿＿＿＿＿　l ＿＿＿＿＿＿

（李　楠）

实验九 脉管系统

【实验要点】

(1)体循环、肺循环途径。

(2)心的位置、外形、心腔结构、心壁的结构、心的传导系统、心的血管、心包。

(3)肺循环的动脉、静脉。

(4)体循环的动脉主干、全身各部主要动脉;体循环的静脉主要主干及属支;肝门静脉系的主要血管及与上下腔静脉系的吻合。

(5)胸导管的位置、走行;脾的位置、形态结构。

【实验内容】

1.示教内容

(1)通过观察血液循环挂图和模型,使学生掌握体循环、肺循环的过程。

(2)心的观察。①心的位置:在瓶装标本和人体大标本上观察心,了解心的位置和毗邻;②心的外形:通过心的放大模型及心标本,掌握心的外形结构;③心腔的结构:通过心的放大模型及心的标本掌握四个心腔的位置、形态及内部主要结构;④心壁的结构:通过观察心标本熟悉心壁的结构及心间隔结构;⑤心的血管:通过观察心的放大模型掌握营养心的动脉主干及主要静脉血管;⑥心的传导系统:通过观察心的传导系统模型,掌握窦房结、房室结、房室束及其分支的位置及走行;⑦心包:通过心包标本,掌握心包的组成、心包腔的结构。

(3)肺循环血管的观察。通过心的放大模型、人体大标本熟悉肺循环的主要动脉、静脉及动脉韧带的位置。

(4)体循环动脉的观察。①主动脉的观察:在人体胸部血管瓶装标本上辨认主动脉的走行、分部;②头颈部动脉:在头颈部血管神经瓶装标本和模型上辨认锁骨下动脉、颈总动脉、颈内动脉、颈外动脉的位置、走行,颈外动脉的主要分支及分布;③上肢的动脉:在人体大标本及上肢瓶装标本上辨认腋动脉、肱动脉、桡动脉、尺动脉、掌浅弓、掌深弓的位置、走行;③胸部的动脉:在人体大标本上辨认胸主动脉的主要分支;④腹部的动脉:在人体大标本上辨认腹主动脉的位置、走行、主要分支,辨认腹腔干及其分支、分布,辨认肠系膜上、下动脉;⑤盆部的动脉:在人体大标本及盆部的血管神经模型上辨认髂总动脉、髂内动脉、髂外动脉及髂内动脉的主要分支;⑥下肢的动脉:在人体大标本上辨认股动脉、腘动脉、胫前动脉、胫后动脉、足背动脉、足底内外侧动脉。

(5)体循环静脉的观察。①头颈部静脉:在头颈部血管神经瓶装标本和模型上辨认锁骨下静脉、颈内静脉、颈外静脉的位置及走行;②上肢的静脉:在人体大标本及上肢瓶装标本上辨认手背静脉网、头静脉、贵要静脉、肘正中静脉;③胸部的静脉:在人体大标本上辨认上腔静脉的组成、头臂静脉的组成、奇静脉、半奇静脉、副半奇静脉;④腹部的静脉:在人体大标本上辨认下腔静脉的组成、走行,肝门静脉及其属支;⑤盆部的静脉:在人体大标本及盆部的血管神经模型上辨认髂总静脉、髂内静脉、髂外静脉;⑥下肢的静脉:在人体大标本上辨认大隐静脉、小隐静脉的走行。

（6）淋巴系统的观察。①淋巴导管的观察：在人体胸部瓶装标本上辨认胸导管、有淋巴导管；②脾的观察：在人体大标本上辨认脾的位置，通过脾模型学习脾的形态结构。③胸腺的观察：在幼儿胸部标本上辨认胸腺的位置、形态、分叶。

2.分组观察讨论

（1）在血液循环挂图和模型上讨论体循环和肺循环的途径。

（2）在心的解剖标本上观察讨论心的外形、心腔结构、心的血管、心的传导系统、心包。

（3）在人体大标本上观察讨论全身各部主要动脉、静脉。

3.自体摸认

（1）在自己身体或者同学身体上，理解心尖的体表投影、面动脉和颞浅动脉压迫止血点、肱动脉搏动位置、桡动脉的搏动位置、股动脉压迫止血点。

（2）在自己身体上，仔细体会心的位置。

4.图影演示

（1）通过观看幻灯、投影、录像、多媒体等掌握人体血液循环的过程。

（2）通过观看幻灯、投影、录像、多媒体等熟悉临床口服、皮内注射、静脉注射等给药途径，药物到达病灶的过程。

【实验检测】

填图练习：

1. 写出"主动脉的行程及其主要分支"图中指示线端字母相应结构的名称。

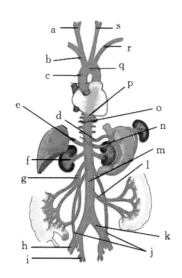

a _____ b _____ c _____ d _____ e _____ f _____ g _____

h _____ i _____ j _____ k _____ l _____ m _____ n _____

o _____ p _____ q _____ r _____ s _____

2. 写出"肝门静脉系与上下腔静脉系吻合途径"图中指示线端字母相应结构的名称。

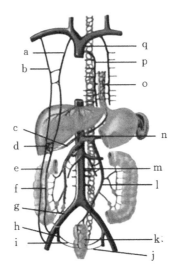

a _____ b _____ c _____ d _____ e _____ f _____ g _____

h _____ i _____ j _____ k _____ l _____ m _____ n _____

o _____ p _____ q _____

（张吉星）

实验十　感觉器官

【实验要点】

(1)感受器及感觉器的概念,感受器的分类。

(2)眼球的外形、位置及组成;眼球壁的构造;角膜的特点;虹膜和睫状体的形态结构与功能;巩膜静脉窦的概念;瞳孔括约肌和瞳孔开大肌的作用及其临床意义;视网膜的结构;盲点的概念;黄斑、中央凹的位置;感光细胞的分类及功能;虹膜角膜角的概念;房水的产生及循环途径;晶状体的功能;眼的屈光系统的组成及光线的传播途径;眼副器的组成和功能。

(3)外耳的组成和分部;耳郭及外耳道的形态和构造;鼓膜的形态、位置和分布;中耳的组成;中耳各部的位置及形态;鼓室的形态、位置、分布及其6个壁上的主要结构和交通;内耳的位置、组成;骨迷路和膜迷路的组成和形态;壶腹嵴、椭圆囊斑、球囊斑的概念、位置及功能;声波的传导途径。

【实验内容】

1.示教内容

(1)取颅骨标本及眼球标本,观察颅骨上眼眶的形态结构,明确眼球所在位置。

(2)取眼球冠状切面的前半部标本,由后向前依次观察以下结构:充满眼球内的透明凝胶状物为玻璃体,理解玻璃体的功能。移出玻璃体,可见其前方正中透明的晶状体,理解晶状体的形态、功能及其与睫状体的联系。晶状体周围的黑色环形增厚部为睫状体,其内面较平坦的后部在锯状缘前方称睫状环,在睫状体前部,呈放射状排列的隆嵴称睫状突。用镊子轻轻提起晶状体,可见其与睫状突之间由纤细的纤维相连,这些纤维为睫状小带。移除晶状体,即可见到位于其前方的虹膜,虹膜中央的孔为瞳孔。眼球壁外层前部的透明薄膜是角膜。角膜与晶状体之间的间隙被虹膜分为前、后两部分,即眼球的前房和后房。眼房内有无色透明的房水,理解房水的产生部位、循环途径和作用。

(3)取眼球冠状面切面的后半部标本,由内向外观察。玻璃体充满于眼球内,透过玻璃体可见到乳白色的(活体时为透明的橘红色)视网膜,它是眼球壁的最内层,易从眼球壁剥离。在视网膜上所见到的红色细线状分支是视网膜中央动脉的分支,各分支的主干都向后集中于一白色圆盘状隆起,此隆起即视神经盘(也称视神经乳头,位于眼球后极鼻侧约3mm处,为一直径1.5mm的圆盘或稍呈椭圆形,无感光作用为生理盲点),视网膜中央静脉与同名动脉伴行。视网膜分两部分:视部(即视网膜脉络膜部)和盲部(视网膜虹膜睫状体部),二者以锯齿缘为界。黄斑位于视神经乳头的外侧(颞侧)约3mm或4mm处稍偏下方,其中心有中央凹,为视力最敏锐之处,是眼底镜检查时的主要内容之一。

(4)辨认上、下睑,睑缘、睑裂和内、外眦,眼睑在结构上由浅至深可分5层。辨认睑结膜,球结膜,结膜上、下穹。取泪器解剖标本观察:①在眼球的外上方检查泪腺的形态;②在泪囊窝内观察泪囊的形态及其与上、下泪小管和鼻泪管的关系。在眼球外肌的解剖标本上观察上睑提肌,上、下、内、外直肌和上、下斜肌的位置和肌束的方向。

(5)取耳的解剖标本结合活体观察:①外耳的分部;②耳郭的形态及功能;③外耳道的分部和弯曲(了解成人和婴儿的区别)。

(6)在颞骨的锯开标本和耳的解剖标本中,先观察中耳各部的位置和邻接关系,然后观察以下内容。①鼓室的6个壁:鼓室上壁(盖壁)的构成及其与颅中窝的关系;下壁(颈静脉壁)与颈内静脉的关系;前壁(颈动脉壁)与咽鼓管的关系;后壁(乳突壁)与乳突窦的关系;外侧壁(鼓膜壁)的构成、鼓膜的位置、外形和分部;内侧壁(迷路壁)的构成,前庭窗、蜗窗和面神经管的位置。②鼓室内结构:听小骨的位置、组成、形态结构特点和连接关系;咽鼓管的位置、开口和通连关系;小儿咽鼓管的特点;乳突窦与乳突小房的位置、形态和通连关系。

(7)取耳的解剖标本和内耳模型观察,明确内耳在颞骨中的位置,以骨迷路和膜迷路的位置关系。由后外向前内,辨认骨半规管、前庭和耳蜗。①骨迷路的观察:在模型上观察骨迷路的分部,根据方位辨认前、后、外三个骨半规管,观察三个骨半规管的结构特点及相互关系;辨认前庭外侧壁上的结构:前庭窗和蜗窗;辨认耳蜗的结构:蜗轴的位置,环绕蜗轴的蜗螺旋管和骨螺旋板、前庭阶、鼓阶。②膜迷路的观察:在模型上观察膜迷路的分部,三个膜半规管的结构特点及相互关系,膜壶腹壁上的壶腹嵴为位置觉感受器;辨认椭圆囊和球囊的结构,椭圆囊的底部和前壁有椭圆囊斑;球囊内的前壁上有球囊斑,都是位置觉感受器,注意两囊与膜半规管、蜗管的通连关系;在耳蜗内寻认蜗管,观察它的构成及其与骨螺旋板的位置关系,寻认位于基底膜上的螺旋器;观察前庭阶和鼓阶的位置,寻认二阶在蜗顶相通的部位,以及它们与前庭窗、蜗窗的关系。

2.分组观察、讨论

(1)在人体大标本上观察感觉器的组成,理解各器官的位置。

(2)在感觉器各器官游离标本和瓶装标本上观察各器官的形态和主要结构。

(3)结合眼的屈光系统推出光波的传导途径,整理出声音传入内耳的途径:空气传导和骨传导。

3.自体摸认

(1)在自己身体或者同学之间,互相观察眼睑、结膜、角膜、巩膜、虹膜、内外眦、泪点、睫毛等结构;互相观察角膜的敏感、瞳孔对光的反应;结合模型仔细体会在光波的传播过程中,每一个解剖结构的重要意义。

(2)在自己身体或者同学身体上,互相观察耳郭、外耳道的形态结构,结合模型和现场试验仔细体会在声波的传播过程中,每一个解剖结构的重要意义。

(3)在自己身体或者同学之间,通过转动眼球仔细体会各眼球外肌的作用;结合模型、通过看远物和近物时眼睛的不同表现来仔细体会晶状体的调节作用。

4.图影演示

(1)通过观看感觉器挂图,了解感觉器官的组成。

(2)通过幻灯、投影、录像、多媒体等,了解感觉器官在接收和传导刺激的全部生理过程,加深对感觉器官形态、功能的理解。

【实验检测】

填图练习:写出"眼球水平断面模式图"图中指示线端字母相应结构的名称。

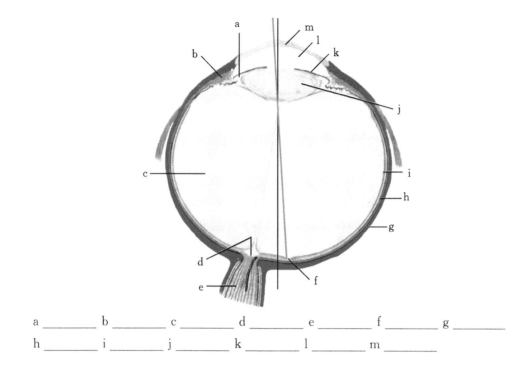

a _____ b _____ c _____ d _____ e _____ f _____ g _____
h _____ i _____ j _____ k _____ l _____ m _____

（喻　俊）

实验十一 内分泌系统

【实验要点】

(1)内分泌系统的组成。

(2)主要内分泌腺的位置、形态结构。

【实验内容】

1.示教内容

(1)内分泌系统概观。在人体大标本上观察内分泌系统的组成,理解其对人体的新陈代谢、生长发育等功能的调节,以及和神经系统在结构和功能上的密切联系。

(2)甲状腺的观察。甲状腺呈"H"形,由左右侧叶和连接左右叶的甲状腺峡组成,峡的上缘常有锥状叶向上伸出。甲状腺的左右侧叶分别贴喉下部和气管上部两侧,上达甲状软骨中部,下达第6气管软骨环,峡部居2~4气管软骨环的前方。甲状腺表面被纤维囊包裹,囊外有颈筋膜包绕、借筋膜韧带固定于喉软骨上,吞咽时可随喉上下移动。

(3)甲状旁腺的观察。甲状旁腺呈扁椭圆形、棕黄色,略似黄豆大小,上下两对。位于甲状腺左右侧叶的后缘内,上一对多居甲状腺侧叶后面的上中1/3交界处,下一对位于甲状腺下动脉附近,有时埋藏于甲状腺实质内。

(4)肾上腺为成对实质性器官,深黄色的扁平腺体,左右各一,左侧呈半月形、右侧呈三角形。位于腹膜后、两肾的上极肾筋膜内,有独立的纤维囊和脂肪囊。

(5)垂体呈扁椭圆形、色灰红,居颅中窝蝶骨体的垂体窝内,借漏斗连于下丘脑,其前上方与视交叉相邻,由腺垂体和神经垂体两部分组成,表面包以结缔组织被膜。

2.分组观察、讨论

(1)在人体大标本上观察内分泌系统的组成,理解各器官的位置。

(2)在内分泌系统各器官游离标本和瓶装标本上观察各器官的形态和主要结构。

3.自体摸认

(1)在自己身体或者同学之间,做吞咽动作的同时触摸甲状腺,观察其是否随喉上下移动。

(2)在自己身体上,仔细体会内分泌系统各主要器官的位置。

(3)在自己身体或者同学身体上,比较不同年龄段、不同性别的身体发育特点,加深对内分泌系统各器官形态、功能的理解。

4.图影演示

(1)通过观看内分泌系统挂图,了解内分泌系统的组成。

(2)通过幻灯、投影、录像、多媒体等,了解内分泌系统各器官对人体的新陈代谢、生长发育的影响,加深对内分泌系统各器官形态、功能的理解。

【实验检测】

填图练习:写出"内分泌系统模式"图中指示线端字母相应结构的名称。

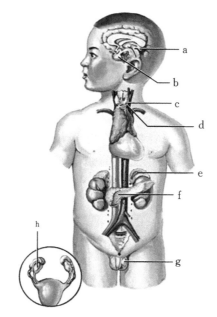

a _____ b _____ c _____ d _____ e _____ f _____ g _____

h _____

（喻　俊）

实验十二 神经系统

【实验要点】

(1)中枢神经系统和周围神经系统的区分、组成。

(2)中枢神经系统。①脊髓的位置;脊髓灰质、白质的配布,灰质机能柱的性质,白质中主要传导束的名称、位置和性质。②脑干内神经核的配布规律及其与脑神经的连接关系,脑干内主要上、下行传导束的走行位置。③小脑的位置、外形、分叶,小脑皮质、髓质及小脑核的配布。④间脑的位置、分部及各部的主要结构。⑤大脑的形态;大脑半球的分叶及各叶的主要沟回;端脑内部大脑皮质的功能定位,基底核、侧脑室的位置、形态;内囊的位置、分部和各部通过的纤维束。⑥躯干、四肢深感觉及精细触觉传导通路;躯干、四肢浅感觉传导通路;视觉传导通路;瞳孔对光反射径路;皮质核束和皮质脊髓束的径路及其上、下运动神经元的名称、位置;锥体外系的概念。⑦脊髓、脑被膜层次关系及其形成的主要结构;脑动脉的来源,主要分支分布,脑底动脉环的位置和形成;脑脊液的主要产生部位、循环途径和功能意义。

(3)周围神经系统。①脊神经:颈丛、臂丛、腰丛、骶丛的组成、位置及主要分支;胸神经前支的节段性分布特点及临床意义。②十二对脑神经的名称和排列顺序,连接脑的部位以及进出颅腔的部位、主要分支、分布。③内脏神经:交感神经与副交感神经的低级中枢位置;交感干的组成、位置、各部交感神经节发出的主要分支和分布;颅部副交感神经节的位置及其节后纤维的分布;内脏大、小神经的组成、入节部位及其节后纤维的分布。

【实验内容】

1.示教内容

(1)神经系统概观。在人体大标本上观察中枢、周围神经系统的组成,各器官之间的位置毗邻关系以及分布范围。

(2)中枢神经系统的观察。①在脊髓标本上观察:脊髓的位置,其下端与椎骨的对应关系,查认颈膨大、腰膨大、脊髓圆锥、终丝、马尾、脊神经前、后根的关系;沟和裂;脊髓节段和脊神经节;观察脊髓各断横面上的灰质、白质配布。②在脑干或模型腹侧面和背侧面上观察:前正中裂、前外侧沟、舌下神经、锥体交叉、锥体、橄榄、舌咽、迷走、副神经、延髓脑桥沟、展神经、面神经、位听神经、脑桥小脑角、脑桥基底部、基底沟、小脑中脚、大脑脚、脚间窝、动眼神经;薄束结节、楔束结节、小脑下脚、菱形窝的围成、髓纹、正中沟、前庭区、内侧隆起、面神经丘、迷走神经三角、舌下神经三角、滑车神经、上丘、下丘及上、下丘臂。在脑干神经核模型上观察动眼神经核、滑车神经核、展神经核、舌下神经核、三叉神经运动核、面神经核、疑核和副神经核、动眼神经副核、上泌涎核、下泌涎核、迷走神经背核、孤束核、三叉神经中脑核、脑桥核及脊束核、前庭神经核、耳蜗前、后核、薄束核、楔束核;在传导路模型上观察内侧丘系、脊髓丘系、三叉丘系、外侧丘系、皮质核束、皮质脊髓的走行、位置;丘系交叉、三叉神经传入路、听觉传导路第二级纤维的交叉部位;皮质核束与脑干运动核的连接情况及锥体交叉部位。③小脑的观察。在小脑切面标本上观察:小脑半球、小脑蚓部、三对脚切面、小脑扁桃体、绒球、绒球脚、小结、原裂、后外侧裂、前叶、后叶、绒球小结叶；小脑皮质、髓质、齿状核、栓状核、球状核、顶核。④间脑的观察：在脑干标本或模型上观察间脑的形态、分部和各部的结构；在脑矢状面或模型上观察间脑的位置、毗邻关系，第三脑室的位置、围成及连通；背侧丘脑模型上查认：腹后内、外侧核、内、外侧膝状体核。⑤端脑的观察：在脑和脑矢状切面模型上观察大脑纵裂、横裂、叶间沟、分叶及大脑半球各面的主要沟、回、嗅球、嗅束、嗅三角、视神经、视交叉、灰结节、乳头体；在端脑水平切面上观察：侧脑室切面；背侧丘脑、豆状核（壳苍白球）屏状核的位置关系；内囊前肢、膝部、后肢的位置及通过的纤维束；在端脑冠状面上观察：大脑皮质、胼胝体、联络纤维、穹隆。侧脑室、第三脑室；在侧脑室标本上观察侧脑的位置、分部、通连。海马、齿状回、穹隆和穹隆连合等。⑥中枢神经系统的传导通路：在传导路模型上观察薄束、楔束、脊髓丘脑前束和侧束、视觉传导通路的组成及瞳孔对光反射径路；各神经元胞体位置所在各传导路的交叉部位以及与脑和脊髓纤维束的关系；皮质核束和皮质脊髓束的组成、各神经胞体位置所在；各传导路的交叉部位以及与脑和脊髓纤维束的关系；各传导通路与感受器与效应器的关系。⑦脑和脊髓的被膜与血管的观察：观察硬脊膜，蛛网膜，软脊膜的性状及位置关系，查认硬膜外隙及蛛网膜下隙；观察硬脑膜在颅顶和颅底附着情况；查认大脑镰、小脑幕、小脑镰、鞍隔、上矢状窦、下矢状窦、直窦、窦汇、横窦及乙状窦。观察海绵窦的位置、内容及毗邻；观察大脑前、中、后动脉在端脑表面的走行，主要分支及分布；基底动脉的位置、主要分支分布；脑基底动脉环的位置及形成；观察侧脑室、第四脑室、中脑水管、第四脑室的形态、位置及其连通。

（3）周围神经系统的观察。①脊神经：计数和观察颈、胸、腰、骶和尾神经的对数；观察除2～11胸神经的前支外，其他神经前支分别组成的颈丛、臂丛、腰丛、骶丛的位置；寻认膈神经，追踪其行程，观察其分布。观察第1胸神经和第12胸神经前支与臂丛和腰丛的关系；寻认肌皮神经、尺神经、正中神经、腋神经和桡神经、肌皮神经的走行、分布；观察手掌侧面及背侧面皮神经的分布。区分尺神经和正中神经在手掌侧面的分布范围及尺神经与桡神经在手背侧面的分布范围；观察腰丛的组成，寻认髂腹下神经、髂腹股沟神经、股外侧皮神经、股神经、生殖股神经和闭孔神经；寻认腰骶干的组成；观察骶丛的组成和位置；查认坐骨神经与梨状肌的位置关系；坐骨神经的体表投影；坐骨神经的分支、分布；坐骨神经分成终末支的部位；寻认胫神经、腓总神经，观察其行程。分辨腓浅神经、腓深神经；观察其行程、分支和分布。②脑神经：在带硬脑膜的颅底标本上观察十二对脑神经出颅时所穿出的孔裂；查认三叉神经节，观察其位置，连接的眼神经、上颌神经及下颌神经；查认动眼神经、滑车神经、上颌神经及滑车神经在海绵窦处的位置关系；查认面神经在面神经管内的行程及面部的颞支、颧支、颊支、下颌缘支、颈支的走行和分布；查认舌咽神经及其分出的颈动脉窦神经；查认迷走神经，追踪其行程至腹腔；观察迷走神经在颈部与颈内动脉、颈总动脉和颈内静脉的关系；在胸部迷走神经与右锁骨下动脉、主动脉弓的交叉关系，与肺根、食管的位置关系；查认副神经的行程、位置，寻认支配胸锁乳突肌、斜方肌的肌支；查认舌下神经的行程、位置。观察其分布。③内脏神经：在交感干标本寻认：交感干、椎旁节、节间支、颈上节、星状神经节、内脏大神经、内脏小神经、腹腔神经节、主动脉肾神经节、肠系膜上神经节、肠系膜下神经节；在颅部副交感神经标本寻认：动眼神经、睫状神经节、面神经、翼腭神经节、鼓索、下颌下神经节、舌咽神经、耳神经节、迷走神经及其分支。

2.分组观察、讨论

(1)在人体大标本上指出中枢神经系统和周围神经系统的组成及分布范围。

(2)在人体标本上对中枢神经系统中的器官位置、结构和功能进行观察和描述。

(3)在人体标本上对周围神经系统中重要的神经的位置、走行、分布和主要的分支辨识和描述。

3.自体摸认

(1)在自己身上或同学之间能指出中枢神经系统的组成,脑和脊髓的位置。

(2)在自己身上或同学之间能对身体感觉的传导进行描述。

(3)在自己身体上或同学之间,能对躯体运动的传导进行描述。

4.图影演示

(1)通过观看神经系统挂图,了解神经系统的组成。

(2)通过录像、多媒体等,了解神经系统在机体内的主导作用,加深对神经系统部位的位置、形态、功能的理解。

【实验检测】

填图练习:

1.写出"脑脊液循环模式"图中指示线端字母相应结构的名称。

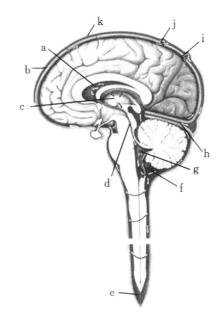

a _____ b _____ c _____ d _____ e _____ f _____ g _____

h _____ i _____ j _____ k _____

2.写出"脑神经分布概观模式图"中指示线端字母相应结构的名称。

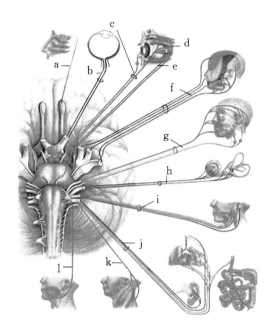

a _____ b _____ c _____ d _____ e _____ f _____ g _____

h _____ i _____ j _____ k _____ l _____

（赵宇清）

实验十三 细胞和基本组织

【实验要点】

(1)光学显微镜下细胞结构。

(2)四大基本组织的光镜结构。

【实验内容】

1.示教内容

(1)细胞的观察。观察肝组织切片,熟悉细胞的基本结构。

(2)上皮组织的观察。①单层扁平上皮的观察:观察肠系膜镀银染色铺片,熟悉单层扁平上皮结构;②单层立方上皮的观察:观察甲状腺切片,熟悉单层立方上皮结构;③单层柱状上皮的观察:观察胆囊切片,熟悉单层柱状上皮结构;④假复层纤毛柱状上皮的观察:观察气管横切面切片,熟悉假复层纤毛柱状上皮结构;⑤复层扁平上皮的观察:观察食管横切面切片,熟悉复层扁平上皮结构;⑥变移上皮的观察:观察膀胱切片,熟悉变移上皮结构。

(3)疏松结缔组织的观察:观察疏松结缔组织铺片,熟悉疏松结缔组织的细胞成分和纤维结构。

(4)血液的观察:观察血涂片,熟悉各型血细胞的形态特点。

(5)肌组织的观察。①骨骼肌的观察:观察骨骼肌纵、横切面切片,熟悉骨骼肌纤维的形态结构特点;②心肌的观察:观察心肌纵、横切面切片,熟悉心肌纤维的形态结构特点;③平滑肌的观察:观察平滑肌纵、横切面切片,熟悉平滑肌纤维的形态结构特点。

(6)神经组织的观察。①神经元的观察:观察脊髓横切面切片,熟悉运动神经元的形态结构特点;②有髓神经纤维的观察:观察神经干切片,熟悉有髓神经纤维的形态结构特点。

2.分组观察、讨论

(1)通过观察肝组织切片,熟悉细胞的基本结构。

(2)通过观察基本组织切片,熟悉基本组织的结构。

3. 图影演示

通过幻灯、投影、录像、多媒体等,加深对细胞结构和基本组织形态、功能的理解。

【实验检测】

填图练习:写出"疏松结缔组织"图中指示线端字母相应结构的名称。

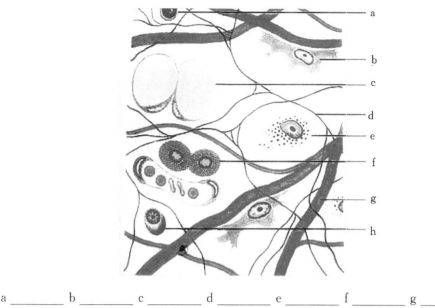

a _____ b _____ c _____ d _____ e _____ f _____ g _____

h _____

（米志坚）

实验十四 全身主要器官的组织结构

【实验要点】

胃、小肠、肝、气管、肺、肾、甲状腺、肾上腺和垂体等器官的基本组织结构。

【实验内容】

1. 示教内容

（1）胃壁组织结构的观察。观察胃壁组织切片，熟悉胃的基本组织结构。

（2）小肠管壁组织结构的观察。观察小肠管壁组织切片，熟悉小肠的基本组织结构。

（3）肝组织结构的观察。观察肝组织切片，熟悉肝的基本组织结构。

（4）气管与主支气管组织结构的观察。观察气管和主支气管组织切片，熟悉气管和主支气管的基本组织结构。

（5）肺组织结构的观察。观察肺组织切片，熟悉肺的基本组织结构。

（6）肾组织结构的观察。观察肾组织切片，熟悉肾的基本组织结构。

（7）甲状腺组织结构的观察。观察甲状腺组织切片，熟悉甲状腺的基本组织结构。

（8）肾上腺组织结构的观察。观察肾上腺组织切片，熟悉肾上腺的基本组织结构。

（9）垂体组织结构的观察。观察垂体组织切片，熟悉垂体的基本组织结构。

2. 分组观察、讨论

通过观察胃、小肠、肝、气管、肺、肾、甲状腺、肾上腺和垂体等器官的组织切片熟悉各器官的基本组织结构。

3. 图影演示

通过幻灯、投影、录像、多媒体等，加深对器官组织结构的理解。

【实验检测】

填图练习：写出"肝小叶立体结构模式图"中指示线端字母相应结构的名称。

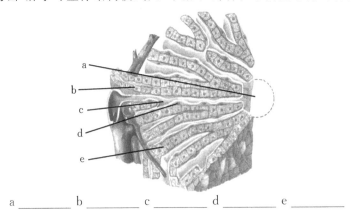

a＿＿＿＿＿ b＿＿＿＿＿ c＿＿＿＿＿ d＿＿＿＿＿ e＿＿＿＿＿

（米志坚）

第三十章　生理学实验

实验一　反射弧分析

【实验目的】

了解屈肌反射和搔爬反射的反射弧的组成。探讨反射弧的完整性与反射活动的关系。

【实验原理】

在中枢神经系统参与下,机体对内、外环境变化所做出的规律性应答称为反射。反射活动的结构基础是反射弧,它一般包括感受器、传入神经、神经中枢、传出神经和效应器五部分。反射弧中任何一个部分的解剖结构和生理完整性受到破坏,反射活动就无法完成。屈肌反射是当青蛙肢体皮肤受到伤害性刺激时,该肢体的屈肌强烈收缩,伸肌舒张,该肢体出现屈曲反应,使该肢体脱离伤害性刺激,此种反应称为屈肌反射。

【实验对象】

蟾蜍或蛙。

【实验用品】

蛙类手术器械一套、铁夹、电刺激器、刺激电极、棉球、纱布、培养皿、烧杯、0.5％硫酸。

【实验步骤】

(1)制备脊蛙:用探针捣毁蛙脑部,保留脊髓。

(2)用铁夹夹住蛙的下颌,将蛙悬挂在支架上。

【观察项目】

(1)观察屈肌反射:用培养皿盛 0.5％硫酸溶液,将蟾蜍左侧后肢的脚趾尖浸于硫酸溶液中,观察屈肌反射有无发生,然后用烧杯盛自来水洗去皮肤上的硫酸溶液。

(2)剥掉左侧足趾皮肤再观察屈肌反射。在趾关节上方皮肤做一环状切口,将足部皮肤剥掉,重复项目(1),结果如何?

(3)刺激右侧脚趾尖。重复项目(1)的方法,以硫酸溶液刺激右侧脚尖,观察反射活动。

(4)剪断神经。在右侧大腿背侧剪开皮肤,在股二头肌和半膜肌之间分离找出坐骨神经,在神经上做两个结扎,在两结扎线间剪断神经。重复项目(3),以硫酸溶液刺激右侧脚尖。结果如何?

(5)连续电刺激右侧坐骨神经中枢端,观察腿部反应。

(6)以探针捣毁蟾蜍的脊髓后,再连续电刺激右侧坐骨神经中枢端,观察腿部反应。

(7)刺激坐骨神经外周端,观察同侧腿的反应。

(8)直接刺激右侧腓肠肌,其反应如何。

【注意事项】

(1)每次试验时,要使皮肤接触硫酸的面积不变,以保持相同的刺激强度。

(2)刺激后要立即用清水洗去硫酸,以免损伤皮肤。

【思考题】

通过实验观察,分析出屈肌反射的反射弧组成。

(赵海燕)

实验二 坐骨神经-腓肠肌标本的制备及影响骨骼肌收缩的因素

【实验目的】

掌握蟾蜍坐骨神经-腓肠肌标本制备方法。观察刺激强度变化对骨骼肌收缩及收缩强度的影响,理解阈刺激、阈上刺激和最适刺激的概念。观察刺激频率变化对骨骼肌收缩形式的影响,理解骨骼肌产生不同形式收缩的基本条件。

【实验原理】

骨骼肌受到有效刺激时可产生兴奋,兴奋最终表现为骨骼肌的收缩活动。在体肌肉受到神经系统的支配,神经冲动通过骨骼肌神经-肌接头的传递到达肌肉,引起肌肉的兴奋。作用于骨骼肌的刺激不同,骨骼肌显示不同的收缩形式。

1.刺激强度与骨骼肌收缩的关系

刺激要引起组织兴奋必须具备三个基本条件,即刺激强度、刺激持续的时间和时间-强度变化率。固定后两个因素,逐渐增加刺激强度,可观察和记录到刚刚引起肌肉最小收缩时的最小刺激强度(阈强度),具有阈强度的刺激为阈刺激,大于阈强度的刺激称为阈上刺激,当刺激强度增大到一定水平时,肌肉发生最大收缩,此时再增加刺激强度,肌肉收缩不再增强,引起最大收缩的最小强度的刺激称为最适刺激。

2.刺激频率与骨骼肌收缩的关系

肌肉接受神经传来的一次冲动,引起一次单收缩。单收缩过程分为潜伏期、缩短期、舒张期三个时期。在给予连续刺激作用时,因频率不同,下一刺激可能落在前一刺激所引起的单收缩的不同时期内,而引起肌肉不同的收缩形式,包括单收缩、不完全强直收缩、完全强直收缩。

【实验对象】

蟾蜍或蛙。

【实验用品】

蛙类手术器械、支架、BL-420生物信号处理系统、张力换能器、刺激电极、任氏液。

【实验步骤】

(1)破坏脑脊髓:左手握住蟾蜍,用食指按其头部使之略向前屈,拇指按住其背部,右手持金属探针,自枕骨大孔刺入椎管,先左右离断脊髓;再向前插入颅腔,捣毁全部脑组织。再向后插入脊椎管,直达骶部,轻轻转动探针,以破坏脊髓。

(2)去皮和制作下肢标本:左手握住蟾蜍的脊柱,用粗剪刀在骶髂关节上方将脊柱横断,并沿脊柱两侧剪除头、全部躯干及内脏组织,留下脊柱和后肢。然后用镊子夹住脊柱断端,注意不要碰到坐骨神经,一只手捏住脊柱背侧皮肤边缘,逐步向下牵拉剥离皮肤。将全部皮肤剥除后,标本放于盛有任氏液的小烧杯中。随即洗净蛙板、剪刀和双手上的污物及毒汁。用粗剪刀沿脊柱和骨盆的中线,将标本纵剖为两半,注意勿损伤坐骨神经。一半置于蛙板上,以分离坐骨神经;另一半置于盛有任氏液的玻璃平皿中备用。

(3)制备神经-腓肠肌标本:把下肢的背面朝上,在股二头肌和半膜肌间找到坐骨神经。用玻璃分针把神经挑起,剪去通往大腿肌肉的神经分支,顺着神经走行方向,转向腹腔面沿脊柱逐渐把神经主干全部分出,直到所连的椎骨为止。用粗剪刀剪除多余的肌肉和脊椎骨,仅留下与坐骨神经相连的一小块脊椎骨,用镊子夹住这块脊椎骨,轻轻提起坐骨神经,用手术剪剪去残余的分支,并将坐骨神经一直分离到膝关节附近。分离腓肠肌的跟腱,用线结扎跟腱,在结扎处以下将跟腱剪断。持线提起腓肠肌,用粗剪刀剪去小腿骨和其上的肌肉,再将大腿肌肉剪去,只留长 1~2cm 的股骨。

(4)将标本中预留的股骨断端固定在神经槽上,腓肠肌跟腱结扎线与张力换能器连接,并调节至合适的张力,然后将坐骨神经置于标本盒中的刺激电极上。

【实验项目】

1. 刺激强度与骨骼肌收缩的关系

计算机桌面→"BL-420生物机能实验系统"图标→实验项目→骨骼肌-刺激强度与反应的关系→描记骨骼肌张力变化曲线。

通过 BL-420 生物机能实验系统设置刺激参数并输出刺激,伴随刺激强度的增大,观察"强度法则",并找出阈强度、最大刺激强度。

2. 刺激频率与骨骼肌收缩的关系

计算机桌面→"BL-420生物机能实验系统"图标→实验项目→骨骼肌-刺激频率与反应的关系→描记骨骼肌张力变化曲线。

通过 BL420 生物机能实验系统设置刺激参数并输出刺激,改变刺激频率,分别观察骨骼肌的单收缩、不完全强直收缩及完全强直收缩等几种收缩形式。

【注意事项】

(1)保持标本湿润,保证刺激电极与坐骨神经良好接触。

(2)分离坐骨神经时,禁止过度牵拉。

【思考题】

(1)直接刺激腓肠肌引起肌肉收缩和刺激坐骨神经引起腓肠肌收缩有什么不同?

(2)为什么在一定范围内随刺激强度的增加,骨骼肌收缩的幅度会增加?

(赵海燕)

实验三　神经干动作电位的引导

【实验目的】

观察蛙坐骨神经干复合动作电位的波形,并了解其产生的基本原理。学习神经干动作电位传导速度的测定。

【实验原理】

神经干在受到有效刺激后可以产生动作电位,该动作电位可沿神经干传导,如果在神经干另一端放置一对记录电极,可以引导出双相的动作电位,如在两个引导电极之间将神经干麻醉或损坏,则引导出的动作电位即为单相动作电位。

动作电位的传导有一定速度,不同类型的神经纤维其传导速度(V)不同,这与神经纤维的直径、髓鞘的厚度及温度等有密切关系。蛙类坐骨神经干中以 $A\alpha$ 类纤维为主,传导速度为 $20\sim40m/s$。测定动作电位在神经干上的传导距离(s)以及通过这段距离所需要的时间(t),即可根据 $v=s/t$,求出动作电位在此神经干上的传导速度。

【实验对象】

蟾蜍。

【实验用品】

常用手术器械、BL－420E＋生物机能实验系统、神经屏蔽盒、任氏液。

【实验步骤】

(1)制备蟾蜍坐骨神经标本:取一只蟾蜍,捣毁中枢,去前肢及内脏,剥皮并分离两腿。分离一侧后肢的坐骨神经:分离坐骨神经至胫神经,结扎坐骨神经干的脊柱端及胫、腓神经的足端,游离神经干。提起两端结扎线,神经干连接剪断处,并分离好神经干放入任氏液中备用。

(2)实验装置连接。

(3)将坐骨神经干标本置于屏蔽盒内的电极上。

【观察项目】

(1)双相动作电位的引导。通过 BL－420E 生物机能实验系统给予一次有效刺激,可引导出一双相的动作电位。

(2)单相动作电位的引导。用镊子将两个记录电极之间的神经夹伤或用药物(如普鲁卡因)阻断,显示屏上呈现单相动作电位。

【注意事项】

(1)分离神经干的过程中,要求剥离干净,神经分支及周围结缔组织应用眼科剪小心剪除,切忌撕扯,以免损伤神经组织。

(2)神经干须经常滴加任氏液保持湿润。

【思考题】

(1)神经干的动作电位为什么是双相的? 在两个引导电极之间损伤标本后,为什么动作电位变为单相?

（2）如果将引导电极距离刺激电极更远一些,动作电位的幅值会变小,这是兴奋传导的衰减吗? 试解释原因。

（赵海燕）

实验四　红细胞渗透脆性的测定

【实验目的】

学习红细胞渗透脆性的测定方法。

【实验原理】

红细胞的脆性是指红细胞膜对低渗溶液的抵抗能力。将血液加入不同浓度的盐溶液中,检查红细胞膜对低渗溶液的抵抗能力大小。开始出现溶血现象的低渗溶液浓度,为该血液红细胞的最小抵抗力（正常为 $0.4\%\sim0.45\%$ NaCl 溶液）;出现完全溶血时的低渗溶液浓度,则为该血液红细胞的最大抵抗力（正常为 $0.3\%\sim0.35\%$ NaCl 溶液）。对低渗盐溶液的抵抗力小表示红细胞的脆性高,反之表示脆性低。

【实验对象】

家兔。

【实验用品】

试管架、小试管 10 支、吸管、1% NaCl 溶液、蒸馏水、肝素。

【实验步骤】

1. 配制溶液

取小试管 10 支,编号,依次排列在试管架上,并按下表配成不同浓度的盐溶液（表 30 - 1）。

表 30 - 1　不同浓度的 NaCl 溶液配制

试管号	1	2	3	4	5	6	7	8	9	10
1% NaCl(ml)	0.9	0.65	0.6	0.55	0.5	0.45	0.4	0.35	0.3	0.25
蒸馏水(ml)	0.1	0.35	0.4	0.45	0.5	0.55	0.6	0.65	0.7	0.75
NaCl 浓度(%)	0.9	0.65	0.6	0.55	0.5	0.45	0.4	0.35	0.3	0.25

2. 制血标本

将已备好的抗凝兔血用吸管吸出,加入到已配好的不同浓度的 NaCl 溶液中,每管各加 1 滴,然后轻摇试管,使血液和溶液充分混合,静止 30min 后观察结果。

【观察项目】

按各管液体颜色和透明度的不同来判断是否溶血,包括部分溶血和完全溶血。

（1）完全溶血:小试管内液体完全变成透明红色,说明红细胞完全溶解称为完全溶血。

（2）部分溶血:小试管内液体下层为混浊色,表明有未溶解的红细胞,而上层出现透明红色,表明部分红细胞被破坏溶解,称为不完全溶血。

(3)未发生溶血:小试管内液体下层为混浊色,上层为无色或淡红色的液体,说明红细胞没有破裂,而是沉在管底。

【注意事项】

(1)试管必须编号,以免混淆。溶液配制必须准确。

(2)向试管内加入的血量应相等,血液加入后应立即混匀。

(3)观察结果时应平稳端起试管架朝向光源处,避免试管架倾斜震动影响结果的观察。

【思考题】

根据所测结果分析讨论测定红细胞渗透脆性的临床意义。

(罗晓筠)

实验五 影响血液凝固的因素

【实验目的】

理解部分加速、延缓和防止血液凝固的因素。

【实验原理】

血液凝固是由凝血因子参与的复杂的生物化学反应过程,许多因素能影响其反应过程,使血液凝固加快或减慢。

【实验对象】

家兔。

【实验用品】

哺乳类动物手术器械、试管及试管架、刻度滴管、吸管、小烧杯、秒表、竹签、恒温水浴装置、冰块、棉花、石蜡油、肝素、草酸钾、3%$CaCl_2$溶液、3%$NaCl$溶液、0.9%$NaCl$溶液、兔脑浸出液、血浆、血清。

【实验步骤】

(1)将家兔麻醉后,仰卧固定于兔手术台上,分离一侧颈总动脉备用。

(2)取试管 8 支,按表 30-2 填加不同物质。

(3)记录凝血时间并在表 30-2 填入。

表 30-2 影响血液凝固的因素

实验条件	凝血时间
2ml 血(对照)	
2ml 血+放棉花	
用石蜡油滑润试管内表面+2ml 血	
2ml 血+37℃水浴(或室温)	

实验条件	凝血时间
2ml 血＋冰水水浴	
2ml 血＋肝素 8 单位	
2ml 血＋草酸钾 1～2ml,混匀,15min 后如不凝,可加 3％CaCl$_2$ 溶液 2 滴观察是否凝固	

【观察项目】

观察各管内是否发生凝固和凝固所需的时间。

【注意事项】

(1)血液凝固实验的试管必须按编号顺序摆放,以免混淆。

(2)各液体内的滴管必须专用,不能混淆,否则影响实验结果。

(3)结果记录时间要准确。

【思考题】

实验中各种因素能够加速和延缓血液凝固的原因是什么?

(罗晓筠)

实验六　ABO 血型鉴定方法

【实验目的】

理解血液分型的依据及测定血型的意义,学会鉴定血型的方法;观察红细胞凝集现象,准确判定血型。

【实验原理】

ABO 血型中的红细胞膜上的抗原(凝集原)遇到相对应的抗体(凝集素)会发生凝集反应(如 A 抗原与抗 A 抗体相遇会发生凝集反应)。所以本实验利用标准血清(抗 A、抗 B),来鉴定被检查者红细胞膜上未知的抗原,然后根据红细胞膜上所含抗原的不同和有无来判定血型。

【实验对象】

人。

【实验用品】

显微镜,A 型、B 型标准血清,生理盐水,刺血针,小试管,双凹玻片,蜡笔,75％酒精棉球,干棉球,牙签。

【实验步骤】

(1)取干净干燥双凹玻片一块,用玻璃铅笔在两端分别表明 A、B 字样。

(2)分别在双凹玻片 A 端、B 端凹处中央滴抗 A 血清试剂和抗 B 血清试剂各 1 滴。

(3)消毒耳垂或指端后,用消毒针刺破皮肤,滴 1～2 滴血于盛有 1ml 生理盐水的小试管中混匀,制成红细胞悬液。

(4)用滴管吸取红细胞悬液,分别滴 1 滴于玻片两端的抗 A 和抗 B 型血型试剂中。用牙签分别充分混匀。

(5)放置 10～15min 后,用肉眼观察有无凝集现象,然后判定受检者的血型;如肉眼不能确定,则在显微镜下进一步观察,准确判定血型。

【观察项目】

观察是否出现凝集现象。

【注意事项】

(1)用滴管滴入红细胞悬液和牙签混匀时,严防两种血清接触。

(2)红细胞悬液和标准血清均须新鲜,否则可能产生假凝集。

【思考题】

能否用已知 A 型(或 B 型)血,来鉴定其他人的血型?

(罗晓筠)

实验七　蛙心搏动起源分析

【实验目的】

学习蛙类心脏暴露的方法,观察蛙类心脏的解剖结构;利用结扎法观察两栖类动物心脏的正常起搏点和心脏其他的传导组织的自动节律性高低。

【实验原理】

在没有神经体液的调节下,组织细胞自动产生节律性兴奋的能力称为自动节律性(简称自律性)。心脏自律性取决于心内特殊传导系统,此系统的自律性高低不同。正常情况下,两栖类静脉窦的自律性最高,它产生的兴奋依次传到心房、房室交界区、心室,引起整个心脏兴奋和收缩,静脉窦是正常起搏点,由于受静脉窦的控制,其他自律组织自身的自律性不表现,仅起着兴奋传导的作用,故称之为潜在起搏点。当用结扎方法阻断兴奋传导,使静脉窦不能控制其他自律组织的活动,心房、心室就会受当时自律性最高的组织的控制,产生异位节律。

【实验对象】

蛙。

【实验用品】

蛙类手术器械、支架、蛙板、蛙钉、蛙心夹、玻璃分针、手术丝线、秒表、任氏液。

【实验步骤】

1.捣毁蛙的脑和脊髓:用水清洗蛙后,将其腹面朝向手心,前肢夹在食指和中指之间固定,后肢夹在无名指和小指之间固定,并用拇指按压蟾蜍头部使之下俯30°～40°,然后右手持金属探针,在双眼之间沿蛙头部的中线下划,可触及一凹陷处,即为枕骨大孔。将探针从枕骨大孔垂直刺入 1.5mm,再向前刺入颅腔,左右搅动(可感觉到探针与脑颅骨壁的碰击),破坏脑组织;再将探针退回至进针处,但不拔出而是转向后方刺入椎管,破坏脊髓。用手捏住蛙的脊柱,测试蛙四肢肌张力,若肌张力消失,说明中枢捣毁完全。

2.暴露心脏:将捣毁中枢的蛙仰卧固定在蛙板上,用镊子提起腹部皮肤,先剪一小口,之后向锁骨两侧剪开皮肤,使之成为一个倒三角形,再用镊子提起胸骨柄,剪开腹肌、胸廓及心包膜,暴露心脏,在心脏舒张时,用蛙心夹夹住心尖,提起心脏,观察蛙心结构和活动。

【观察项目】

(1)认识心脏的结构:从心脏背面辨认静脉窦、心房和心室,观察心脏的跳动,观察房室收缩次序,记录各部位每分钟的收缩次数。

(2)斯氏第一结扎:用玻璃分针分离主动脉基部,并在主动脉干下穿引一细线。翻转蛙心,查找在心脏背面的静脉窦和心房交界处的窦房沟(呈半月形白线),在窦房沟处将预先穿入的线结扎(即斯氏第一结)(图30-1),以阻断静脉窦产生的兴奋传入心房,观察并记录蛙心各部分的搏动节律变化。待心房、心室复跳后,再分别记录心房、心室的复跳时间和蛙心各部分的搏动频率,比较结扎前后有何变化。

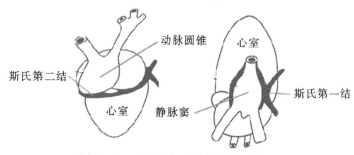

图30-1　蛙心的解剖结构和斯氏结扎

(3)斯氏第二结扎:第一结扎实验项目完成后,再在心房与心室之间(即房室沟)用线做第二结扎即斯氏第二结(图30-1)。结扎后,观察静脉窦和心房跳动、心室停跳至复跳的时间、复跳的频率。

【注意事项】

(1)结扎前要认真识别蛙心的结构。

(2)结扎部位要准确地落在相邻部位的交界处,不要滑脱,用力逐渐增加,直到心房或心室搏动停止。

(3)斯氏第一结扎后,如果心室长时间不恢复跳动,实施斯氏第二结扎可能使心室恢复跳动。

【思考题】

(1)蛙类的心脏结构与人类相同吗?

(2)如何确定兴奋在蛙心的传播途径?

(李海涛)

实验八　人体心音听诊

【实验目的】

学习人体的心音听诊方法,掌握各种心音的特点,定位瓣膜听诊区,理解各种心音形成机制。

【实验原理】

在心动周期中,由于心肌的收缩,瓣膜的启闭,血流速度的改变,血流撞击心室壁和大动脉时产生的震动,可通过周围组织传到胸壁,用听诊器便可在胸部听到心音。心音可分为第一心音和第二心音。第一心音标志着心缩期的开始,反映了心脏收缩力的强弱和房室瓣的功能状态。第二心音标志着心舒期的开始,主要是半月瓣关闭,血流冲击大动脉根部和心室壁产生震动造成。心脏瓣膜各有特定的听诊部位,于此辨别心瓣膜病变时产生的杂音。

【实验对象】

人体。

【实验用品】

听诊器。

【实验步骤】

(1)受试者解开上衣,取坐位或卧位,检查者坐在受试者对面。

(2)认清各瓣膜听诊区。

左房室瓣听诊区→左锁骨中线第5肋间稍内侧部(心尖部)

右房室瓣听诊区→第4肋间胸骨上或右缘处

主动脉瓣听诊区→第2肋间胸骨右缘处

肺动脉瓣听诊区→第2肋间胸骨左缘处

(3)按左房室瓣→主动脉瓣→肺动脉瓣→右房室瓣听诊区的顺序依次听取心音。

【观察项目】

(1)识心音。将听诊器胸件放置在胸壁上,听取心音,辨别第一心音和第二心音。音调低、持续间长,与心尖波动或颈动脉搏动同时出现的是第一心音。第二心音音调高、持续时间短。

(2)测心率。数15s秒钟的心跳次数再乘以4,测算出心率。

(3)听心律。听诊心脏跳动的节律是否整齐,有无心律不齐、早搏。

【注意事项】

(1)保持室内环境安静。

(2)如果呼吸影响心音听诊,可让受试者屏住呼吸。

【思考题】

(1)第一心音和第二心是怎样形成的?

(2)如何分辨第一心音和第二心音。

(李海涛)

实验九 人体心电图的描记

【实验目的】

学习心电图的记录、测量方法。认识、理解人体正常心电图各波的波形及其生理意义。

【实验原理】

窦房结是心脏正常起搏点,窦房结产生的兴奋在传入左、右心房的同时,沿优势传导通路→房室交界→房室束→左右束支→浦肯野纤维网等特殊传导系统传至心室,引起心肌的兴奋和收缩。这种心脏的兴奋活动通过体液传播到人体的表面,可经放置在体表的引导电极记录到称为心电图的电变化。心电图是心脏电位变化的发生、传导和消失过程的综合性反映。正常心电图包括 P 波、QRS 波群和 T 波三组波形,它们代表不同的心脏活动。其中 P 波为心房去极化,QRS 波群为心室去极化,T 波为心室复极化,P-R 间期代表兴奋由心房至心室之间的传导时间。

【实验对象】

人体。

【实验用品】

听诊器、心电图机、酒精棉球、生理盐水。

【实验步骤】

(1)受试者安静平卧,全身肌肉放松。

(2)心电图机妥善接地后接通电源,按要求设置心电图机各种参数。

(3)安放电极:将电极与皮肤接触部位先用酒精棉球脱脂,再用生理盐水擦湿,以减小皮肤电阻。电极安放在肌肉较少的部位。

(4)按要求正确连接导联线。

【观察项目】

(1)描记心电图:导联连接好后,显示屏开始显示心电图的波形,观察 3~4 个心电周期波形,确定波形稳定后,记录并打印心电图。

(2)分析心电图:辨认心电图各波段,测量各波段的波幅和时间。

【注意事项】

(1)在描记心电图时,受试者应呼吸平稳、肌肉放松,以防肌电干扰。

(2)记录心电图时,保持基线的中央位置。变换导联时,须将输入关闭。

(3)记录完毕后,要清洁电极,把心电图恢复原设置,切断电源。

【思考题】

(1)正常心电图由哪些波、间期组成,各有何生理意义?

(2)为什么不同导联引导出来的心电图波形有所不同?

(李海涛)

实验十　人体动脉血压的测定

【实验目的】

掌握间接测定人体动脉血压的方法,观察呼吸、运动对人体动脉血压的影响,理解影响动脉血压的因素。

【实验原理】

人体的动脉血压可用血压计和听诊器在上臂肱动脉处间接测定。正常情况下血液在血管内的流动方式为层流,血液层流时并没有声音,如果血管受压变窄而形成血液涡流时,则发出声音(脉搏音)。将血压计的压脉带缚于上臂肱动脉处,并充气加压,当压脉带内的压力超过收缩压时,动脉血流被完全阻断,此时听不到脉搏音,也触及不到桡动脉脉搏。然后逐渐放气降压,声音从无到有,将刚能听到脉搏音时压脉带内压力计为收缩压。继续放气降压,脉搏音越来越强而清晰,当血流由湍流变层流时,脉搏音突然降低或消失,此时压脉带内的压力相当于舒张压。压脉带与检压计相通,因此压脉带内的压力等同于检压计。

【实验对象】

人。

【实验用品】

台氏血压计、听诊器。

【实验步骤】

(1)熟悉血压计、听诊器结构和使用方法。血压计由检压计、压脉带和打气球三部分组成。

(2)测试准备。受试者取坐位,心脏与血压计同一水平,静坐 5 分钟,使受试者肢体放松,呼吸平稳,情绪稳定。

(3)松开打气球的螺丝,将压脉带内的空气排空,再将螺丝旋紧。受试者脱左臂衣袖,将压脉带裹于左上臂距肘窝上方 2cm 处,压脉带应与心脏同一水平,使其松紧适度,手心向上放测试台上。在压脉带下方,肘窝上方触及肱动脉搏动,将听诊器的胸件放置其上,听取脉搏音。

(4)将螺丝旋紧,充气加压,同时注意倾听声音变化,在声音消失后再加压 30mmHg,然后稍稍松开螺丝,缓慢放气,仔细倾听脉搏音的变化,读出检压计显示的血压数值。

(5)第一次听到的脉搏音即代表收缩压,脉搏音声音突然减弱或消失时代表舒张压。记下血压读数,放空压脉带,使压力降低为零,重复测压 2~3 次,记录测得的动脉血压平均值。

【观察项目】

(1)记录正常的血压后,令受试者加深呼吸 1 分钟,观察深快呼吸对血压的影响。

(2)记录正常的血压后,让受试者原地做蹲起运动,运动后立即坐下测血压,观察运动对血压的影响。

【注意事项】

(1)测定血压时,要保持室内安静,受试者尽量安静放松。

(2)压脉带缠绕松紧要合适,并与心脏处于同一水平上。

【思考题】

（1）呼吸加深加快对动脉血压产生什么影响？为什么？

（2）剧烈运动时动脉血压有何变化？为什么？

（李海涛）

实验十一 肠系膜微循环的观察

【实验目的】

观察蛙肠系膜的微循环血流状况,辨认微循环的结构和理解血流特点。

【实验原理】

微循环指微动脉和微静脉之间的血液循环,是血液和组织液进行物质交换的重要场所。由于肠系膜较薄,透光性好,可用低倍镜观察到其血管中的血液流动情况。小动脉内血流流速快,有搏动,血管中心的红细胞有轴流现象;小静脉内的血液流速慢,无轴流现象。毛细血管透明,近乎无色,其中的血细胞只能单个通过。在药物的作用下,可见到血管的舒缩反应。

【实验对象】

蛙。

【实验用品】

显微镜、蛙类手术器械、大头针、滴管、任氏液、0.01%肾上腺素、0.01%组织胺。

【实验步骤】

（1）取蛙一只,破坏蛙脑和脊髓,或用适量酒精麻醉。

（2）将蛙俯卧位固定在蛙板上,在右下腹侧部剪一切口,拉出一段小肠,将小肠及肠系膜扇形展开,并用大头针将其固定在蛙板的圆孔周围,滴加任氏液湿润微循环。

【观察项目】

（1）在低倍镜下辨认血管和观察血流情况。

（2）给肠系膜血管以轻微机械刺激,观察该处血管口径及血流速度的变化。

（3）在肠系膜上,滴1滴肾上腺素观察血管和血流速度的变化。然后迅速冲洗。

（4）同样,滴1滴组胺,观察血管口径及血流速度的变化。然后迅速冲洗。

【注意事项】

（1）手术过程中要尽量避免出血,固定肠系膜时,不可牵拉太紧,以免拉破血管或阻断血流。

（2）随时用任氏液湿润肠系膜,以防干燥。

（3）滴加各种溶液时不要污染显微镜。

【思考题】

（1）滴加组织胺和肾上腺素对微循环血流有何影响？

（2）各部分微循环的血流为什么快慢不同？

（李海涛）

实验十二 胸膜腔内压的观察

【实验目的】

学习胸膜腔内负压的测定方法，观察呼吸过程中胸膜腔内负压的变化。

【实验原理】

胸膜腔内负压的大小随着呼吸周期的变化而改变。

【实验对象】

家兔。

【实验用品】

20％乌拉坦、兔手术台、常用手术器械、气管插管、18 号注射针头（尖端磨钝，带输液管）、水检压计、橡皮管、计算机生物信号采集系统、压力传感器。

【实验步骤】

(1)常规麻醉动物后，仰卧位固定于手术台上。剪去颈部与右前胸部的兔毛。

(2)分离气管并气管插管。

(3)将粗针头上的输液管与压力传感器连接相通。

(4)开启计算机生物信号采集系统，将压力传感器的侧支封闭，接压力信号输入通道，并适当增加放大倍数。

(5)剪开右侧胸部下方的皮肤，在右腋前线第 4、5 肋骨上缘，将针头垂直刺入胸膜腔内。当见到压力扫描曲线随呼吸波动时，说明针头已经进入胸膜腔内。

【观察项目】

(1)胸膜腔内负压的观察。仔细观察吸气和呼气时的胸膜腔内负压的变化。

(2)增大呼吸无效腔时对胸膜腔负压的影响。将气管插管开口段一侧连接一长约 20cm、内径 1cm 的橡皮管，然后堵塞气管插管另一侧，使无效腔增大，造成呼吸运动加强，观察胸膜腔内负压的变化。

(3)窒息效应。在吸气末与呼气末分别夹闭气管插管，此时动物虽用力呼吸，但不能吸入或呼出气体，处于窒息状态。记录此时胸内压变化的最大幅度，并注意胸内压是否可以为正（即高于大气压），何时为正？

(4)气胸对胸膜腔内负压的影响。在穿刺侧，沿第 7 肋骨上缘切开皮肤，分离肋间肌，造成一个长约 1cm 的胸壁贯通伤，使胸膜腔与大气相通，形成气胸。观察此时胸内压的升降情况及肺组织是否发生萎陷。

(5)迅速关闭创口，用注射针头刺入胸膜腔内抽出气体，观察胸膜腔内压力的变化，可见胸膜腔内负压再次出现，呼吸运动也逐渐恢复正常。

【注意事项】

(1)针头刺入胸膜腔内时，针头的斜面应朝向头侧。

(2)刺入时可先用较大的力量穿透肌层，然后控制进针力量，防止进针过深。

(3)穿刺针头与橡皮管和水检压计的连接必须严密，且不可漏气。

(4)如针头被堵塞时,可轻轻挤压橡皮管或轻动针头,避免刺破脏层胸膜。

【思考题】

(1)胸膜腔内负压是如何形成的?

(2)增大无效腔对胸膜腔内负压有何影响?

(3)窒息时胸内压有何变化?为什么?

(4)在形成气胸时,胸内压与大气压比较有无不同?是否随呼吸运动而变化?

(李　芳)

实验十三　人体肺容量和肺通气量的测定

【实验目的】

学习肺量计测定肺通气功能的方法;理解衡量肺通气功能常用指标的概念、意义和正常值。

【实验原理】

肺容量是指肺的静态气量,指呼吸过程中某一阶段的肺内气体的容积,它与呼吸深度有关,但不受时间限制。肺通气量是指肺的动态气量,为单位时间内进出肺的气量,既有静态的容量因素,又有时间因素。肺容量和肺通气量的测定在一定程度上可以反映肺的通气功能。

【实验对象】

人。

【实验用品】

75%酒精,单筒肺量计,酒精棉球。

【实验步骤】

(1)熟悉肺量计的使用方法。当受试者通过吹嘴进行呼吸时,呼吸气可经通气管进出肺量计,上筒即随之上下移动,平衡锤上的指针便可指出筒内的气体容量。若在指针上装上一杠杆,使杠杆末端的记录笔与记纹鼓的鼓面相接触,则可记录出呼吸气量变化的曲线,记录笔向上表示吸气,向下则表示呼气,该曲线即肺通气曲线。可用于测算各种呼吸情况下的肺容量和肺通气量。

(2)将下筒装水至水位要求的刻度。打开氧气接头,上下提动上筒数次,检查阻力大小。然后提升上筒至记录笔到中间位置,关闭氧气接头。

(3)受试者将消毒后的橡皮接口连接到三通阀上,并将橡皮口片置于口腔内,用鼻夹夹鼻。转动三通开关,用口平静呼吸外界空气数次后,转动呼吸开关,打开肺量计,开始测量。

【观察项目】

1.肺容量的测定

测定潮气量、补吸气量、补呼气量和肺活量。

2.时间肺活量的测定

肺量计内重新充气4～5L。平静呼吸数次后,做最大限度深吸,在吸气末屏气1～2s后,用最快速度用力深呼气,直至不能再呼出为止。从呼气开始,在记录纸上读出第1s末、第2s

末、第 3s 末的呼气量,并分别计算它们各占肺活量的百分比。

3.肺通气量的计算和测定

(1)安静肺通气量的计算:安静肺通气量＝潮气量×呼吸频率。

(2)最大通气量的测定:受试者平静呼吸数次后,立即做最深最快的呼吸 15s,记录纸上 15s 内各次深呼吸气量之和乘以 4,即为最大通气量。

(3)通气贮量百分比的计算:通气贮量百分比＝(最大通气量－安静通气量)/最大通气量 ×100％。

【注意事项】

(1)每次试验前均应检查肺量计是否漏气漏水,平衡锤重量是否合适。

(2)肺量计中水应在 4h 前加入,使水温与室温一致。

(3)每次更换受试者,都应重新消毒橡皮接口和吹嘴。

【思考题】

比较肺活量和时间肺活量意义有何不同。

(李　芳)

实验十四　胃肠运动的观察

【实验目的】

观察胃肠道各种形式的运动,以及神经和体液因素对胃肠运动的调节。

【实验原理】

动物的胃肠道由平滑肌组成。胃肠道平滑肌除具有肌肉的共性,如兴奋性、传导性和收缩性之外,还有自己的特性,主要表现为紧张性和节律性收缩(其特点是收缩缓慢而且不规律),可以形成多种形式的运动,主要有紧张性收缩和蠕动。此外,胃有容受性舒张,小肠还有分节运动。在整体情况下,消化道平滑肌的运动受到神经和体液的调节。即使动物麻醉后,这些运动依然存在。如果再刺激胃肠道的副交感神经或给胃肠道直接的化学因素刺激,这些运动形式会变得更加明显。

【实验对象】

家兔(或豚鼠)。

【实验用品】

1∶10000 肾上腺素,1∶10000 乙酰胆碱,1∶10000 阿托品,20％乌拉坦,生理盐水;兔手术台,哺乳动物手术器械一套,保护电极,细线,注射器,BL－420 计算机生物信号采集处理系统。

【实验步骤】

(1)麻醉动物:耳缘静脉注射 20％乌拉坦 5ml/kg,将家兔仰卧位固定于手术台上,剪去颈部和腹部的兔毛。

(2)气管插管。

(3)从剑突下,沿正中线切开皮肤,打开腹腔,暴露胃肠。

(4)在膈下食管的末端找出迷走神经的前支,分离后,穿一条细线备用。以浸有温台氏液的纱布将肠推向右侧,在左侧后壁肾上腺的上方找出左侧内脏大神经,穿一条细线备用。

【观察项目】

(1)观察正常情况下胃肠运动的形式,注意胃肠的蠕动、逆蠕动和紧张性收缩,以及小肠的分节运动等。

(2)用连续电脉冲(波宽 0.2ms,强度 10V,10～20Hz)刺激膈下迷走神经 3min,观察胃肠运动的改变,如变化不明显,可反复刺激几次。

(3)用连续电脉冲(波宽 0.2ms,强度 10V,10～20Hz)刺激内脏大神经 5min,观察胃肠运动的变化。

(4)向腹腔内滴加 1∶10000 乙酰胆碱 5～10 滴,观察胃肠运动的变化。出现效应后,用 37℃ 温热的生理盐水反复冲洗。

(5)向腹腔内滴加 1∶10000 肾上腺素 5～10 滴,观察胃肠运动有何变化。

(6)耳郭外缘静脉静射阿托品 0.5mg,再刺激迷走神经 1～3min,观察胃肠运动的变化。

【注意事项】

(1)为避免实验动物体温下降和胃肠表面干燥,应随时用温台氏液湿润。

(2)实验前 2～3h 将兔喂饱,能较好地观察实验结果。

【思考题】

(1)电刺激膈下迷走神经或内脏大神经,胃肠运动有何变化,为什么?

(2)静脉注射阿托品后,再刺激迷走神经,胃肠运动又有何变化,为什么?

(3)给胃肠滴加乙酰胆碱或肾上腺素,胃肠运动有何变化,为什么?

(李　芳)

实验十五　影响尿生成的因素

【实验目的】

学习输尿管插管或膀胱插管技术和尿的收集方法,观察影响尿生成的因素,并分析其作用机制。

【实验原理】

尿生成的过程包括肾小球的滤过、肾小管和集合管的重吸收和分泌。凡影响上述过程的因素都可以引起尿量发生变化。

【实验对象】

家兔。

【实验用品】

兔手术台、哺乳类动物手术器械一套、BL‐420 生物机能系统、血压换能器、记滴器、刺激电极、输尿管插管或膀胱插管、注射器、烧杯、线、缝合针、纱布、20％乌拉坦溶液、5％枸橼酸钠、生理盐水、1∶10000 去甲肾上腺素、呋塞米、垂体后叶素等。

【实验步骤】

1.手术准备

(1)家兔称重后,向耳缘静脉注射 20％乌拉坦溶液(5ml/kg 体重),进行麻醉,然后仰卧位固定于兔手术台上,剪去颈部和下腹部被毛。

(2)作颈部正中垂直切口,先分离出气管,插好气管插管;分离出右侧迷走神经,并穿线备用。再游离左侧颈总动脉,行动脉插管术,将准备好的充满 5％枸橼酸钠溶液与血压换能器相连的动脉导管由切口向心方向插入动脉内。用已穿好的线扎紧插入导管的血管,将剩余线在远心端结扎,打一死结。使动脉插管与动脉保持在同一直线后,适当固定动脉导管。手术完毕后,用温热的生理盐水浸湿纱布并覆盖于颈部创面。

(3)在下腹部正中线作长 3～4cm 的皮肤切口,下端直达耻骨联合。沿腹白线切开腹壁,将膀胱移至腹外,辨认清楚输尿管进入膀胱背侧的部位(即膀胱三角)后,小心地分离出双侧输尿管。先在靠近膀胱处穿线将它结扎;再在离此结扎处约 2cm 的输尿管近肾段下方穿过一根线。用眼科剪在管壁上剪一斜向切口,插入充满生理盐水的输尿管插管,用留置的线结扎固定,并与计滴装置相连。由于输尿管插管手术难度较大,且导管易被血凝块堵塞或被扭曲而阻断尿液的流通,可选择从膀胱插管导尿,其方法简便易行,但必须尽量避免受膀胱内压和膀胱收缩的影响(膀胱插管:将膀胱拉出腹腔,在背面游离端做一荷包缝合,在缝线中心作一小切口,插入膀胱套管,结扎缝线以关闭膀胱切口)。

手术完毕后,用温热生理盐水纱布覆盖腹部切口,以保持腹腔内温度并避免体内水分的过度流失。如果需要长时间收集尿样,则应关闭腹腔。

2.仪器连接

使用 BL-420 生物机能系统,选择"实验项目"菜单中的"泌尿实验"菜单项,再进入"泌尿实验"子菜单,选择"影响尿液生成的因素"实验模块。根据信号窗口中显示的波形,再适当调节实验参数以获得最佳实验效果。旋转三通管的开关,使动脉插管与血压换能器相通,并移去动脉夹,开动记滴器,记录出一段正常血压曲线和尿液滴数作为对照。

【观察项目】

待尿流量和血压稳定后,即可进行下列实验项目。每项实验开始时,都应先记录一段尿流量和血压曲线作为对照。

(1)从耳缘静脉迅速注射温热(37℃左右)的生理盐水 20ml,观察血压和尿量有何变化。

(2)从耳缘静脉注射 1:10000 去甲肾上腺素 0.5ml,观察尿量和血压有何变化。

(3)从耳缘静脉快速注射 50％葡萄糖 5ml,观察尿量和血压有何变化。

(4)剪断分离出的颈部右侧迷走神经,用保护电极以中等强度的电刺激刺激其外端 20～30s,使血压下降且维持在 5.3～6.7kPa(40～50mmHg),观察血压及尿量的变化。

(5)静脉给予 0.1％呋塞米(2ml/kg 体重),观察并记录血压及尿量的变化。

(6)静脉给予垂体后叶素 2U/kg,观察并记录血压及尿量的变化。

【注意事项】

(1)实验前给家兔多食蔬菜,或用橡皮导管向家兔胃内灌入 40～50ml 清水,以增加其基础尿流量。

（2）输尿管插管要牢固插入输尿管管腔内,不要误入管壁肌层与黏膜之间,插管方向应与输尿管方向一致,勿使输尿管扭曲,避免尿液流出不畅。

（3）由于实验中需多次进行静脉注射,应注意保护家兔的耳缘静脉,注射时从远离耳根段开始,逐步移近耳根。必要时可做股静脉（或颈前静脉）插管建立给药途径,进行输液和给药。

（4）进行各项实验除了要在实验前记录血压和尿量作为对照,每项实验后需等药物或刺激的效应基本消失,再进行下一项实验。

（5）观察实验结果一般需 1～5 分钟,但呋塞米注射后需时稍长,可在 5 分钟后观察。

（6）手术过程中操作应轻柔,尽量避免不必要的损伤;腹部切口也不宜过大,剪开腹膜时要避免损伤内脏,以防损伤性尿闭。

（7）记录血压及尿量的具体数据,并列表总结,说明各项目结果产生的机制。

【思考题】

（1）分析本实验中各项目的血压、尿量变化的原因。

（2）试比较输尿管插管与膀胱插管的优缺点。

（3）分析本实验中血压高低与尿量变化的关系。

（闫　宁）

实验十六　去小脑动物的观察

【实验目的】

观察损伤动物小脑对其肌紧张和身体平衡等躯体运动的影响,理解小脑对躯体运动的调节功能。

【实验原理】

小脑是调节机体姿势和躯体运动的主要中枢。它接受来自运动器官、平衡器官和大脑皮层运动区的信息,其与大脑皮层运动区、脑干网状结构、脊髓和前庭器官等有着广泛的联系,对大脑皮层发动的随意运动起协调作用,还可调节肌紧张和维持身体平衡。小脑损伤后会发生躯体运动障碍,主要表现为躯体平衡失调、肌张力增加或减退及小脑性共济失调。

【实验对象】

小鼠。

【实验用品】

手术刀、剪、探针、镊子、解剖板、200ml 烧杯、棉球、纱布、乙醚。

【实验步骤】

（1）观察手术前正常小鼠的运动情况。

（2）麻醉。将小鼠罩于烧杯内,然后放入一团浸透乙醚的棉球进行麻醉,至动物运动停止、呼吸变深慢为止。注意不可麻醉过深,也不要完全密闭烧杯,以免在小鼠麻醉中窒息死亡。

（3）手术。将小鼠俯卧于解剖板上,用镊子提起头部皮肤,在两耳之间头正中横剪一小口,再沿头部正中线向前方剪开长约 1cm,向后剪至耳后缘水平;用左手拇指和食指捏住头部两侧,用手术刀柄将颈肌轻轻剥离,暴露顶间骨。通过透明的颅骨,可看到小脑位于顶间骨下方。

参照图 30-2 所示的位置,在顶间骨一侧的正中,用探针垂直刺入,深 1～2mm,再将针头稍作回转,可破坏这一侧小脑。如有出血,以棉球压迫止血。探针拔出后,用镊子将皮肤复位。等待动物清醒。

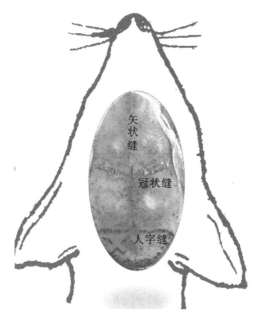

图 30-2　小鼠小脑损毁术的部位示意图
X 示破坏进针处

【观察项目】

待其清醒后,将小鼠放在实验台上,观察其姿势、肢体肌肉紧张度的变化、行走时是否有不平衡现象,以及动物是否向一侧旋转或翻滚。

【注意事项】

(1)麻醉时间不宜过长,并要密切注意动物的呼吸变化,避免麻醉过深导致动物死亡。

(2)实验过程中,如果动物苏醒或挣扎,可随时用乙醚棉球追加麻醉。

(3)捣毁小脑时不可刺入过深,以免伤及中脑、延髓或对侧小脑。

(4)为减少损毁小脑过程中出血,可用酒精灯加热的探针刺入,使血管等组织焦化。

【思考题】

(1)一侧小脑损伤后为什么会出现所见到的运动功能障碍?

(2)用毁损法来认识中枢神经系统某一部位的正常生理功能的局限性有哪些?

(王　锦)

人体解剖生理学模拟测试卷

试卷一

一、名词解释（每题 2 分，共 10 分）

1. 突触

2. 胸骨角

3. 肌节

4. 灰质

5. 肺活量

二、填空题（每空 1 分，共 20 分）

1. 根据组织的结构和功能，将人体组织归纳为_____、_____、_____和_____四类。

2. 根据骨的外形，骨可分为_____、_____、_____和_____四大类。

3. 输卵管全长由内向外可分为四部，即_____、_____、_____和_____。

4. 影响能量代谢的因素主要有：_____、_____、_____和_____。其中_____的影响最为显著。

5. 影响肺换气的因素主要有_____、_____和_____。

三、判断题（每题 1 分，共 10 分）

1. 维持机体内环境稳态的主要调节方式是负反馈。　　　　　　　　　　（　　）

2. 细胞是人体形态结构、生理功能和生长发育的基本单位。　　　　　　（　　）

3. 小肠黏膜上皮为假复层纤毛柱状上皮。　　　　　　　　　　　　　　（　　）

4. 单纯扩散、易化扩散都是顺浓度差转运，具有不需载体、不耗能的特点。（　　）

5. 兴奋是人体感受刺激发生反应的能力。　　　　　　　　　　　　　　（　　）

6. 中性粒细胞、血小板、红细胞都属于血细胞。　　　　　　　　　　　（　　）

7. 被覆于胸膜、腹膜和心包膜表面的上皮称为内皮。　　　　　　　　　（　　）

8. 特异投射系统的功能主要是维持和改变大脑皮层的兴奋状态。　　　　（　　）

9. 运动神经末梢与骨骼肌细胞之间传递信息的接触部位，称为神经-肌接头。（　　）

10. 胃液中的盐酸与维生素 B_{12} 吸收有关。　　　　　　　　　　　　（　　）

四、单项选择题（每题 1 分，共 20 分）

1. 血管、淋巴管内表面属于（　　　）

A. 间皮 　　　　　　　　 B. 内皮 　　　　　　　 C. 单层柱状上皮

D. 单层立方上皮 　　　　 E. 假复层纤毛柱状上皮

2.尼氏体(　　　)

A.与蛋白质的分解有关　　B.存在于骨细胞中　　　C.存在于神经细胞中

D.存在于肌细胞中　　　　E.存在于神经胶质细胞中

3.下列骨中不属于上肢骨的是(　　　)

A.肱骨　　　　　　　　B.胫骨　　　　　　　　C.尺骨

D.锁骨　　　　　　　　E.肩胛骨

4.下列肌中属于咀嚼肌的是(　　　)

A.颊肌　　　　　　　　B.枕额肌　　　　　　　C.口轮匝肌

D.咬肌　　　　　　　　E.胸锁乳突肌

5.下列不属于肝门静脉属支的是(　　　)

A.肝静脉　　　　　　　B.脾静脉　　　　　　　C.胆囊静脉

D.附脐静脉　　　　　　E.肠系膜上静脉

6.内分泌腺不包括(　　　)

A.甲状腺　　　　　　　B.腮腺　　　　　　　　C.甲状旁腺

D.松果体　　　　　　　E.肾上腺

7.脊髓前角的神经元是(　　　)

A.运动神经元　　　　　B.感觉神经元　　　　　C.联络神经元

D.交感神经元　　　　　E.副交感神经元

8.下列肌中受腋神经支配的肌是(　　　)

A.肱二头肌　　　　　　B.肱三头肌　　　　　　C.三角肌

D.股四头肌　　　　　　E.缝匠肌

9.O_2和CO_2在细胞膜上的扩散方式是(　　　)

A.单纯扩散　　　　　　B.载体运输　　　　　　C.通道运输

D.入胞与出胞　　　　　E.主动转运

10.细胞膜内电位由$-70mV$变为$-50mV$的过程属于(　　　)

A.极化　　　　　　　　B.去极化　　　　　　　C.超极化

D.反极化　　　　　　　E.复极化

11.机体的内环境是指(　　　)

A.组织液　　　　　　　B.细胞内液　　C.细胞外液

D.血浆　　　　　　　　E.体液

12.正常人的血浆 pH 为(　　　)

A.7.0 ± 0.05　　　　　B.7.2 ± 0.05　　　　　C.$7.0\sim7.4$

D.7.4 ± 0.05　　　　　E.7.3 ± 0.05

13.某人的红细胞与 B 型血的血清发生凝集,而其血清与 B 型血的红细胞不凝集,此人的血型可能是(　　　)

A.A 型　　　　　　　　B.B 型　　　　　　　　C.AB 型

D.O 型　　　　　　　　E.A 型或 B 型

14. 心动周期中,心室充盈主要依靠(　　　)

A. 骨骼肌挤压和静脉瓣的共同作用　　　　B. 心房收缩的作用

C. 心室舒张的抽吸作用　　　　D. 胸膜腔内负压的作用

E. 以上都不是

15. 心肌细胞分为快反应细胞和慢反应细胞的主要依据是(　　　)

A. 0 期去极化的速率　　B. 静息电位的水平　　C. 平台期的长短

D. 超射值的大小　　E. 以上都不是

16. 正常人每昼夜尿量为(　　　)

A. 2500ml　　　　B. 1500ml　　　　C. 500ml

D. 100ml　　　　E. 50ml

17. 肺通气的原动力来自(　　　)

A. 肺内压和胸膜腔内压之差　　B. 肺的扩大和缩小

C. 胸廓的扩大和缩小　　D. 呼吸肌的收缩和扩张

E. 以上都不是

18. 肾小管超滤液中葡萄糖全部被重吸收的部位是(　　　)

A. 近曲小管　　　　B. 髓袢　　　　C. 远曲小管

D. 集合管　　　　E. 细段

19. 与神经递质释放有关的兴奋-分泌耦联的耦联因子是(　　　)。

A. Na^+　　　　B. K^+　　　　C. Ca^{2+}

D. Cl^-　　　　E. Mg^{2+}

20. M 受体拮抗剂是(　　　)

A. 箭毒　　　　B. 六烃季铵　　　　C. 心得安

D. 阿托品　　　　E. 十烃季铵

五、简答题(每题 10 分,共 40 分)

1. 消化管的一般结构可分为哪几层? 各有哪些组织?

2. 心肌在一次兴奋过程中,其兴奋性发生了什么变化? 其特点如何?

3. 何谓肺泡表面活性物质? 其有何生理意义?

4. 细胞膜的跨膜物质转运方式有哪几种,举例说明。

(米志坚　闫 宁　张吉星)

试卷二

一、单项选择题(每小题 1 分,共 40 分)

1. 人体生理学的任务是为了阐明(　　　)

A. 人体细胞的功能　　　　B. 人体与环境之间的关系

C. 正常人体功能活动的规律　　　　D. 人体化学变化的规律

E. 人体物理变化的规律

2. 神经调节的基本方式是(　　　)

A. 适应   B. 反应   C. 反射

D. 正反馈调节   E. 负反馈调节

3. 人体对外环境变化产生适应性反应是依赖体内的调节机制而实现的。其中,神经调节的特点是(　　)

A. 作用迅速、精确、短暂   B. 作用缓慢、广泛、持久

C. 有负反馈   D. 有生物节律

E. 有前瞻性

4. 安静时,细胞膜外正内负的稳定状态称为(　　)

A. 极化   B. 超极化   C. 反极化

D. 复极化   E. 去极化

5. 人体内 O_2 和 CO_2 跨膜转运的方式是(　　)

A. 单纯扩散   B. 经通道易化扩散   C. 经载体易化扩散

D. 出胞   E. 入胞

6. 骨骼肌收缩和舒张的基本功能单位是(　　)

A. 肌原纤维   B. 肌小节   C. 肌纤维

D. 粗肌丝   E. 细肌丝

7. 下列哪项为等渗溶液(　　)

A. 0.9%NaCl 溶液   B. 10%葡萄糖溶液   C. 10%尿素溶液

D. 20%甘露醇溶液   E. 0.85%葡萄糖溶液

8. 细胞外液的主要阳离子是(　　)

A. K^+ B. Na^+ C. Ca^{2+}

D. Mg^{2+} E. Cl^-

9. 房室延搁的生理意义是(　　)

A. 增强心肌收缩力   B. 使心室肌有效不应期延长

C. 使心房、心室不会同时收缩   D. 使心室肌动作电位幅度增加

E. 使心室肌不会产生完全强直收缩

10. 下列有关促使心输出量增加的因素,哪一项是错误的(　　)

A. 心率加快(在 40~180 次/分范围内)   B. 静脉血流量增加

C. 大动脉血压升高   D. 增强心肌收缩力

E. 细胞外液 Ca^{2+} 增加

11. 一般被称为外周阻力血管的是(　　)

A. 大动脉及中动脉   B. 小动脉及微动脉

C. 毛细血管   D. 微静脉及小静脉

E. 腔静脉

12. 心室肌细胞动作电位持续时间长的主要原因是(　　)

A. 1 期复极时程长   B. 2 期复极时程长

C. 3 期复极时程长   D. 4 期时程长

E. 静息电位时程长

13. 心室肌后负荷是（　　　）

A. 收缩末期心室容积或压力 B. 舒张末期心室容积或压力

C. 等容收缩期心室容积或压力 D. 腔静脉或右心房压力

E. 大动脉血压

14. 潮气量为 500ml, 呼吸频率为 12 次/分, 则肺通气量约为（　　　）

A. 3L B. 4.2L C. 5L

D. 6L E. 7L

15. 肺泡气与血液之间的气体交换称为（　　　）

A. 外呼吸 B. 肺通气 C. 肺换气

D. 血液气体运输 E. 内呼吸

16. 关于内因子的正确叙述是（　　　）

A. 胃腺的主细胞分泌 B. 属肽类激素 C. 促进胃酸分泌

D. 促进维生素 B_{12} 的吸收 E. 促进蛋白质的消化

17. 临床上治疗胃酸过少的胃病可用极稀的（　　　）

A. H_2SO_4 B. HCl C. HNO_3

D. H_2CO_3 E. H_3PO_4

18. 下列哪种形式的小肠运动使食糜与消化液充分混合, 便于进行化学消化（　　　）

A. 紧张性收缩 B. 分节运动 C. 蠕动

D. 蠕动冲 E. 容受性舒张

19. 对脂肪、蛋白质消化作用最强的消化液是（　　　）

A. 胃液 B. 胆汁 C. 胰液

D. 小肠液 E. 大肠液

20. 心血管基本中枢位于（　　　）

A. 脊髓 B. 延髓 C. 中脑

D. 下丘脑 E. 大脑边缘系统

21. 抗利尿激素的主要作用是（　　　）

A. 增强髓袢升支粗段对 NaCl 的主动重吸收

B. 提高远曲小管和集合管对水的通透性

C. 提高外髓部集合管对尿素的通透性

D. 促进近端小管对水的重吸收

E. 以上均不是

22. 正常人静脉注入 0.9% NaCl 溶液, 血浆晶体渗透压将（　　　）

A. 不变 B. 升高 C. 下降

D. 红细胞皱缩 E. 红细胞溶解

23. ABO 血型分类是根据（　　　）

A. 血浆中凝集原类型 B. 血浆中凝集素类型

C. 红细胞膜上受体类型   D. 红细胞膜上凝集原类型

E. 红细胞膜上凝集素类型

24. 下丘脑与腺垂体的功能联系是依靠（   ）

A. 视上核-垂体束   B. 室旁核-垂体束

C. 垂体门脉系统   D. 交感神经

E. 副交感神经

25. 机体内保钠排钾的主要激素是（   ）

A. 抗利尿激素   B. 生长激素   C. 甲状腺激素

D. 甲状旁腺激素   E. 醛固酮

26. 释放抗利尿激素的部位是（   ）

A. 下丘脑   B. 腺垂体   C. 神经垂体

D. 肾上腺皮质   E. 肾上腺髓质

27. 成年后生长激素分泌过多则患（   ）

A. 侏儒症   B. 呆小症   C. 巨人症

D. 肢端肥大症   E. 黏液性水肿

28. 中心静脉压的正常值是（   ）

A. 4～12mmHg   B. 4～12cmH$_2$O   C. 6～16mmHg

D. 6～16cmHg   E. 4～12kPa

29. 生理状态下影响舒张压的主要因素是（   ）

A. 外周阻力   B. 每搏输出量   C. 心率

D. 大动脉管壁的弹性   E. 收缩压

30. 糖尿病患者尿量增加的主要原因是（   ）

A. 肾小球滤过率增加   B. 肾小管中葡萄糖浓度增加使水重吸收减少

C. 肾小管分泌增加   D. 抗利尿激素分泌减少   E. 醛固酮分泌增加

31. 能引起组织、细胞产生动作电位所需要的最小刺激强度,称为（   ）

A. 时值   B. 最小刺激   C. 阈强度

D. 阈电位   E. 基强度

32. 骨骼肌兴奋-收缩耦联中起关键作用的离子是（   ）

A. Na$^+$ B. K$^+$ C. Ca^{2+}

D. Mg^{2+} E. Cl$^-$

33. 血液凝固的主要步骤是（   ）

A. 凝血酶原形成,凝血酶形成,纤维蛋白形成

B. 凝血酶原形成,凝血酶形成,纤维蛋白原形成

C. 凝血酶原形成,纤维蛋白原形成,纤维蛋白形成

D. 凝血酶原激活物形成,凝血酶形成,纤维蛋白形成

E. 凝血酶原激活物形成,凝血酶形成,纤维蛋白原形成

34. 肺内压在下列哪一个时相中等于大气压（   ）

A.吸气初和呼气初　　　　B.吸气末和呼气初　　　　C.吸气初和呼气末

D.呼气末和呼气初　　　　E.吸气末和呼气末

35.心肌细胞中自律性频率最高的是(　　)

A.窦房结　　　　　　　B.心房肌　　　　　　　C.房室交界

D.心肌传导细胞　　　　E.心室肌

36.体内氧分压最高的部位是(　　)

A.肺泡气　　　　　　　B.毛细血管　　　　　　C.动脉血液

D.静脉血液　　　　　　E.组织液

37.正常人的血小板正常值为(　　)

A.$(200\sim500)\times10^9/L$　　B.$(100\sim300)\times10^9/L$　　C.$(300\sim400)\times10^9/L$

D.$(600\sim1000)\times10^9/L$　　E.$(600\sim800)\times10^9/L$

38.心室肌细胞动作电位上升支主要是下列哪个离子跨膜流动的结果(　　)

A.Na^+内流　　　　　B.Cl^-外流　　　　　C.Cl^-内流

D.Ca^{2+}内流　　　　E.K^+外流

39.人体每天产生的原尿量大概是(　　)

A.1000L　　　　　　　B.180L　　　　　　　C.1.8L

D.500L　　　　　　　E.1500L

40.肾的基本功能单位是(　　)

A.肾小球　　　　　　　B.肾小体　　　　　　　C.肾小管

D.集合管　　　　　　　E.肾单位

二、名词解释(每小题 3 分,共 15 分)

1.内脏神经系统

2.血-脑屏障

3.稳态

4.血压

5.激素

三、填空题(每空 1 分,共 20 分)

1.脑由_____、_____、_____、_____、_____及小脑 6 部分组成。

2.女性内生殖器官包括_____、_____、_____和阴道。

3.正常人血液 pH 值为_____。红细胞数量为_____,白细胞数量为_____。

4.心交感神经节后纤维兴奋时,其末梢释放的递质是_____,它与心肌细胞膜上受体结合,使心率_____,心肌收缩力_____,房室传导_____,故心输出量_____。

5.胃肠道共有的运动形式是_____。

6.尿生成的三个过程是_____、_____和_____。

四、简答题(共 25 分)

1.写出十二对脑神经的名称。(4 分)

2.写出心脏各心房、心室流入道口、流出道口的名称。(4 分)

3.简述肾上腺素和去甲肾上腺素的升压效应有何不同。（6分）

4.简述当机体大量出汗后,终尿量会出现什么变化,为什么？（6分）

5.调节血糖水平的激素有哪几种？分别对血糖水平有何影响？（5分）

（王 锦 李 芳）

人体解剖生理学模拟测试卷参考答案

试卷一

一、名词解释(每题 2 分,共 10 分)

1.突触:是神经元与神经元之间,或神经元与效应器之间的一种特化的细胞连接,是传递信息的重要结构。

2.胸骨角:胸骨柄与胸骨体连接处微向前凸称胸骨角,其两侧平对第 2 肋,是计数肋和肋间隙的重要标志。

3.肌节:相临两条 Z 线之间的一段肌原纤维称肌节,由 1/2I 带＋A 带＋1/2I 带构成,是肌原纤维结构和功能的单位。

4.灰质:中枢神经系统内神经元胞体和树突集聚的部位在新鲜标本上色泽灰暗称灰质。

5.肺活量:在做一次最深吸气后,尽力呼气,所呼出的最大气量称为肺活量,是潮气量、补吸气量和补呼气量三者之和。

二、填空题(每空 1 分,共 20 分)

1.上皮组织 肌组织 结缔组织 神经组织

2.长骨 短骨 扁骨 不规则骨

3.子宫部 峡部 壶腹部 漏斗部

4.肌肉活动 环境温度 食物的特殊动力效应 精神活动 肌肉活动

5.呼吸膜的面积 呼吸膜的厚度 通气/血流比值

三、判断题(每题 1 分,共 10 分)

1.√ 2.√ 3.× 4.× 5.× 6.√ 7.× 8.× 9.√ 10.×

四、单项选择题(每题 1 分,共 20 分)

1~5 BCBDA 6~10 BACAB 11~15 CDCCA 16~20 BDACD

五、简答题(每题 10 分,共 40 分)

1.消化管的一般结构(除口腔和咽外)由内到外分为四层:黏膜、黏膜下层、肌层和外膜。黏膜由上皮、固有层和黏膜肌层构成,上皮主要有两种:复层扁平上皮和单层柱状上皮,固有层为疏松结缔组织,可有腺体和淋巴组织,黏膜为平滑肌;黏膜下层由疏松结缔组织构成,内含血管、淋巴管和神经丛,在食管和十二指肠还含有腺体;肌层除食管上段和肛门处为骨骼肌外,其余大部分均为平滑肌;外膜有两种:即由薄层结缔组织构成的纤维膜和由结缔组织和间皮共同构成的浆膜。

2.心室肌细胞在一次兴奋过程中,其兴奋性的变化可分为以下几个时期。

（1）有效不应期。心肌细胞发生一次兴奋后，由动作电位的去极相开始到复极 3 期膜内电位达 -55mV 这一段时间内，由于钠通道完全失活，任何强大刺激均不能引起心肌肌膜发生任何程度的去极化，此期内兴奋性仍等于零；膜电位由 -55mV 恢复至 -60mV 这一期间内，因部分钠通道开始复活，如给予足够强度的刺激，肌膜可产生局部反应，发生部分去极化，但不能产生动作电位。故由 0 期开始到 3 期复极达 -60mV 这一段时间，给予刺激均不能产生动作电位，称有效不应期。

（2）相对不应期。从有效不应期完毕（膜内电位 -60mV）到复极化基本完成（-80mV）的期间内，由于膜电位仍低于静息电位，其钠通道开放尚未恢复正常，要用高于阈值的强刺激，才能产生动作电位，这一段时间称为相对不应期。

（3）超常期。心肌细胞继续复极化，膜电位由 -80mV 恢复至 -90mV 这段时间内，膜电位已经基本恢复，钠通道也基本上复活到可被激活的备用状态。由于距阈电位的差值小于正常值，故引起该细胞产生动作电位所需的刺激阈值比正常低，即兴奋性高于正常，称为超常期。在相对不应期或超常期产生的动作电位，其 0 期的幅度和上升速率均低于正常，因而兴奋传导的速度较正常慢。

心肌兴奋时兴奋性变化的主要特点是有效不应期较长，历时约 $200\sim300\text{ms}$，相当于整个收缩期和舒张早期，为骨骼肌和神经纤维的 100 倍和 200 倍。这一特性是保证心肌能收缩和舒张交替进行而不会出现强直性收缩的生理学基础。

3. 肺泡表面活性物质是由肺泡 Ⅱ 型细胞分泌的一种复杂的脂蛋白，其主要成分是二软脂酰卵磷脂（DPL）。肺泡表面活性物质以单分子层分布在肺泡液体分子表面，减少了液体分子之间的吸引力，降低了肺泡液-气界面的表面张力。其生理意义是：①减低肺弹性阻力，从而减少吸气阻力，有利于肺扩张。②有助于维持大小肺泡的稳定性。这是由于表面活性物质的密度可随肺泡半径的变小而增大，或随半径的变大而减少，从而调整了半径不同的大小肺泡的表面张力，缓冲了大小肺泡内的回缩压差别，保持了大小肺泡容积的相对稳定。③通过降低肺泡回缩压，减少肺间质和肺泡内的组织液产生，防止肺水肿的发生。

4. 细胞膜的跨膜物质转运形式有五种。

（1）单纯扩散：如 O_2、CO_2、NH_3 等脂溶性物质的跨膜转运。

（2）易化扩散：又分为两种类型。①以载体为中介的易化扩散，如葡萄糖由血液进入红细胞；②以通道为中介的易化扩散，如 K^+、Na^+、Ca^{2+} 顺浓度梯度跨膜转运。

（3）主动转运（原发性）：如 K^+、Na^+、Ca^{2+} 逆浓度梯度或电位梯度的跨膜转运。

（4）继发性主动转运：如小肠黏膜和肾小管上皮细胞吸收和重吸收葡萄糖时跨管腔膜的主动转运。

（5）出胞与入胞式物质转运：如白细胞吞噬细菌、异物的过程为入胞作用；腺细胞的分泌，神经递质的释放则为出胞作用。

（米志坚　闫宁　张吉星）

试卷二

一、单项选择题(每小题 1 分,共 40 分)

1～5 CCAAA 6～10 BABCC 11～15 BBEDC 16～20 DBBCB 21～25 BADCE

26～30 ADBAB 31～35 CCDEA 36～40 ABABE

二、名词解释(每小题 3 分,共 15 分)

1.内脏神经系统:主要分布于内脏、心血管和腺体,含有感觉和运动两种纤维成分。

2.血-脑屏障:血脑屏障是指脑毛细血管壁与神经胶质细胞形成的血浆与脑细胞之间的屏障以及由脉络丛形成的血浆和脑脊液之间的屏障,这些屏障能够阻止某些物质(多半是有害的)由血液进入脑组织。

3.稳态:机体内环境的理化性质保持相对稳定的状态。

4.血压:血管内的血液对单位面积血管壁的侧压力。

5.激素:由内分泌腺或内分泌细胞分泌的能传递信息的高效能生物活性物质。

三、填空题(每空 1 分,共 20 分)

1.端脑 间脑 中脑 脑桥 延髓

2.卵巢 输卵管 子宫

3.7.35～7.45 $(4.5～5.5)×10^{12}/L$ $(4～10)×10^{9}/L$

4.去甲肾上腺素 加快 增强 加快 增多

5.蠕动

6.肾小球的滤过 肾小管和集合管的重吸收 肾小管和集合管的分泌

四、简答题(共 25 分)

1.Ⅰ嗅神经、Ⅱ视神经、Ⅲ动眼神经、Ⅳ滑车神经、Ⅴ三叉神经、Ⅵ展神经、Ⅶ面神经、Ⅷ前庭蜗神经、Ⅸ舌咽神经、Ⅹ迷走神经、Ⅺ副神经、Ⅻ舌下神经。

2.右心房的流入道口是上、下腔静脉口和冠状窦口,流出道口是右房室口。

右心室的流入道口是右房室口,流出道口是肺动脉口。

左心房的流入道口是左肺上、下静脉的开口和右肺上、下静脉的开口,流出道口是左房室口。

左心室的流入道口是左房室口,流出道口是主动脉口。

3.肾上腺素可激活 α 和 β 两种受体,但对 β 受体的作用更强。肾上腺素主要作用于心肌细胞膜的 $β_1$ 受体,与心交感神经的作用一样,使心跳加快、传导加速、心肌收缩能力加强,心输出量增多,收缩压明显升高。

去甲肾上腺素主要激活 α 受体,而对 β 受体的作用很小。去甲肾上腺素作用于体内大多数血管平滑肌细胞膜上的 α 受体,使体内大多数组织器官,特别是皮肤、肾脏、肠胃等内脏器官的血管明显收缩,使总外周阻力明显增高,收缩压和舒张压均明显升高。

4.终尿量会减少。当机体大量出汗后,由于汗液是低渗盐溶液,所以大量出汗会导致机体血浆晶体渗透压升高,刺激渗透压感受器引起抗利尿激素分泌增多,抗利尿激素可使远曲小管和集合管对水的重吸收增多,从而使终尿量减少。

5.生长素,可升高血糖;甲状腺激素,可升高血糖;肾上腺素、去甲肾上腺素、糖皮质激素,可升高血糖;胰岛素,降低血糖;胰高血糖素,可升高血糖。

（王　锦　李　芳）

参考文献

[1] 米志坚,马尚林,朱大诚.人体解剖生理学[M].2 版.西安:第四军医大学出版社,2015.

[2] 米志坚.系统解剖学[M].北京:军事医学科学出版社,2012.

[3] 夏广军,隋月林.正常人体结构[M].北京:人民卫生出版社,2016.

[4] 柏树令,应大君.系统解剖学[M].8 版.北京:人民卫生出版社,2013.

[5] 张朝佑.人体解剖学[M].2 版.北京:人民卫生出版社,1998.

[6] 吴建清.人体解剖学与组织胚胎学实验指导[M].北京:人民卫生出版社,2011.

[7] 窦肇华,吴建清.人体解剖学与组织胚胎学[M].7 版.北京:人民卫生出版社,2014.

[8] 钮伟真,樊小力.基础医学概论[M].3 版.北京:科学出版社,2016.

[9] 于恩华,李静平.人体解剖学[M].3 版.北京:北京大学医学出版社,2008.

[10] 朱长庚.神经解剖学[M].北京:人民卫生出版社,2009.

[11] 朱大年.生理学[M].7 版.北京:人民卫生出版社,2016.

[12] 朱大年,王庭槐.生理学[M].8 版.北京:人民卫生出版社,2013.

[13] 王珏,孙秀玲,彭丽花.生理学[M].天津:天津科学技术出版社,2016.

[14] 周瑞祥,杨桂姣.人体形态学[M].3 版.北京:人民卫生出版社,2012.

[15] 崔慧先.系统解剖学[M].6 版.北京:人民卫生出版社,2008.

[16] 王怀生,李召.解剖学基础[M].2 版.北京:人民卫生出版社,2008.

[17] 任晖,袁耀华.解剖学基础[M].3 版.北京:人民卫生出版社,2016.

[18] 黄争春,张兰凤,肖学文.生理学[M].吉林:延边大学出版社,2016.

[19] 乔跃兵.正常人体结构[M].北京:人民卫生出版社,2016.

[20] 杨桂染.生理学[M].北京:人民卫生出版社,2016.

[21] 朱艳平.生理学基础[M].3 版.北京:人民卫生出版社,2015.

[22] 张秋玲.生理学[M].西安:西安交通大学出版社,2012.

[23] 朱文玉,李玉明.生理学[M].北京:北京大学医学出版社,2015.

[24] 周华,崔慧先.人体解剖生理学[M].7 版.北京:人民卫生出版社,2016.

[25] 陆利民,王锦.生理学[M].上海:复旦大学出版社,2015.

[26] 孙秀玲,王锦.生理学[M].上海:同济大学出版社,2016.